Die blau-weißen asiatischen Porzellane in Schloß Favorite bei Rastatt

Die blau-weißen asiatischen Porzellane in Schloß Favorite bei Rastatt

Schätze aus unseren Schlössern
Eine Reihe der Staatlichen Schlösser und Gärten
Baden-Württemberg, Band 1

K. F. SCHIMPER-VERLAG

Herausgeber:
Staatliche Schlösser und Gärten Baden-Württemberg,
in Zusammenarbeit mit der Staatsanzeiger für Baden-Württemberg GmbH

Bearbeiter:
Fritz W. Grosse

Katalogfotos:
Adolf Bachinger, Karlsruhe

Restaurierungen:
Werner Hiller-König, Thomas Merkl

Englische Übersetzung:
Scott Haslett

Umschlaggestaltung:
Wiechert Design, Stuttgart/Karlsruhe

Gesamtherstellung:
K.F. Schimper-Verlag GmbH, Schwetzingen, 1998
ISBN 3-87742-130-X

Die Deutsche Bibliothek – Cip-Einheitsaufnahme

Die blau-weißen asiatischen Porzellane in Schloß Favorite bei Rastatt /
[Staatliche Schlösser und Gärten. Bearb.: Fritz W. Grosse.
Engl. Übers.: Scott Haslett]. – Schwetzingen: Schimper, 1998
(Schätze aus unseren Schlössern / Staatliche Schlösser und Gärten
Baden-Württemberg; Bd. 1)
Nebent.: Porzellane
ISBN 3-87742-130-X

Printed in Germany

Erschienen mit Unterstützung der Staatlichen Toto-Lotto GmbH

TOTO
LOTTO

Bildnachweis:
Adolf Bachinger, alle hier nicht gekennzeichneten Abbildungen
Landesbildstelle Baden; Abb. 1
Bildarchiv Staatliche Schlösser und Gärten,
Oberfinanzdirektion Karlsruhe; Abb. 4, 5, 9, 11, 15, 18, 19, 21, 87–90, 151
Herzog August Bibliothek Wolfenbüttel, Sign. Gv 191; Abb. 3
Staatliche Kunsthalle Karlsruhe, Abb. 20

Dank für Anregungen, Rat und Hilfe

SKH. Markgraf Max von Baden

Frau Eva Baum M.A., Stuttgart
Dr. Cordula Bischoff, Trier
Dr. Klaus J. Brandt, Stuttgart
Dr. Friedl Brunckhorst, München/Bad Homburg
Drs. Jan van Campen, Amsterdam
Frau Barbara Erbsen-Haim, Stuttgart
Frau Ayse Erdogtu, Istanbul
Dr. August Gutzer und Ursula Gutzer, Oggersheim
Dr. Brigitte Herbach-Schmidt, Karlsruhe
Dr. Sabine Heym, München
Dr. Christiaan Jörg, Groningen
Marianne und Hans Krieger, Großhansdorf
Prof. Dr. Herbert Krimm, Karlsruhe
Dr. Uta Künzel, Altenburg
Dr. Frank Lang, Ludwigsburg
Dr. Uta Lauer, Heidelberg
Dr. Ursula Lienert, Hamburg
Dr. Dietmar Lüdtke, Karlsruhe
Dr. Klaus Merten, Stuttgart / Ludwigsburg
Frau Birgül Önder, Istanbul
Dr. Ulrich Pietsch, Dresden
Drs. Ink de Prey, Leeuwarden
Dr. Friedrich Reichel, Dresden
Dr. Alheidis von Rohr, Hannover
Dr. Reinhard W. Sänger, Karlsruhe
Dr. Helga Scheidt, Arnstadt
Dr. Adele Schlombs, Köln
Dr. Claudia Schnitzer, Dresden
Dr. Rosemarie Stratmann-Döhler, Karlsruhe
Dr. Ulrich Wiesner, Köln

Hilfe und Rat bei Übersetzungen der chinesischen Schriftzeichen gewährten:

Clarissa von Spee M.A., Köln/ Heidelberg
Dr. Lothar Wagner, Heidelberg

Inhaltsverzeichnis

Die blau-weißen asiatischen Porzellane in Favorite

Vorwort

Der vorliegende Katalog der blau-weißen asiatischen Porzellane in Favorite ist der erste Band einer Reihe von Bestandskatalogen „Schätze aus unseren Schlössern", die die Staatlichen Schlösser und Gärten Baden-Württemberg herausgeben. Dieses Buch ist der erste wissenschaftliche Katalog über die historisch gewachsene und bis heute erhaltene Sammlung blau-weißer asiatischer Porzellane in Favorite, dem ehemaligen Lustschloß der Markgräfin Sibylla Augusta von Baden-Baden. Die Sommerresidenz der Markgrafen von Baden-Baden und späteren Großherzöge von Baden-Durlach zählt zu den 36 landeseigenen Schlössern in Baden-Württemberg, die neben zahlreichen anderen Kulturdenkmälern von den Staatlichen Schlössern und Gärten betreut werden.
Favorite ist als Ensemble von Bau- und Gartenanlagen mit den originalen Innendekorationen, den Mobilien und den dazugehörigen Sammlungen erhalten. Unter den wertvollen Werken barocken Kunsthandwerks ist die Keramiksammlung, zu der europäische Fayencen, asiatische und europäische Porzellane zählen, sowie die Sammlung der barocken Gläser von größter Bedeutung. Unter den nahezu 1500 Keramiken in Favorite bilden die 368 erhaltenen blau-weißen asiatischen Porzellane einen Kernbestand.
Der heutige Bestand hat im Laufe seiner nahezu 300jährigen Geschichte sowohl Verluste als auch Hinzufügungen erfahren. Trotz dieser Veränderungen im Laufe des 18. und 19. Jahrhunderts ist die Sammlung der Gemahlin des Markgrafen Ludwig Wilhelm von Baden als Zeugnis ihrer Zeit in ihren Umrissen und ihrer Eigenart erkennbar. Sie ist den fürstlichen Keramiksammlungen an die Seite zu stellen, die einst in Oranienburg und Charlottenburg, in Oranienbaum, Kassel und in Dresden, aber auch vom Herzog Bourbon-Condé in Paris oder von der Gemahlin des Königs William III. in London zusammengetragen worden waren. Alle diese Sammlungen sind jedoch nicht mehr an ihrem ursprünglichen Ort vereint; zumeist sind sie nur fragmentarisch und einige wenige aus Schriftquellen bekannt. Favorite ist das einzig erhaltene Porzellanschloß, in dem die Sammlungen an ihrem ursprünglichen Ort erhalten sind. So gilt dieser Bestandskatalog einem der herausragenden Zeugnisse höfischer Kunstpflege zu Beginn des 18. Jahrhunderts.

Im Katalog ist die Sammlung der blau-weißen asiatischen Porzellane erschlossen, die 1919 bei der Übernahme des Schlosses durch den badischen Staat als Bestandteil der Favorite aus fürstlichem in öffentlichen Besitz übergegangen ist. 1936 hat nach einer Neuordnung der Keramiken Fritz Fichtner eine erste museale Aufstellung im Auftrag des Staates verwirklicht. Dem späteren Direktor der Keramiksammlungen im Dresdner Zwinger verdanken wir auch die bis heute einzige Darstellung. In seinem 1940 erschienenen Aufsatz stellte Fichtner erstmals einige der herausragenden Stücke des blau-weißen Bestandes vor. „Der sich früher oder später nötig machende neue Katalog des Schlosses Favorite wird vermutlich einer ganzen Reihe interessanter Stücke die verdiente Aufmerksamkeit bringen. Mit der obigen kurzen Einführung der ostasiatischen keramischen Bestände des Schlosses Favorite in die Fachliteratur soll für die zu erwartende Diskussion hierüber die erste Unterlage sein."

Das Ziel des nun vorgelegten Katalogs ist es, die Gesamtheit der blau-weißen asiatischen Porzellane vorzustellen. Das vorrangige Anliegen mußte sein, eine verbesserte Grundlage für deren Pflege und Erhalt, aber auch für ihre Präsentation und Vermittlung in Favorite zu schaffen. Anlaß für die Verwirklichung des lang ausstehenden Projektes ist die notwendige Neukonzeption der Präsentation der Keramiksammlungen in Favorite, die die im Jahr 1995 erworbenen Porzellane aus der Sammlung der Markgrafen in Baden-Baden erfordern.

Der Katalog gibt zum ersten Mal verläßlich Auskunft über Umfang und Bedeutung der blau-weißen asiatischen Porzellane in Favorite. Die detaillierten und durch Quellenstudium belegbaren Daten geben zahlreiche neue Informationen zur Geschichte der Sammlung. Zu den interessantesten Fragen gehörte z. B., inwieweit Markgräfin Sibylla Augusta ihre Sammlungen in Favorite um einen Grundstock aus ihrem böhmischen Erbe erweitert hat. Eine solche Vermutung drängt sich auf, da wir dieses Vorgehen auch von ihren Kunstkammersammlungen oder ihrer Sammlung von kostbaren Lackarbeiten kennen. Weiter sollte aber auch soweit als möglich geklärt werden, ob der ursprüngliche Umfang der Sammlungen der Markgräfin noch erhalten ist oder wie viel verloren bzw. hinzugefügt wurde. Was ist aus den Quellen über die ursprüngliche Aufstellung zu erfahren und wie sind die nachfolgenden Generationen mit diesem Bestand umgegangen?

Die durch den Katalog wiedergewonnene Geschichte der blau-weißen asiatischen Porzellane eröffnet die Möglichkeit, diesen Bestand nach dessen sammlungsgeschichtlicher Zusammengehörigkeit zu begreifen und demzufolge strukturiert aufzustellen. Bisher folgte die museale Aufstellung der blau-weißen asiatischen Porzellane, eingerichtet in den 70er Jahren im 2. Obergeschoß des Schlosses, vornehmlich dekorativen und chronologischen Kriterien. Künftig wird Besuchern in der Präsentation doch an einigen Beispielen anschaulich werden können, welche blau-weißen Porzellane die Markgräfin z. B. geerbt und welche Objekte Sibylla Augusta beim Ausbau von Favorite dazuerworben hat.
Zugleich wird die Eigenart dieser Sammlung erkennbar. Zeittypische, wie auch in Dresden oder Arnstadt erhaltene Vergleichsstücke sind in Favorite ebenso zu finden wie Porzellane, die höchstwahrscheinlich dem ganz persönlichen Geschmack oder den Anforderungen der Bauherrin von Favorite entsprechen. Im Überblick wird schließlich eines der wesentlichen Merkmale dieser Sammlung deutlich; der Vorstellungswandel vom blau-weißen asiatischen Porzellan, dem z. B. in europäischer Silbermontierung der Rang eines kostbaren Artefacts zukommt, zum Porzellan, dessen dekorative „chinoise" Wirkung Teil des Gesamtkunstwerks Favorite ausmacht. Facettenreich und authentisch, wie nur noch in wenigen Beispielen bekannt und erhalten, wird dies angesichts dieser Sammlung anschaulich.

Besondere Sorgfalt ist im Katalog darauf verwendet, einem möglichst breiten Publikum den Zugang zu den asiatischen Porzellanen als Teil des Ensembles Favorite zu vermitteln. Das Buch soll nicht nur Sammler ansprechen und Fachleuten als Nachschlagewerk dienen. Der vorausgehende Textteil ist mit zahlreichen Bildern aus dem Innern von Favorite bereichert und soll so Besucher anregen, sich für diesen heute vermeintlich fremden Aspekt von Favorite zu interessieren. Wie sehr die blau-weißen asiatischen Porzellane zu Favorite und damit zur Kulturgeschichte des frühen 18. Jahrhunderts in unserem Land gehören, zeigt die Einführung zur Chinamode am Hofe des Türkenlouis und seiner Gemahlin. Daran schließt die Darstellung zu Geschichte und Herkunft der Sammlungen an. Am Ende findet sich eine Einführung zur Technik und Geschichte asiatischer blau-weißer Porzellane, die an Beispielen aus Favorite erläutert wird.

Es kann nicht Aufgabe dieses ersten Bestandskatalogs von Favorite sein, erschöpfend darzustellen, wie die blau-weißen asiatischen Porzellane sich mit den übrigen Keramiksammlungen zusammen- und ineinanderfügen. Dieser Überblick und eine historische Wertung wird erst möglich sein, wenn auch die übrigen Sammlungen wissenschaftlich bearbeitet sind. Der vorliegende Band unterstreicht die Bedeutung, die der Fortführung der Reihe zukommt, um Favorite zu pflegen und zu erhalten. Ziel ist es, dieser Aufgabe in absehbarem Zeitraum durch einen Bestandskatalog der Meißener Porzellane zu genügen.

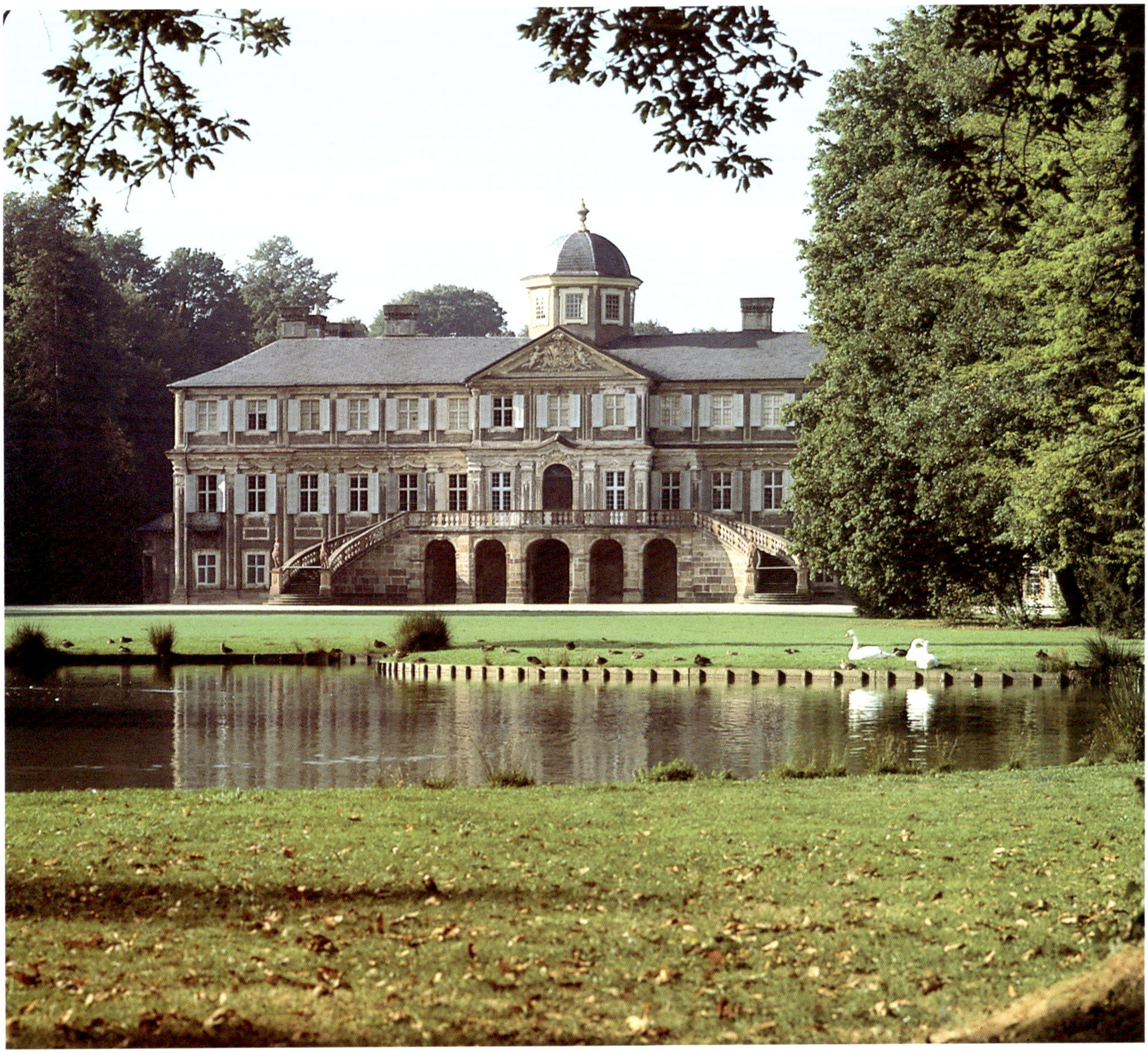

Bestandskataloge gehören zu den Grundaufgaben eines Museums – und natürlich auch einer Schlösserverwaltung – dieser Sachverhalt wurde zu Recht schon bei der Herausgabe eines Bestandskatalogs der Bayerischen Schlösserverwaltung hervorgehoben. Die Bearbeitung, die ja nicht nur die Kräfte des Autors bindet, muß neben den dringenden Alltagsaufgaben erfolgen. Die Herausgabe eines solchen Buches erfordert zugleich außerplanmäßige Finanzmittel.

Wenn es nun doch gelingt, diese elementare und zugleich schwierige Aufgabe zu erfüllen, so ist dies vor allem das Verdienst und die Leistung des Autors, Herrn Fritz Grosse. Seinem unermüdlichem Engagement und äußerstem Arbeitseinsatz ist es zu verdanken, daß der vorliegende erste Bestandskatalog aus der Reihe „Schätze aus unseren Schlössern" erscheinen kann. Die Konzeption und Bearbeitung wurde in nur einem Jahr verwirklicht. Unser Dank gilt auch der Staatlichen Toto-Lotto GmbH Baden-Württemberg, mit deren Hilfe dieses Projekt finanziert werden konnte.

Staatliche Schlösser und Gärten Baden-Württemberg
Ulrike Grimm

Abb. 1
Schloß Favorite bei Rastatt.

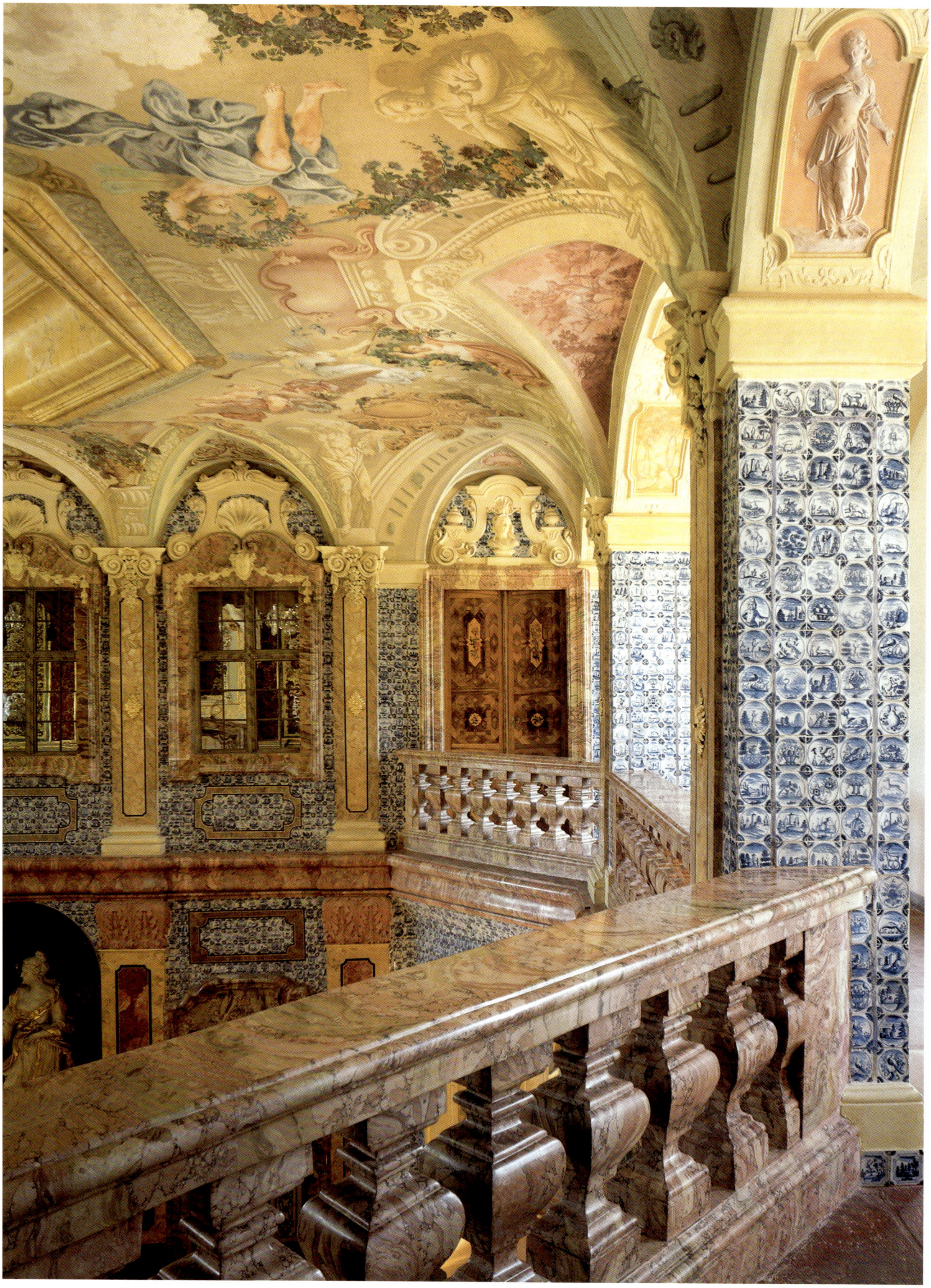

1. Blau-Weiß und Favorite

„Favoriten" gab es in der Zeit des Barock reichlich. Man liest von Günstlingen und Maitressen und ihrem oft hohen Einfluß, doch kennt man unter diesem Namen auch den bevorzugten Aufenthaltsort von Fürsten. Wie die Rastatter Favorite scheinen solche Schlösser nach der „kaiserlichen Favorita" in Wien benannt, wo bis zu ihrer Zerstörung in der Türkenbelagerung 1683 gleich zwei Schlößchen dieses Namens auf der Wieden und im Augarten existierten.[1]
Die Orientierung in der Namenswahl des Rastatter Lustschlößchens verweist bereits auf die enge Beziehung des Hauses Baden zu Wien. Markgraf Ludwig Wilhelm, kaiserlicher Generalleutnant an der Türkenfront, hatte sich während der Kampfpausen oft in den Wiener Favoriten aufgehalten und kannte diese Luxusbauten gut.

Wien war in seiner Architektur italienisch orientiert. Für den Bau der Rastatter Residenz wurde ab 1698 der Italiener Domenico Egidio Rossi engagiert und auch Schloß Favorite zeigt etliche italienische Einflüsse.
Durch das Einbringen exotischer Ausstattungselemente traten jedoch neue Gestaltungsformen hinzu, die im einzelnen genauer zu analysieren wären. Einen besonderen Stellenwert maß man dem Farbklang Blau-Weiß bei. Er entstand durch die vermehrte Präsentation blau-weißer Porzellane und Fayencen in fast allen Zimmern des Schlosses, dazu kamen Wandfliesen, Lacke, blau-weißgefärbte textile Wandbespannungen und Möbel sowie Malereien in dieser Farbkombination.
Das Ausmaß der Veränderungen seit dem 18. Jahrhundert ist größer, als man es sich gemeinhin vorstellt. Gemäß den entsprechenden Moden veränderte man die Räume und verunklärte vielfach Zusammenhänge aus der Zeit der Erbauung. Auch die blau-weißen Ausstattungselemente wurden hierbei nicht ausgespart. Man muß daher die historischen Inventare zu Rate ziehen und die Zeitumstände prüfen, um zu erfahren, wie die Ausstattungsprinzipien in Favorite aussahen und welche Anregungen wirkten.
Dabei ist die Geschichte der blau-weißen Porzellane und der blau-weißen Moden äußerst vielschichtig. Zahlreiche Einflüsse und Traditionsstränge sind hier gebündelt und müssen zur Erklärung dieses kulturgeschichtlichen Phänomens entflochten werden.

Handel

Der Einfluß Asiens, im besonderen Chinas in Europa, reicht sehr weit zurück. Die Anfänge liegen z.T. im Dunkeln, doch weiß man bereits seit der Antike von Kontakten. Nach der christlichen Überlieferung lag im Osten das Paradies, und auch am Jüngsten Tag soll Christus von Osten her erscheinen. Aus dieser Richtung erwartete man Gutes. Im Laufe der Zeitalter entdeckte man in Europa eine ganze Reihe von asiatischen Künsten. Gewürze, Weihrauch und andere Duftstoffe, aber auch Farben, Seide, Chintz, Elfenbein, Gold, Perlen, Edelsteine und schließlich Porzellan waren beliebte Handelswaren. Verwoben erscheinen die Phantasien über ferne Länder und Kulturen, angeregt durch Gegenstände mit phantastischen Eigenschaften. So galt auch das Porzellan als mysteriöses Produkt aus dem fernen, legendären Königreich Indien. Halb Glas, halb Irdenware: wunderbar durchscheinend, gleichzeitig hart und von angenehmem Klang. Seit seiner Einführung schrieb man ihm giftabweisende Wirkungen zu. Im mittelalterlichen Tafelzeremoniell spielte die Giftprobe eine besondere Rolle: Bevor der Herrscher den Trank gereicht bekam, nahm man aus der Tresur einen giftanzeigenden Pokal oder Becher und füllte ihn.[2] Eine Vergiftung hätte das alexipharme Porzellan durch sein Zerspringen sofort angezeigt.

Abb. 2 (gegenüberliegende Seite)
Großer Saal von Schloß Favorite.
Die mit Nürnberger Fliesen belegten Pfeiler im ersten Obergeschoß.

[1] Stopfel 1983, S. 115f.
[2] Hofmann 1980, S. 13; Schiedlausky 1956, S. 22.

Wie groß das Interesse am Exotischen zu allen Zeiten war, zeigt sich auch an der Darstellung der drei Weisen aus dem Morgenland. Von ihrer Herkunft sind sie einerseits selbst Exoten, andererseits bringen sie dem Jesuskind die Schätze des Orients. Neben den üblichen Geschenken Gold, Weihrauch und Myrrhe sind auf den Bildern der Maler seit jeher die exotischsten Gegenstände im Gefolge der drei Könige abgebildet. Neben Gefäßen aus orientalischem Jaspis, Achat oder Serpentin zeigt ein Gemälde Andrea Mantegnas bereits um 1500 einen knienden König mit einem chinesischen blau-weißen Koppchen voller Goldstücke.[3]

Mit den Waren kamen auch zahlreiche künstlerische Formen nach Europa. Bewunderte Ornamente wurden nachgeahmt, orientalische Architekturelemente fanden Eingang in die europäische Kunst. Wie isoliert und im Grunde unverstanden diese Einflüsse jedoch im späten Mittelalter dastanden, läßt sich angesichts der geringen Zahl nachweisbarer Kontakte und der noch wenig entwickelten Druckmedien nachvollziehen. Am Beispiel von Sentenzen arabischer Zierschriften in Kufi-Schrift zeigte Kurt Erdmann, wie der Allah anrufende Schriftzug sogar zu einem Ornament an europäischen Mariendarstellungen oder Kirchenportalen wurde.[4] Die Aneignung fremder Dinge in Europa gehorchte ihren eigenen Mechanismen und Gesetzen. Gerade die unreflektierte Übernahme fremder Formen zeigt, wie sich der Sinn einer bestimmten Form aufzuweichen begann, wie Überlieferungen rasch vergessen oder überlagert wurden.[5] Das im Mittelalter eher zufällige und verdeckte Moment der Einflüsse aus fremden Kulturen wurde jedoch in der frühen Neuzeit zunehmend bestimmbar. Traf im Mittelalter noch ein Rinnsal von Karawanen ein, brach sich ab dem 17. Jahrhundert mit den großen Schiffsladungen ein breiter Strom von Waren Bahn.

Die Vermittlung der Kenntnisse über den Fernen Osten geschah zumeist über den Orient, wo durch Islamisierung und mongolische bzw. türkische Herrschaft die chinesische Kunst bereits sehr früh bewundert und rezipiert wurde. Gerade die Türken ahmten die Porzellane der Mingzeit so häufig nach, daß man im 16. Jahrhundert von einer echten Mode sprechen kann. Langsam paßte man diese Vorgaben den Bedürfnissen der orientalischen Lebensform an und veränderte sie dabei zusehends. Auch die chinesischen Originale wurden stets weiter importiert und standen nicht nur am Hof in Istanbul in hohem Ansehen. Gleichzeitig gelangten Waren aus dem Fernen Osten – Gewürze, Seide, oder Porzellan – über die Karawanenstraßen via Orient und Venedig nach Europa und verbreiteten sich zusammen mit entsprechenden Nachrichten aus jener fernen Welt über den Kontinent. Die Konfrontation von Europäern und Türken erreichte 1529 mit der ersten Belagerung von Wien einen frühen Höhepunkt. Die nächsten 200 Jahre sollten einerseits vom Krieg andererseits aber auch von gegenseitiger Bewunderung und der Übernahme von Gebräuchen und Handelsgütern sowie durch die Kriegsbeute geprägt sein.

Eine weitere Quelle der Erkenntnis über China eröffnete sich 1516/17, als die Portugiesen den direkten Seeweg dorthin entdeckten. In der Folge gelangte auch eine Flut von Porzellanen nach Portugal und von dort aus über Faktoreien nach ganz Europa. Der Ruf dieser Keramik war legendär, gab es doch bereits im Mittelalter zahlreiche Porzellane in den großen Schatzkammern, die, kostbar gefaßt, einen immensen Wert darstellten. Albrecht Dürer z.B. vermerkte 1520 im Tagebuch von seiner Reise in die Niederlande stolz, er habe vom portugiesischen Faktor drei chinesische „Porcolonas" geschenkt bekommen.[6]

Bald darauf drängten die Holländer in den Chinahandel. Unter der Flagge der erst 1602 gegründeten Vereinigten Ostindischen Compagnie (VOC) fuhren die Schiffe in großen, militärisch gesicherten Konvois nach Asien. Als es ihnen

[3] Andrea Mantegna, Anbetung der Könige, J. Paul Getty-Museum, Malibu. Zuletzt in Kat. Ausst. London/New York 1992, Nr. 56 mit sehr guter Abb.

[4] Erdmann 1954.

[5] Bandmann 1962, S. 340-342.

[6] Tagebuch der Reise in die Niederlande 1520-21, in: Dürer 1989, S. 67.

1604 gelang, in einem Gefecht eine portugiesische Karracke zu kapern, brachten sie das an Bord geladene Porzellan in Amsterdam zur Auktion. Nach dieser für niederländische Verhältnisse sensationellen Versteigerung waren die blau-weißen Kraak-Porzellane[7] so modern, daß man der Nachfrage kaum Herr wurde. Die Portugiesen wurden mehr und mehr aus dem Handel gedrängt und bald kamen jedes Jahr neue Transporte nach Holland und brachten mit dem blau-weißen Porzellan hohe Profite.
Aus der Erkenntnis der Kugelgestalt der Erde glaubte man, nach Indien auch den Weg Richtung Westen nehmen zu können. Als man auf diese Weise auf Amerika stieß, glaubte man in Westindien gelandet zu sein. Die nun Indianer genannten Einwohner dieser neuen Welt behielten ihren Namen bis heute. Auch von Amerika gelangten sehr schnell wunderbar fremde Handelswaren nach Europa. Sie zierten die Kunstkammern europäischer Fürsten und bereicherten die Tafel.[8] In der Folge erreichten im 16. Jahrhundert Tee, Kaffee und Schokolade nahezu gleichzeitig aus drei verschiedenen Kontinenten Europa. Ihre Verbreitung nahm, wie weiter unten noch zu berichten sein wird, einen sehr unterschiedlichen Lauf. Gegen Ende des 17. Jahrhunderts jedoch hatten sich alle drei Mittel durchgesetzt. Genauso anregend wie diese Getränke stellte man sich die fernen Länder vor. Mit dem Beginn des regelmäßigen Seehandels kamen mehr Menschen nach Asien. Ihre Berichte stießen auf eine ungeheure Nachfrage, die kaum zu befriedigen war. Die Jesuiten versuchten bereits seit dem 16. Jahrhundert eine Mission in Asien einzurichten und besaßen in China bald eine gute und einflußreiche Position. Von dort erstatteten die Priester in regelmäßigen Abständen Bericht über die Verhältnisse, welche zum Teil auch gedruckt und veröffentlicht wurden. Auch eine zeitgenössische Schilderung der Porzellanherstellung in Jingdezhen verdanken wir diesen Quellen.[9]
Die Jesuiten standen dem Haus Baden-Baden stets sehr nahe. Ihre Mission könnte die Präsentation chinoisen Gedankengutes legitimiert und gefördert haben. Die Jesuiten vermittelten die Einsicht, daß es ferne Länder gab, in denen die Heiden keine Barbaren waren, sondern sogar, wie das Beispiel China zeigte, missioniert werden konnten. Der Markgräfin Sibylla Augusta dürfte es keine Schwierigkeiten bereitet haben, in ihrem Schloß chinesische Themen neben solchen der Antike oder des christlichen Glaubens unterzubringen.[10]
Auch Gesandtschaften brachten Nachrichten von Fürsten und Kaisern, Kunst und Architektur, Gebräuchen und Lebensbedingungen der Menschen, Pflanzen und Tieren und einfach allem, was von Interesse war. Der Bericht von Jan Neuhof aus Celle, der die Niederländische Gesandtschaft im Jahre 1655 bis 1657 an den kaiserlichen Hof nach Peking führte, dürfte eine der einflußreichsten Schriften über das Leben in China gewesen sein. Bei dem Exemplar in der Rastatter Gymnasialbibliothek ist nicht ganz sicher, ob es bereits zu Zeiten der Erbauung des Schlosses zur Baden-Badener Bibliothek gehörte.[11]
Eine ganz sichere Quelle für Nachrichten aus Persien und Indien war dagegen der Ettlinger Franz Caspar Schillinger. Schillinger begleitete als junger Barbier 1699-1702 eine Gruppe von Jesuiten auf ihrem Weg über Persien nach Indien. Seine „Persinanische und Ostindianische Reis" widmete er 1707 den markgräflichen Herrschaften und dürfte als Rastatter Chirurg auch persönlich hierüber berichtet haben. Dieses Werk ist jedenfalls in der Gymnasialbibliothek erhalten.[12]

Die meisten Berichte aus China und fast allen fernen Ländern zeugen von der ‚Admiratio', also Verwunderung genauso wie Bewunderung für die neue Welt. Dabei wird die ferne, gute Welt fast immer der eigenen, verdorbenen gegenübergestellt. Dort herrschen, im Gegensatz zu hiesigen Verhältnissen, Schlichtheit und Sittenreinheit, Disziplin, Bildung, Frohsinn und vorbildliche Haltung. Schwang bei den bewundernden Berichten über die Osmanen und den Hof in Istanbul auch stets eine klerikale Polemik vom Antichristentum mit – 1529 und 1683 standen die Türken vor Wien – so entfiel dies bei den guten

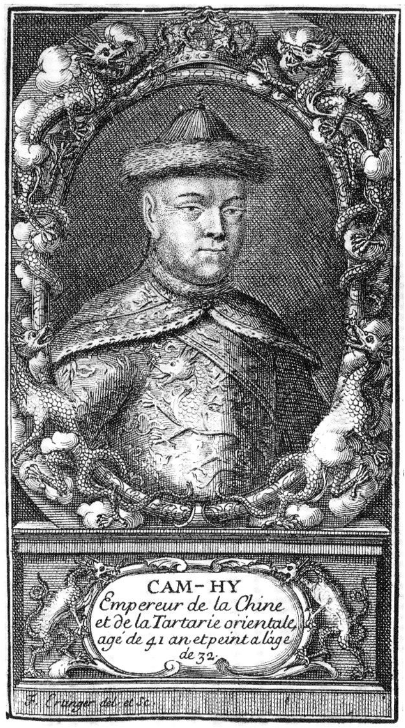
CAM-HY
Empereur de la Chine
et de la Tartarie orientale,
agé de 41 an et peint a l'âge
de 32.
F. Ertinger del. et Sc.

Abb. 3
F. Ertinger, 1701
Kaiser Kangxi – „die Freude des Friedens" (reg. 1662-1722).
Radierung aus: Le Comte, Louis: Nouveaux memoires sur l'état present de la Chine.[...] Quatriéme edition, Paris Annisson 1701. Herzog August Bibliothek Wolfenbüttel, Sign. Gv 191.

7 So benannt nach dem aufgebrachten portugiesischen Schiffstyp.
8 Vgl. hierzu Heikamp 1970, S. 205-220.
9 Bericht des Pere d'Entrecolles über die Herstellung des Porzellans in der Stadt Jingdezhen, 1712. Siehe auch Kapitel *Die blau-weißen asiatischen Porzellane, S. 41.*
10 Zur Verbindung antiker und christlicher Elemente in der Ausstattung des Parterre-Festsaales von Schloß Favorite siehe Baumung 1990.
11 Historische Bibliothek Rastatt, Sign. P* 8.
12 Historische Bibliothek Rastatt, Sign. P 513; siehe auch Zollner 1984.

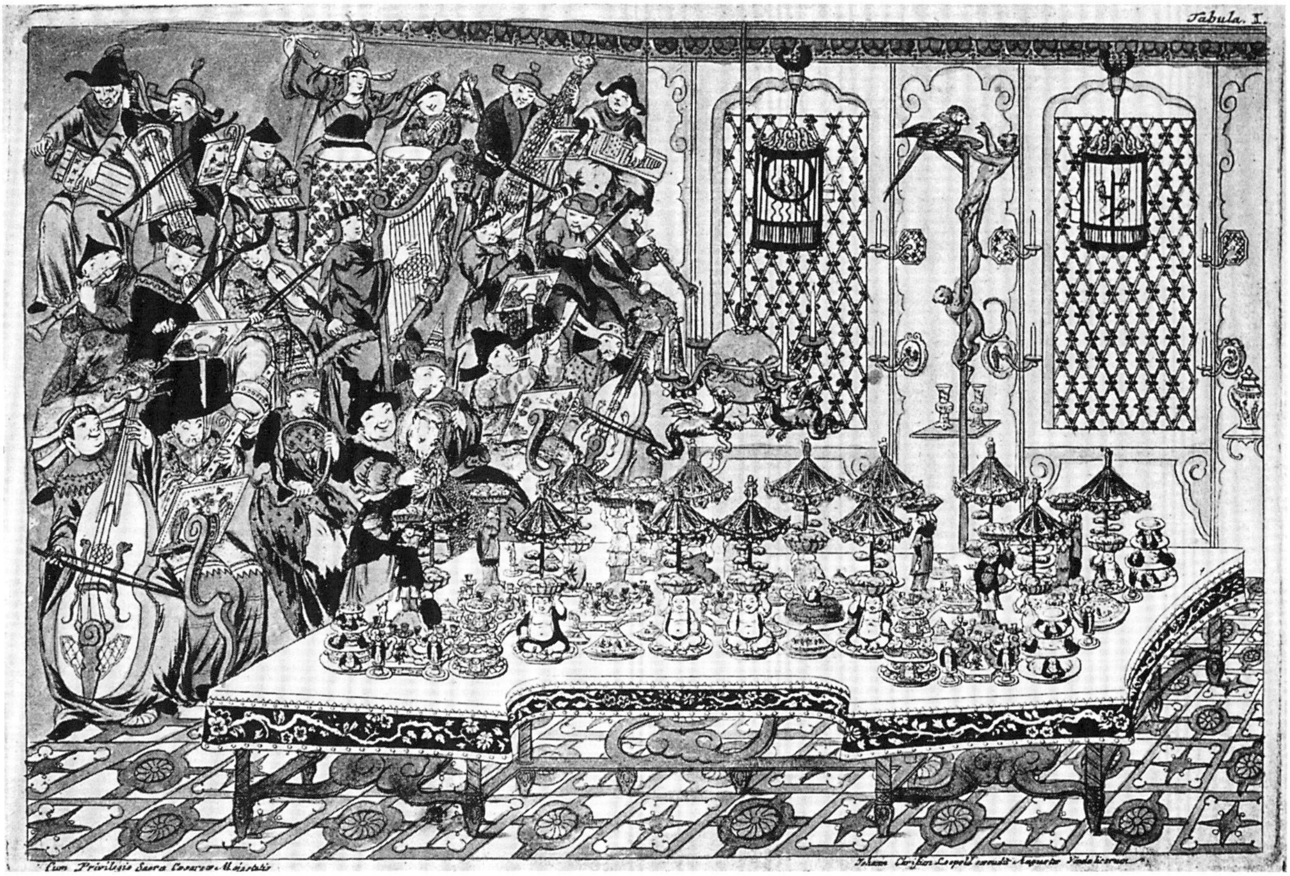

Abb. 4
Johann Christian Leopold, Augsburg 1730. Das sogenannte „Chinesische Fest" der Markgräfin Sibylla Augusta von Baden-Baden, gehalten zu Ettlingen am 11. Januar 1729. Markgräfin Sibylla Augusta gab dieses Werk mit 23 Kupfertafeln und einer kurzen Erklärung in Auftrag. Die Radierungen zeigen neben der hier abgebildeten Gesamtsicht des Festes hauptsächlich Details der Tafeldekoration. Das als Unikat geltende Exemplar der Badischen Landesbibliothek Karlsruhe ist seit der Publikation durch Schulz verschollen. Reproduktion nach Schulz 1929, S. 79.

Heiden in China und Indien. Die kaiserliche Regierungsperiode Kangxi (1662-1722) galt als besonders glücklich und währte in der Tat 60 Jahre in Frieden und religiöser Toleranz. Nach einer solchen Welt, in der man die eigenen Werte und Wünsche nach Frieden und Wohlstand verwirklicht sah, sehnte man sich im kriegszerrissenen Europa.[13] Doch sie war weit entfernt.

Chinoiserie

Im Laufe des 17. Jahrhunderts steigerte sich die Neugier auf die neue asiatische Welt zu einer wahren Euphorie. In allen Bereichen des europäischen Lebens fand die Begeisterung für das Land der glücklichen Herrschaft, der Philosophen und des unermeßlichen Reichtums, wo immer es auch lag, ihren Ausdruck. Schriftsteller verfaßten Moderomane, Dramen und Verse, die von der besseren Welt kündeten. Kostüme nach Stichen beeinflußten die Kleidermoden. Architektur und Malerei nahmen sich des Themas an. Man schuf kostbare Tapisserien, ließ Möbel in der chinesisch-japanischen Art lackieren und liebte über alles das Porzellan, das man immer wieder versuchte nachzuerfinden. Für all diese Bemühungen hat sich der umfassende Begriff der ‚Chinoiserie' durchgesetzt.[14] Im Mittelalter, kaum zu fassen, verdichten sich endlich in der Chinoiserie lokalisierbare Einflüsse zum Grad einer echten Mode. Interessanterweise begegnen uns die Chinoiserien sehr häufig an Orten der Entspannung, der Erholung und des Vergnügens, wie wir ihn auch in Schloß Favorite zu sehen haben.

Die genaue Herkunftsbestimmung von Einflüssen stellt heutige Betrachter oft vor große Probleme, die der damaligen Vorstellung der fernen Länder Asiens erwachsen. Zum einen suchte man Indien, zum anderen suchte man Cathay, also China oder Japan oder alles auf einmal – wie es beliebte. In den alten

[13] Von den Kriegen, die das vom Dreißigjährigen Krieg (1618-1648) verwüstete Europa in der Folge weiter ertragen mußte, seien hier nur genannt: 1672-1679 Holländischer Krieg, 1688-1697 Orleanscher Erbfolgekrieg, 1701-1714 Spanischer Erfolgekrieg.

[14] Köllmann 1954, Sp. 439f.

Inventaren begegnen Begriffe wie indianisch, japonisch, sinesisch, à la chinois etc. fast simultan. Weil man Indien im Osten und im Westen gefunden hatte, blieb vom 16. bis 18. Jahrhundert der Überbegriff für Exotisches meist „indianisch". Weil der Begriff auch „afrikanisch" meinen kann, übersetzt man ihn heute am besten als „überseeisch".[15] Darüber hinaus verschmilzt „indianisch" oft auch mit „türkisch", da viele asiatisch-exotische Dinge über den Gebrauch bei den Türken nach Europa kamen und somit auch als türkisch betrachtet wurden.[16]

So verschwommen wie die Vorstellung von „Indien" und dem, was indianisch war, so vielfältig waren die Möglichkeiten der Gestaltung mit indianischen Elementen. Im Laufe der Zeit entwickelten sich verschiedene Moden und Ausdrucksweisen, die auch am badischen Hof rezipiert wurden. Wie sich hier Chinesisches, Indisches, Osmanisches vermischten, zeigt der Kaminschirm Kat. Nr. 44C.[17] Hier wurden chinesische Porzellane mit einer osmanischen Miniatur und dem ägyptisch-syrischen oder indischen Kastendeckel zusammen mit indischen Elfenbeineinlagen zu einem europäischen Möbel montiert.
Man kann an diesem Möbel bereits das launenhafte Prinzip der Verschmelzung des ‚Indianischen' zur Chinoiserie erkennen. Die Chinoiserie ist demnach ein durch und durch europäisches Werk, in dem eine europäische Perspektive auf die fremden Dinge verwirklicht wird. Der europäische Gegenstand erhält eine exotische Verkleidung, ein Vorgang, den Bandmann wie folgt charakterisiert: „Es ist ... nicht primär die Form, die das exotische Kunstwerk im 17. und 18. Jahrhundert anziehend macht, sondern der im Gegenstand eingeschlossene Assoziationswert, der übergeordnete Vorstellungen anschaulich macht."[18]

Am 11. Januar 1729 veranstaltete Markgräfin Sibylla Augusta auf ihrem Witwensitz in Ettlingen ein chinoises Fest, welches von so hoher Wichtigkeit war, daß es, in Kupfer gestochen, publiziert werden sollte.[19] Die Darstellung (Abb. 4) zeigt einen Raum mit einer geschweiften Tafel sowie einem Orchester von 21 Musikern in chinesischen Kostümen. Von der Decke herab hängt ein Drachenleuchter. In die Fenster sind Treillagen eingepaßt. Porzellane stehen auf Konsolen an der Wand. Zwischen zwei Vogelkäfigen spielen an einer Kletterstange Äffchen mit einem Papagei und die Tafel ist bedeckt von zahllosen Tellern, Leuchtern, Konfekt- und Krautpyramiden sowie Buddha- und Putai-Figuren.
Bei näherem Hinsehen erkennt man den Trug: kaum ein chinesischer Tisch dürfte solche Formen gehabt haben. Die Ornamente an Wänden und Treillagen sind zwar merkwürdig, doch eigentlich völlig europäisch. Und die Musiker? Sie wirken zwar exotisch, stehen aber einer Karnevalskapelle näher als einem chinesischen Orchester. Verschiedene Dinge auf dem Tisch wurden gesondert in einzelnen Kupferstichen wiedergegeben.[20] Sie zeigen, wie chinesische Porzellane zu neuen Kreationen verarbeitet und mit europäischen Fayencen, Wachsen und lackierten Blechteilen zu im Grunde europäischen Tafelaufsätzen kombiniert wurden.
Nicht immer ist es so leicht, den chinesischen Einfluß auf ein Gebäude oder ein sonstiges Kunstwerk zu erkennen. Es genügte, einen Tisch niedriger zu bauen und den Ecken geschweifte Formen zu geben, um ihn als „chinesisch" zu kennzeichnen. Ebenso war es mit den Kostümen der Musiker oder mit den Leuchtern an der Wand. Möglicherweise erblicken wir in den vier Porzellanblakern in Schloß Favorite die auf dem „Chinesischen Fest" benutzten und abgebildeten Exemplare (Kat. Nr. 45B). Auch sie sind Chinoiserie, ein europäisches Produkt, bei dem Teile blau-weißer Porzellanteller in eine Armleuchterform eingepaßt wurden. Hier kann nur das Porzellanfragment mit seinen Figuren „sinesisch" gewirkt haben, welches aus der Ferne betrachtet zu einer blau-weißen Fläche verschmilzt. Eben dieser Farbklang kann als eine der ältesten europäischen Chinoiserien betrachtet werden.

[15] Heikamp 1970, S. 205.
[16] Das begriffliche Chaos wird vielleicht perfekt durch die beiden *afroportugiesischen* Elfenbeinlöffel in Schloß Favorite, Inv.Nr. G 5541-5542. Sie werden im Inventar Favorite 1762, fol 11r, als *türkisch* verzeichnet. Vgl. auch Kat. Mus. Karlsruhe 1991, Nr. 325.
[17] Vgl. den Katalogteil dieses Buches.
[18] Bandmann 1962, S. 345.
[19] Vermutlich wurde das Buch niemals in Auflage gedruckt. Die Gründe hierfür sind heute nicht mehr nachzuvollziehen. Bei dem heute verschollenen Exemplar der Badischen Landesbibliothek, publiziert von Schulz 1929, scheint es sich um ein Unikat zu handeln.
[20] Schulz 1929, Taf. IV-XXIII.

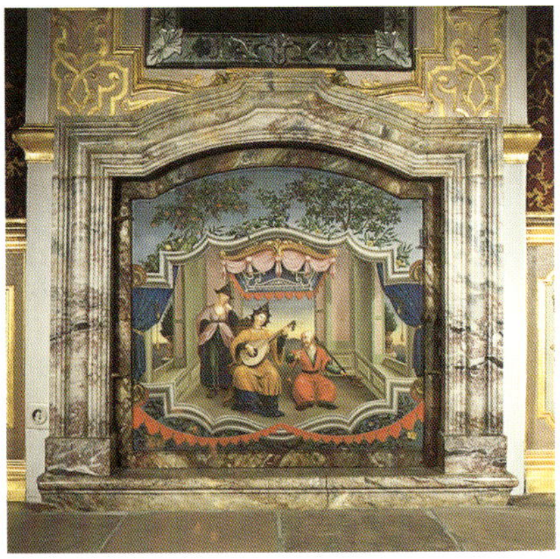

Abb. 5
Schloß Favorite, Kleiner Speisesaal im Appartement der Markgräfin, bemaltes Kaminbrett mit musizierenden Chinesen.

Versuche der Imitation

Die Versuche, chinesisches Porzellan zu imitieren, reichen bis in das 15. Jahrhundert zurück. In Venedig soll es bereits um 1470 Versuche der Nachahmung gegeben haben.[21] In jenem Jahr versandte ein Uliermo da Bologna ein „Porzellanschälchen", das dem noch vorhandenen Begleitschreiben zufolge vom venezianischen Alchimisten Antonio di San Simeone gefertigt worden war. Die Eigenschaften dieses Porzellans seien, so Uliermo, dem der Barbaren gleichwertig und überträfen sie wohlmöglich sogar. Venedig war bereits damals ein Zentrum der Glaskunst, und so handelt es sich vermutlich, wie bei den meisten folgenden venezianischen Porzellanimitationen um Milchglasprodukte.[22] Neben Venedig gab es auch in Faenza und Verona eine große Produktion von hauptsächlich blau-weißen Fayencen, deren Dekor „alla porcellana" genannt wurde. In Urbino wurde eine besonders kunstvolle Majolika unter diesem Namen hergestellt. Die Krönung der italienischen Bemühungen war allerdings das sogenannte Medici-Porzellan: Unter Großherzog Francesco Maria de Medici, der sich persönlich an den Experimenten beteiligte, entstand zwischen 1575 und 1587 ein Frittenporzellan, das allerdings kein Kaolin enthielt.[23] Der gelbliche, steinzeugartige Scherben wurde von einer weißen, deckenden Zinnglasur überfangen, die „alla porcellana" bemalt wurde. Hierüber wiederum legte man noch eine durchsichtige Bleiglasur. In Florenz erfolgte der Dekor fast ausschließlich in Blau-Weiß.[24] Man imitierte also nicht nur die Materialeigenschaften, sondern versuchte auch durch Angleichung im Dekor ein möglichst ähnliches Produkt zu schaffen. Auch wenn man in den Manufakturen Italiens Manganviolett, Cadmiumgelb und andere Farben verwandte, läßt sich die starke Dominanz der blau-weißen Dekorationen feststellen. Besonders bei den Apothekengefäßen, den Albarelli, ist dies offenbar.[25]
In den Niederlanden führten Versuche der Imitation zu Erfolgen, die um 1650 die Delfter Fayencen hervorbrachten. In die bankrotten Brauereien der Stadt zogen in rascher Folge Manufakturen, die in der Hauptsache blau-weiße Fayencen mit chinesischen Motiven produzierten.[26] Neben Ziergeschirren entstanden vor allem auch Gebrauchsgeschirre und Wandfliesen. Schon bald suchten auch Manufakturen in Deutschland, etwa Frankfurt, Hanau oder Nürnberg, die Delfter Erfolge nachzuahmen.

Voraussetzungen und Deutung des Phänomens Blau-weiß

Die Delfter Fayencen taugten aber nur bedingt zur Benutzung. Ihnen und den übrigen europäischen Waren gegenüber war das asiatische Porzellan konkurrenzlos in der Qualität. Nicht nur der durchscheinende, harte Scherben, sondern auch die meist gut sitzende Glasur sicherten eine verschleißärmere Nutzung bei höherem ästhetischen Niveau.
Die zahllosen Versuche der Nachahmung belegen eindrucksvoll die Popularität des blau-weißen chinesischen Porzellans, die Frage nach dem Grund dieser Beliebtheit jedoch beantworten sie nicht. Wenn, wie bereits festgestellt wurde, die Chinoiserie eine exotische Form war, in der sich übergeordnete europäische Vorstellungen spiegelten, so gilt es, diese Zusammenhänge für die blau-weiße Mode herauszuarbeiten und darzustellen.

Im ersten Brief des Jesuitenmissionars Père d'Entrecolles bemerkt dieser 1712 aus der chinesischen Mission, daß die Qualität der blau-weißen Ware von den Europäern nicht anders als ein lebendiges Blau auf weißem Grund wahrgenommen wird. Gemeint ist hier die Ignoranz der Europäer gegenüber den chinesischen Malereien und ihrer Bedeutung. Man sah die Farbstellung Blau-Weiß und nahm sie gemäß den Regeln der Chinoiserie und den eigenen Vorstellungen zeichenhaft wahr.

21 Hannover 1925, S. 7.
22 Hofmann 1980, S. 24f.
23 Maser 1985, S. 38ff.
24 Maser 1985, S. 40.
25 Kat. Ausst. Chicago 1985, Nr. 89f.
26 Lunsingh Scheurleer 1984, S. 34ff.

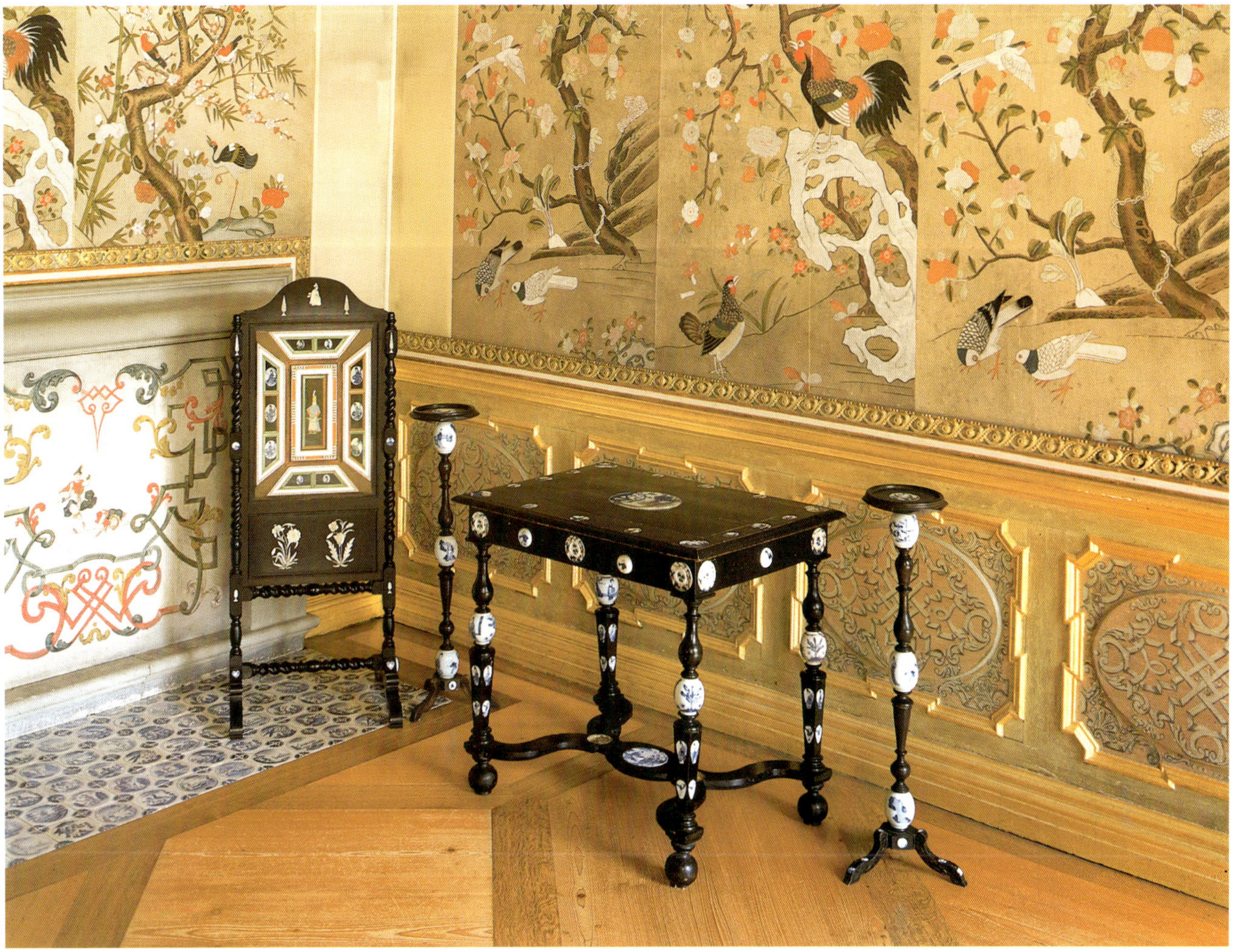

Die Farbstellung Blau-Weiß war in der europäischen Gedankenwelt mit einem Zeichenwert belegt, der sich aus antiken und christlichen Traditionen entwickelt hatte. Ein Beispiel aus der Edelsteinallegorese soll dies zunächst verdeutlichen. Kristalle und Edelsteine wurden seit der Antike als Heilmittel angesehen und entsprechend ihrer Indikation angewendet. Dafür wurden die Qualitäten der Steine untersucht und ihre Kräfte durch entsprechende Metaphern und Allegorien ausgedrückt. Steinbücher beschrieben diese Eigenschaften. Den blauen Saphir sah man mit dem Blau des Himmels verbunden, dessen Kräfte ihm also innewohnten.[27] Die Bibel als zweite einflußreiche Quelle kennt diese Eigenschaft ebenso. Als nach Exodus 24;10 Moses und seine Gefährten zum Bundesschluß auf den Sinai zogen, sahen sie die Fläche unter Gottes Füßen. Sie war wie mit Saphirplatten ausgelegt, wie der Himmel selber in seiner strahlenden Reinheit. Dem Saphir wurde daher eine umfassende Bedeutung des Himmlischen gegeben. Gleichzeitig wurde die Farbe Blau auch zur Metapher für die Hoffnung auf den Himmel, das Verlangen danach oder das am Himmel orientierte Leben. Auch die Farbe Weiß erhielt ihre Bedeutung. Als helle, lichte Farbe stand sie von jeher für die dem Licht vergleichbare göttliche Botschaft oder für den Glanz des Glaubens.[28]

Seit der Antike gibt es bereits die metaphorische Übertragung von Eigenschaften auf Personen. So kann die allgemeine Vorstellung von den Qualitäten einer Farbe mit einer bestimmten Person oder Personengruppe assoziiert werden. Auf diese Weise können, ohne daß dies immer ausgesprochen werden muß, in Bildern Wert, Glanz, Schönheit, Heiligkeit oder Reinheit als sinnstiftende Elemente auftreten. Letztere Eigenschaft besitzt besonders in der

Abb.6
Ensemble von Möbeln mit blau-weißen Porzellanen, Kat. Nr. 44

[27] Meier 1977, S. 157ff.
[28] Meier 1977, S. 165.

Schilderung der Gottesmutter Maria große Bedeutung. Ihre Charakterisierung und Darstellung erfüllt nahezu alle denkbaren Bereiche der biblischen und außerbiblischen Erzählungen. Zahlreiche Dichtungen aber setzen Maria, um bei dem oben angesprochenen Beispiel zu bleiben, mit dem blauen Saphir gleich und sehen die ihm zugewiesenen Eigenschaften bezüglich des himmlischen Lebens in der Gottesmutter personifiziert.[29] Zwar änderte sich die Farbe des Gewandes Mariae im Laufe der Zeit verschiedentlich, es zeigt sich aber eine deutliche Präferenz blauer Stoffe, welche die Reinheit, Barmherzigkeit oder Lauterkeit symbolisieren.[30] Bis in das 19. Jahrhundert hinein wurde Blau auch als liturgische Farbe zu Marienfesten verwendet.[31] Die Verbindung mit der Farbe Weiß tritt ebenfalls häufig in Erscheinung und gipfelt in der Darstellung der Immaculata des Barock. Hier setzt sich schließlich ein weißes Kleid unter einem blauen Mantel durch. Für die Farbe Weiß läßt sich vom Neuen Testament bis in die Neuzeit eine Tradition der Reinheit und des reinen Bekennertums erkennen.[32]

Man kann daher festhalten, daß das Porzellan bei seinem Eintreffen in Europa auf eine bestehende und weitverbreitete Metaphorik der Farben Blau und Weiß traf. Die Europäer erkannten aufgrund seiner äußeren Eigenschaften das Porzellan als einen Gegenstand, dem die ihnen bekannten Eigenschaften innewohnten und nutzten sie stellvertretend. Um die Bedeutung der zugewiesenen Eigenschaften im späten Mittelalter einzuschätzen, sei an die bereits erwähnte giftanzeigende und -wandelnde Wirkung des Porzellans erinnert. Man maß ihm die Kraft zu, Arsenik oder andere Gifte neutralisieren zu können und stellte das Porzellan damit auf die gleiche Stufe mit Gefäßen aus Edelsteinen oder dem phantastischen Einhorn. Zu dieser Zeit erscheinen die blau-weißen Porzellane auch in Darstellungen der Verkündigung an Maria. Im Moment, der mit der Ankündigung der unbefleckten Empfängnis die Reinheit Mariae überhaupt charakterisiert, tritt der Engel mit der weißen Lilie in der Hand in den Raum. Letzteres Attribut befindet sich auch oft in einem blau-weißen Gefäß im Vordergrund der Szene. Gelegentlich steht das Behältnis auch einzeln, ohne Blumen da.

Die Bedeutung dieser Darstellung wird von einer Reihe mittelalterlicher und frühneuzeitlicher Quellentexte belegt, in denen das Gefäß als Allegorie der Gottesmutter selbst bezeichnet wird.[33] So preist beispielsweise die als Gemeingut geltende Lauretanische Litanei Maria in drei Anrufungen als „geistliches", „ehrwürdiges" und „vortreffliches [ausgezeichnetes] Gefäß der Andacht".[34]

Mariendarstellungen solcher Art lassen sich in besonderer Vielzahl in der altniederländischen Malerei beobachten. Etwa an den Gefäßen in der Verkündigung an Maria von Petrus Christus, Groeningemuseum Brügge, oder am Merode-Altar von Robert Campin, New York.[35] Auf Jan van Eycks Darstellung der sogenannten „Paele-Madonna" sowie auch bei seiner „Rothschildmadonna" ist der Boden mit blau-weißen Keramikfliesen belegt.[36] Die niederländisch beeinflußte Verkündigung eines unbekannten portugiesischen Meisters des frühen 16. Jahrhunderts präsentiert im Zentrum des Bildes eine chinesische Schultervase der Mingzeit.[37] Eine der prominentesten Darstellungen solcher Gefäße ist auf dem Portinari-Altar des Hugo van der Goes in den Florentiner Uffizien anzutreffen. Im Vordergrund plaziert steht neben einem Kristallbecher ein Fayence-Albarello, dessen blau-weißer Dekor mit Goldlüster noch zusätzlich gehoben ist.

Bei genauer Betrachtung der Keramik findet man die blau-weißen Fayencegefäße in der Überzahl.[38] Der Albarello, das Arzneigefäß der Apotheker, bildet hierbei eine besondere Gruppe. Für die Zeit vor 1500 sind aus nordeuropäischer Produktion keinerlei Originalgefäße der dargestellten Typen nachzuweisen, weshalb es sich bei den gezeigten Objekten um importierte Stücke gehandelt haben muß, die entsprechend hohen Wert besaßen.[39] Im mittelal-

29 Meier 1977, S. 159f.
30 Bender 1990, 97ff; Sebald 1989, S. 442.
31 Kobler 1981, Sp. 101-103.
32 Hermann 1969, Sp. 431f.
33 Lechner 1978, S. 93f.
34 Schott 1966, S. 1538, Lechner 1978, S. 93.
35 Belting/Kruse 1994, Taf. 126, 70-71.
36 Belting/Kruse 1994, Taf. 44-45, 64-65.
37 Kat. Mus. Lissabon 1996, Fig. 5, 6.
38 Vgl. hierzu die Studie von Strauß 1972, die ausschließlich der Datierung und Typologie von Fayencegefäßen nachgeht.
39 Strauß 1972, S. 17; Lechner 1978, S. 91f.

terlichen Denken findet man das Verhältnis von Ähnlichkeit und Ebenbürtigkeit (similitudo) anders gelöst als im heutigen. Man erinnere sich nur an den Alchimisten Antonio di San Simeone und sein nachgeahmtes chinesisches Porzellan: Das Urteil, nach dem selbiges in seinen Eigenschaften dem der Barbaren gleichwertig sei und es wohlmöglich sogar übertreffe, läßt sich auch auf die Fayencen übertragen. Auch sie galten den chinesischen Vorbildern als gleichwertig und konnten problemlos als Stellvertreter funktionieren.
Die überragende Qualität der ‚Mariengefäße' stand, wie die mittelalterlichen Quellen berichten, wiederum in besonderer göttlicher Beziehung: „Das Material des Gefäßes, der Ton, läßt ferner auf Gott als den Töpfer schließen, der nach dem Buch der Weisheit 15; 7-11, 13, Jeremias 18; 3-4 und Römerbrief 9; 21 [...] die freie Verfügungsgewalt über seine Schöpfung [besitzt] und sich in freiem Schöpfungsakt dieses Gefäß gebildet hat ..." Darin erscheint einmal der „Hinweis auf die Abhängigkeit seines Geschöpfes, in gleicher Weise aber auch [der] Hinweis auf die Vorauserwählung Mariens als sein auserlesenes Geschöpf."[40] Das chinesische Porzellan, Krönung der Töpferkunst, erfüllte nicht nur mit seinem hervorragenden Scherben, sondern auch mit seiner himmlisch-reinen, blau-weißen Farbe alle Kriterien, um das Bild vom göttlichen Gefäß zu erfüllen.

Das allegorische Behältnis mit der Bedeutung Mariae als Heilbringerin, als Gefäß für den Gottessohn findet in der Ausformung des Apothekengefäßes seine sinnfällige Fortsetzung. Es wurde bereits erwähnt, daß bei den Albarelli trotz einer Vielzahl bunter Stücke, das Gros der Produktion blau-weiß dekoriert gewesen ist. Neben der europäischen Produktion in Fayence wurden aus

[40] Lechner 1978, S. 94.

Abb. 7
Ensemble von mingzeitlichen Porzellanen auf dem Herd der Küche von Schloß Favorite. Obere Reihe: Kat. Nr. 2, 6, 11, 8; untere Reihe Kat. Nr. 5, 9, 7, 10.

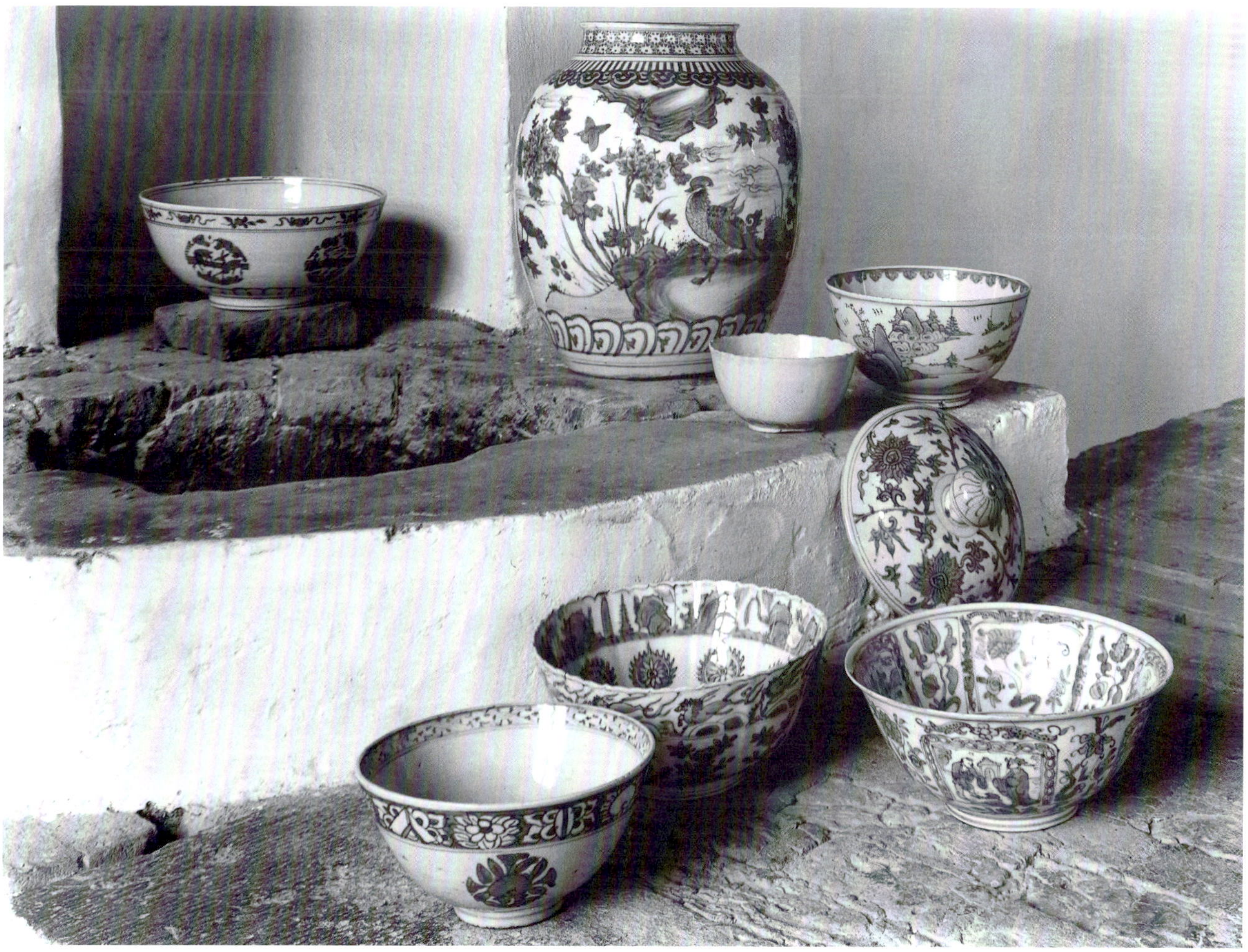

Ostasien eine große Anzahl dieser Gefäße importiert. Bereits aus dem frühen 15. Jahrhundert finden sich Beispiele chinesischer Albarelli.[41] 1653 importierte die niederländische Vereinigte Ostindische Compagnie aus Japan 2200 blau-weiße Salbengefäße.[42] Daneben führte man auch Apothekenflaschen[43] oder Kannen in der Art des rheinischen Bartmannskruges ein.[44]

Aus dem Verschwinden des Giftzeremoniells in der frühen Neuzeit darf man sicher schließen, daß die starke Wirkung der giftabweisenden Pokale in Zweifel geraten war. Dennoch blieb das dahinterstehende Denkmodell bis in das späte 18. Jahrhundert aktuell. Es schien nach dem damaligen Hygiene- und Gesundheitsverständnis weiterhin sinnvoll, der heilbringenden Substanz eine Hülle zu geben, die in ihrem assoziativen Wert wiederum dem Inhalt entsprach. Blau-weiße Apothekengefäße wurden auch weiterhin gefertigt. 1996 wurde im Handel eine hochinteressante weiße Porzellanschale der Kangxi-Zeit (1662-1722) angeboten.[45] Das flache, zweihenkelige Gefäß trug die blaugemalte Inschrift: „TERRA DELLA S'CASA DI NAZARETH". Im Verkaufskatalog als „LAND OF THE SACRED HOUSE OF NAZARETH" gedeutet, dürfte „Terra" aber vermutlich eher mit „Erde" übersetzt werden und ist damit im pharmazeutischen Sinne zu deuten.[46] Mit Casa di Nazareth ist die Casa santa im norditalienischen Loreto gemeint. Der Legende nach haben Engel im Jahre 1295 das von der Mutter Jesu bewohnte Haus aus Nazareth an diesen Standort gebracht, wo es zu einem der größten Wallfahrtsorte Europas wurde. Wasser oder Erde von Wallfahrtsorten waren häufige Mitbringsel der Pilger. Im Status von Berührungsreliquien kam ihnen heilende und wunderspendende Wirkung zu. In dieser Schale zur Aufbewahrung von Erde des Marienhauses offenbart sich die Kontinuität von Vorstellungen und Assoziationen der Reinheit und des Heiles in der europäischen Gedankenwelt des Barock. Ob auch den blau-weißen Porzellanen auf dem 1691 von der (protestantischen) Hannoverschen Kurfürstin Sophie für Kloster Loccum gestickten Altarantependium eine sakrale Bedeutung zukommt, bleibt zunächst jedoch unklar. Dieser Behang zeigt auf drei Bahnen über dem Wappen der Kurfürstin Schauwände mit blau-weißen Porzellanen auf Wandkonsolen.[47]

Es ist bisher nicht erforscht, wie stark die spätmittelalterliche Bedeutung der blau-weißen chinesischen Porzellane in die frühe Neuzeit strahlte, und wie sich diese Bedeutungen im 17.-18. Jahrhundert in blau-weißen Moden verflüchtigten. Geht man jedoch den Vorstellungen des frühneuzeitlichen Gesundheitsmodelles mit seinen Wurzeln in antiken und mittelalterlichen Traditionen nach, findet man auch das Umfeld des baden-badischen Hofes von diesem Denken bestimmt.
Wie sehr man dort auf die heilende Kraft der Edelsteine, des geriebenen Elfenbeins, der Korallen sowie weiterer wertvoller Substanzen baute, zeigen die in der Badischen Landesbibliothek verwahrten zeitgenössischen Arzneibücher.[48] Unter den Rezepten für Elixiere, Pillen, Tees, Konfekte, Salben, Tinkturen und Balsame finden sich nicht nur Kräutertees, sondern auch Goldtinkturen oder „Kayserliche Pilulen", welche neben gestoßenen Perlen auch Lapislazuli, den blauen Saphir und andere Steine enthalten.[49]

Ein Blick in das Inventar der Konfektkammer des Heimatschlosses der Markgräfin Sibylla Augusta, Schlackenwerth, gibt Nachricht von einer Fülle von Gefäßen aus Serpentin,[50] einem Stein von unglaublichen pharmakologischen Eigenschaften, der zerstoßen in Sachsen bis zum 19. Jahrhundert gegen Schlangenbisse, Bauchgrimmen, Kopfschmerzen, Gliederreißen, Gicht und andere Übel verordnet wurde.[51] Gegen schlechte Luft, Miasmen[52] und Körpergeruch halfen Rauchbäder, die in Schloß Favorite durch zahlreiche, z.B. im Inventar von 1734 genannte Rauchpfannen erzeugt wurden.[53]

41 Washington, Freer Gallery of Art, Abb. in: Drey 1980, Abb. 339.
42 Volker 1954, S. 125.
43 Z.B. Kat. Priv. London 1994, Kat.Nr. 238.
44 Arts 1983, Pl. 15b.
45 Kat. Priv. New York 1996, Kat.Nr. 24.
46 Verwendung analog zu Begriffen wie Terra sigillata = Siegelerde. Zu den Loreto-Schüsseln und den verschiedenen Formen der Geophagie siehe Kriss-Rettenbeck, 1971, S. 44f mit weiterer Lit.
47 Kat. Ausst. Hannover 1980, S. 79ff.
48 Z.B. Karlsruhe, BLB, Hs Rastatt 117: Collectaneum, oder Versamblung, und Verfassung, Allerhand vortreffliche, sowohl von meinem Vater, gewesen Chur Bayr: Rath vnd LeibMedico, als auch von mir Dr Johann Hainrich Scheifler ... durch langwirige Praxin sehr villfeltig experimentiert: vnd Combrobirter Recepten, oder Mittlen ... 1699; Hs Rastatt 156: Recepte in deutscher, französischer, italienischer und Sprache Meist aus fürstlichen und adlichen Kreisen; außerdem von Pater Clemens dem Rector zue Schlackenwörth, von den Doctoren Brunner, Erbenius, Göckhel, Löwen in Prag, Mayer aus Schaffhausen, Miche, Mitschky, Plender, Zeller und Frau Wadlin von Nürnberg. Undatiert [1. H. 18. Jh.].
49 Karlsruhe, BLB, Hs Rastatt 156 fol. 11r.
50 Renner 1941, S. 571.
51 Hoyer 1995, S. 14f.
52 Miasmen = aus dem Inneren der Erde aufsteigende Pestdünste, gegen die man mit Essigwaschungen oder Weihrauch vorging.
53 Inventar Favorite 1734, fol 3r, 4v; siehe Kapitel *Zu Herkunft und Geschichte des Bestandes blau-weißer asiatischer Porzellane in Schloß Favorite, S. 37 f.* Die Darstellung eines räuchernden Chinesen auf dem Kaminbrett im Eckzimmer der Markgräfin (sog. Blumenzimmer). Zum Räucherwerk als Therapeutikum siehe Corbin 1984, S. 87-95.

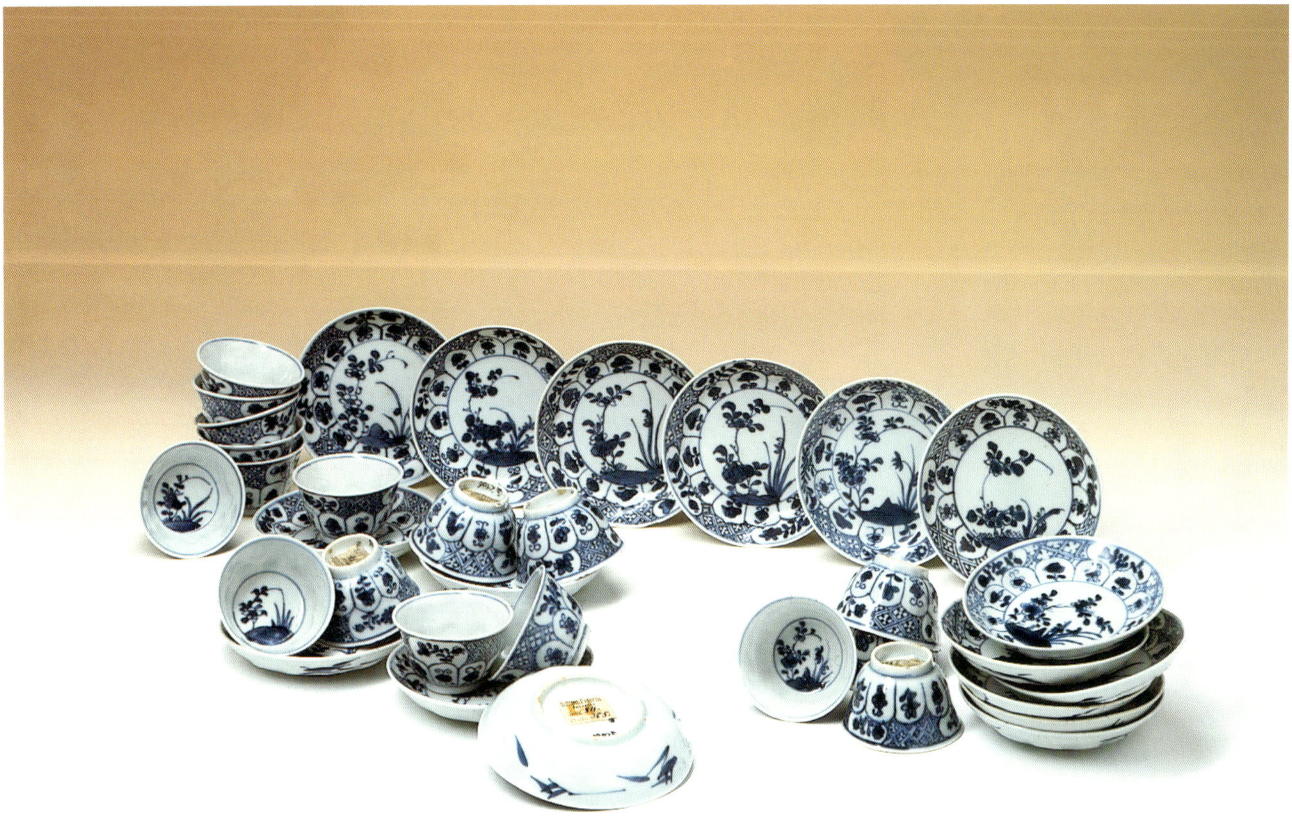

Abb. 8
Ensemble von 27 Teekoppchen samt Unterschalen, Kat. Nr. 112.

Tee, Kaffee und Schokolade

In der allgemeinen pharmakologischen Vorstellung der Zeit galten auch Tee, Kaffee und Schokolade als Heilmittel.[54] Lange Zeit wurde erbittert um eine Einschätzung dieser Medikamente gerungen. Während sich der Tee sehr schnell durchsetzte, stand besonders der Kaffee im Kreuzfeuer der Kritik. Von den einen als Tonikum gepriesen, galt er anderen als schädliches Werk des Teufels, welches den Körper ruiniere. In Versailles, der maßgebenden Instanz für alle modischen Fragen des Barock, gelang es, dieses schwierige Problem zu lösen. Im Streit um Nutzen oder Schaden von Tee, Kaffee und Schokolade entschied sich Ludwig XIV. für diese Mittel. Er brachte damit nicht nur eine Menge Luxussteuer in seine hungrigen Staatskassen, sondern kanonisierte diese Heilmittel an allen Höfen Europas.[55]

In der zweiten Hälfte des 17. Jahrhunderts eroberte der Kaffee Frankreich. Die Gesandtschaft des osmanischen Sultans Mahomet IV. 1669 nach Paris gab hierzu sicher den stärksten Impuls.[56] Von 1671-1687 erschienen drei Druckwerke über die Zubereitung von Kaffee. Bereits im Jahre 1716 öffnete in Paris das 300. Kaffeehaus. Während diese Entwicklung in England noch früher und stürmischer vorging und sich auch mehr auf die Hauptstadt konzentrierte, ging es in Deutschland, wie bei allen Moden, gemächlicher, aber flächendeckend zu. Es steht außer Frage, daß die sprunghafte Steigerung des Importes blau-weißer Tee-, Kaffee- und Schokoladenservice mit dieser Mode schrittzuhalten versuchte.[57] Waren die Getränke gut für die Nerven, für den Magen etc. oder vertrieben sie Melancholie und vieles andere, so waren blau-weiße Service genau das Richtige, um ihren Genuß zu zelebrieren und den Heilcharakter zu demonstrieren.

[54] Schiedlausky 1961, S. 6ff.
[55] Schiedlausky 1961, S. 8f.
[56] Schiedlausky 1961, S. 14.
[57] Volker 1954, S. 59, 227: In den Jahren seit dem Beginn des Handels der Holländer in China 1602 und dem Ende des Jahrhunderts wurden über die Niederlassung in Batavia zwölf Millionen chinesische Porzellane verschifft, von denen zwischen 1604 und 1657 über drei Millionen den europäischen Markt erreichten. Nach Jörg 1982, S. 149, folgten bis 1789 weitere 42,5 Millionen Porzellane nach Europa.

Lustschlösser

Bei der Einrichtung eines Lustschlosses wie der Rastatter Favorite galt es, eine unbeschwerte Atmosphäre zu schaffen. Der unbelastete Ort der sommerlichen Kühle und des Wohlbefindens sollte ein Hort der Reinheit sein, frei von Sorgen und Krankheiten, mußte Heiterkeit bieten, eben so sein, wie aus den fernen Ländern berichtet wurde. Aus erster Hand konnte man dies von dem Ettlinger Barbier Franz Caspar Schillinger erfahren. Der spätere Rastatter Chirurg begab sich 1699-1702 gemeinsam mit einigen Jesuiten auf die Reise in das entfernte Indien und publizierte seinen Bericht später sogar in einem den markgräflichen Herrschaften gewidmeten Buch.[58] Anläßlich seines Aufenthaltes in Isfahan beschreibt er die angenehme Weitläufigkeit der exotischen Orte mit Gärten und Brunnen allenthalben.[59] Ein Lustschloß wie Favorite hatte sich damit z.B. gegen die Städte abzuheben. Dem Gestank, der dort, wo die Kanalisation über die Gassen geleitet wurde, am stärksten war, wurde hier mit anderen Mitteln entgegengewirkt. In ganz Favorite sind die Dekorationen der Zimmer erfüllt von gemalten Blumensträußen, die sicherlich nur eine bildliche Entsprechung sind zu den Blumen, die einst das Schloß mit Duft erfüllt haben dürften. In der hygienischen Vorstellung der Zeit gehörten stark duftende Blumensträuße ebenfalls zu den Mitteln, die gegen die aus der Erde aufsteigenden krankmachenden Dünste halfen.[60] Auch in der Chinoiserie durften die Blumen nicht fehlen: Von der sonst wenig geschätzten chinesischen Malerei erfreute sich die Blumenmalerei echter Beliebtheit.[61]

Ein solcher Hort fürstlicher Gesundheit, der, dem exotischen Ideal nachstrebend, sommerliche Freude in Frieden, Luxus und Unbeschwertheit bieten sollte, verlangte geradezu nach der Sichtbarmachung dieses Zustandes. Das Kultivieren von Porzellanen in Teezeremonien und ihre Aufstellung auf Konsölchen fand eine letzte Steigerung in der allumfassenden Präsentation blau-weißer Keramik zu einer großen Chinoiserie, dem Porzellanschloß.

[58] Schillinger, Franz Caspar: Persianische und Ostindianische Reis etc. 1707, siehe Zollner 1984, S. 145-157. Ein weiterer Berater mit Kenntnissen aus erster Hand stand bereits dem Türkenlouis zur Seite. Sein Generalquartiermeister Ferdinand Amadeus von Harsch unternahm ebenfalls Reisen in den Orient und nach Indien, Zollner 1984, S. 159.

[59] Zollner 1984, S. 151.

[60] Le Guerrer 1992, S. 111.

[61] Kat. Ausst. Berlin 1973, S. 150, Kat. Nr. C 14.

Abb.9
Großer Saal von Schloß Favorite, Gesamtansicht.

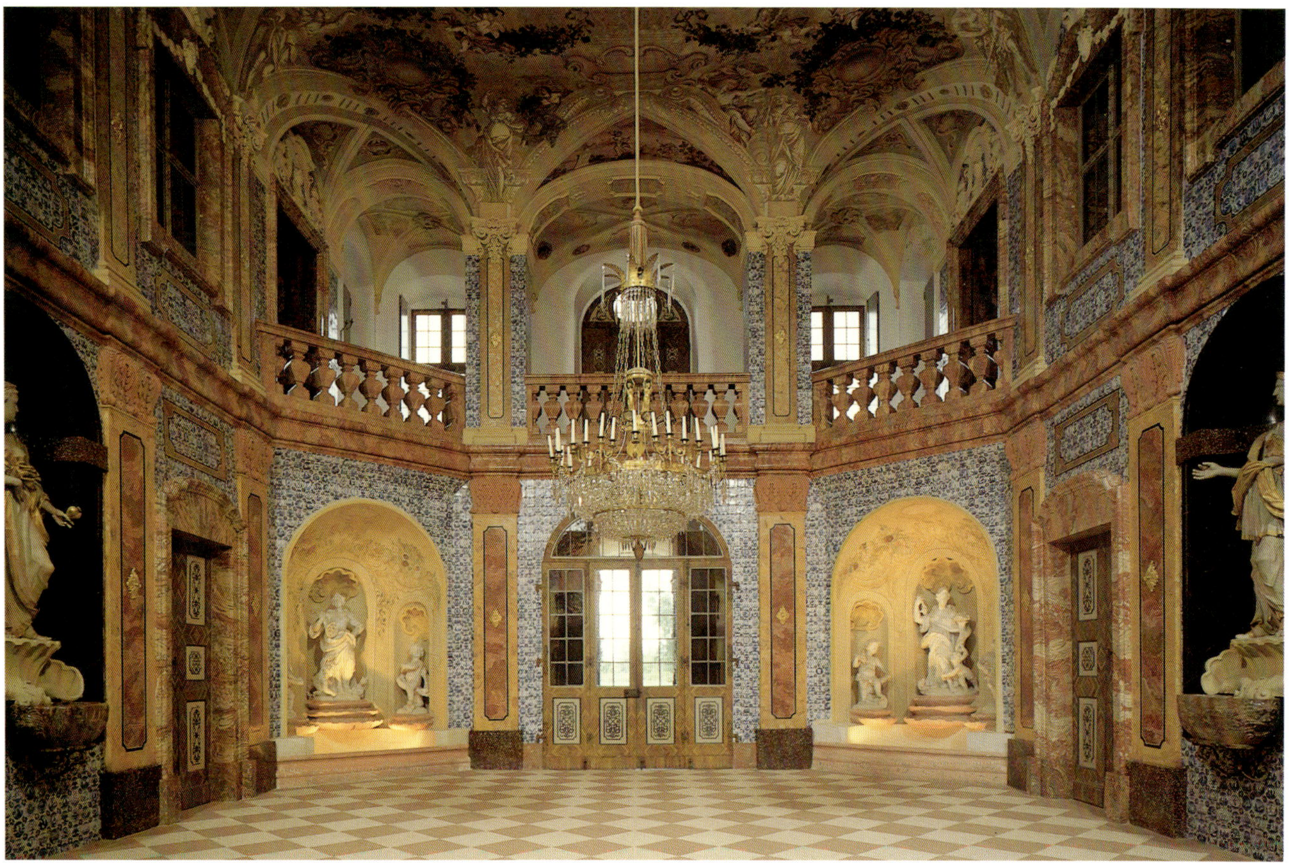

Porzellanschlösser

Selbstbewußt bezeichnete die hauseigene badische Propaganda ihren kunstvollen Sommersitz bei Rastatt als „das unvergleichliche Lust-Schloß Favorita".[62] In diesem Titel ist das Porzellanschloß nicht erwähnt und hätte doch so bezeichnet werden können. Ein Porzellanschloß ist die Steigerung des Porzellankabinetts. Das Kabinett führt dem Besucher die Porzellane in einem gesonderten Raum des Hauses vor, während sonst andere Einrichtungsthemen vorherrschen. Porzellanschloß heißt für Favorite, daß das Porzellan in den meisten Zimmern die Einrichtung dominierte oder begleitete. Dazu kamen an den Wänden blau-weiße Kacheln, Kamine sowie Wand- und Deckenmalereien zum Thema Porzellan.

Das erste Porzellanschloß, das „Trianon de Porcelaine", wurde 1670-71 im Park von Versailles durch den Architekten Louis Le Vau für die Mätresse Ludwigs XIV., Madame de Montspan, errichtet.[63] Sein Dach war teilweise mit blau-weißen Fliesen gedeckt. In der Innenausstattung dominierten blau-weiße asiatische Porzellane. Das Trianon wurde bereits 17 Jahre nach seiner Erbauung niedergerissen. Die Mätresse Madame de Montspan war zu dieser Zeit längst abgelöst durch eine neue und es wird angegeben, daß das Dach mit seinen Fayencefliesen den Frost nicht ausgehalten habe.[64]

Starke Bemühungen um Schloßeinrichtungen dieses Stiles unternahmen auch der niederländische Statthalter und britische König Wilhelm III. und seine Frau Mary. Die Queen ließ in ihren Schlössern nicht nur asiatische Porzellane aufstellen, sondern mischte sie auch mit Fayencen aus Delfter Manufakturen. Letztere waren preiswerter und in Formen lieferbar, die der neuesten höfischen Mode entsprachen. Ab 1689 wurde Hampton Court ausgebaut und kurz darauf begann man mit dem Ausbau von Kensington Palace, wo auch Innenräume mit blau-weißen Delfter Kacheln ausgestattet wurden.

Solche gefließten Räume sind vielleicht die großzügigsten erhaltenen Zeugnisse der Blau-Weiß-Moden des Barock. In den Niederlanden begann man seit etwa 1600 die Wände mit Fliesentableaus zu schmücken, die Gemälde imitierten.[65] Die Tableaus wurden mit der Zeit größer und man begann tektonische Details wie Pfeiler und Pilaster mit Ornament- und Blumenfliesen zu belegen. In Deutschland verbreiteten sich diese Räume ebenfalls. Der bayerische Kurfürst Max Emmanuel etwa ließ 1716-19 „Salettl" und Treppenhaus der Pagodenburg in Nymphenburg in Blau-Weiß fliesen.[66] Weitere Räume in seinen „Parkburgen" folgten in diesem Stil.

Blau-weiße Fliesen vermitteln auch heute noch die stärksten Eindrücke der blau-weißen Chinamode in Schloß Favorite. Im großen Festsaal wurden Wandflächen und Pfeiler aus Nürnberger Produktion dekoriert und geben dem sonst von warmtonigem Stuckmarmor und von Fresken dominierten Raum ein erfrischend kühles Gegengewicht. Dabei ist bis heute nicht geklärt, wann genau dieser Saal in Schloß Favorite mit den blau-weißen Fliesen belegt wurde. Am ehesten dürfte man die Lieferung der „Pladle" mit einer 1725 in Nürnberg erstellten Quittung in Verbindung bringen.[67]

Diese Fliesen vermochten auch einen baulichen Mangel des Schlosses auszugleichen. Wegen der prächtigen Außentreppe fehlt Favorite, anders als anderen Lustschlößchen wie etwa Falkenlust bei Brühl, ein optisch glänzendes Treppenhaus.[68] Die optische Wirkung in den kleinen Treppenspindeln ist jedoch unvergleichlich, da man, wenn man die Treppen hinaufsteigt, nur die an den Stirnkanten der Treppenstufen angebrachten Fliesen wahrnimmt und hierdurch eine einzige blau-weiße Bewegung empfindet. Kaum einem Besucher des Schlosses, dem dieser Eindruck nicht im Gedächtnis haften bliebe.

Der exotische Charakter solcher Räume dürfte durch die Assoziation mit den osmanischen Fliesenwänden entstanden sein. Bereits im 16. Jahrhundert gab es in der Türkei den Brauch, Wände mit ornamentalen Fliesentableaus zu schmücken.[69] Hier dienten die Fliesen zur Kühlung an heißen Tagen, ein

[62] Diarium Vermählungsfest 1755, fol 10v.
[63] Krause 1996, S. 62ff.
[64] Kulturgeschichte der Wandfliesen 1964, S. 153.
[65] Kulturgeschichte der Wandfliesen 1964, S. 137ff, 145ff.
[66] Kiby 1985, S. 39ff.
[67] Kreisarchiv Schlackenwerth (Sludice, Tschechien), ohne Faszikel: Nürnberg den 13. April A. 1725; Daß wir durch Tl. Herrn Ober Hauptman Beckman, vor die übersandl. Porcellin Pladle baar Empfangen fl. 102 wirdt von uns hirmit bescheiniget. Marc[x?] et Mayer, Porcellin Handler (nach einer Kopie in der Oberfinanzdirektion Karlsruhe).
[68] Kat. Ausst. Brühl 1961, Taf. 100.
[69] Vgl. etwa die gefliesten Räume des Topkapi Saray in Istanbul, Hellier/Venturi 1994, S. 31ff.

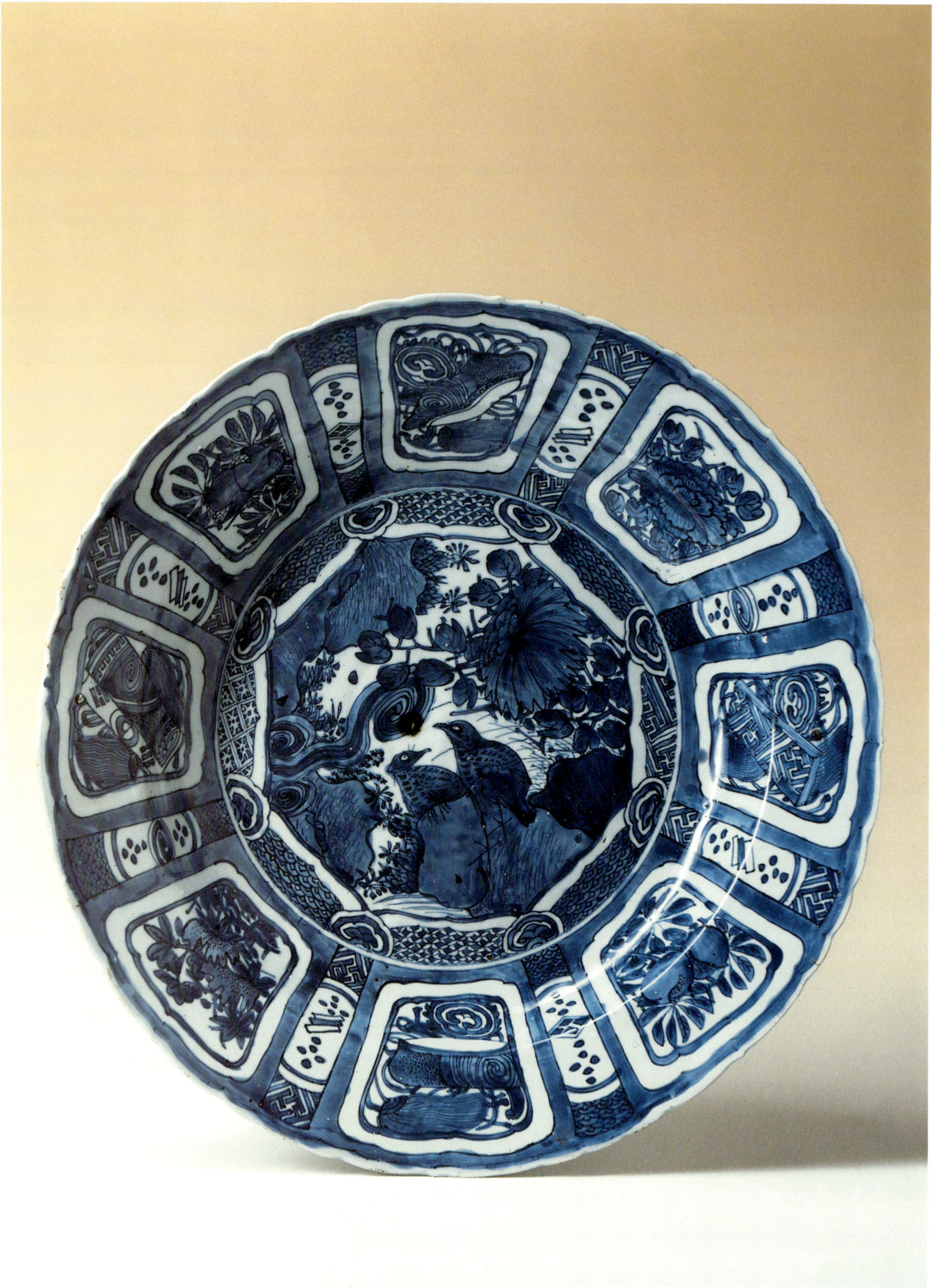

Aspekt, der auch bei den deutschen Kachelräumen häufig von Bedeutung war. Wer Schloß Favorite im Sommer aufsucht, in dessen obersten Stockwerken brütende Hitze herrschen kann, wird die Kühle im Festsaal als eine Wohltat empfinden. Auch die Bauten im Park von Nymphenburg sind zur Sommernutzung gedacht, genauso wie die gefließten Räume im Sommerquartier „Gegen den Tiergarten" (1732-45) von Schloß Augustusburg in Brühl. Der Höhepunkt dort ist der Sommerspeisesaal im Erdgeschoß, der wie in Favorite auch mit Wandbrunnen ausgestattet ist.[70]
Dem Wesen der Chinoiserie entsprechend durchdringen sich in den gefließten Räumen von Schloß Favorite chinesische, osmanische und niederländische Einflüsse und verschmelzen zu einer neuen Einheit von eigenem Wert.

Porzellankabinette

„Auf vielen Lust=Schlössern observieret man besondere, mit Gold- und Bildhauer-Arbeit untermengt angelegte Porcelain-Gemächer oder Cabinetter, in welchen die schönsten von Porcelain aufsteigenden Zierrathen anzusehen, an grossen Töpffen, Vasen, Schüsseln, Aufsätzen, Thé-Chocolade-Coffé-Service, mit dazwischen gestellten Spiegeln, Indianischen Urnen, Pagoden, nach einer schönsten Ordnung, und mit besonderer Magnificenze."[71]

Den in der zeitgenössischen Beschreibung genannten anderen Lustschlössern versuchte man in Favorite in nichts nachzustehen. Im Gegenteil, man versuchte Schlösser mit nur einem Porzellangemach zu übertreffen, um ein „unvergleichliches Lust-Schloß" zu besitzen. Die Mode des Porzellankabinetts gilt in Deutschland als von zwei holländischen Prinzessinnen eingeführt. Louise Henriette (1627-67), verheiratet mit Friedrich Wilhelm von Preußen, richtete sich nördlich von Berlin in Schloß Oranienburg ein.[72] Ihre jüngere Schwester Albertine Agnes (1634-96) ehelichte Wilhelm Friedrich von Nassau-Diez und ließ sich in dem 1671-84 als Witwensitz erbauten Schloß Oranienstein zu Diez ebenfalls ein Porzellankabinett einrichten.

König Friedrich I. von Preußen ließ Oranienburg umbauen, dessen neue größere Porzellankammer um 1695 vollendet war und Porzellane im Wert von rund 18 000 Reichstalern besaß.[73] Mit dem weithin bekannten Raum vermochte Friedrichs Sohn und Nachfolger Friedrich Wilhelm I., der Soldatenkönig, wenig anzufangen. Er tauschte beispielsweise 1717 mit dem sächsischen Kurfürsten 151 Porzellane gegen 600 Soldaten, die er zu einem Dragonerregiment formte.[74] Das Geschäft war schon zu Lebzeiten der beiden in Verruf geraten und noch heute heißen die riesigen blau-weißen Vasen in der Dresdner Porzellansammlung Dragonervasen.
August der Starke war schon seit Böttgers Erfindung des europäischen Porzellans 1709 der Hauptexponent der deutschen Porzellansammler. Mit einem Porzellankabinett, wie es weiterhin in Deutschland große Mode war, gab er sich nicht mehr zufrieden, sondern ließ sich ein ganzes Porzellanschloß errichten.[75] Im gleichen Jahr des Tauschgeschäftes mit dem Preußenkönig erwarb August das Holländische Palais in der Dresdner Neustadt. Es war mit blauweißen Fliesen ausgestattet und sollte anläßlich der Hochzeit des Sohnes Friedrich August 1719 Schauplatz der Feierlichkeiten werden. Schon kurz darauf wurde es zum „Japanischen Palais" umgebaut, in dem jeder Raum ein Porzellankabinett mit eigenem Thema werden sollte. Sogar das Dach plante August mit Pfannen aus der Meißner Manufaktur zu belegen. Die Einrichtung besaß bis zum Tode des Kurfürsten über 20 000 Porzellane und blieb doch unvollendet.

Mit dieser Porzellanfülle konnte Schloß Favorite nicht mithalten, dennoch scheint es hier ein zentrales Porzellankabinett gegeben zu haben, in dem die blau-weißen Porzellane in der Überzahl waren. Daneben gab es auch andere

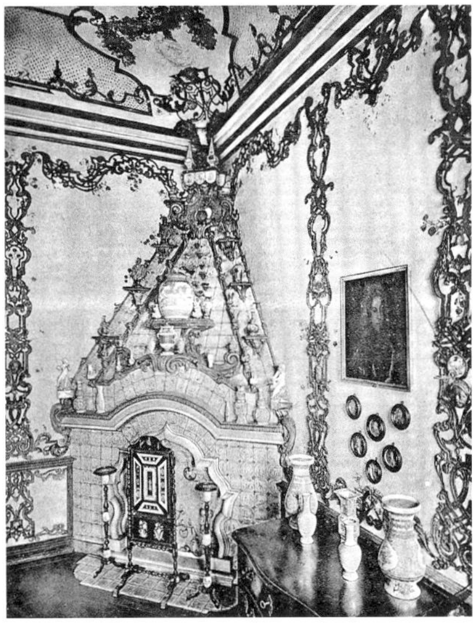

Abb. 11
Ehemaliges Porzellankabinett im Appartement der Markgräfin, Kamin mit einer Porzellanaufstellung des 19. Jahrhunderts.
Seit 1762 als „Blumenzimmer" bezeichnet, erhielt der Raum im 19. Jahrhundert den Namen „Familienzimmer".
Historische Aufnahme vor 1900, aus: Hausmann 1900, Tafel 5.

Abb. 10 (gegenüberliegende Seite)
Kat. Nr. 12

[70] Kat. Ausst. Brühl 1961, S. 137ff, Farbtaf. 15f. Die Brunnen in Favorite wurden aus unerfindlichen Gründen jedoch niemals angeschlossen.
[71] Von Rohr 1733, S. 86f.
[72] Reidemeister 1933.
[73] Reidemeister 1933, S. 264f.
[74] Fichtner 1939, S. 305f; Reichel 1972, S. 57-60.
[75] Zur weiteren Entwicklung der Porzellankabinette in Deutschland siehe Harksen 1940. Zum Porzellanschloß in Dresden: Fichtner 1939, S. 304ff; Reichel 1972, S. 73-79.

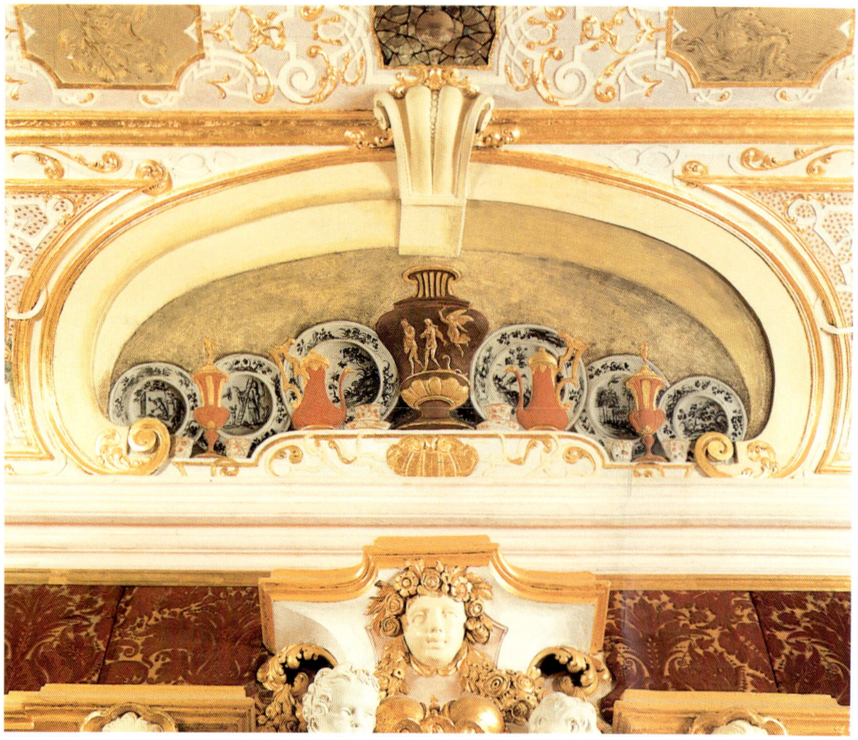

Abb. 12
Schloß Favorite, Kleiner Speisesaal im Appartement der Markgräfin, Deckenmalerei einer Schaukredenz über dem Kamin.

Sorten, z.B. Blanc de chine, farbige „japanische" Porzellane und braune „holländische" Porzellane, welche nach heutiger Sicht rote Steinzeuge aus China, aus Meißen sowie aus Holland einschlossen. Die Meißner Porzellane waren nicht näher gekennzeichnet; auch Fayencen fanden sich in diesem Sammlungszimmer. Seit 1762 fanden sich die Porzellane in sogenannten Kästen, vermutlich Wandvitrinen, untergebracht.[76] Darunter und darüber waren jeweils die großen blau-weißen Teller und Schüsseln zur Ansicht angebracht. Der Porzellansammlung war auch die reiche Sammlung böhmischer Gläser angegliedert.

Die Inventare von Schloß Favorite bezeugen einen kompletten Porzellanbestand erstmalig für das Jahr 1762, wo sich das Porzellankabinett im zweiten Obergeschoß befand.[77] Das Inventarfragment von 1733 verzeichnet hier jedoch kein solches Zimmer. Die Frage, wo sich das Porzellankabinett zu Lebzeiten der Markgräfin Sibylla Augusta befunden hat, kann nur durch die übrige Ausstattung der Schloßräume beantwortet werden.

An den Decken der Beletage finden sich in fast allen Zimmern gemalte Porzellane oder braune Steinzeuge. Während die Koppchen, Teller, Väschen und Kannen in einigen Räumen nur pro forma in die Rahmendekoration gestreut sind, finden sich in zwei Räumen auch in den großen Gemälden Porzellane als zentrales Thema: Im kleinen Speisesaal im Appartement der Markgräfin sind gemalte Buffets mit großen blau-weißen Tellern und braunen Steinzeugen zu sehen (Abb. 12). Hier wird man die Porzellane jedoch kaum aufgestellt haben. Wichtigere Hinweise finden sich im sogenannten Blumenzimmer.[78] Hier, im zentralen illusionistischen Fresko, sind fliegende Putti mit großen Porzellanen dargestellt (Abb. 13). Mit feiner Ironie fallen den kleinen Gestalten – etwas unbeholfen im Umgang mit der großen Kunst – einige Stücke aus den Händen und scheinen in das ehemalige Porzellanzimmer zu fallen. Kein anderer Raum des Schlosses ist in seiner Dekoration so eindeutig ausgewiesen. Eine ähnliche Deckenbemalung ist auch im ehemaligen Porzellankabinett des erwähnten Schloß Oranienburg zu sehen. Auch hier finden sich allegorische Gestalten und Putti, die mit Porzellan spielen.[79] Im Unterschied zu Schloß Favorite gelang es aber in Oranienburg, die abgebildeten Porzellane zum Teil mit noch erhaltenen Stücken zu identifizieren.

[76] Zwei kleine Eckvitrinen haben sich in Favorite erhalten.
[77] Inventar Favorite 1762, fol. 1r ff.
[78] Die Bezeichnung Blumenzimmer in den Inventaren 1762, 1772 überliefert. Erst im 19. Jahrhundert wurde der Raum zum „Familienzimmer".
[79] Reidemeister 1933, Abb. 4, 5, 8; Boeck 1938, Abb. 87ff.

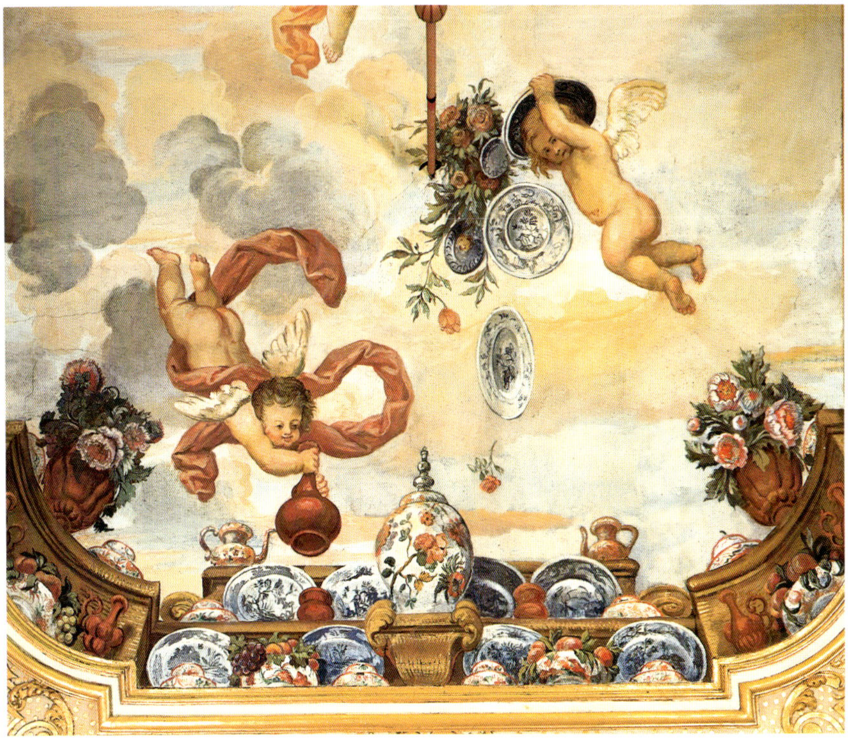

Abb. 13
Ehemaliges Porzellankabinett im Appartement der Markgräfin, Deckengemälde mit einer Porzellankredenz und spielenden Putti.

In der Ecke des Blumen- bzw. Porzellanzimmers findet sich ein gewaltiger, blau-weiß gefließter Kamin mit Konsolen und Konsölchen zur Aufnahme von Porzellanen und Steinzeugen.[80] 1762 fanden sich auf dem Kamin noch rote, weiße und bunte Porzellane, Fayencen, eine Serie von Callotzwergen sowie Alabasterkoppchen. Davor stand die schwarze Lackgarnitur mit den blau-weißen Porzellaneinlagen und dem Lichtputzscherenteller für die vier Porzellanblaker, die an der Wand hingen (Kat. Nr. 44, 45). Neben vier weiteren blauen Tabouretts und gleichem Fauteuil fanden sich an den Fenstern luxuriöse „4 blaue taffete Fenster vorhäng mit goldenen Spitzen und 8 blauseydene Quasten" sowie „4 weise Fenstervorhäng". Unter den beiden Fenstern hingen nochmals zwei blaue Fenstertücher. Die Farbigkeit des Raumes wirkte also insgesamt recht uneinheitlich: Blau-weiße Dekorationselemente und Porzellane setzten zwar entscheidende Akzente, standen aber neben buntbemaltem, weißem und braunem Gut. Die vielfarbige Wanddekoration tat ein übriges, dieses Porzellankabinett als lebhaft bunt erscheinen zu lassen.

Durch das grüne Bandelwerk und die Seidenblumen mutet der Raum heute ansonsten nur wenig chinesisch an. Dennoch ist er ein sehr frühes Beispiel für die „naturnahen", sogenannten Blumenzimmer, die in der zweiten Hälfte des 18. Jahrhunderts meist mit chinoisen Ideen belegt waren. In dieser Zeit wurden sie dann mit den mehr und mehr verfügbaren, Pekings genannten chinesischen Seidentapeten ausgestattet.[81] Auch solche waren zu dieser Zeit in Schloß Favorite angebracht, haben sich original aber nur noch im sogenannten Arbeitszimmer des Markgrafen erhalten (Abb. 6).[82]

Porzellankamine

Vier Kamine in Schloß Favorite sind zum Teil bis zur Decke hoch aufgemauert und in den oberen zwei Dritteln pyramidenförmig gebildet. Sie sind außen mit weiß-blauen Nürnberger Fliesen belegt und setzen von daher bereits einen starken Akzent. Zusätzlich sind daran vergoldete Stuckkonsolen befestigt, auf denen Porzellane präsentiert wurden (vgl. Abb. 11). Diese Kamine sind daher merkwürdige Zwitter. Einerseits erinnern sie an die niederländi-

[80] Siehe, Abb. 11; gute Farbabb. des heutigen Zustandes bei Petrasch 1988, S. 12.
[81] Müller 1957, Kapitel Blumenzimmer.
[82] Gute Abb. des Rapports bei Petrasch 1988, S. 23.

schen „Smuigers", große Kamine, die komplett verkachelt sind.[83] Andererseits wirken sie durch das abgeschrägte Oberteil wie Kachelöfen. Mit dem Pyramidenaufsatz und den Konsolen erinnern sie wiederum an Kredenzen zur Präsentation von wertvollem Tafelgerät, wie sie sich aus dem Porzellanzimmer von Schloß Oranienburg erhalten haben.[84] In der Tat wurden Kamine auch gelegentlich als Kredenzen benutzt, so daß man hier auch von einem Kredenzkamin sprechen könnte.[85]

Porzellanmöbel

In Favorite hat sich nur ein Teil des originalen Mobiliars erhalten, darunter jedoch die Porzellanmöbel, deren Herkunft nicht ganz zu klären ist (Kat. Nr. 44). Es handelt sich dabei um eine höchst seltene Kombination von Mobiliar und Porzellan. Lediglich in Schloß Oranienbaum bei Dessau hatte sich ein ähnlicher Tisch erhalten, der jedoch über und über mit Porzellanen und Fayencen bedeckt ist. Zum Favoriter Tisch gehören zwei Gueridons sowie ein Kaminschirm. Bei allen vier Möbeln sind die Porzellanplaketten auf ein und dieselbe Weise bearbeitet, was ihre Zusammengehörigkeit belegt. Bemerkenswert erscheint auch die Farbkombination. Zu dem Blau-Weiß der Porzellane tritt nämlich das tiefe Schwarz des Lackes und trägt so nochmals zu Steigerung des Eindrucks bei. Der Konstruktion der Möbel zufolge könnten sie auch als Reisemöbel gedacht gewesen sein. Markgräfin Sibylla Augusta war in ihrem Leben kaum weniger unterwegs als ihr Mann Ludwig Wilhelm. Der Notwendigkeit, auch auf Reisen protokollgerechte Repräsentationsgegenstände bei sich zu führen, könnten diese Möbel in vollem Maße gerecht geworden sein.
Eine andere Farbkombination mit blau-weißem Porzellan repräsentieren die zugehörigen Wandleuchter. Sie sind in vergoldetem Messing gefaßt, welches einen wärmeren Glanz besitzt. Diese Farbstimmung findet sich auch an einer weiteren noch heute erhaltenen blau-goldenen Lackgarnitur von einem Tisch und zwei Gueridons. Sie befand sich 1762 im Eckzimmer neben dem Porzellankabinett gegenüber dem großen blau-weißen Kamin.[86] Vielleicht waren solche blauen Lacke auch als Porzellanimitation gedacht. Um 1700 begannen ja die Importe puderblauer Porzellane, die gerne mit vergoldeten Ornamenten versehen wurden.[87] Mit den Flaschen Kat. Nr. 64 haben sich solche Exemplare in Favorite erhalten. Diese Vermutung liegt auch nicht fern, wenn man andere Objekte wie das weiße, Gerard Dagly zugeschriebene Lackcembalo mit „Porzellanmalereien" in Schloß Charlottenburg betrachtet.[88]

Sonstige blau-weiße Ausstattung

Das neben dem Porzellankabinett (Blumenzimmer) gelegene „Spitzenzimmer" muß allerdings als das eigentliche „Blau-Weiß-Zimmer" des Schlosses gelten. Da man im Prunkschlafzimmer nicht zu nächtigen pflegte, darf man hier das eigentliche Schlafzimmer der Markgräfin vermuten. Liest man die Inventare von 1762 und 1772, muß man die Ausstattung als geradezu märchenhaft bezeichnen. Sie läßt diejenige des Blumenzimmers hinter sich. 1762 fanden sich[89]: „1 Pavillon von Spitzen und Flohr wobey der Doßier von kostbahren Spitzen nebst 2 blau und goldenen Quasten, 4 Tabourets von weisem Moir und blauem Atlas mit Uberzug von Leinwand, 1 dergleichen Fauteuil[90], 1 deto Canabé, 1 Spiegel mit blauer Rahm von Augsburger Arbeit, 4 blaue Fenstervorhäng mit goldenen Spitzen, 2 blaue Fenstertücher mit schmahlen goldenen Bördlein eingefaßt, 4 weise Fenstervorhäng, 8 blau von Seid und goldenen Quasten, die Spallir von weisem Moire und blau Atlas unten und oben Spitzen.[91]/ Auf dem Nachttisch: „1 blau tuchene Teppich, 1 weis mit Blumen gestickt Decket, 1 Nachtzeugspiegel mit laquierter Rahm, 2 laquierte Küstlein, 1 dergleichen kleineres deto., 2 dergleichen Pouderschachtlen, 2 deto Leichter...". Man geht hier sicher nicht fehl, von einer Ausstattung in

[83] Berendsen 1964, S. 145f, Abb. S. 211f.
[84] Die pyramidenförmigen auf der Rückseite verspiegelten Porzellanetageren wurden von Christoph Pitzler 1685 auch als „spiegel tresore" (= verspiegelte Kredenzen) bezeichnet. Reidemeister 1933, S. 265, Abb. 3 oder Kat. Ausst. Berlin 1985, S. 47, Abb. 36. Die Etageren heute in Schloß Charlottenburg.
[85] Vgl. den Entwurf zu einem Fest in Bologna 1693, Thornton 1984, Pl. 87
[86] Inv. Nr. G 1686-1688. Laut Inventar 1762, fol. 36r existierte im Eckzimmer des Markgrafen eine weitere blaue Lackgarnitur mit Tisch und zwei Gueridons.
[87] Vgl. Kat. Nr. 64.
[88] Kat. Ausst. Berlin 1973, Nr. K 28.
[89] Inventar 1762, fol. 29r-29v.
[90] Das Inventar von 1772 wird hier genauer, fol. 42v: „1 gedreht Fauteulle blau angestrichen, der Überzug von blauem Atlas, mit silber und seidenen Blümchen und goldenen Borden beschlagen."
[91] Inventar 1772, fol. 41r: „1 Tapete ad 10 Bahnen, 5 Ehlen lang, 1 Ehl breit, nebst drey Thüren Stücker, von weisem gewässerten Moire, mit 16 darzwischen in Form einer Saul von Seiden genehten Abtheilungen, ringsherum oben und unten mit einer bordur von schlechten breiten ausgezackten Spizen."

blauem Lack auszugehen. Dazu sollte die nicht erwähnte wandfeste Ausstattung angesprochen werden. In den blau-weißen Fensterlaibungen finden sich nämlich weiße und silberne Medaillonrahmen mit wiederum blauer Malerei.[92] (Abb. 14) Auch wenn das Silber heute völlig oxidiert ist, kann man sich den Effekt gut vorstellen. Er ergänzte und steigerte noch den Glanz der Seidenstoffe an Wänden und Möbeln zu einem einzigen Ton von Blau und Weiß.
Auch nach der Übergabe des Schlosses an die Baden-Durlacher Linie hörte die Einrichtung blau-weißer Zimmer im Schloß nicht ganz auf. Das Inventar von 1803 vermeldet für Zimmer Nr. 8 des zweiten Obergeschosses, ergänzt von einer Reihe blau-weißer Fayencen, eine (chinesische) „Tapete von zweierlei Seiden Pecking, weis und blau mit Blumen".[93] In der zweiten Hälfte des 18. Jahrhunderts sind solche Tapeten in großer Mode gewesen und wurden in Blau-Camaieu nachempfunden.[94]

Die blau-weiße Dominanz des großen Saales herrschte noch bis in das 19. Jahrhundert vor. Die gekachelten Wände wurden durch die Aufstellung großer Fayencevasen und Gefäße in Blau und Weiß auf den Balustraden ergänzt. Noch im Jahre 1814 befanden sich an den Wänden 24 Leuchter aus blauem und weißem Glas.[95] Sie verliehen dem Saal den festlichen Glanz, der beispielsweise nötig war, nächtliche Feste wie etwa jenes, das anläßlich der Prunkjagd zur Hochzeit Ludwig Georgs mit der bayerischen Prinzessin 1755 veranstaltet wurde, zu illuminieren.[96]

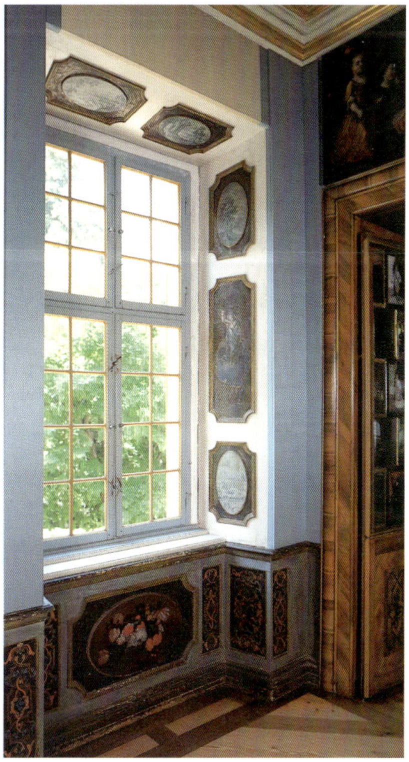

Abb. 14
Sogenanntes „Spitzenzimmer" im Appartement der Markgräfin, Fensterlaibungen mit Malereien in Blaucamaieu bzw. auf Blattsilbergrund. Das neben dem Porzellankabinett gelegene Zimmer war das eigentliche Schlafzimmer der Markgräfin und hatte seine Ausstattung komplett in blau und weiß.

Porzellanküchen

Bewegt man sich vom Großen Festsaal im Untergeschoß in den Flügel der Markgräfin, so gelangt man in die „schöne Kuchel", in der noch heute neben Kupfer, Messing- und Zinngeschirr Regale mit meist blau-weißen Fayencen dominieren. Gleich daneben im „Kuchelgewölb" fanden sich weitere unzählige, meist blau-weiße Fayencen und Steinzeuge, weshalb der Raum seit 1772 auch „Fayencezimmer" hieß. Die Farbstimmung der Küche, seit 1772 zur „Staats Kuchel" erhoben, wird noch verstärkt durch die an die Wände gemalten Medaillons in Blau-Camaieu (Abb. 16). Beide Räume ähnelten sich nicht nur in der farblichen Zusammenstellung, sondern bildeten eine Einheit fürstlicher Repräsentation.
Der Raum diente allein der Markgräfin zur Selbstdarstellung. Da im Flügel gegenüber, in der echten Schloßküche, gekocht wurde, brannte in dem gewaltigen Herd der Staatsküche auch nie ein wirkliches Feuer. Der Reisende Johann Georg Keyßler berichtete anläßlich seines Aufenthaltes 1729 in Rastatt über diese Prunkküche: „In den untern Gewölben siehet man mit Vergnügen die treffliche Ordnung der Küche, Speis=Cammer, Apotheke, des Waschhauses, ec. und macht sich die Markgräfin eine Freude, ihre Gäste auch in diesen unterirdischen Einrichtungen herum zu führen."[97]

Die Markgräfin war keinesfalls die einzige, die eine solche Vorzeigeküche besaß. Bereits 1728 berichtet von Rohr über die Beliebtheit dieser Einrichtung gerade in bürgerlichen Kreisen: „Die Zimmer der Dames werden meistentheils noch proprer angelegt als die Zimmer der Manns-Personen. Über die ordinair-Zimmer werden diejenige, die vor anderen Liebhaber von Künsten und von der Haus=Wirthschafft sind, besondre kleine Küchen angerichtet, darinnen sie sich bißweilen gefallen lassen, ihre besondre Versuche anzustellen, und darinnen alles was man in einer Küche braucht, entweder von Silber oder von Porcelain, oder von einer anderen guten und nicht gemeinen Materie angetroffen wird."[98]

Die Herkunft dieser Schauküchen ist nicht völlig zu klären, doch besaß Landgräfin Maria Amalia von Hessen-Kassel (1653-1711) bereits 1685 im Landhaus Heydau bei Melsungen eine „holländische Prunkküche".[99] Die Dekoration dieses Raumes war vollständig auf blau-weiße Porzellane und Fayencen

92 Vgl. Stopfel 1983, S. 128f.
93 Inventar 1803, S. 287; Pecking = aus Peking.
94 Jarry 1981, S. 52ff, Abb. 40.
95 Inventar Favorite 1762, fol. 33r; Inventar Favorite 1803, S. 29, Im Saal Nro: 7: 20 ditto Wandleuchter, jeder zu 1. Licht, von weis und blauem Glas. (In Bleistift als vorhanden vermerkt (1814?) und später ganz ausgestrichen. Im Inventar 1820 nicht mehr vorhanden.) Eine Vorstellung dieser Leuchter vermitteln zwei erhaltene Becher von diesem Glas, die sich bis heute in der Sammlung des Schlosses erhalten, G 5879, 5880.
96 Diarium Vermählungs-Fest 1755, fol. 10v-11r.
97 Keyßler 1740, S. 141.
98 Von Rohr 1728, S. 522f.
99 Riemann-Wöhlbrandt 1990, S. 57f.

abgestimmt. Auch in England hatte Queen Mary bereits eine gekachelte Dairy [Meierei], in der Lane einen Vorläufer der sogenannten Porzellanküchen in Oranienburg und Charlottenburg sieht.[100] Auch hier dominierten neben asiatischen Porzellanen die Fayencen, und es findet sich der Name „Holländische Küche".[101] In den Niederlanden, dem Einfallstor des massenhaften Porzellanimports, bildete sich auch in begüterten Bürgerhaushalten sehr früh ein Brauch der Porzellanaufstellung in Küchen und sonstigen Räumen heraus. Gemeinsam mit der bereits erwähnten Mode, Kaminwände zu fliesen, entstand so ein eigenständiger Raumtyp, der auch in Deutschland sehr beliebt wurde. Die gefließte Küche wurde in ganz Deutschland begeistert aufgenommen, wobei sich das prunkvollste Exemplar wohl in der Amalienburg in München befindet.[102] Zum Studium solcher, meist vergangener Räume mag man auch Puppenstuben heranziehen, deren berühmtestes Beispiel in den Niederlanden das Amsterdamer Puppenhaus der Petronella Oortman ist.[103] Von dem 1695 datierten Werk existiert im Rijksmuseum Amsterdam ein zeitgenössisches Gemälde, welches die Originalität der Einrichtung bestätigt.[104]
Ein weiterer Herkunftszweig für die Favoriter Küche verweist auf die Stadt Nürnberg, seit dem 14. Jahrhundert Hauptstadt der metallverarbeitenden Gewerbe in Oberdeutschland. Neben Bronzegießern, Plattnern, Schwertfegern und Schmieden gab es auch Beckenschläger, Kannengießer, Kupfer- und Rotschmiede, welche Nürnberger Töpfe, Pfannen, Schalen und Teller von höchster Qualität zu fertigen vermochten. Diese Waren präsentierte man in Nürnberg mit dem gleichen Stolz wie in Schloß Favorite. In Nürnberg war es auch bald üblich, die Küchen mit Fayence auszustatten. 1712 eröffnete dort eine Manufaktur, die neben Fliesen natürlich auch das ganze Spektrum der üblichen Gebrauchsformen produzierte.
Auch in Nürnberg haben sich Prunkküchen wie etwa jene im Schloß Neunhof, nur vereinzelt erhalten.[105] Einen weiteren Einblick bieten daher, wie auch in Holland, Puppenstuben.[106] Die dort befindliche Menge an Metallgeschirr gleicht dem Eindruck in Favorite. Auch der in Öl gemalte „Einkaufszettel" der Staatsküche kommt in einer Nürnberger Puppenstube gleich mehrfach vor.[107]
Als wolle er die Staatsküche von Schloß Favorite beschreiben und das hier Gesagte bestätigen, enthüllt Paul J. Marperger in seiner Beschreibung dieses Küchentyps auch die Funktion der Zweiteilung des Raumes mit dem angrenzenden Fayencezimmer: „Eine Prunk- oder Prang-Küche nennet man die/ in welcher alles Zinn- Meßing- und Eiserne Küchen-Geräth in schönster Ordnung/ blanck gescheuret/ gefeget und poliret stehet/ die Feuer-Heerde sauber angestrichen/ und welche fast niemals oder wenig gebrauchet/ oder doch so einmahl darin gekochet werden/ solche gleich wieder gesaubert und aufgewaschen wird. Dergleichen Küchen findet man auch in Holland und Teutschland sehr viel/ da sich manche Haus-Frau sehr piquiret/ eine solche propre und mit allerhand zu einer vollkommenen Küchen erforderten Küchen-Geräth, (auch selbst das Porcelain nicht ausgeschlossen) wohl versehene Küche zu haben/ und solche denen, die sie besuchen/ aufzuweisen; Dabey sie dann eine andere kleinere und zum täglichen Gebrauch gewidmete Neben-Küche haben/ damit die Prang-Küche nur immer in ihrem Esse bleiben möge. Hieher gehören auch die Garten-Küchen die gemeiniglich nur mit Porcelain oder steinernen Schüsseln und anderen Geräthschafftten versehen seyn/ weil in solchen Lust-Gärten des Sommers Zeiten nicht so wohl auf warme Speisen/ als auf Frucht-Collationes gesehen wird."[108]

Dementsprechend wäre das erst 1772 so bezeichnete Fayencezimmer nicht als zweites „Porzellankabinett" des Schlosses zu betrachten, sondern hätte als „Gartenküche" zu gelten, die einem Sommersitz gemäß war. Diese Raumfunktion unterstreicht in seiner blau-weißen Fülle natürlich ebenfalls den Charakter eines „Porzellanschlosses". Mit fürstlichem Selbstverständnis übertrumpft die doppelte Prunkküche bürgerliche Bemühungen um haushaltliches Gepränge.

[100] Lane 1949/50, S. 27.
[101] Zu Schloß Oranienburg: Reidemeister 1933, S. 267; zu Schloß Charlottenburg: Kühn 1955, S. 50, Abb. 30.
[102] Kiby 1985, 1990, S. 59ff.
[103] Amsterdam, Rijksmuseum, Inv. Nr. BK-NM 1010, Kiby 1985, Abb. 42.
[104] Amsterdam, Rijksmuseum, Inv. Nr. SK-A-4245.
[105] Fehring, Ress, Schwemmer 1982, S. 392.
[106] Von Wilckens 1956, S. 29, Abb. 1, 2, 26.
[107] Von Wilckens 1956, Abb. 31.
[108] Marperger, Paul Jacob: Koch- und Reallexicon. 1716, zitiert nach Horn 1994, S. 84.

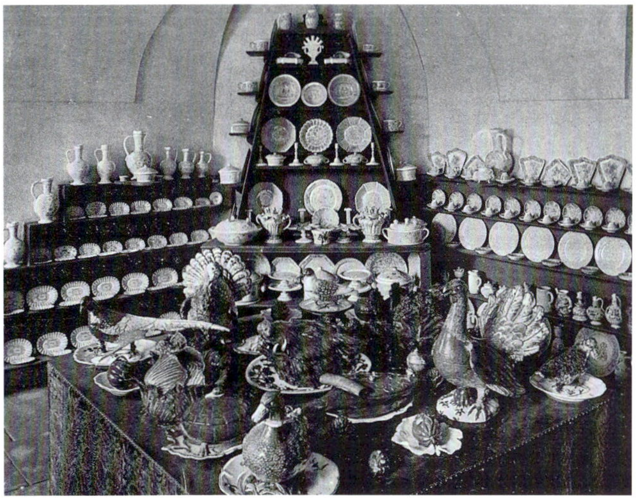

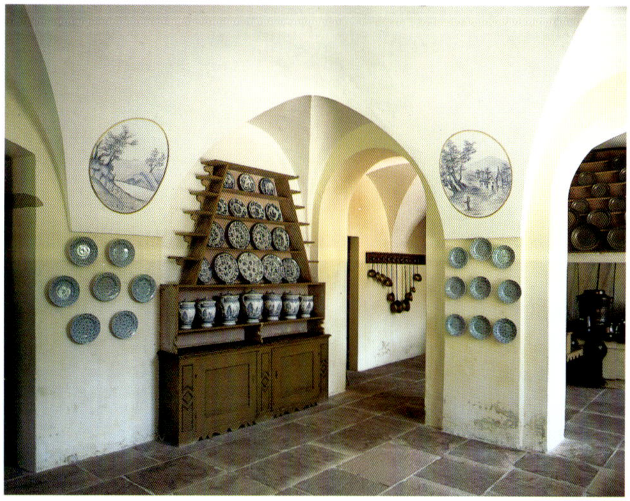

Mit der blau-weißen Pracht in den Prunkküchenräumen ging es bereits im 18. Jahrhundert zu Ende. Nach 1772 wurde das in das dritte Obergeschoß verbannte Porzellankabinett hierhergebracht und aufgestellt. Nun waren Porzellan- und Fayencezimmer vereint zu einer Sammlung unbeschreiblicher Dichte. Der blau-weiße Charakter jedoch trat nun neben den bunten „japanischen" Porzellanen und auch braunen Steinzeugen stärker zurück. Dazu fand sich auch ein geschnitzter „Gewürzchinese", den Lederle wie folgt beschrieb: „... ein sitzender Chinese barg in vielen Lädchen, die das Innere seines behäbigen Körpers ausfüllen, all' die feinen Gewürze, die auch dem verwöhntesten Gaumen die Speisen wohlschmeckend machen mussten; indes der Zahn der Zeit, oder vielmehr der nagende Holzwurm hat selbst den Gewürzmann bei seiner Zerstörungsthätigkeit nicht verschont."[109]

Die europäische Kultur war vom 15. bis zum 18. Jahrhundert kein homogenes Gebilde, sondern wandlungshungrig und dabei voller Widersprüche. Moden kamen und gingen, flammten auf und verlöschten wiederum. Wie der Gewürzchinese einmal glänzte und in höchstem Ansehen stand, war es auch mit den blau-weißen asiatischen Porzellanen. Ihrem kometenhaften Aufstieg als mythisches Produkt geheimnisvoller ferner Länder folgte der luxuriöse Konsum, der immer mehr Konvention wurde, seine symbolischen Wurzeln vergaß und letztlich nicht mehr als billiges Gebrauchsgut übrigließ. Die Blüte der blau-weißen Moden des 17./18. Jahrhunderts läßt sich in Schloß Favorite ebensogut verfolgen wie ihr Niedergang. Die Erhaltung großer Teile dieser Sammlung blau-weißer asiatischer Porzellane führt uns nicht nur herrliche Keramik vor Augen, sondern auch immer die mit ihnen verbundene Geschichte.

Abb. 15 (links)
Sogenanntes Fayencezimmer.
Zweite, neben der „Schönen Kuchel" gelegene Prunkküche die den Typus der sommerlichen „Gartenküche" repräsentierte. In den Regalen läßt sich einTeil der blau-weißen Fayencen erkennen. Die berühmten Straßburger Schauessen in Form von Wildschweinköpfen, Auerhähnen, Enten, Kohlköpfen entstanden erst nach 1750. Historische Aufnahme vor 1900, aus: Hausmann 1900, Tafel 11.

Abb. 16 (rechts)
Sogenannte Staatsküche, Prunkküche, in der neben dem großen Herd und seinen Metallgeschirren die blau-weißen Fayencen dominierten. Wandmalereien in Blau-Camaieu ergänzten diese Dekoration.
1762 als „Schöne Kuchel" benannt, geben die Inventare seit 1772 den Namen „Staatsküche" an. Im 19. Jahrhundert waren hier auch die Bestände des alten Porzellanzimmers untergebracht.

[109] Lederle 1896, S. 41; vgl. Inventar Favorite 1817, S. 35.

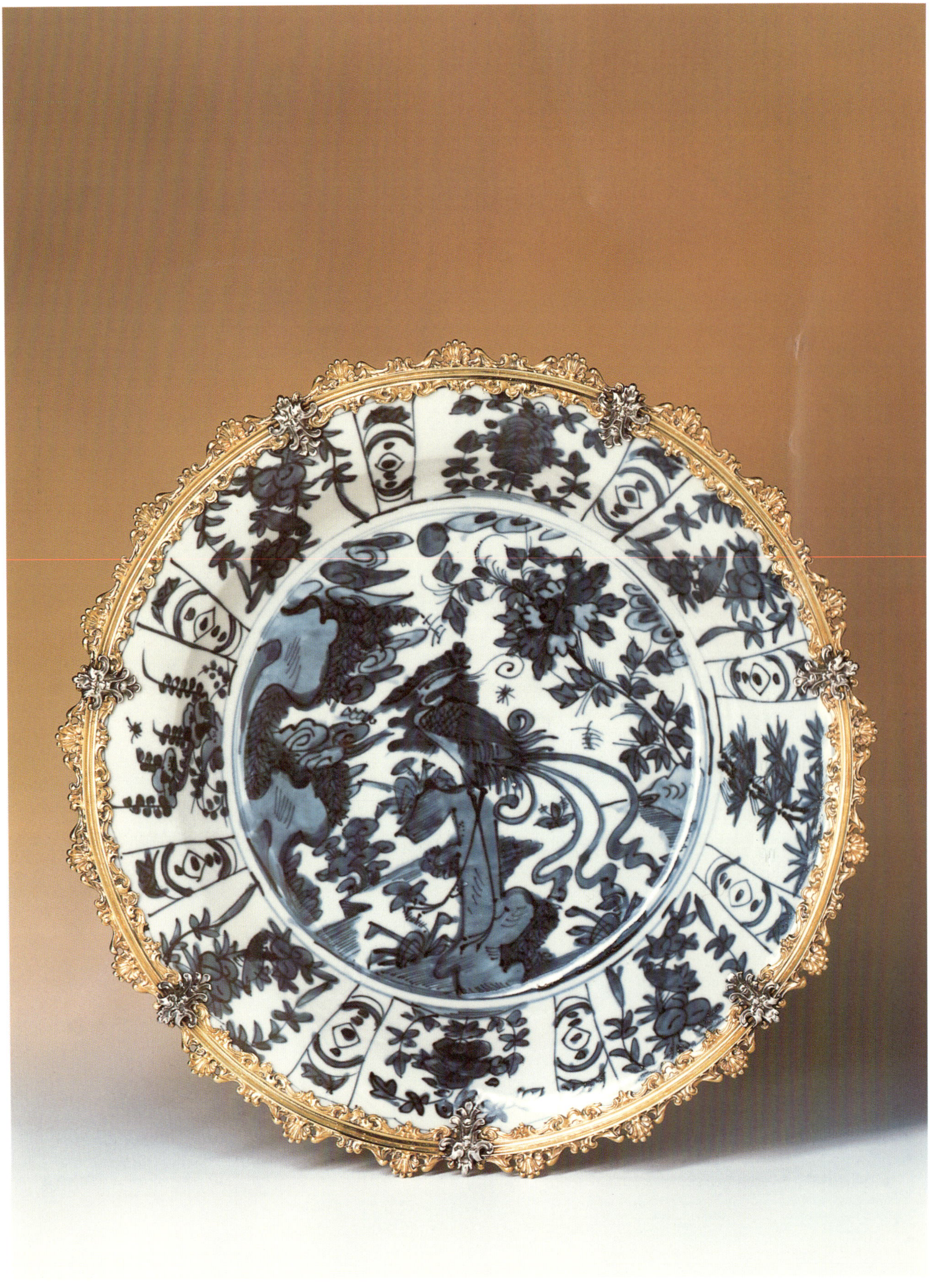

2. Zu Herkunft und Geschichte des Bestandes blau-weißer asiatischer Porzellane in Schloß Favorite

Abb. 17 (gegenüberliegende Seite)
Großer Ming-Teller, silber- und goldmontiert. Aus dem Besitz des Markgrafen Hermann von Baden (1628–1691),
Kat. Nr. 15.

Woher die blau-weißen asiatischen Porzellane in Schloß Favorite kommen, ist nur teilweise zu erklären.[1] Es gibt jedoch eine ganze Reihe von Anhaltspunkten für mögliche Provenienzen, wobei zwei Perioden grundsätzlich unterschieden werden müssen. Bis zum Aussterben der Linie Baden-Baden im Jahre 1771 können sich nur Bestände dieses Hauses im Schloß befunden haben. Nach dem Übergang der Markgrafschaft an das Haus Baden-Durlach kommen auch andere Quellen in Betracht.

Zur Einrichtung des Porzellanschlosses waren große Mengen von Porzellan erforderlich. Ein Teil dürfte durch Kauf nach Favorite gekommen sein. Von der Markgräfin Sibylla Augusta ist bekannt, daß sie in Dresden über Agenten Porzellane erwarb.[2] Vermutlich bestellte sie auf diese Art auch von den Messen in Frankfurt und Leipzig oder aber in Holland, dem pulsierenden Zentrum des Porzellanhandels. Dort kaufte der sächsische Kurfürst August der Starke beispielsweise über die Händlerin und Kunstagentin Elisabeth Bassetouche.[3] Vermutlich beteiligte sich auch Markgraf Ludwig Wilhelm (1655-1707) an den Erwerbungen. Er kannte die Niederlande und die dortigen frühen Porzellanmoden, seit er 1674 hier im Holländischen Krieg gegen Ludwig XIV. seine militärische Karriere begann, die ihn bis zum kaiserlichen Generalleutnant, also dem ranghöchsten Feldherrn des Deutschen Reiches, brachte. Auch Geschenke kommen zur Vermehrung der Porzellansammlung in Betracht. So reiste der Markgraf während des Orleanschen Erbfolgekrieges im Winter 1693 wieder in die Niederlande und weiter nach London, um mit Wilhelm III. über ein Bündnis zu verhandeln. Die blau-weißen Delfter Gartenvasen mit dem Monogramm des Königspaares William und Mary, die sich in Favorite erhalten haben, könnte der Markgraf hier als Geschenk erhalten haben.[4]
Weitere Quellen für Porzellane boten Erbschaft und Beute. Ludwig Wilhelm von Baden-Baden war lange Zeit ranghöchster und erfolgreicher Feldherr an der Türkenfront. Seine Kriegsbeute dürfte neben Waffen, Reitzeugen, Möbeln, Instrumenten und Textilien auch türkische Keramiken und chinesische Porzellane umfaßt haben.[5] Jedenfalls nennt eine Transportliste beim Nachlaßinventar des Türkenlouis 1707 neben zahlreichen Truhen und Kisten des Rastatter Hofes fünf Kästen mit nicht näher bezeichneten Porzellanen.[6] Die Sendung aus der Festung Philippsburg wurde offenbar auch quittiert, ist also zu diesem Zeitpunkt des Krieges vor den Franzosen sicher gewesen.[7] Zu erinnern ist aber auch an die militärische Karriere weiterer Angehöriger des Hauses Baden-Baden, die ebenfalls an der Türkenfront dienten.[8] Das sogenannte Badisch-Sachsenlauenburgische Bestandsinventar von 1691 läßt vermuten, daß dieses Engagement weiteres Porzellan in die Sammlung gebracht hat. Das Inventar wurde nach dem Tod des Markgrafen Hermann von Baden-Baden (1628-1691) aufgestellt, der unter anderem Präsident des österreichischen Hofkriegsrates war.[9] Als aus Schloß Lobositz in Böhmen kommend werden eine Reihe von Ming- und Kraakporzellanen vermerkt, von denen sich heute noch die Jiajing-Schale mit dem Hasen im Fond sowie ein großer montierter Teller identifizieren lassen (Kat.Nr. 3, 15).[10] Aus dem Verzeichnis erfahren wir auch von der seitdem verschollenen zugehörigen Kanne. Eine Anzahl von Kraakschüsseln wird jedoch zu kursorisch beschrieben, als daß eine exakte Verbindung mit den heute in Schloß Favorite befindlichen Kummen gelingen könnte. Als Beutegut in Favorite möchte man den Teller Kat. Nr. 1 und die Kumme Kat. Nr. 2 ansehen. Der Vergleich mit Stücken der Sammlungen in Istanbul und Teheran oder Porzellanen syrischer Herkunft legt dies nahe.[11] Die Beliebtheit der chinesischen Porzellane bei türkischen Fürsten und Feldherren belegt eindrucksvoll die Liste der Geschenke und eingezogenen Sammlungen der Inneren Schatzkammer im Istanbuler Topkapi-Palast.[12] Für das 17. Jahr-

1 Es sei darauf hingewiesen, daß bei der vorliegenden Publikation die blau-weißen asiatischen Porzellane im Zentrum der Betrachtung stehen. Gelegentliche allgemeine Aussagen zur Sammlungsgeschichte suchen jedoch den Gesamtzusammenhang zu verdeutlichen. Eine Gesamtdarstellung der Favoriter Keramikbestände wird an anderer Stelle erfolgen müssen.

2 Grimm 1996, S. 1860.

3 Vgl. Fichtner, Berichte der Deutschen Keramischen Gesellschaft e.V., 22, 1940, S. 237-264, hier S. 238.

4 Kat. Ausst. Apeldoorn 1996, Abb. S. 96.

5 Vgl. den Bestand der sogenannten Turkenbeute in: Kat. Mus. Karlsruhe 1991.

6 GLA 46/3961, Inventar über die Verlassenschaft Markgraf Ludwig Wilhelms von Baden-Baden. Beiliegend: Consignation der Verschläg undt Kästen Welche aus Philippsburg auf daß Schiff gebracht worden den 19. May 1707, Kästen Nr. 9, 10, 13, 15, 17.

7 Spanischer Erbfolgekrieg 1701-1714.

8 Kat. Mus. Karlsruhe 1991, S.16ff.

9 Hermann hinterließ seinem Neffen Ludwig Wilhelm u.a. eine Sammlung von mehreren hundert türkischen Beutestücken. Siehe Kat. Mus. Karlsruhe 1991, S. 25.

10 Badisch-Sachsenlauenburgisches Vereinigungsinventar 1691, fol. 63v „1. Gießbecken oben Mit Vergoldten silber rings gefasset, sambt dergleichen Gieß Kandel." ... „Von Lobositz [kommend]: 1. ganz große runde Porcelanene schüssel Inwendig ein Haaß."

11 Zur Sammlung im Topkapi Saray siehe Kat. Mus. Istanbul 1986; zu den Porzellanen aus dem Ardebil Sanktuarium, heute in Teheran, siehe Pope 1981. Vgl. zu Kat. Nr. 1 verschiedene zeitgleiche Stücke mit den gleichen Dekorelementen in Istanbul, Kat. Mus. Istanbul 1986, Bd. II, Kat. Nr. 704, 709, 712, 750 (Unterseite). Zu Kat. Nr. 2 (BW-Favorite) vgl. ebenda Kat. Nr. 943-945 sowie zahlreiche weitere Stücke der Periode Jiajing. Vgl. auch die Variationen der Schale Kat. Nr. 3 (BW-Favorite), mit ebenda Kat. Nr. 969, 970, 972-973, 987-988 und weitere ähnliche Schalen.

12 Yücel, Ünsal: Porcelains acquired by Muhallefat. In: Kat. Mus. Istanbul 1986, S. 86-97.

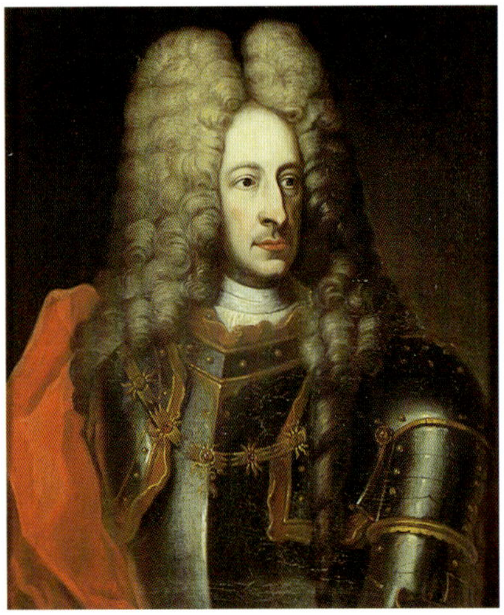

Abb. 18
Anonyme Kopie nach Frans van Stampart, 1744.
Markgraf Ludwig Wilhelm von Baden-Baden, gen. Türkenlouis
* 18.04.1655 † 04.01.1707.
Generalleutnant der kaiserl. Armee, zeitweiliger Oberbefehlshaber der Reichstruppen im Türkenkrieg auf dem Balkan, großer Sieger in der Schlacht bei Slankamen 1691.
Öl auf Leinwand, Schloß Favorite, Inv. Nr. G 1923.

hundert sind Zugänge von 3645 Stücken, für das 18. Jahrhundert sogar 16 576 Porzellane überliefert. Unter anderem taucht in der Provenienzliste auch der Namenszusatz „Sehid" auf, also „Märtyrer auf dem Schlachtfeld". Die Liste belegt dabei nur einen Bruchteil der vorhanden gewesenen Porzellane osmanischer Führer. Da sie ihren gesamten Besitz, sogar ihre Archive, mit ins Feld nahmen, erbeuteten die Gegner im Falle der Niederlage meist die gesamte Habe.
Zweifellos hatte Markgräfin Sibylla Augusta den Umgang mit Porzellanen nicht erst in Rastatt begonnen. Das 1685 errichtete Inventar für ihr Heimatschloß Schlackenwerth in Böhmen nennt „in der Cammer oder Stuben ufn Altar, wo die eyßerne thier ist ... 5 verschläg mit porzelan".[13] Falls der Begriff Porzellan treffend war, dürfte in den fünf Schränken zu dieser Zeit überwiegend blau-weiße asiatische Ware gewesen sein. Gekauft oder erbeutet, Sibylla Augustas Vater, Herzog Julius von Sachsen-Lauenburg, stand ebenfalls mehrfach im Krieg gegen die Türken, wo auch er Porzellane erbeutet haben könnte. Dem erwähnten Inventar zufolge fanden sich im ganzen Schloß türkische Teppiche und Textiltapeten verteilt; auch Waffen, Kleider und sogar Pantoffeln werden genannt.

Als 1772 die Baden-Badener Linie ausstarb, erbte die Linie Baden-Durlach neben den Schlössern auch deren Ausstattungen, welche nach und nach umverteilt wurden. Es läßt sich nach dem derzeitigen Aktenstand nicht mehr genau nachvollziehen, wohin die Porzellanbestände der Schlösser Rastatt, Ettlingen und Baden-Baden wann gelangten. Die Akten der Karlsruher Hauskammerei sowie der Silberkammer erscheinen hier nicht besonders ergiebig. Ein vereinzelter Eintrag im 1763 begonnenen Karlsruher Konfektkammerinventar offenbart die Schwierigkeit: Ohne vorhergehenden Bestandseintrag findet sich der Abgangsvermerk: „Nach Baaden sind gegeben 12 Stück Sinesische Blumen Vasen."[14] Die zahlreichen eingetragenen Möbel-, Teppich- oder Silbertransporte aus und nach den genannten Schlössern umfaßten auch chinesische Porzellane.
Als einziges baden-badisches Schloß blieb Favorite mit seinen Sammlungen von den Auflösungen unberührt. Es erfuhr im Gegenteil eine weitere Nutzung durch die markgräflich durlachische Familie. Analog zur umfangreichen Vermehrung von Möbeln im Schloß wurde im 19. Jahrhundert auch der Keramikbestand erweitert. Woher jedoch die Porzellane kamen, mit denen man im 19. Jahrhundert die sich lichtenden Reihen der Kamindekorationen aufzufüllen pflegte, läßt sich nicht mit Sicherheit bestimmen. Beispielsweise gelangte 1833 in die Staatsküche ein mit acht Gulden veranschlagtes „neues" blauweißes „Service"[15]:

Ein Service von Porzellain mit blauer Malerei, bestehend aus:
6 Vasen verschiedener Größe und Gattung[16]
4 Zuckerdosen mit Deckel[17]
2 Salzfäßchen[18]
1 Buttergefäß mit Deckel[19]
5 Kännchen von verschiedener Form[20]
6 Tassen[21]
2 Gumpen zum Spülen[22]

Die völlig zusammenhanglosen Teile des „Services" lassen eine Kombination von Porzellanen weiterer in Auflösung stehender Sammlungen erkennen. Es darf hierbei nicht vergessen werden, daß man auch im Haus Baden-Durlach Porzellan sammelte. Eine im europäischen Maßstab höchst bedeutende Sammlung trug die Markgräfin Magdalena Wilhelmine von Baden-Durlach (1677-1742) zusammen. Die beiden Inventare ihrer Sammlung von 1717 und 1733[23] geben einen Einblick in die ungeheure Zahl der blau-weißen asiatischen Porzellanservice. Die Sammlung bestand weniger aus großen Prunkpor-

13 Renner 1941, S. 564.
14 GLA 56/4103, der Vermerk vermutl. nach 1783, gemeint ist Schloß Baden-Baden.
15 Inventar Favorite 1833, fol. 31v.
16 Kat. Nr. 54, 55, 62.
17 Kat. Nr. 70 (bis 1893 zwei Stück abgegangen).
18 Im Inventar 1855, S. 51, Nr. 30 erwähnt noch Deckel; beide Gefäße heute verschollen.
19 Vermutlich Kat. Nr. 134.
20 Kat. Nr. 75(?), Kat. Nr. 83(?) (bis 1893 drei Stück abgegangen).
21 Nicht zu identifizieren.
22 Nicht zu identifizieren.
23 GLA 51/Großherzogliches Familienarchiv/33.

zellanen als aus Tee- und Kaffeeservices, Aufsätzen und weiteren Accessoires, insgesamt 1146 Stücken.[24] Sie ähnelt darin dem Bestand der Kangxi-Porzellane in Schloß Favorite. Auch hier finden sich die Reste zahlreicher Tee- und Kakaoservice. In der Sammlung Magdalena Wilhelmines dürfte ein Quell zu suchen sein, aus dem ein Großteil der Koppchen und Unterschälchen über den Umweg ihrer Erben ins Schloß Favorite kam.
Diese Ausführungen machen deutlich, wie ungenau die Herkunft der nach Schloß Favorite gelangten Porzellane nachzuvollziehen ist. Es stellt sich die Frage, ob ihre Geschichte im Schloß leichter zu erklären ist?

Die überlieferte Porzellansammlung von Schloß Favorite galt seit dem Historismus stets als das einsame Werk der Markgräfin Sibylla Augusta und bis heute wird gern an dieser bequemen Sicht festgehalten. Dem Bestand nach könnte dies weitgehend zutreffen, denn der proportional größte Teil der Porzellane läßt sich in die Zeit von 1680-1720 einordnen. Ein gutes Viertel der 136 Katalognummern entstammt der Zeit um 1500-1680 und nur wenige Stücke datieren aus der Zeit bis 1760. Seitdem Rudolf Sillib 1914 erstmalig die Schloßinventare des 18. Jahrhunderts publizierte, scheint niemand mehr ein ernsthaftes Interesse an den Verzeichnissen des Schlosses gehabt zu haben.[25] Die Existenz von sechs Inventaren des 19. Jahrhunderts hätte sonst auffallen müssen. Leider findet sich kein vollständiges und zu Lebzeiten der Markgräfin errichtetes Inventar der Räumlichkeiten und ihrer Porzellane. Das vor dem Tode Sibylla Augustas 1733 erstellte Verzeichnis des Schlosses überliefert lediglich die erfaßten Monatszimmer im zweiten Obergeschoß. Auf den Kaminen sind neben zahlreichen Steinzeugen und Fayencen nur ganz wenige Porzellane erwähnt.[26] Ein weiteres Inventar von 1734 verzeichnet nur kursorisch die aus dem Schloß nach Baden-Baden zu verbringenden Stücke.[27] Hierzu stellte man die Porzellane in sieben „Verschläg", also Schränke, und listete sie ohne größere Unterscheidungen auf. Auch in zwei weiteren Schränken finden sich Keramiken wie Fayencen und Steinzeuge:

fol 3v
An Porcellain seynd vorhanden 7 Verschläg darinnen befinden sich
Nr. 1: 105 Stück unterschiedliche Sorten Schüssel.
Nr. 2: 74 Stück Teller, 11 runde Schalen, 10 dto eckichte, 70 dto ovale, 5 Suppenschahlen, 4 Milchschahlen[28].

fol 4r
Nr. 3: 14 Blumenscherben, 3 Bierkrüg, 3 Dito kleinere, 7 Stück Pastettengeschir mit Deckel, 3 Ovale Laxpastettengeschir, 4 Dito rundte, 4 kleinere
Nr. 4: 32 Milchhäffen einer kleiner als der andere, 11 Leuchter, 1 Blumenkrug, 18 große Krüg, 27 kleine, 4 Theekantel, 4 Credenz, 2 Lavor[29], 2 Saltzfäßer, 2 Stein und 3 andere Schahlen.
Nr. 5: 58 Stück Kindel[30], 22 Größere, 13 Bachott[31], 8 Urna unterschiedlicher größe[32],

fol 4v
5 andere Urna, 7 Thee Kändel, 13 Häfferle, 6 Deckel, 4 Löwen von wiltstein.
Nr. 6: 10 Rauchpfändel, 146 Stück allerhand Sorten Caffeé schahlen, 93 Stück Becherlein, 15 Caffeeschahlen und 10 Becherl von wiltstein, 18 Deckel, 3 Milcheschahlen, 48 Confectschählerlein unterschiedl. Facon, 15 kleine Häfferlein, 9 Kindel.
Nr. 7: 10 Stück weiß und gemahlte Schahlen, 2 dito ganz weiße, 158 Stück unterschiedl. Gattung Schüsseln, darunter ein oder anderes verbrochen ist.

fol 6r
1 schwartzer schirmb, mit porcellain eingelegt.

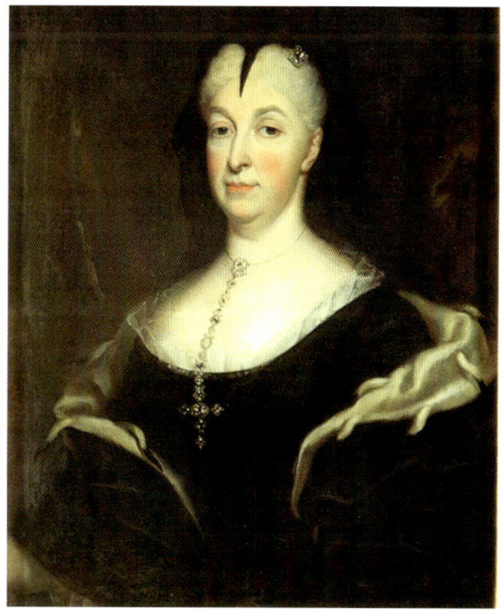

Abb. 19
Anonyme Kopie, um 1744.
Markgräfin Franziska Sibylla Augusta von Baden-Baden
Herzogin von Sachsen-Lauenburg
* 21.01.1675 † 10.07.1733
Öl auf Leinwand, Schloß Favorite,
Inv. Nr. G 1924.

[24] Kurze Darstellung des Bestandes bei Stratmann 1981, S. 286f.
[25] Sillib 1914, zweite Auflage 1929; Fritz Fichtner sah den Bestand 1936/37 nochmals durch und wollte die Akten im Anhang seines 1939/40 erschienenen Aufsatzes „Der alte Bestand ostasiatischer Keramik im Schloß Favorite bei Rastatt" nochmals teilweise abdrucken. (Das nicht veröffentlichte Manuskript hierzu in Dresden, Porzellansammlung.) In seinem 1953 publizierten Aufsatz formulierte Fichtner auch sein Desinteresse in dieser Frage, S. 413.
[26] GLA 46/4102/8.
[27] GLA 47/688.
[28] Schalen zum Ansetzen von Dickmilch.
[29] Handwaschbecken.
[30] Figürliches Porzellan.
[31] Bachott, Zwitterwort von Bacchus und Pagode. Der für chinesische Gebäude verwendete Begriff Pagode fand erst relativ spät Verbreitung. Im frühen 18. Jahrhundert bezeichnete er einen dickbäuchigen Buddha oder Putai. Diese Figuren wiederum wurden in Europa auch als gerne als Bacchus der antiken Mythologie betrachtet. Neben Bachott findet man in den weiteren Schloßinventaren auch die Formen Bacchus und Pagode geführt.
[32] Als Urnen wurden Deckelgefäße bezeichnet, etwa Kat. Nr. 59.

fol 7r
in einem Verschlag mit Gläsern
1 Porcellain Becher,
1 Stein Thee Kandel.

fol 7v
In einem Verschlag Sub Sig: 0 befinden sich:
Von hießiger rothen erden, 12 par Caffeèschalen, 15 blaue lackierte Schalen von Alabaster, 9 dergleichen Becherlein, 3 Rothe schählerlein, 68 Weiße Schälerlein von Alabaster, 58 Becherlein, 3 Urna, 15 kleine Körblein, 2 rothe figurlein, 4 weiße kleine Becherlein, 39 blau = kleine schälerlein, 64 Zwergerlfiguren.

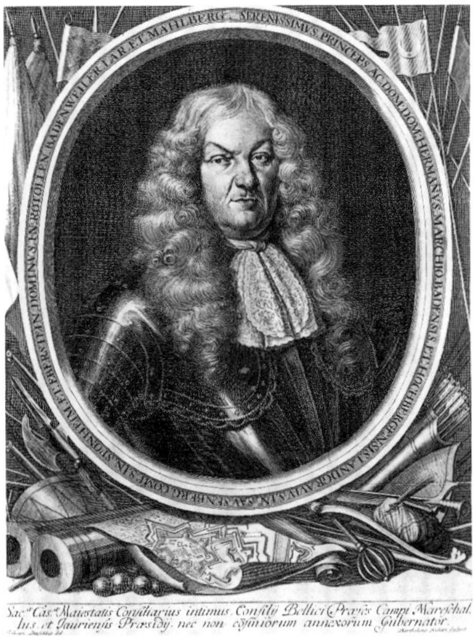

Abb. 20
Kupferstich nach einem Gemälde von Mathäus Merian d. Ä., gestochen von Bartholomäus II Kilian, Augsburg 1681.
Markgraf Hermann von Baden-Baden
*12.10.1628 † 02.10.1691
Präsident des österreichischen Hofkriegsrates, Kaiserlicher Prinzipal-Kommissar beim Immerwährenden Reichstag in Regensburg. Anläßlich der Verteidigung Wiens 1689 gehörte der Markgraf zu den siegreichen Teilnehmern der Schlacht am Kahlen Berg. Er vererbte seinem Neffen Ludwig Wilhelm zahlreiche Porzellane.
Staatliche Kunsthalle Karlsruhe.

Nur ein einziges Stück der Katalogobjekte läßt sich mit Bestimmtheit identifizieren. Es handelt sich um den Kaminschirm mit Porzellaneinlagen, Kat. Nr. 44C. Dieser muß nach dem Transport nach Baden-Baden mit zahlreichen weiteren im Inventar genannten Gegenständen zurückgekehrt sein.[33] Nach Lektüre der Liste lassen aber die insgesamt 263 genannten Schüsseln oder 74 Teller ebenso wenig auf den heutigen Bestand schließen wie 146 Kaffeekoppchen, 12 Paar Kaffeeschalen oder 93 Becher. Auch die „39 blauweißen kleinen schälerlein" verraten nicht, ob es sich hier um Porzellan handelt oder Fayence. Letztlich bleibt auch unklar, wieviele Stücke nach dem Abtransport in Favorite zurückblieben. Den fünf, heute in der Sammlung befindlichen großen blau-weißen Tellern stehen in der Liste von 1734 nur zwei, Lavoir genannte, gegenüber. Daß auch von der abtransportierten Keramik ein Teil mit Bestimmtheit zurückfand, zeigen etwa die 64 Zwergerlfiguren. Sie lassen sich auch in den weiteren Inventaren nachweisen.[34] Mangels weiterer Akten ist die Porzellansammlung der Markgräfin Sibylla Augusta also nur über die Brücke späterer Inventare zu erschließen.
Das barocke Gesamtkunstwerk als Schöpfung aus einem Guß dürfte im Fall Favorite eine kunsthistorische Fiktion sein. Ähnlich wie in Dresden scheint sich hier die Idee eines Porzellanschlosses erst langsam entwickelt zu haben. Nach dem Baubeginn 1707/10 zog sich die Einrichtung über Jahre hin und es wäre ein Wunder, wenn die Markgräfin, die gleichzeitig an den Schlössern Rastatt, Ettlingen, Scheibenhardt, Fremersberg sowie der Stadt- und der Hofkirche in Rastatt baute, ein solches Projekt binnen kurzer Frist durchgeführt hätte.[35] Bereits zu Lebzeiten übergab sie 1727 die Regierung an ihren Sohn Ludwig Georg, der als „Jägerlouis" volkstümliche Bekanntheit erlangte. Mit der Übernahme der Regierung dürften er und seine Frau Maria Anna von Schwarzenberg ebenfalls Einfluß auf die Einrichtung im Schloß erhalten haben. Über ihren Geschmack läßt sich jedoch kaum etwas sagen. Inwiefern der Tod Sibylla Augustas eine Zäsur bedeutete, ist ebenfalls unklar. Einen Wendepunkt am baden-badischen Hof bedeutete wohl 1755 die Hochzeit des inzwischen verwitweten Jägerlouis mit der bayerischen Prinzessin Maria Josepha. Während der Vorbereitungen zu den Heimholungsfeierlichkeiten, die eine Woche währten, wurde auch in den Schlössern modernisiert.[36] Über die Ausstattungstätigkeit unter der Regierung des Markgrafen August Georg (gest. 1771) ist nichts bekannt.
1762 war das Porzellankabinett, welches sich zu Lebzeiten der Markgräfin Sibylla Augusta vermutlich im sogenannten Blumenzimmer befand, bereits im zweiten Obergeschoß eingerichtet worden.[37] Die Zimmer 16 und 17 wurden 1762 unter der Bezeichnung „Porcellan-Zimmer" vermerkt. 1803 wanderte die Sammlung geschlossen in das Erdgeschoß, um für über hundert Jahre prominentester Teil der „Staatsküche" zu werden. Hier waren von Zeit zu Zeit Abgänge zu verzeichnen, doch lassen sich von 1762 bis 1893 große Teile dieses Kernbestandes durchgehend nachweisen. Erst 1936/39 wurde dieser Teil der Sammlung durch den Direktor der Dresdner Porzellansammlung Fritz Fichtner gesichtet und in den Räumen der oberen Geschosse präsentiert.

[33] Zweifelsfrei läßt sich z.B. auch der Fuß vom Florentiner Tisch im gleichnamigen Zimmer identifizieren: fol. 6r: „1 Vergolter Tischfuß zum Florentiner Tisch."
[34] Unklar bleibt, wie die 16, 1995 vom Badischen Landesmuseum ersteigerten Zwerge zurück in das Baden-Badener Schloß kamen, Kat. Ausst. Karlsruhe 1995, Kat. Nr. 47. Zwei weitere Figuren befinden sich noch in Schloß Favorite.
[35] So zog sich die Gestaltung des großen Saales mit blau-weißen Fliesen immerhin bis 1725 hin. Vgl. das Kapitel *Blau-Weiß und Favorite, S. 25ff.*
[36] Dies ist z.B. belegt für das Jagdschloß Scheibenhardt, Fuchs 1923, S. 32.
[37] Inventar Favorite 1772, fol. 72r-91v. Unter dem im Inventar von 1734 verzeichneten Geschoß findet sich keinerlei Hinweis auf ein Porzellankabinett, weshalb man es zuvor in der Beletage untergebracht wissen darf, siehe Kapitel *Blau-Weiß und Favorite, S. 27ff.*

Der seit 1762 bestehende Zusammenhang dieser Kernsammlung wurde dabei beseitigt.

Die in den übrigen Räumen untergebrachten Bestände waren wechselhafteren Zeitläuften ausgesetzt. Die Inventare berichten in den Jahren 1762-1918 von zahlreichen Umgestaltungen der Innendekoration, wovon auch häufig die Porzellane betroffen waren. Dort wo Kontinuitäten zu erkennen sind, etwa bei Kamingestaltungen, finden sich von Jahrzehnt zu Jahrzehnt Austragungen. Der Abgang vieler Porzellane in den Räumen läßt vermuten, daß von dem 1762-72 verzeichneten Favoriter Bestand außerhalb des Porzellanzimmers nur noch wenig vorhanden ist. Die Akten verzeichnen diese Vorgänge lakonisch mit „so zerbrochen sind", „sind verbrochen", „so unbrauchbar". Konkrete Anlässe wie der für 1814 belegte Bruch von 41(!) Porzellanfiguren durch die dreijährige Prinzessin Luise sind selten.[38] Wie bereits erwähnt, „ersetzte" man im 19. Jahrhundert ebenso stillschweigend, wie die Stücke getilgt wurden, verlorene Porzellane mit Stücken aus Sammlungen anderer Schlösser.

Wie durch ein Wunder entging Schloß Favorite den Truppen der Französischen Revolution. Statt Porzellan zu zerschlagen, trank man lieber den Keller leer, um aber später das kurmainzische Schloß Favorita des Kardinals Lothar Franz von Schönborn zu plündern und niederzubrennen. Auch in den Wirren 1848/49 gab es in der Rastatter Favorite erst leichte Verluste, als die preußische Armee das Schloß im Sommer 1849 zum Hauptquartier erhob. Das Inventar von 1833 vermerkt gelegentliche kleine Diebstähle blau-weißer Porzellane durch die Soldateska.[39]

Zahlreiche Hinweise zur Geschichte des Favoriter Bestandes bieten Beschriftungen, aufgeklebte Zettel oder Siegel auf den Porzellanen. Zu den ältesten Bezeichnungen gehören in Tinte aufgemalte Ziffern wie auf den Rückseiten von Kat. Nr. 1 oder 12. Alle in Tinte markierten Porzellane zeigen gleiche Merkmale der Beschriftung, so daß man geneigt ist, sie als Gruppe aus einem zusammengehörigen Bestand zu sehen. Wegen der teilweise unzureichenden Lesbarkeit konnten die Stücke nicht einwandfrei zugeordnet werden. Die Markierungen sind jedoch älter als die Klebezettel und geben vermutlich die Zugehörigkeit zu den Porzellanvitrinen an, die bereits im Inventar von 1762 beschrieben werden.

Anläßlich der Inventarisierung 1772 wurden die Beamten vereidigt, alles nach bestem Wissen und Gewissen aufzunehmen.[40] Bei der Inventarisierung des Jahres 1855 wurde auf noch genauere Kontrolle geachtet. Erstmals versah man alle Porzellane mit Klebezetteln. Ihre ovale Form mit geripptem Rand macht sie auch in fragmentarisch erhaltenem Zustand leicht erkennbar. Auf diesen Zettelchen finden sich der Name des Schlosses, die Inventarlistennummer, die Seitenzahl im Inventar sowie die Bezeichnung des verzeichneten Gegenstandes. Durch Einsicht in den Inventarband ließen sich die Herkunft der Porzellane aus Favorite klären. Bei den hier katalogisierten Porzellanen hat sich aber leider nur eine einzige Aufschrift von 1855 auf dem Becher Kat. Nr. 74 erhalten. Alle übrigen wurden bei der Inventarisation von 1893 weitgehend entfernt und durch die neuen rechteckigen ersetzt. Diese neuen Zettel existieren in zwei Größen: Auf größeren Objekten finden sich solche für Möbel, für kleine Objekte druckte man etwa halb so große Exemplare. Sie tragen regelmäßig den Namen des Schlosses, die Seitenzahl des Inventars sowie die Inventarlistennummer. Verlorene Zettel wurden im 20. Jahrhundert durch neue, blaugerahmte ersetzt. Aus jüngerer Zeit stammen auch kleine Abreiß-Kontrollstreifen, die mit Tesafilm befestigt wurden und eine fünfstellige Ziffer tragen.[41] Ihre Bedeutung konnte noch nicht ermittelt werden. Neben Beschriftungen und Klebezetteln lassen sich an einigen Stücken auch Reste von Siegellack ausmachen (Kat. Nr. 24, 34, 38, 63C). Man könnte vermuten, daß die Stücke anläßlich einer Erbschaft gesiegelt wurden.[42]

Bei der Identifizierung der blau-weißen Porzellane erleichtern besondere Eigenschaften die Zuordnung. Das türkische Rauchgefäß Kat. Nr. 136 ist wegen seiner außergewöhnlichen Form, das Koppchen Kat. Nr. 33 wegen sei-

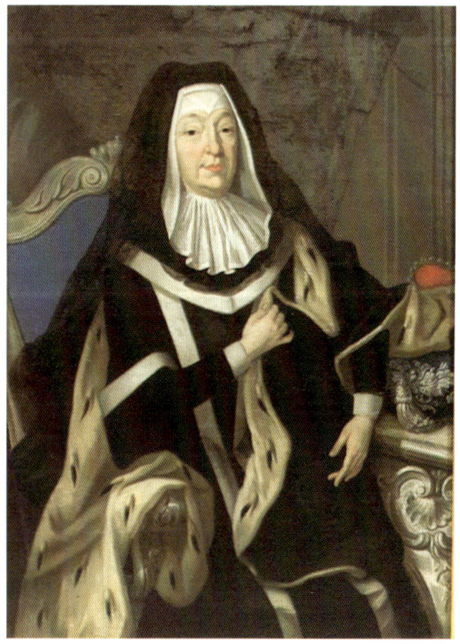

Abb. 21
Philipp Heinrich Kisling, 1741
Markgräfin Magdalena Wilhelmine von Baden-Durlach
Herzogin von Württemberg
* 07.11.1677 † 30.10.1742
Die hier in Witwentracht dargestellte Markgräfin zählt zu den bedeutendsten Porzellansammlerinnen ihrer Zeit. Neben zahlreichen Meißner Porzellanservicen, besaß sie auch eine große Anzahl von blau-weißen asiatischen Stücken, von denen im 19. Jahrhundert vermutlich einige nach Schloß Favorite gelangten.
Öl auf Leinwand, Schloß Favorite, Inv. Nr. G 2587.

[38] Inventar Favorite 1803, S. 155: „19 allerlei Menschen und Thier Figuren von Porcelaine. [Randnotiz: Mai 1814, 13 St. fehlen allso 6. St. und sind durch Prinzessin Louise verbrochen.]"; S. 162: „36 allerlei Figuren von Thieren und Menschen von Porcelaine [Randnotiz: Mai 1814, vorräthig 8 St. – Nota! vorstehende fehlende Figuren sind von Prinzessin Luise verbrochen worden]." Es handelt sich um die 1811 geborene Tochter von Großherzog Carl und Stephanie de Beauharnais.

[39] GLA 69/Baden, Markgräfliche Verwaltung/B 35, fol. 94v.

[40] GLA 46/4459/Lage 17, Eids Formul Vor die Concommissarios des Baden-Badeischen Inventur- und Schuldenliquidationsgeschäftes.

[41] Siehe Markentafel, S. 169.

[42] Ein Siegel in rotem Wachs auf einem Teller im Landesmuseum Kassel zeigt die Initialen JS und dürfte auf einen bürgerlichen Vorbesitzer schließen lassen; Kat. Ausst. Kassel 1990, Nr. 31.

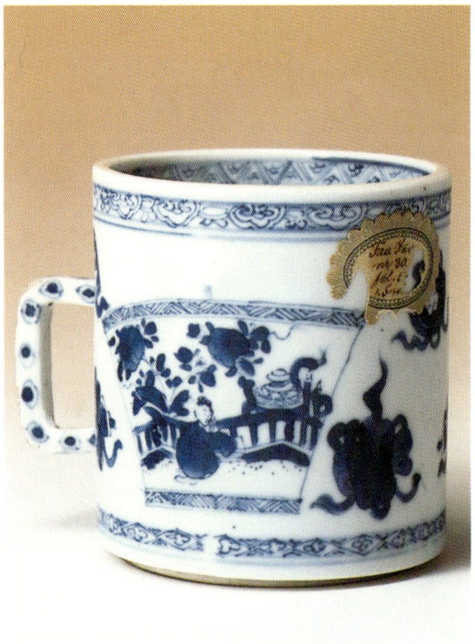

Abb. 22
Becher vom Typ Zhi; auf der Wandung der Inventarzettel von 1855, Kat. Nr. 74.

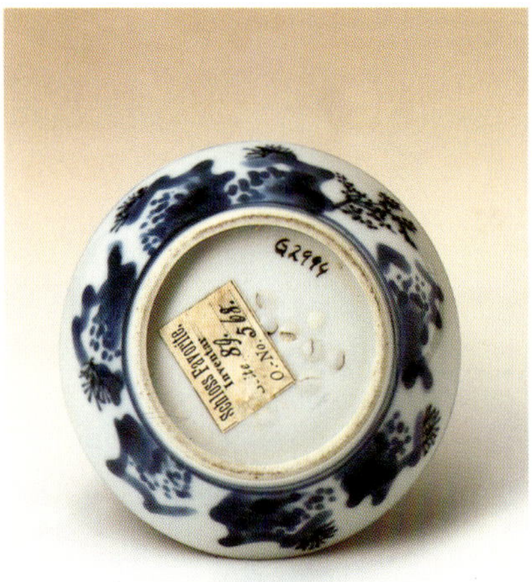

Abb. 23
Siegellackdose mit dem Inventarzettel von 1893, Kat. Nr. 31.

ner Montierung in den Akten leicht auszumachen. Bei Tellern und Koppchen, die meist nur summarisch gelistet wurden, wird es komplizierter. Wenn die Zuordnung oft unmöglich erscheint, so liegt es bereits am Durcheinander bei der Benennung der Dinge. Porzellan, gebrannte Erde oder Fayence sind Ausdrücke, die einander abwechseln und oft nach Gefühl für die gleiche Sache benutzt wurden. Besonders auffällig ist dies bei den großen Tellern und Vasen. Bei den braunglasierten Stücken z.B. wurde auch nicht zwischen asiatischen und Meißner Porzellanen unterschieden. Die bei flüchtiger Überprüfung als fehlend erscheinenden Stücke existieren in der Meißner Abteilung des Schlosses weiter fort.

Ähnliches gilt für die Typologie der inventarisierten Gefäße. „Schäälgen" kann sowohl Koppchen wie Unterteller bedeuten. Schäälgen kann ein einzelnes ‚Stück' meinen, kann aber auch ‚Paar' bedeuten, also Koppchen und Unterschälchen. Eine Identifizierung des wirklich Gemeinten kann einzig durch die Gegenüberstellung der Porzellane in einer Konkordanz der Inventare mit dem heutigen Bestand gelingen. Die geringsten Schwierigkeiten bietet der blauweiße Bestand aus dem alten Porzellanzimmer. Weil er stets an einem Ort verblieb, schrieb ein Inventarschreiber mehr oder weniger vom anderen ab. In den übrigen Räumen läßt sich aus den Randbemerken anläßlich der regelmäßigen Inventuren ersehen, wie Porzellane besonders im 19. Jahrhundert permanent von einem in den anderen Raum getragen wurden. Auch dort hatte man bereits Probleme, die Stücke richtig zuzuordnen.

Aus den geschilderten Beobachtungen muß man die Einrichtung von Schloß Favorite insgesamt als einen sehr dynamischen Prozeß betrachten. Bei der Entstehung der Sammlung blau-weißer Porzellane können drei zeitliche Abschnitte unterschieden werden. Der erste endete spätestens mit dem Tod der Markgräfin Sibylla Augusta von Baden-Baden und läßt sich aufgrund der schwierigen Aktenlage kaum beurteilen. Die Zeit bis 1772 offenbart einen durchgängigen Kernbestand von Porzellanen, der bis 1893 nachweisbar ist (Porzellankabinett). Daneben fanden sich in den Räumen des ersten und zweiten Obergeschosses Porzellane, welche aber durch stetige Nutzung des Schlosses, vor allem nach 1772 aus weiteren Beständen ergänzt wurden. Das 19. Jahrhundert, heute aus der Ausstattung des Schlosses sorgfältig getilgt, spiegelt sich damit wohl noch am ehesten in der Pflege des Porzellanbestandes wieder.

3. Die blau-weißen asiatischen Porzellane

Technik

Als die ersten Porzellane der Sammlung in Schloß Favorite entstanden, blickten die chinesischen Töpfer bereits auf eine lange Tradition dieser Technik zurück. Bereits mit dem 14. Jahrhundert waren die meisten Verfahren bekannt und wurden von da an verfeinert und vervollkommnet.
In Europa bewundert, lieferte jedoch erst der von 1698 bis 1742 in China tätige französische Jesuit François Xavier d'Entrecolles Berichte über das Geheimnis des Porzellans.[1] Pere d'Entrecolles beschrieb den Betrieb im Zentrum der Porzellanstadt Jingdezhen (Provinz Jiangxi), in der Tag und Nacht etwa 3000 Porzellanöfen in Betrieb waren. Um 1700 sollen hier 18 000 Töpferfamilien gelebt und produziert haben. Der Organisationsgrad war für europäische Vorstellungen ungeheuerlich. Es herrschte vom Rohstoffabbau über die Holzversorgung bis zur eigentlichen Produktion eine Arbeitsteilung, von der das europäische Manufakturwesen weit entfernt war. Es fanden sich Bergarbeiter, Tonstampfer, Massen-, Glasur- und Farbenbereiter, Töpfer, Garnierer, Beschneider/Abdreher, Trockner, Grundlinien-, Umrißlinien-, Binnenzeichnungs, Ornament-, Landschafts- oder Personenmaler, vielerlei Glasierer, Kapselmacher, Ofenbauer, -beschicker, -heizer und immer wieder Träger und Transportarbeiter. Insgesamt sollen bis zum Versand des Porzellans etwa 70 verschiedene Personen an der Herstellung beteiligt gewesen sein.

Seit dem 10. Jahrhundert war Jingdezhen eines der Zentren für die Herstellung von Steingut. Mit der Erfindung des Qingbai, einem Vorläufer des blauweißen Porzellans, sollte sich das ändern und ein kometenhafter Aufstieg zum führenden Zentrum der chinesischen Porzellanherstellung beginnen. Während der Songzeit (960-1279) bereits hatte man begonnen, das Gaoling (Kaolin) abzubauen und zu verarbeiten. In der Yüanzeit (1271-1368) gelang mit der richtigen Zumischung von Baidunzi (Petuntse) der Durchbruch zur Herstellung des Porzellans.[2] Diese Keramik war dichter und härter als alles andere bisher dagewesene und wurde binnen kurzem zu einem Verkaufsschlager, dessen internationale Nachfrage bis nach Europa reichte.

Die Chinesen verglichen nach d'Entrecolles die Zusammensetzung des Porzellans mit dem menschlichen Körperbau. In Europa hätte man nach der Feststellung, das Kaolin stünde für die Knochen, Petuntse für das Fleisch, noch kein Porzellan nacherfinden können. Aber ganz davon abgesehen, daß Johann Friedrich Böttger 1709 nichts Genaues von Jingdezhen wußte, benötigte er mehr als zwei Komponenten für seine Erfindung des Porzellans. Demnach gilt es heute als ein Erzeugnis der Grundkomponenten Kaolin, Feldspat und Quarz.

Gaoling bedeutet sinngemäß „hoher Berg", der erste Ort, an dem dieses Verwitterungsprodukt feldspathaltiger Gesteine (Granite, Porphyre) gefunden wurde. Es handelt sich um eine weiße, sehr weiche Erde von hoher plastischer Formbarkeit. Sie ist feuerfest und behält nach dem Brand ihre weiße Farbe. Nach dem bergmännischen Abbau, dem Zerkleinern und der Reinigung wird sie zunächst gelagert, um später mit der Petuntse vermengt zu werden.

Das Wort Petuntse oder Baidunzi kann als „weiße Ziegel" übersetzt werden. Das ebenfalls im Bergbau gewonnene Material wird ziegelförmig geschnitten und zum Vermahlen und Reinigen abtransportiert. Da Petuntse bereits eine Mischung von Feldspat und Quarz enthält, mußten bei der „Erfindung" des chinesischen Porzellans nur zwei Komponenten zusammengeführt werden; ein Umstand, der sicher von größter Bedeutung war.

[1] Pere d'Entrecolles 1712 (in: Stöcklein 1728, S. 9-21). Siehe auch Tichane 1983 mit einer Zusammenstellung der historischen Berichte über die Produktionsbedingungen in Jingdezhen, Analysen über Scherben, Glasuren u.a.m.

[2] Pope 1981, S. 38ff; Carswell 1985, S. 18ff.

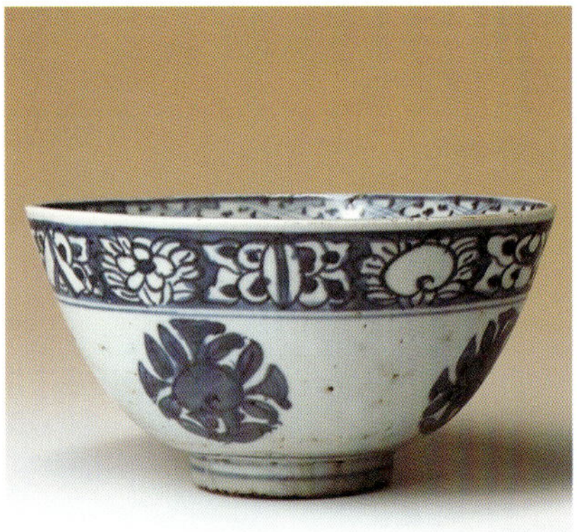

Abb. 25
Kat. Nr. 5

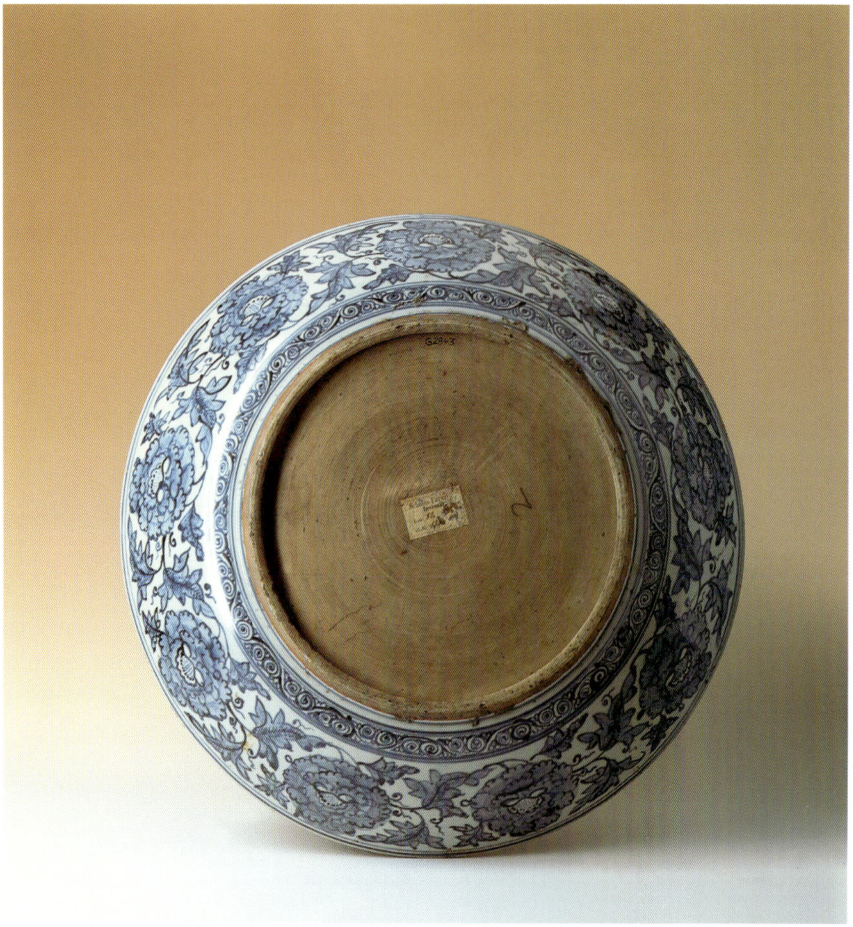

Abb. 24
Kat. Nr. 1

Abb. 26 (gegenüberliegende Seite)
Kat. Nr. 57

Daß der von den Chinesen herangezogene Vergleich mit dem Körperbau nicht ganz falsch lag, zeigt das Verhältnis von Kaolin zu Feldspat und Quarz. Während sich das Kaolin im Brand kaum verändert, beginnen Feldspat und Quarz bei etwa 1280° C in einem Prozeß, den man Sinterung nennt, zu schmelzen und umschließen es zu einer untrennbaren Porzellanmasse. Zwar bricht Porzellan leicht in Scherben, doch wird es durch die Sinterung unempfindlich gegen Hitze, Kälte, Feuchtigkeit, Säuren, Laugen etc. und damit eine quasi unzerstörbare Substanz. Es korrodiert nicht und kommt bei archäologischen Grabungen meist in einem sehr guten Zustand aus der Erde.

Porzellan wird gerne als ein keramisches Produkt von reinweißem, transparentem Scherben definiert, welches beim Anschlag hell klingt. Zahlreiche chinesische Porzellane entziehen sich jedoch bereits durch ihre Zusammensetzung dieser Definition. Die Petuntse enthielt von Abbau zu Abbau verschiedene Zusammensetzungen und Verunreinigungen, die bei der Fertigung der Porzellane stets technische Probleme mit sich brachten. Die Zusammensetzung des Scherbens war von einer gewissen Erfahrung geprägt, konnte aber auch fayence- oder steinzeugartige Eigenschaften aufweisen, wie die Kumme Kat. Nr. 5 zeigt. Die chinesischen Porzellane verstoßen gelegentlich auch in anderer Hinsicht gegen die gängige Definition. Durch den unterschiedlichen Eisengehalt in der Masse erhält der Scherben nicht immer seine weiße Farbe. An der Oberfläche liegende Eisenmoleküle verfärben sich in einem Oxidationsprozeß während des Brandes, weshalb die unglasierten Böden, Standringe oder Glasurabroller oft rotorange erscheinen. Eine Farbstellung, die vom leuchtenden Orange bis zum stumpfen Graubraun alle Nuancen abdecken kann, Kat. Nr. 1, 2, 24, 40. An glasierten Stellen dagegen erscheint der Scherben weiß.

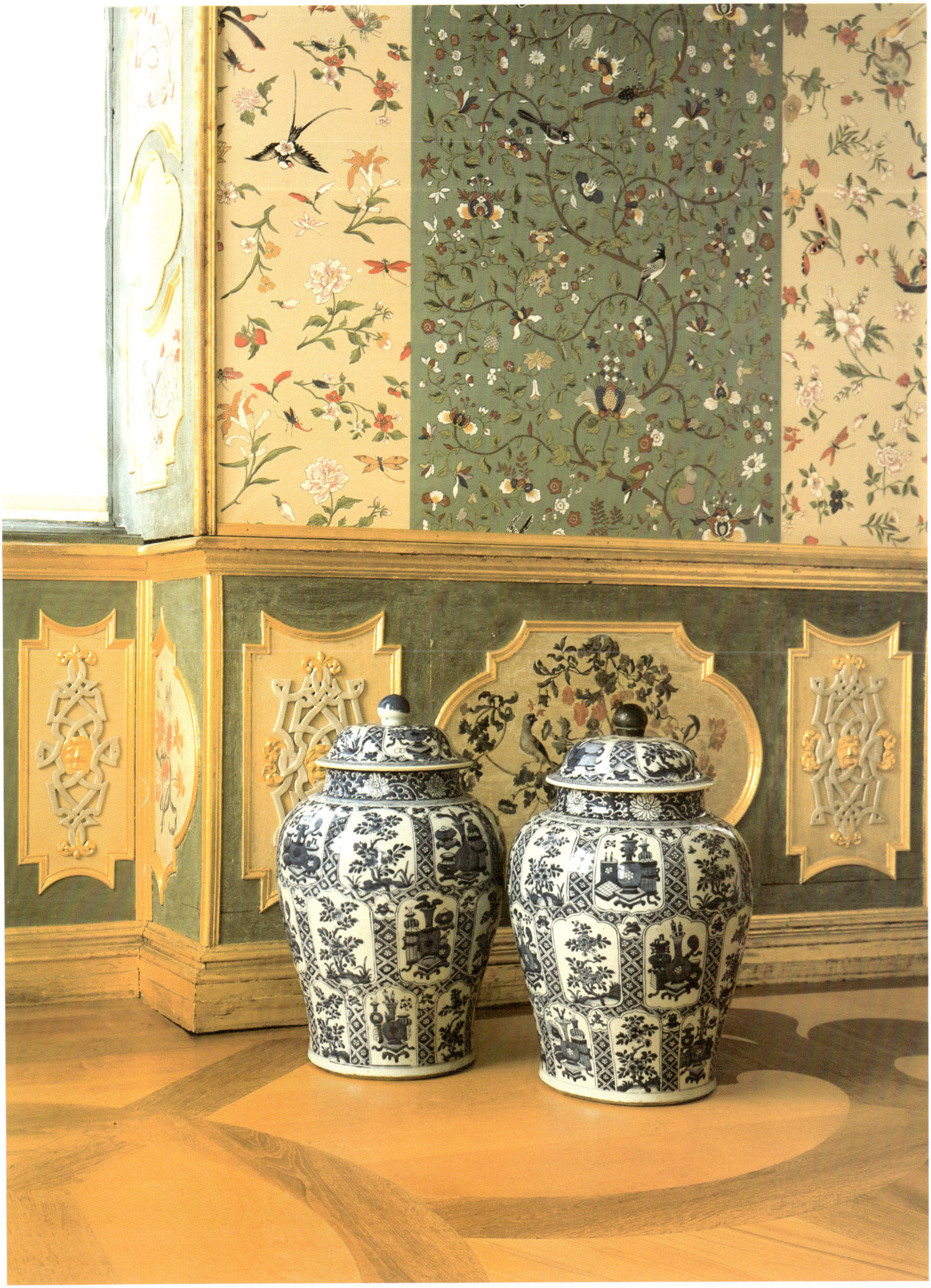

Der Gestaltungsprozeß der Porzellane geschah zumeist auf der Töpferscheibe, wo die Stücke von Hand aufgedreht wurden. Anschließend wurden Teller gelegentlich in Formen gedrückt (Kat. Nr. 87) oder die Wandungen, wie bei der Kumme Kat. Nr. 11, in Modeln gepreßt. Gelegentlich scheinen die Formen auch frei mit Modellierhölzchen gearbeitet zu sein (Kat. Nr. 93). Eckige Vasen, etwa Kat. Nr. 62, wurden grundsätzlich in Einzelteilen vorgefertigt und anschließend zusammengefügt. Auch hier preßte man die Einzelteile zur rationelleren Verarbeitung in Formen. An größeren runden Werkstücken wie den Vasen Kat. Nr. 57 und 59 läßt sich beobachten, daß man darauf verzichtete, das ganze Werkstück aufzudrehen und es statt dessen aus mehreren Einzelstücken montierte. Nach dem Angarnieren von Standringen, Henkeln, Tüllen etc. wurden die Porzellane im lederharten Zustand außen sauber abgedreht, so daß keinerlei Unebenheiten zu sehen waren. Innen dagegen ließ man nicht immer die gleiche Sorgfalt walten.

Bevor nun auf den Scherben eine Glasur aufgetragen werden konnte, wurden die Stücke zunächst bemalt.
Während der Yüan-Dynastie (1271-1368) brachten Perser die Kenntnis der Bemalung von Keramik mit unter der Glasur aufgetragenem Kobaltblau nach China. Es entstand das sogenannte Mohammedanerblau. Die persischen Kaufleute brachten auch das qualitätvolle Kobalterz mit, von dem die chinesischen Töpfer noch lange Zeit abhängig waren. Erst später gelang die Entdeckung eigener Erzvorkommen in China.
Die Porzellanproduktion wurde durch kaiserliche Oberaufsicht von Staatsbeamten geregelt. Der Kaiser selbst besaß die erste Manufaktur in Jingdezhen, welche die für den ganzen Ort gültigen Qualitätsstandards setzte. Formen und Dekore der kaiserlichen Manufaktur waren auch in den übrigen Betrieben dominant.

Einen ersten Höhepunkt erlebte die Blaumalerei während der Regierung Chenghua. Zu dieser Zeit wurden auch in China Kobaltvorkommen entdeckt, die aber nicht die Qualität der aus Persien bezogenen Farben besaßen. Erst mit der Regierung Jiajing erreichte die Produktion wieder einen Höchststand. 1544 orderte der kaiserliche Hof 1350 Service mit insgesamt 35 000 Einzelstücken.[3] Bereits 10 Jahre später verzeichneten seine Einzelbestellungen über 100 000 Stücke. Von der produzierten Ware wurden nur die besten Porzellane an den Hof ausgeliefert und gelten nach heutigen Maßstäben als höfische, „imperiale Qualität". Fehlerhafte Porzellane wurden aussortiert und anderweitig verkauft. Möglicherweise handelt es sich bei den beiden Schüsseln der Jiajing-Periode wegen ihrer kleinen Glasurfehler um abgelehnte Stücke aus kaiserlichen Bestellungen. Besonders die Schale Kat. Nr. 2 zeigt das charakteristische dunkle, fast ins Violett gehende Blau dieser Zeit. Auch Kat. Nr. 3 zeigt im Fond diese Färbung, ist aber außen etwas heller und damit auch leuchtender bemalt.
Zu dem üblichen Verfahren, die Farbe mit dem Pinsel aufzutragen, kam, vor allem unter der Regierung Kangxi, eine weitere Variante von hohem ästhetischen Reiz hinzu. Beim sogenannten „Puderblau" wird die ganze Fläche mit einem kleinen Blasrohr durch ein Gazetuch besprüht. Dabei ist nicht ganz klar, ob die Farbe als Puder auf den feuchten Scherben[4] oder im gelösten Zustand auf den trockenen Scherben geblasen wurde. Der blaue Grund zielt auf die Imitation von Lapislazuli. Da dieser oft von goldglänzenden Pyriden durchsetzt ist, wurde die Glasur nach dem Brennen gerne mit Vergoldungen versehen (vgl. Kat. Nr. 64).
Die Intensität der Blaufärbung entsteht einerseits durch die Qualität des verwendeten Kobalterzes. Andererseits spielt auch die Zusammensetzung und Dicke der Glasur eine große Rolle bei der Farbbildung. Ohne Glasur verbrennt das Kobaltblau zu einer violettschwarzen Farbe, wie auf dem unglasierten Scherben im Koppchen G 4660 (Kat. Nr. 114C) zu sehen ist. Ansonsten reicht

[3] Macintosh 1977, S. 55.
[4] Valenstein 1975, S. 199f: „Powder-blue" wares are somewhat different from the other Ch'ing blue-glazed porcelains in that the cobalt coloring matter was not mixed with the glaze but was blown dry through a piece of gauze streched over the end of a bamboo tube onto the raw body of the vessel, and then was coverd with a clear glaze and fired."

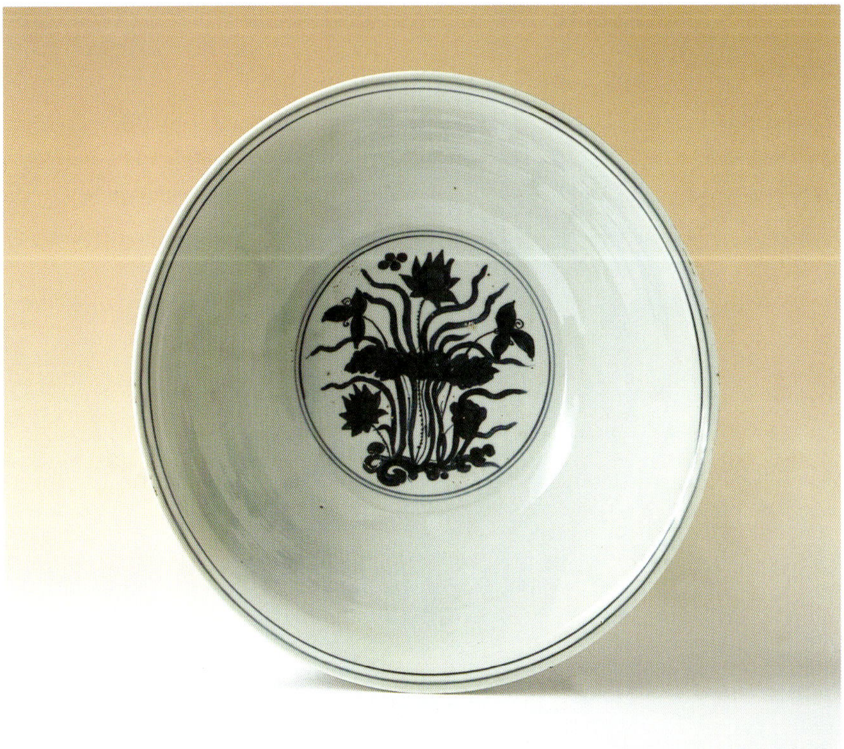

Abb. 27
Kat. Nr. 2

die Skala vom leuchtendsten Kobaltton auf den Schultertöpfen Kat. Nr. 59 über das dunkle Violettblau der Jiajing-Zeit (Kat. Nr. 2), über helle, silbrige Töne am großen Teller Kat. Nr. 14 weiter zu grünlichen und gelblichen Verfärbungen an zahlreichen weiteren Objekten. Der Reichtum der verschiedenen erzielten Blautöne ist erstaunlich und entzieht sich in der Beschreibung oft einer sprachlichen Differenzierung.
Die Farbtönung wird jedoch auch durch den Grad der Bläschentrübung der Glasur bestimmt. Winzige, während des Brennvorgangs freigesetzte Gasbläschen trüben die Glasur und verdichten sich oft zu Schleiern, welche auch die Farbintensität trüben oder silbrig-grau überlagern. Wie sehr auch die Stärke der Glasur Einfluß auf den Blauton hat, veranschaulicht die Kanne Kat. Nr. 75: Sie zeigt aufgrund ihrer reliefierten Rippen verschiedene Zustände ein und derselben Farbe, hervorgerufen durch die unterschiedlichen Stärken der Glasur.

Der Farbton des Scherbens erscheint bei den meisten Stücken der Favorite brillantweiß. Die Glasuren hingegen wirken zwar oft weiß, sind es aber nie. Wie sehr hier das Auge betrogen werden kann, zeigen z.B. die Aufnahmen von Kat. Nr. 59. Der Reflex des Lichtes kann als reinweißer Wert betrachtet werden. Diese, wie die meisten Glasuren, sind durch Zusätze von Kalk leicht türkisstichig getönt. Das Farbenspiel reicht hier von kühlen bis warmen Tönen, von hellgrau oder hellblau bis hin zu elfenbeinfarbenen Varianten des zarten Türkis. Doch auch kräftigere Grundtöne sind möglich, wie die Vasen Kat. Nr. 30 oder die Tellerchen mit den Pyramidenblümchen Kat. Nr. 94 zeigen.

Wenn man bedenkt, daß die Glasur bei 1280° C den eben verschmolzenen Scherben umfließen und mit ihm eine Einheit eingehen muß, ohne selbst herunterzufließen, dann ist eine glatte Glasur ohne Risse und Sprünge ein technologisches Meisterwerk. Verschiedene Glasurmischungen korrespondieren dagegen nicht ganz und haben eine andere Ausdehnung als der daruntersitzende Scherben. Beim Abkühlen kommt es dann bereits zu Spannungen und damit zu Rissen oder Abplatzungen. Ist die Schwindung des Scherbens

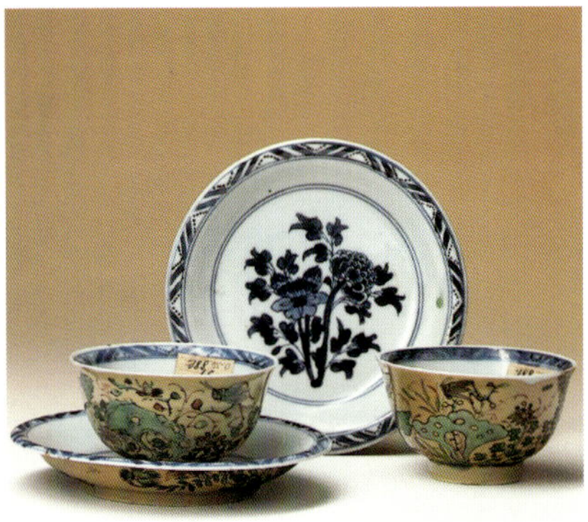

Abb. 29
Zwei Koppchen auf zwei Unterschalen. Porzellan, Innenseite mit Blau-weiß-Dekor, Außenseite Café-au-lait-Glasur mit farbiger Emailmalerei.
Schloß Favorite, Inv. Nr. G 2950, 2954, 2952, 2951, außer Katalog.

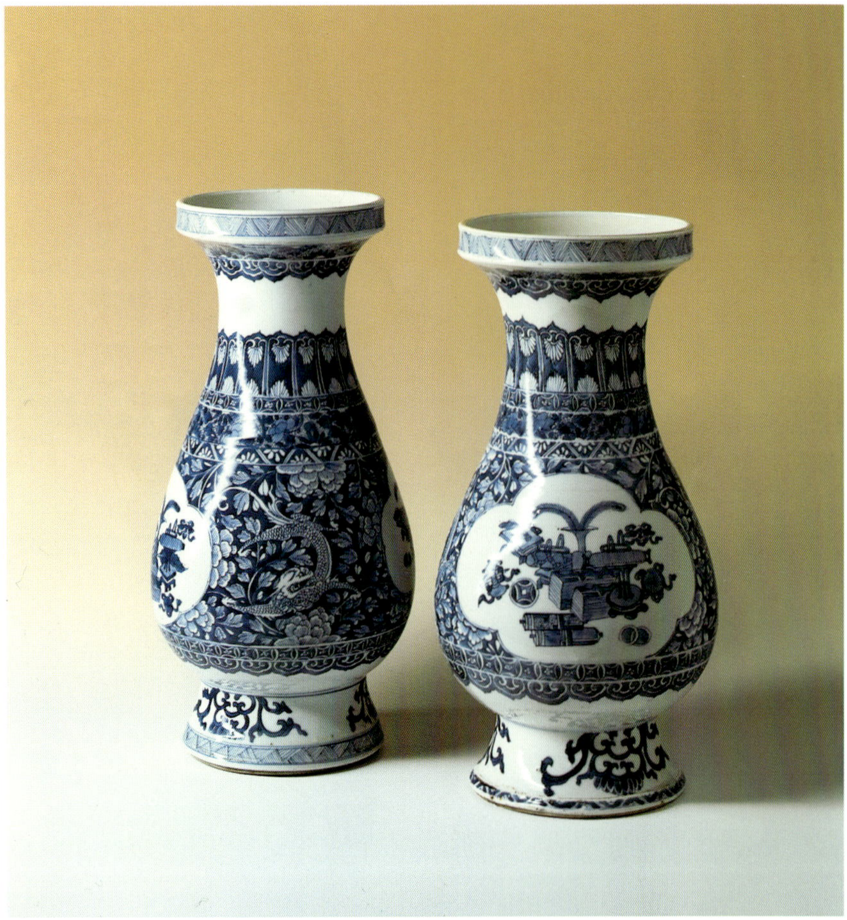

Abb. 28
Kat. Nr. 59

gegenüber der Glasur größer, kommt es beispielsweise an den scharfen Kanten der Kraakporzellane oft zu schlechtem Glasursitz, mit der Folge zahlreicher kleiner Abplatzungen (vgl. Kat. Nr. 10, 19); ein Phänomen, das die Japaner anschaulich als „mushikui", also „Mottenfraß" bezeichnet haben.[5] Risse und Craqueléebildung dagegen entstehen, wenn die Schwindung der Glasur größer als die des Scherbens ist.

Das blau-weiße Porzellan erhielt auf der Außen- oder Unterseite oft eine zusätzliche brauntonige Glasur. Unter der Regierung Qianlong erreichten diese ihre größte Vielfalt mit klingenden Namen wie goldbraune, bronze-, gemsen-, verwelktes-Laub-braune Glasuren.[6] In Deutschland wurden die dunklen Überzüge als Schokoladen-, Kapuziner- oder Kaffeebraun bezeichnet, wovon sich als Überbegriff „Kapuzinerbraun" durchgesetzt hat. Verschiedene Beispiele zeigen Kat. Nr. 121-133. Der Effekt dieser eisenhaltigen Glasuren erinnert mit seinem Goldschimmer gelegentlich an Lüsterbemalungen. Neben den braunglasierten Stücken haben sich in Schloß Favorite auch zahlreiche Porzellane mit „café au-lait"-farbener Glasur erhalten, die zusätzlich mit Emailmalerei verziert wurden (Abb. 29).

Eine Besonderheit bei der Herstellung des chinesischen Porzellans ist der sparsame Umgang mit Energie. Während der Scherben beim europäischen Porzellan vor und nach dem Glasieren gebrannt wird, genügt in China ein einziger Brand, um befriedigende Ergebnisse zu erzielen. Zuvor werden die getrockneten Stücke jedoch in Kapseln, sogenannte Muffeln gesetzt, was die Zufuhr der Glut verlangsamt und anfliegende Asche fernhält. Ohne diesen Schutz würden die Porzellane schwarz-braun aus dem Ofen kommen. Eine Ahnung hiervon vermittelt der große Teller Kat. Nr. 1: Durch den undichten Muffel zog ein

[5] Über die genaue Ursache gehen die Meinungen auseinander. Nach Chen WenPing 1993, S. 225, resultiert dieses Problem aus einem „schlecht pulverisierten Ton, der zu viel lösliches Salz enthält". („... poorly levigated clay which obtained too much soluble salt.") Siehe auch Medley 1980, S. 226.
[6] Funk 1942, S. 211f; Valenstein 1975, S. 204.

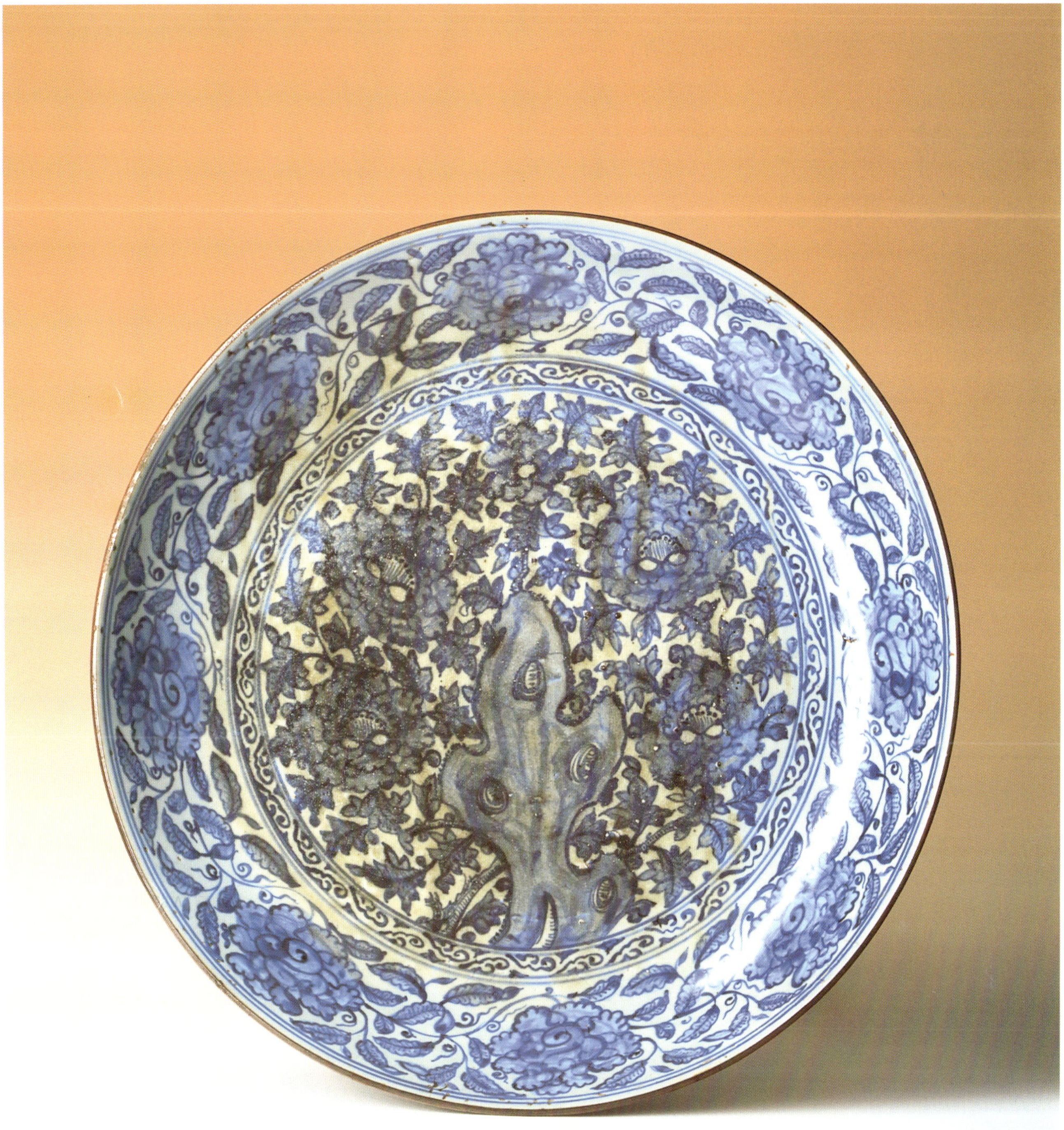

Abb. 30
Kat. Nr. 1

gelber Anflug in die Kapsel und färbte die Innenseite gelb. Mit bloßem Auge kann man in der Glasur die Aschenpartikel erkennen. Damit sich das Brenngut nicht durch herabgelaufene Glasur mit der Kapsel verbindet und später zerschlagen werden muß, streut man diese zuvor mit etwas Sand von Schamotte- oder Flintkörnchen aus. An zahlreichen Stücken in Favorite sind solche Brennsandreste auf der Unterseite erhalten, z.B. an Kat. Nr. 6, 12, 13. Die Temperaturen im Ofen erreichen für Chinesisches Porzellan lediglich 1200°-1300° C. Es wird daher häufig gegenüber dem bei etwa 1400° C gebrannten europäischen Scherben als Weichporzellan angesprochen.

Dekoration

In der Dekoration der blau-weißen Porzellane dominieren verschiedene Techniken der Malerei. Meist beobachtet man Ornamente oder Gestalten in einer Außenlinienführung mit aquarellartiger Füllung der Binnenflächen. Gelegentlich taucht auch ein aquarellierender Stil ohne Umrisse auf.

Seit dem Beginn der wissenschaftlichen Beschäftigung mit chinesischen Porzellanen wurde im Laufe der Zeit eine Chronologie sichtbar, die zeigt, wie sich Form und Dekoration durch die Jahrhunderte fortentwickelten. In der Porzellansammlung von Schloß Favorite lassen sich viele Stationen dieser Entwicklung ablesen. Anlaß zu Verständnisschwierigkeiten bei der Beschäftigung mit den Porzellanen gibt die rückwärtsgerichtete Ästhetik mancher Stilepochen. So wurde die Blütezeit der blau-weißen Bemalung während der Regierung Chenghua (1465-87) in allen nachfolgenden Perioden bewundert. Noch existierende Porzellane dieser Zeit sollten ergänzt werden, weshalb man Nachahmungen produzierte. Diese geben sich oft erst nach einer eingehenden Prüfung aller technischen Details durch Farbgebung, Glasur oder den unterschiedlich fein gearbeiteten Scherben zu erkennen. Aber auch die Art der Malerei muß genau betrachtet und verglichen werden.

Mingzeitliche Porzellane

Unter den mingzeitlichen Porzellanen finden sich in der Favoriter Sammlung hauptsächlich Exportporzellane. Daneben stehen vereinzelte Stücke, die auf dem Binnenmarkt verkauft wurden. Zu ihnen zählen z.B. die Schalen Kat. Nr. 2 und 3. Das früheste Porzellan der Sammlung, der große runde Teller mit braunem Rand, Kat. Nr. 1, dürfte für den persisch-arabischen Export gefertigt worden sein. Die Größe solcher Teller liegt in den morgenländischen Essgewohnheiten begründet. Die Sitte, von einem gemeinsamen, großen Teller zu essen, war in China nicht bekannt. Zahlreiche ähnliche Stücke finden sich in den großen Sammlungen in Istanbul und Teheran. Auch aus Syrien sind solche Teller in die Sammlungen der Welt gelangt.
Ein sehr schönes Beispiel der Regierungsperiode Wanli (1573-1619) ist der große Schultertopf Kat. Nr. 6. Seine Malerei in einem leicht violettstichigen Blau zeigt das bewegte Motiv der Enten am Lotosteich. Besondere Aufmerksamkeit widmete der Maler der großen Mandarinente und ihrem Gefieder. In der Ära Wanli entstand auch eine ganze Reihe von Exportporzellanen, die unter dem Namen Kraak-Porzellan bekannt sind. 1604 kaperten niederländische Kaufleute eine portugiesische Karacke und versteigerten die Prise in Amsterdam. Die Bezeichnung des Schiffstyps wurde zur Bezeichnung dieser Porzellane. Die langgehegte Annahme, diese Porzellane seien in China nur für den Export bestimmt gewesen, konnte dagegen widerlegt werden. Zwar sind Kraakporzellane hier nicht gerade häufig anzutreffen, doch fanden sich Exemplare in Gräbern bedeutender Persönlichkeiten.[7]

Die Kraakporzellane beschreiben einen festumrissenen Kanon von Gefäßformen und Motiven. Die meisten Stücke zeichnen sich durch einen dünneren Scherben aus. Hierdurch wurde einerseits beim Export das Gewicht vermindert, andererseits steigerte dies die in Europa geliebten Eigenschaften des feinen, transparenten Scherbens. Ein besonders schönes Beispiel in Favorite bietet Kat. Nr. 18 mit einem Gewicht von lediglich 178,2 g. Verglichen mit der nur wenig größeren Kumme Kat. Nr. 5 (556,3 g) spricht der Name dieser Porzellane mit besonders dünnem Scherben für sich: Sie heißen Eierschalenporzellan. Die Dekorationsprinzipien der meisten Kraakstücke lassen sich an den großen Tellern Kat. Nr. 12-14 ablesen. Um das in der Mitte stehende Medaillon mit unterschiedlichen Motiven versammelt sich zum Rand hin eine Folge von Feldern, die meist ihre symmetrische Entsprechung auf der Außenseite findet. In

[7] Vgl. Desroches 1997, S. 316.

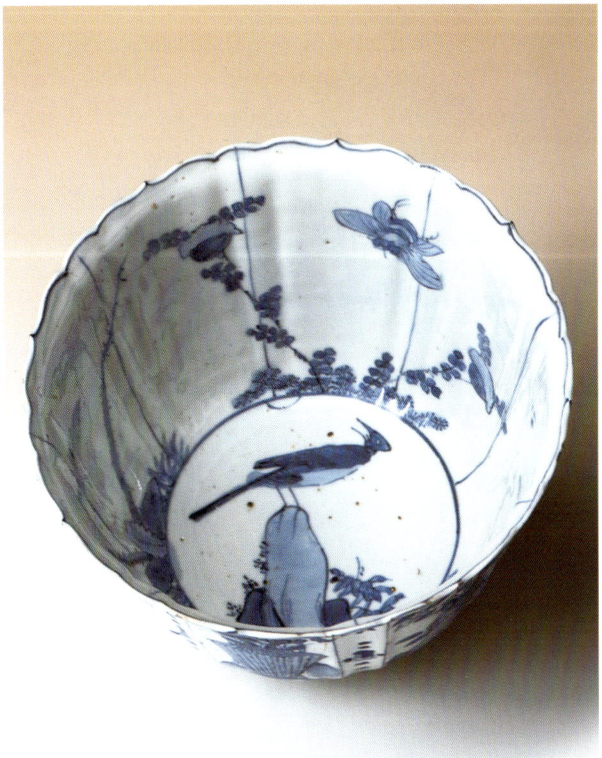

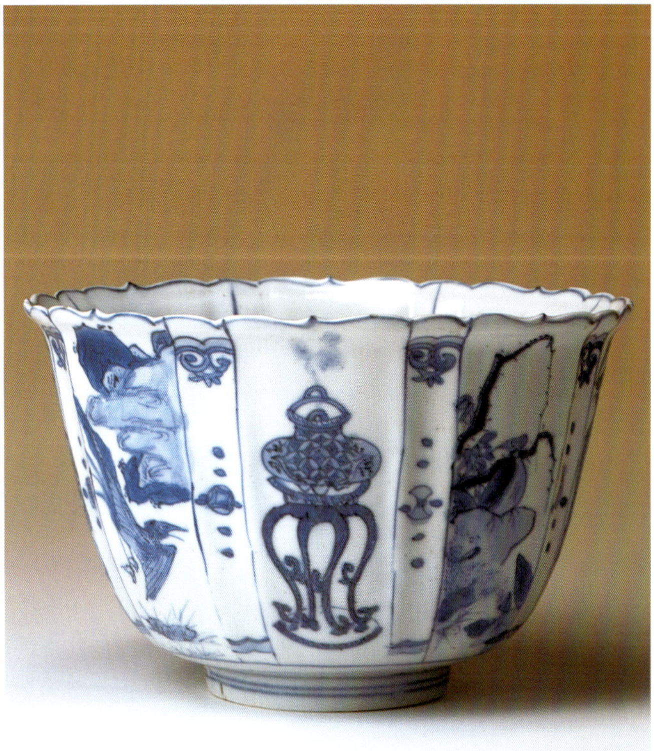

Abb. 31, 32
Kat. Nr. 18

diesen Feldern wiederum finden sich Motive nach einem mehr oder weniger festen System konstituiert. Blumen, blühende Zweige mit Vögeln, buddhistische, daoistische Symbole oder aber „Altertümer" finden sich im Wechsel mit Motiven in schmaleren Feldern, etwa Schleifen, Ruyi-Zepter oder Juwelen.

Unter den Kummen und Bechern dominieren in Favorite jene mit einer Elster im Fond. Neben der üblichen Felderung der Wandung ist hier auch deren völlige Auflösung zu beobachten. So verläuft auf Kat. Nr. 20 und 21 eine Landschaft mit Felsen, Pflanzen und den aufgeregten Elstern rings um die Wandung. Eine weitere Dekorationsvariante zeigt der Glockenbecher Kat. Nr. 25. Auf den Feldern der Innenseite sind Nelken und Tulpen an Fadenstengeln zu sehen. Auch die Kumme Kat. Nr. 10 zeigt diese Blumen, die aus dem osmanischen Reich nach China kamen. Die Verwendung dieser Motive zeigt, wie die chinesischen Porzellanmaler auf gerade entstandene Moden auf den Exportmärkten reagieren konnten. Seit Beginn des 16. Jahrhunderts verbreitete sich im osmanischen Dekorationsrepertoire die sogenannte Iznik-Keramik, die bald einen eigenen Stil aufwies. Tulpen kamen ab 1600 auch in Europa in große Mode, so daß sie auch hier als Dekormotiv höchste Aktualität garantierten.
Unter den blau-weißen Mingporzellanen in Schloß Favorite finden sich auch einige, auf andere Art bemerkenswerte Stücke. Von den wenigen nicht aus Jingdezhen stammenden blau-weißen Porzellanen ragt der Teller Kat. Nr. 15 nicht nur wegen seiner besonders wertvollen Montierung heraus. Bei diesem Stück handelt es sich um sogenannte Swatow-Ware.
Diese ist im eigentlichen Sinne keine Ware mit definierter Beschaffenheit. Der Begriff dient vielmehr als Sammelbecken für die südchinesischen Porzellane, die über den Hafen Shantou, niederländisch Swatow, gehandelt wurden. Hier findet sich neben blau-weißen Porzellanen auch grau-, blau- oder braunglasiertes Zeug. Charakteristisch ist die wesentlich spontanere, freiere Malerei, die teilweise ins Volkstümliche übergeht. Sie wurde in Südostasien (Philippinen, Indonesien) sowie in Japan hochgeschätzt und besonders dorthin von den Holländern verhandelt. Der Teller zeigt die bemerkenswert qualitätvoll

gemalte Szene des Fenghuang in einer Gartenlandschaft mit Taihufelsen und einer riesigen Päonie. In der Wahl der Motive ist die Bandbreite bei der Swatow-Ware nicht so groß wie etwa bei der Kraakware, lehnt sich jedoch hieran an. Auch beim Fenghuang-Motiv orientierte man sich an Vorbildern aus Jingdezhen.

Eine weitere Gruppe von 11 Koppchen ragt in der Sammlung von Schloß Favorite heraus, Kat. Nr. 35-37. Diese Gefäße wurden in Jingdezhen gefertigt, zeigen aber bis auf die sehr feine Porzellanmasse kaum Merkmale der sonst zu dieser Zeit entstandenen Stücke. Sie sind dick und schwer, die Glasur ist stark türkisfarben, die Malerei ist grob und flüchtig auf die Wandungen getuscht. Diese Porzellanart wurde weniger für den europäischen Markt gefertigt als wiederum für Abnehmer in Südostasien. Dennoch fanden sich im Schiffswrack der „Witte Leeuw" zahlreiche Reste dieser und ähnlicher Porzellane.[8] Auch in der Porzellansammlung der osmanischen Sultane im Topkapi Saray Museum in Istanbul finden sich diese Porzellane in mehreren Varianten, was auch auf einen Export dieser Ware in den Nahen Osten schließen läßt.

Übergangsware

Als mit dem Tod des Mingkaisers Shen Zong das Ende der Regierungsära Wanli (1573-1619) kam, blieb die Porzellanherstellung in Jingdezhen bis 1683 ohne kaiserliche Oberaufsicht. Diese Zeit dauerte infolge der Kämpfe gegen die Qing oder Mandschu bis 1683 an und wird allgemein als „Übergangsperiode" bezeichnet. Die Produktion in Jingdezhen ging stetig zurück und kaiserliche Aufträge fehlten. 1675 wurde die Stadt während der Wu Sangui-Rebellion völlig verwüstet. Erst mit der Übertragung der Oberaufsicht der Porzellanproduktion an den Beamten Zang Yingxuan endete diese Phase und stellte die Dominanz kaiserlichen Geschmacks wieder her. Die Bedeutung dieses Aktes belegt auch die persönliche Ernennung des Beamten durch den Kaiser, dem er ebenfalls persönlich Rechenschaft abzulegen hatte. Doch auch ohne die ausgeprägte, vorbildlich wirkende Produktion für den kaiserlichen Hof, der sich dieser Kosten im kräftezehrenden Krieg gegen die Mandschu versagte, brachte die Übergangszeit eigene stilistische Ausprägungen hervor.

Mit dem Niedergang der kaiserlichen Präsenz in den Manufakturen in Jingdezhen verloren die kaiserlichen Symbole wie Drache, Phönix oder daoistische Zeichen an Bedeutung für die Porzellanherstellung. Eine bürgerliche Bildwelt nahm ihren Platz ein. Die neuen Motive entsprachen den neuen philosophischen und politischen Bedürfnissen der chinesischen Beamten- und Bildungseliten. Sie zeigen Landschaften, Eremiten, zurückgezogen lebende Gelehrte sowie eine an hochstehender Tugendhaftigkeit von (Beamten-)gelehrten orientierte Ikonographie. Ausgangspunkt dieser sogenannten Literatenmode war Jiangnan, wo in der späten Mingzeit eine ökonomisch wie philosphisch-ästhetisch aufgestiegene Bürgerelite einen neuen Geschmack prägte. Er orientierte sich an der Schönheit von Dichtung und Poesie und schlug sich zunächst in der Malerei der Zeit nieder. Sehr schnell erreichte er auch die Porzellandekoration sowie alle übrigen Künste.[9]

Auf den Porzellanen nahmen vor allem die Landschaftsszenen sprunghaft zu. Dies mag einerseits den kaufmännischen Hintergrund der Literatenfamilien widerspiegeln, da Motive von bootfahrenden Händlern in Flußlandschaften sehr häufig sind (vgl. Kat. Nr. 8, 9). Die Berge erhalten auch eine religiöse Dimension, die durch die Eremiten und Gelehrten verdeutlicht wird (Kat. Nr. 9, 40, 43). Diese Gelehrten meditieren in der Landschaft, wandern, angeln, musizieren oder haben einen Schüler, dem sie ihre Weisheit vermitteln. Auf der Kumme Kat. Nr. 67 versuchte der Maler, beide Richtungen zu verschmelzen.

[8] Kat. Mus. Amsterdam 1982, S. 182ff.
[9] Zu weiteren Ausprägungen der Literatenmode siehe z.B. Moss 1986.

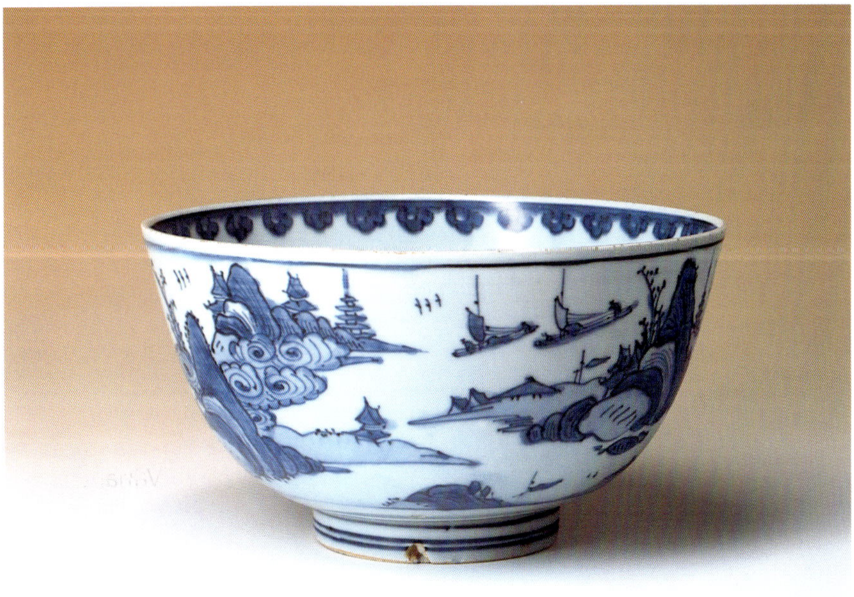

Abb. 33
Kat. Nr. 8

Vorbilder für diese Porzellanmalereien finden sich hauptsächlich in zeitgenössischen Holzschnitten. Starke Einflüsse vermittelte auch die Malerei, die oft in einer Verbindung beigefügter Gedichte die poetische Aussage der Landschaftskomposition andeutet.
Chinesische Rollbilder waren vorbildlich für einen Malstil auf Porzellanen, der bereits in den dreißiger Jahren des 17. Jahrhunderts faßbar wird und noch auf den Schultertöpfen Kat. Nr. 58 zu finden ist. In den Reserven sind wohlkomponierte Landschaften mit weisen Männern und ihren Schülern zu sehen. Die Personen sind sehr klein in die Landschaft gesetzt, ihre Gesichter sind schematisiert. Im Gegensatz hierzu wird großer Wert auf die Gestaltung und die malerische Erfassung der Landschaft gelegt. Die Farbgebung liegt in einem äußerst intensiv leuchtenden Blau. Die beiden Gefäße sind auch Zeugen für den Erfolg dieses Stiles. Sie wurden in einer späteren Phase für den Export bemalt, als die Landschaftsmalerei auf Porzellan für den chinesischen Binnenmarkt schon keine Rolle mehr spielte.

Der Übergangsstil ist auch gekennzeichnet durch die starke Zunahme größerer figürlicher Darstellungen. Der Literatenmode entsprechend fanden auch narrative Szenen und Themen aus Theaterstücken, Romanen und Erzählungen Eingang in das Dekorationsrepertoire der Porzellanmaler. Besonders beliebt waren Szenen aus dem Roman „Das Westzimmer", eine Liebesgeschichte von ungeheurer Popularität. Weitere Erzählungen wurden in Büchern bebildert und dienten als Vorlagen. Der größte Teil dieser Darstellungen ist heute leider noch nicht erkannt und zugeordnet, Kat. Nr. 44A, 45A.[10] Solche Szenen finden sich etwa auf der Stangenvase Kat. Nr. 27. Das obere der drei umlaufenden Felder zeigt die Audienzszene zweier Kinder vor einem Beamten, ohne daß die Szene gedeutet werden konnte. Aufbau der Malerei und Thema sind aber geradezu klassisch für die Übergangszeit.

Beamtenszenen konnten auf vielerlei Art und Weise variiert werden. China wurde vom Kaiser regiert, doch oblag die Verwaltung Beamten. Sie übten schließlich die Gewalt in dem riesigen Reich aus. In fernen Provinzen kamen sie Fürsten gleich. Der Beamtenstatus war normalerweise nicht erblich, sondern wurde durch eine harte Prüfung erlangt, an die sich eine Karriere anschloß. Die Prüfung war das Nadelöhr zu Ansehen, Reichtum und Macht und war entsprechend der Bedeutung für den Prüfling eine Art Initiation. Zwangsläufig mußte dieses wichtige Thema auch in Darstellungen auf Porzel-

[10] Zu erfolgreichen Bemühungen in dieser Richtung siehe Clunas 1981-82, S. 69-86; Hsu Wen-chin 1986, S. 1-146; Kat. Ausst. New York 1995.

lan Eingang finden. Wawas zum Beispiel, also Kinder, konnten in Massen auftreten und als Zeichen für Fruchtbarkeit, Reichtum und Lebensfreude stehen. Sie konnten aber auch als Bild für den Beamtennachwuchs stehen. Auf den Blakern Kat. Nr. 45B sieht man die auf dem Mond lebende Göttin Chang E auf einem Felsen sitzen. Hier übergibt sie zwei vor Freude hüpfenden Knaben einen Zweig himmlischer Cassiae, also Zimt, zum Zeichen der bestandenen Beamtenprüfung. Eine Vielzahl der Porzellane in Schloß Favorite zeigt dieses Thema bis in die Zeit um 1700, so auch die Miniaturväschen Kat. Nr. 46, 47. Diese Miniaturväschen leiten auch in ihrer Form über zur Qingzeit, wo sie reichlich produziert wurden. Wie Funde aus der um 1643 gesunkenen Hatcher-Dschunke belegen, entstanden Miniaturväschen aber bereits zur Mingzeit. In Schloß Favorite haben sich nur elf dieser Kleingefäße erhalten. Größere Konvolute des Hauses Baden wurden 1995 in Baden-Baden versteigert.[11]
Eine weitere stilistische Brücke zwischen den Porzellanen der Ming- zur Qingzeit mag man in den Koppchen Kat. Nr. 34 erblicken. Ihre oktogonale Form mit der Felderdekoration erinnert an die Kraakporzellane, steht aber ohne jeden ornamentalen Dekor da. Auch in der aufstrebenden Ära Kangxi benutzte man oft noch Felderdekore, transformierte sie aber in eine eigene Formensprache.

Qing-Porzellane

Unter dem Eindruck der auf Peking heranrückenden Mandschu-Truppen endete die große Mingdynastie 1644 mit dem Selbstmord ihres letzten Kaisers. Die mingtreuen Truppen in den verschiedenen Landesteilen führten noch 40 Jahre Krieg und stellten erst mit der Eroberung von Formosa (Taiwan) 1683 durch Kangxi die Kämpfe ein. Die Wiedervereinigung des Riesenreiches war geschafft, als auch die Mongolen im Nordwesten befriedet waren und ein Vertrag 1689 die Nachbarschaft zu Rußland regelte.
Nach dem Sieg über die Ming ging es den Qing unter ihrem ersten Kaiser Shunzhi (1644-1661) zunächst um die Konsolidierung des Reiches. Sie wurde auch zunächst unter dessen Sohn Kangxi, der 1662 bereits mit elf Jahren den Thron bestieg, fortgeführt. Erst 1683 ging er daran, das schwer verwüstete und entvölkerte Jingdezhen wieder zu fördern und die Großproduktion voranzutreiben.
Natürlich führten weiterhin viele Porzellane Themen und Dekore der Übergangszeit. Die zuvor relativ freie Verteilung der Dekore erhielt aber nun wieder

Abb. 34
Kat. Nr. 113

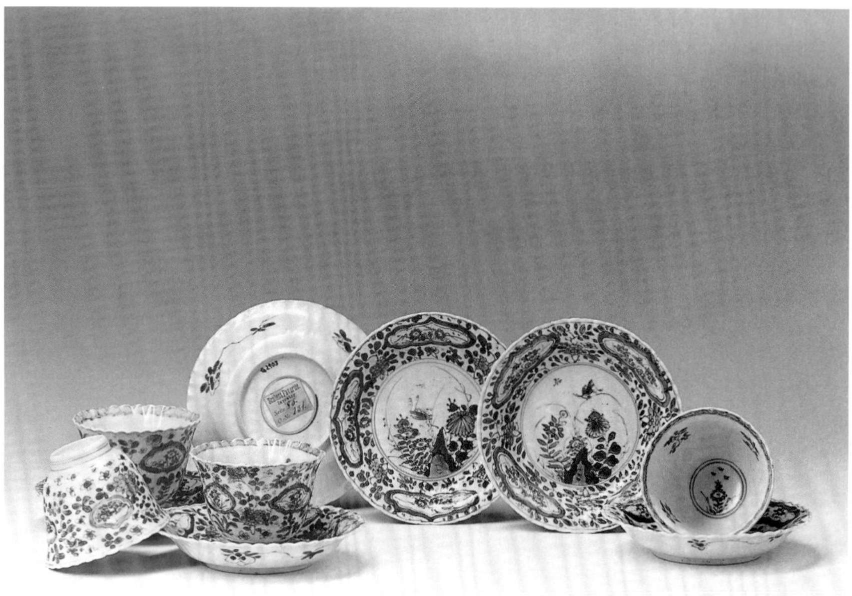

[11] Sotheby's Baden-Baden 05.-21.10.1995, Bd. VI, Los. Nr. 5362-5364.

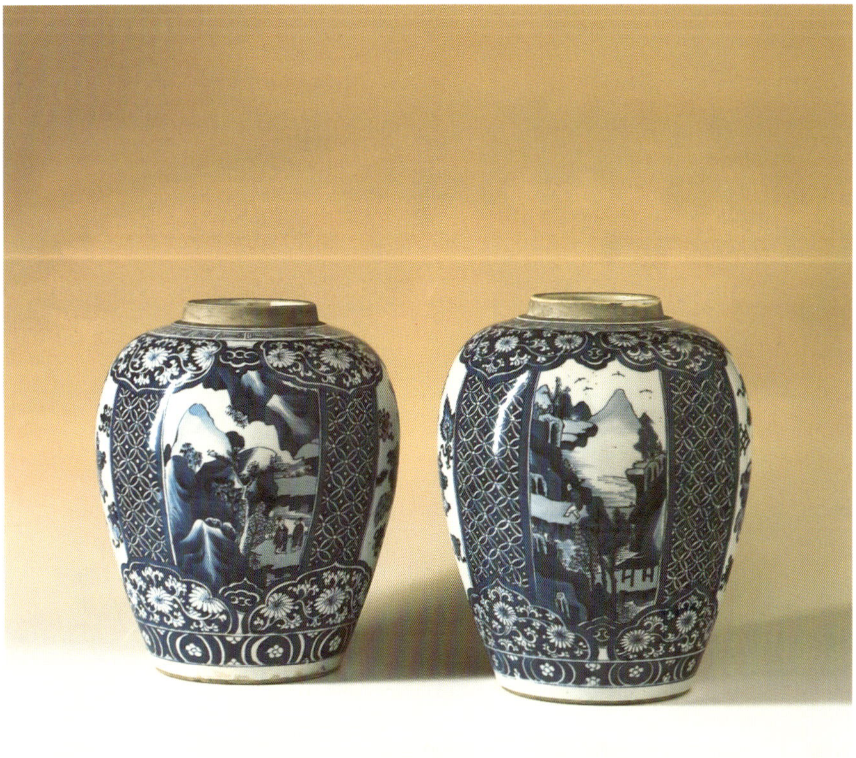

Abb. 35
Kat. Nr. 58

verstärkt ornamentale Rahmen und Begrenzungen. Die gefelderte Aufteilung der Dekore, wie sie ja bereits bei den Kraakporzellanen eingeführt worden war, erhielt nun neue Impulse. Teeservice und Schokoladenbecher wurden gemäß dem steigenden Verbrauch in Europa für den Export produziert. Die verschiedenen Möglichkeiten der Felderdekoration zeigen eine Reihe von Koppchen, Bechern und Unterschalen in der Favoriter Sammlung, Kat. Nr. 103ff. Pflanzen, also Päonien, Kamelien, Rosen, Pinien, Bambus bilden den Hauptdekor, der die Flächen oft völlig füllt und den weißen Grund dominiert. Entsprechend den Felderungen sind die Formen oft polygonal gebrochen. Um Regelmäßigkeit zu erreichen, mußten die Stücke in feuchtem Zustand in Formen gepreßt werden, wie dies besonders deutlich bei dem Satz von 17 Koppchen und Unterschalen zu beobachten ist, Kat. Nr. 112. Zu fast allen Dekoren gibt es Varianten und die Vielzahl der so entstandenen ähnlichen Dekore ist bei Millionen produzierter Porzellane kaum zu überblicken. Neben den Pflanzenthemen erfreuten sich auch Gartenszenen, mit und ohne Personen, größter Beliebtheit. Die beliebtesten Gartenasseccoires wie bizarr geformte Lochsteine oder Gartenzäune treten in Erscheinung. Gelegentlich erkennt man auch die beliebten Terrassengärten in den Berghängen, Kat. Nr. 87.

Unter den Teegeschirren erscheinen verschiedene Porzellane in Favorite für den normalen Gebrauch außergewöhnlich klein. Neben den bereits angesprochenen Miniaturväschen seien die Miniaturkoppchen und Unterschalen Kat. Nr. 100, 115, 116 sowie die montierten Becher Kat. Nr. 101 genannt. Von dem Set Kat. Nr. 100 finden sich auch Teile in der Puppenstadt „Mon Plaisir" der Fürstin Augusta Dorothea von Schwarzburg-Arnstadt (1666-1751) in Schloß Arnstadt.[12] Puppenhäuser, seit dem 16. Jahrhundert als „Dockenhäuser" bekannt, fanden sich schon in der Münchner Kunstkammer Albrechts V. Ihre Popularität entwickelte sich im 17. und 18. Jahrhundert stetig und brachte einen ganzen Produktionszweig für Miniaturgegenstände auf. Die Verwendung der Miniaturporzellane als Finimenti in Puppenstuben dürfte ein Grund für ihren Import gewesen sein. Die Existenz einer Puppenstube im weiteren Sinn ist aus den Archivalien der badischen Höfe nicht bekannt geworden,

[12] Kat. Ausst. Kassel 1990, S. 82, vgl. den Teller mit Koppchen auf dem rechten Trommeltisch.

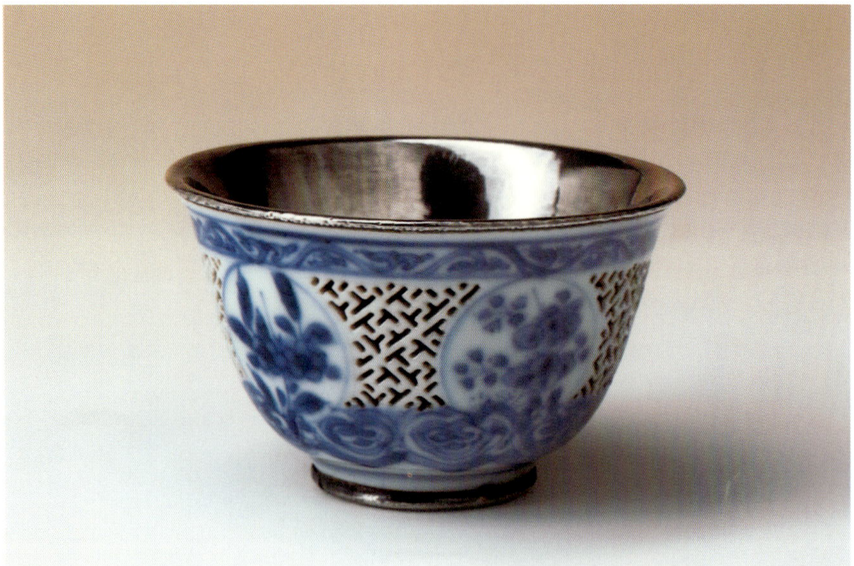

Abb. 36
Kat. Nr. 33

wäre aber durchaus denkbar. Die Vorliebe des Barock für Extreme macht diese Porzellane aber auch für weitere Räume vorstellbar. So wie August der Starke den riesigen Dragonervasen nachjagte, konnte auch die Übersteigerung ins Kleine ihren Reiz entfalten. In China könnten diese Porzellane eine Rolle für Grabausstattungen gespielt haben. Mingzeitliche Gräber brachten eine Reihe von Miniaturgegenständen zu Tage, denen man auch diese winzigen Porzellane beistellen könnte.[13]

Neben den kleinen Koppchen und Schalen bietet die Sammlung in Schloß Favorite eine Vielzahl verschiedener Becher und Koppchen sowie Unterschalen. Das Service Kat. Nr. 112 etwa ist mit 17 Schalenpaaren erhalten. Weitere interessante Stücke zeigt das Teeservice Kat. Nr. 114. Die offene, durchbrochene Arbeit mit dem chinesischen Namen Loukong bietet besonders virtuose Aspekte der Porzellanherstellung. Die Teller zeigen, wie das Porzellan vermutlich mit schablonierten Werkzeugen einfach durchstochen wurde. Dagegen sind die Hohlgefäße zweischalig aufgebaut. Ihre äußere Schale ist wiederum durchstochen und auf der Außenseite bemalt. Das innere Gefäß ist beidseitig, also innen und zwischen den Gefäßwänden blau bemalt. Kaum sichtbar werden beide Teile im Brand lediglich von den glasurumflossenen Lippenkanten zusammengeschmolzen. Die Loukong-Technik ist eine Weiterentwicklung der bereits in der Mingzeit bekannten Linglong-Technik, wie sie an Kat. Nr. 33 zu sehen ist. Dort erhielt das Gefäß lediglich eine feinst durchbrochene Schale. Die Loukong-Gefäße sind nicht ganz so fein ausgeschnitten, entfalten aber durch die größeren Öffnungen einen Durchblick auf die glasierten und bemalten Flächen. Scheint nun das Licht durch den transparenten Scherben, sieht man durch das Gitter den innen gemalten Dekor leuchten. Dem europäischen Geschmack der Barockzeit entsprach ein solch verspielter und technisch anspruchsvoller Dekor vollkommen. Auch hiervon existierten im Hause Baden weitere Exemplare, die 1995 versteigert wurden.[14]

Über diese Arbeiten hinaus finden sich in Schloß Favorite weitere interessante Porzellane, von denen einige noch kurz angesprochen werden sollen. Bei den Vasen sind dies etwa die großen Schultertöpfe Kat. Nr. 57. Sie sind die größten blau-weißen Stücke und gehören zu den wenigen Prunkporzellanen der gesamten Sammlung. Große Gefäße sind auch durch die beiden Vasen vom Typ Hu, Kat. Nr. 59, vertreten. Ihr Dekor zeigt die für die Qingzeit typische, komplizierte Folge von Bändern und Friesen, die hier sehr dicht mit Blau bemalt sind. Der Grund auf der Bauchung der Gefäße zeigt zwischen Ranken-

[13] Solche Grabausstattungen en miniature z.B. bei Addis 1978, Nr. 49, 50.
[14] Sotheby's Baden-Baden 05.-21.10.1995, Bd. VI, Los. Nr. 5347.

werk Drachenmuster, eines der wenigen Beispiele hierfür in Schloß Favorite. Es handelt sich dabei um einen dreizehigen Typus, dem, völlig untypisch, die Krallen fehlen. Ein äußerst seltenes Stück ist der Pokal Kat. Nr. 72. Gefertigt nach dem Vorbild europäischer Gläser des 17. Jahrhunderts, kann er nur die spezielle Auftragsarbeit für einen europäischen Besteller gewesen sein. Auch wenn es wegen dem matten Glanz der Oberfläche nicht so scheint: Es handelt sich um Porzellan, das allerdings leicht unterfeuert erscheint. Unter den Dekorelementen sind auch die schwungvollen großen Blüten auf freiem Hintergrund ungewöhnlich. Verglichen mit dem kleinen Pokal Kat. Nr. 73 und den in Baden-Baden versteigerten Pokalen[15], die den Funden aus der Vung Tau-Dschunke um 1690 ähneln[16], stellt Kat. Nr. 72 wirklich eine Besonderheit dar.

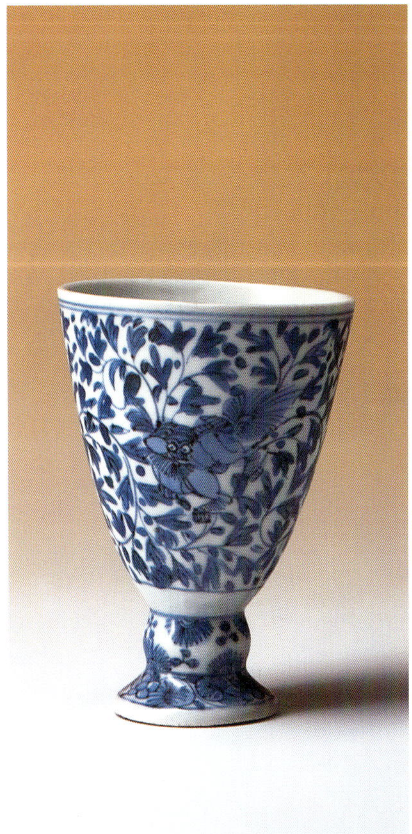

Abb. 37
Kat. Nr. 73

Marken

Marken auf chinesischem Porzellan sind verwirrend in ihrer Vielfalt und Aussagekraft.[17] Die Porzellane in Schloß Favorite bilden hierin keine Ausnahme.
Meist handelt es sich um Schriftzeichen, die auf der Unterseite eines Objektes angebracht sind. In der Regel wurden dabei ein bis sechs Zeichen in der regulären Kaishu-Schrift geschrieben. Möglich ist auch die Benutzung der Zhuanshu-Schrift, die für Siegel verwendet wird, aber in Favorite kaum eine Rolle spielt. Stücke, die für den kaiserlichen Gebrauch bestimmt waren, erhielten seit der Mingzeit das Nianhao, die kaiserliche Regierungsmarke, die aus vier oder sechs Zeichen in einem Doppelkreis besteht.
Da Regierungsmarken besonders qualitätvoller Perioden auch in folgenden Zeiten aufgebracht zu werden pflegten, ist es nicht immer leicht, die damit belegten Stücke einzuordnen und zu datieren. Der Typ der Schale Kat. Nr. 2 wurde auch noch während der Ära Wanli (1573-1619) mit dem Nianhao Jiajing (1522-66) gefertigt. Man kann diese Nachahmungen meist an der etwas flüchtigen Art der Ausführung erkennen, doch muß auch die Untersuchung aller in Frage kommender Gestaltungsdetails zur Entscheidung hinzugezogen werden, ob eine Marke echt ist oder bloße Nachahmung. Während der Regierungsperiode Kangxi (1662-1722) erging 1667 das Verbot der Aufbrin-

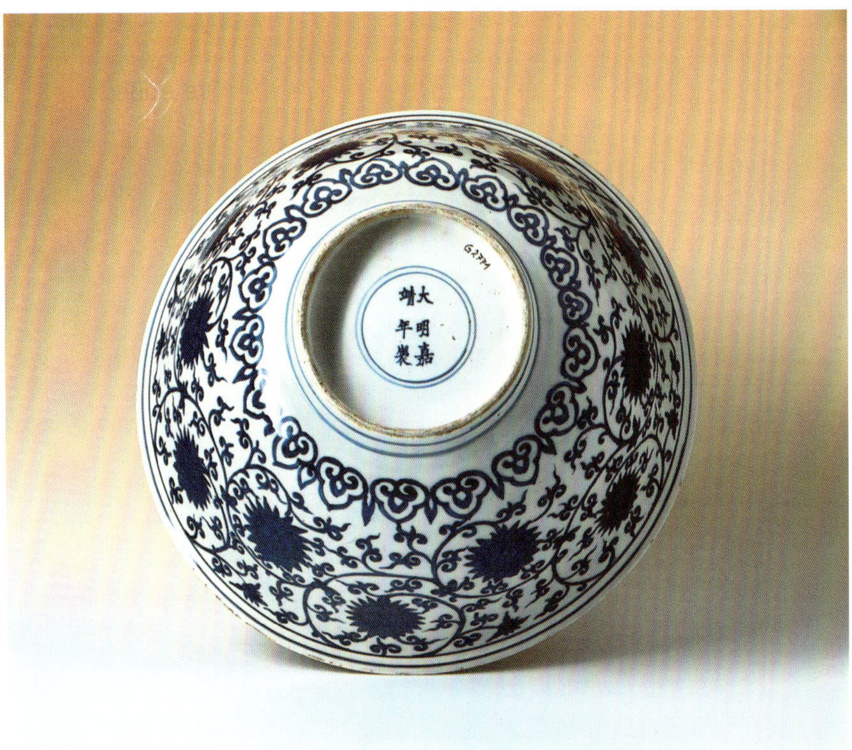

Abb. 38
Kat. Nr. 2

[15] Sotheby's Baden-Baden 05.-21.10.1995, Bd. VI, Los. Nr. 5345.
[16] Christie's Amsterdam, 07.-08.04.1992, Los Nr. 50ff.
[17] Zur schwierigen Debatte zur Klärung des Problems der Marken siehe z.B. Bluett 1935/36, S. 51-63; ders. 1942/43, S. 37-45. Eine gute Einführung zum Thema gibt Davison 1994, S. 4ff.

gung kaiserlicher Marken. Niemand solle auch nur symbolisch die darin enthaltene Devise Kangxi, „die Freude des Friedens" zerbrechen. Statt dessen entwickelten sich in dieser Periode bei den Porzellanmalern verschiedene Möglichkeiten der Gestaltung: Man ließ zum Beispiel den Doppelkreis leer oder fügte ein buddhistisches Zeichen ein.[18] Besonders beliebt war in dieser Zeit die Aufbringung des Nianhao Chenghua (1465-87). Mit dem Wiederaufbau von Jingdezhen versuchte man in der Blaumalerei an die hohe Blüte dieser Periode anzuknüpfen und versah voll Stolz oder aus geschäftlichem Kalkül die neuen Produkte mit diesem Zeichen, z.B. Kat. Nr. 45.
Neben diesen Möglichkeiten gab es bereits zur Mingzeit Marken mit Schriftzeichen, die dem Besitzer des Stückes Glück, Wohlstand, Frieden etc. wünschten. Andere weisen auf die Manufaktur hin, andere wiederum auf den Besitzer des Stückes.

Montierungen

Dem Wert der chinesischen Porzellane entsprechend, brachte man in Europa metallene Montierungen und Fassungen an, von denen in Favorite zwei Arten zu unterscheiden sind.

Die erste Gruppe zeigt Gefäße, die zur Steigerung des Wertes Montierungen erhielten. Als frühestes Beispiel kann hier der große Teller Kat. Nr. 15 genannt werden. Standring und Rand wurden mit silbervergoldeten Reifen ausgestattet. Der Rand zeigt bewegte Ornamente und silberne Blattmasken. Die im Inventar 1691 genannte zugehörige Kanne ist heute verschollen, macht aber deutlich, daß dieser Teller seinerzeit als zeremonielles Gießbecken diente. Die Montierung dient einerseits dem Schutz des Porzellans, aber auch der Steigerung des Eindrucks und des Wertes. Dem leuchtenden Blau-Weiß wird der Glanz von Gold und Silber zur Steigerung des Eindruckes an die Seite gestellt, die reinigende Handlung dadurch in ihrer Bedeutung gesteigert. Von ähnlicher Art ist etwa die Fassung der Schale Kat. Nr. 19 oder der Kännchen Kat. Nr. 77ff. Bei den erstgenannten Beispielen wird auch deutlich, daß es den europäischen Goldschmieden nur selten um eine Steigerung der asiatischen Ästhetik ging, wie etwa am Koppchen Kat. Nr. 33. Die Montierungen am großen Teller oder der Schale mit den abgeplatteten Griffen zeigen in Stil, Maßen und Proportionen eher ihre Rücksichtslosigkeit gegenüber dem fremden Dekorationssystem.
Die zweite Sorte zeigt zerbrochene Porzellane, die eine „Möbelfassung" erhielten, Kat. Nr. 44. Die lackierten Möbel können in ihrer Form kaum als Besonderheiten gelten. Erst als Träger für die Porzellanplaketten erhalten sie ihren Wert. Unklar bleibt, ob hier intakte Porzellane abgearbeitet oder gebrochene Exemplare aus der Not einer Zweitverwendung zugeführt wurden. In beiden Fällen jedoch macht die prominente Anbringung der Porzellane deutlich, daß die Möbel die Porzellane präsentieren und nicht etwa umgekehrt.
Einen Mittelweg dieser beiden Arten der Montierung mag man in den Wandleuchtern und ihrem Lichtputzscherenteller, Kat. Nr. 45, erkennen. Bei ihnen werfen die Reste eines roten Lüsters weitere Fragen auf: Gehörte diese Garnitur zuvor zu einem Raumensemble? Wenn ja, müßte dies vor der Errichtung der Favoriter Inventare entstanden sein. Möglicherweise beleuchteten sie bereits 1729 das „Chinesische Fest" der Markgräfin Sibylla Augusta in Ettlingen und wurden zu einem solchen Anlaß der Farbe der Tapete entsprechend lüstriert. (Abb. 4, 46)

Ein montiertes Stück soll hier noch besonders erwähnt werden. Es handelt sich um ein Koppchen der Regierungsperiode Chongzhen (1628-1644), dessen Wandung in Linglong-Technik durchbrochen ist. Zahlreiche Sammlungen der Welt besitzen solche Koppchen – mit Hebung der Schätze aus der etwa 1643 gesunkenen Hatcher-Dschunke kamen ähnliche Stücke reihenweise auf den

[18] Im Katalogteil dieses Buches wird der leere Doppelkreis im Feld Marke aufgeführt, nicht jedoch auf der Markentafel.

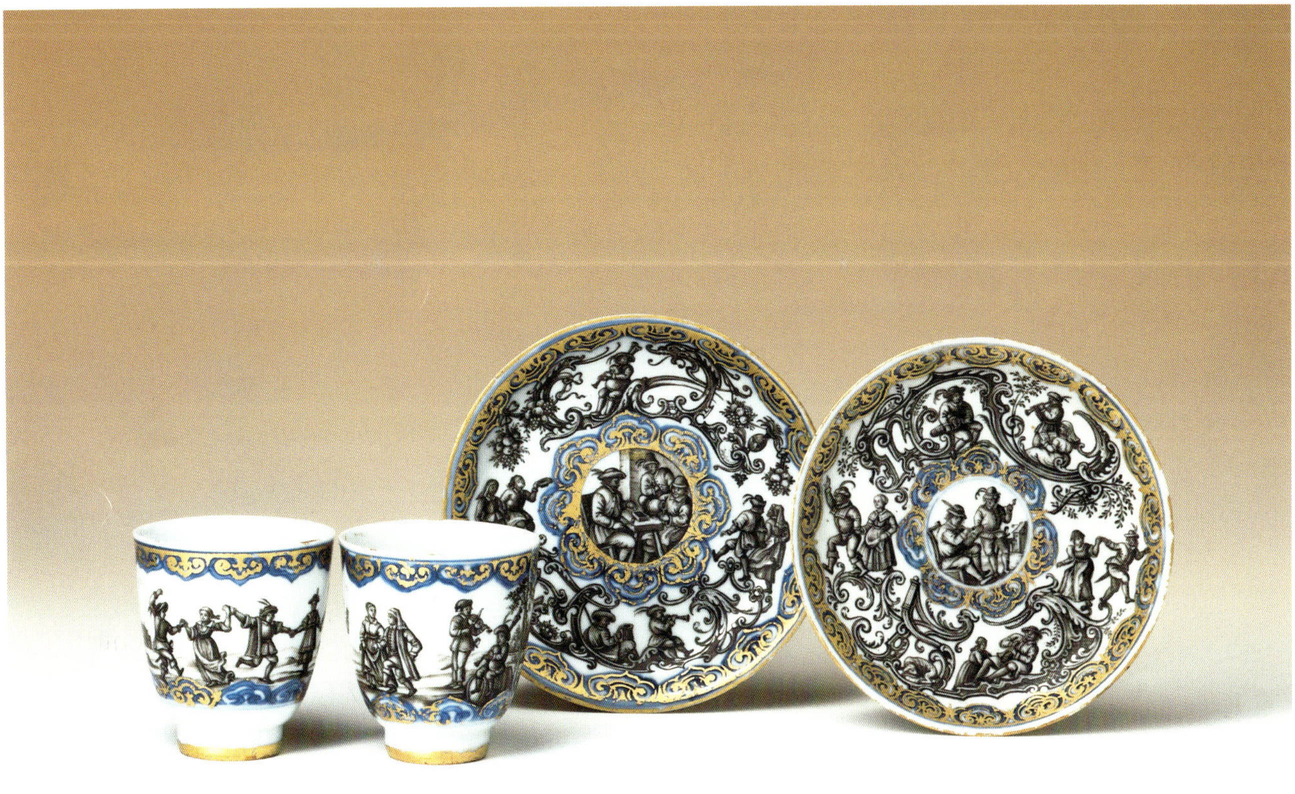

Abb. 39
Kat. Nr. 118

Markt.[19] Obwohl alle diese Porzellane bereits in Jingdezhen für eine Montierung vorgesehen wurden, besitzt kaum eines den inneren Silbereinsatz. Das mag verschiedene Gründe haben, doch erst dieser Einsatz macht das Gefäß zum Trinken brauchbar. In Schloß Favorite hat sich ein weiteres Stück dieser Art aus Blanc de Chine erhalten.[20]

Vergoldungen

Neben der Montierung von Porzellanen mit massiven Metallen waren zahlreiche Stücke ursprünglich vergoldet. Ein Teil der Ware wurde bereits in China für die Vergoldung vorgesehen. So zeigen die Langhalsflaschen Kat. Nr. 54, 55 unglasierte Elefantenhenkel mit ebensolchen Porzellanringen. Hierauf wurde eine Vergoldung aufgetragen, die in der Zwischenzeit jedoch erneuert wurde. Die Verluste bei den Vergoldungen sind besonders hoch, da die oft wenig haltbaren Arbeiten abgerieben wurden. Zahlreiche, noch im Inventar von 1855 genannte Vergoldungen sind heute völlig verschwunden.[21]
Ein besonders gut erhaltenes Stück liegt mit dem Trichter Kat. Nr. 133 vor, dessen Lippe noch die originale europäische Ölvergoldung aufweist. Der Aufbau zeigt die Goldschicht über einem gefärbten Anlegemittel (Mixtion). Reste dieser Art der Vergoldung finden sich auch an der großen Mingschüssel Kat. Nr. 2 oder am großen Teller Kat. Nr. 1. Der braune Rand bietet einen idealen Grund für eine nachträgliche Vergoldung. Vermutlich kann man daraus schließen, daß die braunen Ränder der chinesischen Porzellane zur Vergoldung vorgesehen waren[22], was nach dem Befund der hier betrachteten Porzellane plausibler erscheint als etwa die Erklärung Macintosh's, die braune Glasur der Ränder sei zum Schutz vor Absplitterungen aufgetragen worden.[23]
In China wurden zahlreiche blau-weiße Porzellane mit einer silber- oder goldmontierten Lippe versehen, für die die vergoldete Lippe auf braunem Grund ein preiswerter Ersatz gewesen wäre.[24]

19 Sheaf/Kilburn 1988.
20 Inv. Nr. G 2897, siehe Fichtner 1939/40, S. 140, Abb. 16.
21 Kat. Nr. 35-37, Inventar Favorite 1855, S. 57, Nr. 63; Kat. Nr. 87, ebenda S. 56, Nr. 59.
22 Braune Ränder auch an dem montierten Flacon Kat. Nr. 80; Koppchen und Teller Kat. Nr. 99.
23 Macintosh 1977, S. 65-68, S. 117, Abb. 87. Macintoshs Beispiel weist dementsprechend auch bereits neun größere Absplitterungen auf.
24 Kumme mit Landschaftsmalerei, Privatbesitz in Kat. Ausst. New York 1995, Kat. Nr. 1. In der gleichen Art: Kumme mit Landschaftsmalerei, San Francisco, Asian Art Museum of San Francisco, The Avery Brundage Collection, frühe Kangxi-Zeit: Kat. Ausst. New York 1984, Kat. Nr. 50, Farbtf. 6. Weitere Stücke der Qingzeit siehe Kat. Mus. Taipai 1991, S. 23f.

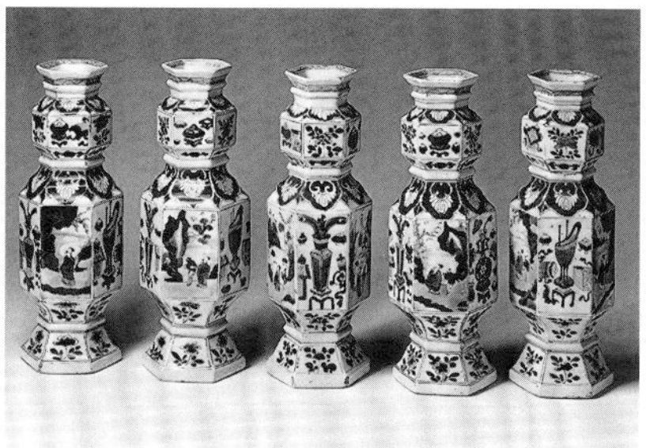

Abb. 40
Ensemble von fünf Balustervasen, Inv. Nr. G 7605, 4962, 7602, 7603, 7604. Während Inv. Nr. G 4962 gesichert seit 1855 zum Bestand von Schloß Favorite zählt (Kat. Nr. 56), wurden die übrigen Vasen 1995 auf der Auktion in Baden-Baden für Schloß Rastatt erworben (außer Katalog).

Neben ölvergoldeten Stücken sind in Favorite auch einige Porzellane mit Muffelvergoldung erhalten. Hier wird das Gold mit dem Pinsel aufgetragen und anschließend in einem Muffel bei niedriger Temperatur gebrannt. In China praktizierte man diese als Kinrande-Dekor bekannte Technik bereits im 16. Jahrhundert.[25] Die gleiche Technik findet sich an zwei puderblauen Langhalsflaschen in Schloß Favorite, Kat. Nr. 64. Die Ornamentik ist aber für chinesische Verhältnisse kaum vorstellbar, so daß man hier ein in Europa vergoldetes Stück vor sich haben dürfte. In Holland wurden viele Porzellane auf diese Art veredelt und aufgewertet, doch können solche Vergoldungen auch in Deutschland oder anderswo entstanden sein. Weitere Beispiele verschiedener Muffelgolddekore bieten die Terrinen Kat. Nr. 70 mit ihrer extrem dünnen Goldschicht, die Teller Kat. Nr. 119 und die gerippte Kumme Kat. Nr. 69.

In Europa bemalte Porzellane

Für die Weiterverarbeitung nach europäischem Geschmack waren auch die beiden Becher Kat. Nr. 117 bestimmt. Es handelt sich um „Rohlinge", die von sogenannten Hausmalern veredelt wurden, wie es bei den beiden Koppchen mit Unterschälchen Kat. Nr. 118 der Fall ist. Die Stücke wurden von dem aus Böhmen stammenden Ignatz Preissler in Schwarzlot, das bereits seit dem Mittelalter aus der Glasmalerei bekannt war, mit Rokoko-Capriccii und Bauerntanzszenen bemalt. Während die Schwarzlotmalerei eingebrannt wurde, zeigen die blauen Ruyi-Friese eine wenig haltbare Vergoldung. Nur wenige Stücke Preisslers haben sich erhalten, obwohl aus Bestellungen hervorgeht, daß er hunderte, wenn nicht tausende solcher Porzellane bemalte.

Japanische Porzellane

Neben den zahlreichen blau-weißen chinesischen Porzellanen in Schloß Favorite mag die geringe Zahl von zwei japanischen Sometsuke-Stücken erstaunen. Sie verdienen dennoch großes Interesse. Sometsuke ist der japanische Begriff für blaue und weiße Ware. Er entstand im 16./17. Jahrhundert, als in Japan die Porzellankunst eingeführt wurde. Die Entwicklung der japanischen Blau-Weiß-Malerei erreichte in der zweiten Hälfte des 17. Jahrhunderts einen ersten Höhepunkt, für den die längliche Pinseldose Kat. Nr. 134 beispielhaft ist. Innerhalb eines Ornamentsystems zeigt sie in einer ausgesparten Reserve eine Landschaftsdarstellung, in der das Blau vom zartesten Hauch bis zum kräftigen Ton getuscht wurde, ohne je ins unharmonisch Dunkle abzugleiten. Das Blau ist leicht violettstichig und gibt dem ganzen Stück einen warmen Ton. Neben der ruhigen, überlegten Malerei sind auch Scherben und Glasur nahezu perfekt. Der Deckel sitzt von beiden Seiten tadellos.

Neben dem Sometsuke kennt man auch den Begriff Kosometsuke also „Alte blaue und weiße Ware". Er erinnert an die zunächst aus China importierten Porzellane und die engen Beziehungen zwischen den beiden Ländern. In der Bemalung des Standtellers Kat. Nr. 135 klingen diese Beziehungen weiterhin an. Die Darstellung eines Gartens mit einem Paar ist um einen Standring geordnet, der zur Aufnahme einer Terrine gedacht ist. Von diesem Typ existieren zahlreiche japanische wie auch fast identische, in China bemalte Stücke. Sie zeigen, daß erfolgreiche Modelle der japanischen oder chinesischen Töpfer von der Konkurrenz aufgegriffen und kopiert wurden. Gleiches gilt im übrigen auch für eine chinesische Gruppe von drei Koppchen und sechs Unterschalen, Kat. Nr. 94. Der Dekor mit den in Dreiecken angeordneten Blüten stammt vermutlich aus Japan, wo er ebenso auf Teeservicen erscheint. Deutlicher als hier tritt dieses Phänomen bei dem Teller Kat. Nr. 120 vor Augen. Obwohl der Dekor sehr japanisch wirkt, wurde er anhand der sonstigen technischen Merkmale in Jingdezhen gefertigt. Hier wurde das japanische Konkurrenzprodukt nicht nur nachgeahmt, sondern akribisch kopiert.

[25] Eine Kanne des 16. Jahrhunderts in der Baur-Collection, Kat. Mus. Genf 1969, Kat. Nr. A 180. Vgl. zwei Schalen in Blau-Weiß außen mit korallenroter Glasur und Vergoldung in der Slg. Vok, Kat. Ausst. Köln/Zürich 1983, Kat. Nr. 92f.

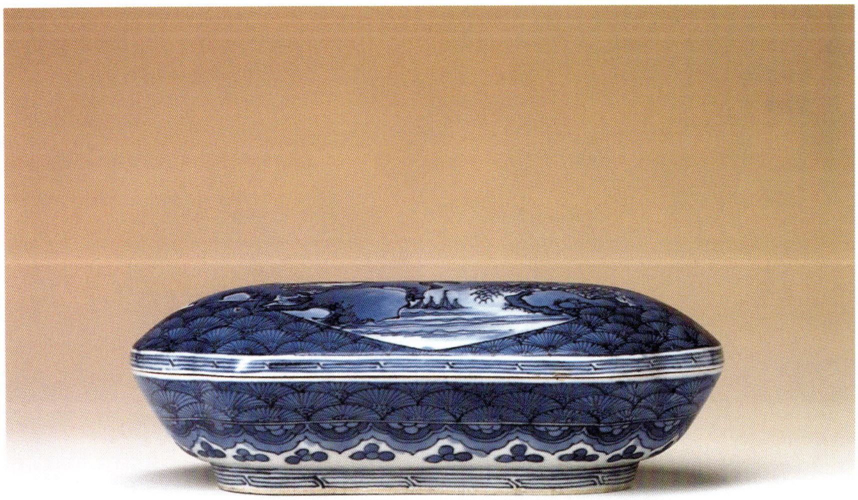

Abb. 41
Kat. Nr. 134

Türkische Keramik

Das einzige blau-weiße Objekt aus dem nahen Osten stammt aus Kütahya in der Türkei. Hier hatte sich bereits zum Ende des 15. Jahrhunderts eine weiße, fayenceartige Keramik entwickelt, die die blaue chinesische Malerei nachahmte. Mit dem Niedergang der Manufakturen von Iznik im 17. Jahrhundert begann die Blüte in Kütahya, wo nun auch in einem ganzen Viertel christliche Handwerker Betriebe unterhielten. Die Form des Räuchergefäßes Kat. Nr. 136 ist bronzenen Gefäßen entlehnt und war im Orient weit verbreitet. Der blauweiße Dekor zeigt osmanische Elemente, lehnt sich aber auch an chinesische Vorbilder an. Vergleicht man die Blütenmedaillons auf dem eiförmigen Gefäßkörper mit jenen auf der Kumme Kat. Nr. 5, wird dies augenfällig.

Gebrauch, Transport

Betrachtet man abschließend den Erhaltungszustand der Favoriter Porzellane, so zeigt sich ein ganz unterschiedliches Bild. Zahlreiche Stücke befinden sich in einem perfekten Zustand und wurden sicher nur auf Konsolen oder in Vitrinen präsentiert. Kratzspuren vom häufigen Stapeln sowie Rührspuren in Schüsseln und Koppchen zeugen aber auch vom Gebrauch vieler Stücke. Man darf also davon ausgehen, daß ein Teil der Porzellane auch in der echten Küche Verwendung fand.

Tee, Kaffee und Schokolade waren auch an den badischen Höfen beliebt, und es wäre verwunderlich, wenn die Tassen, Becher und Koppchen keine Spuren davongetragen hätten. Besonders stark im Gebrauch standen die kapuzinerbraun glasierten Koppchen Kat. Nr. 121ff. Das Inventar von 1893 faßte alle diese Porzellane unter einer Nummer zusammen und nahm weder Rücksicht auf Dekore noch auf die Herkunft.[26] Wahrscheinlich handelt es sich daher um eine Reihe von Servicen, die der häufige Gebrauch hat zusammenschmelzen lassen.

Auf den Transport der Porzellane in Kriegszeiten oder zum Gebrauch an anderen Orten gibt z.B. die Gruppe der durchbrochenen Loukong-Porzellane Kat. Nr. 114 einen Hinweis. In einigen dieser Stücke lassen sich Reste von Kiefern-, Tannen- oder Birkenreisig finden, die zur Abpolsterung dienten. Bevor Papier zur Verpackung erschwinglich wurde, benutzte man als Umverpackung billige oder verbrauchte Stoffe, um die Porzellane sicher durch die Zeiten zu bringen.[27]

[26] Auch Meißner Porzellane wurden hierunter gemischt.

[27] Abgebrauchte Stoffe als Verpackung sind im Transportinventar zur Prager Reise von 1721 genannt. Renner 1941, S. 98f.

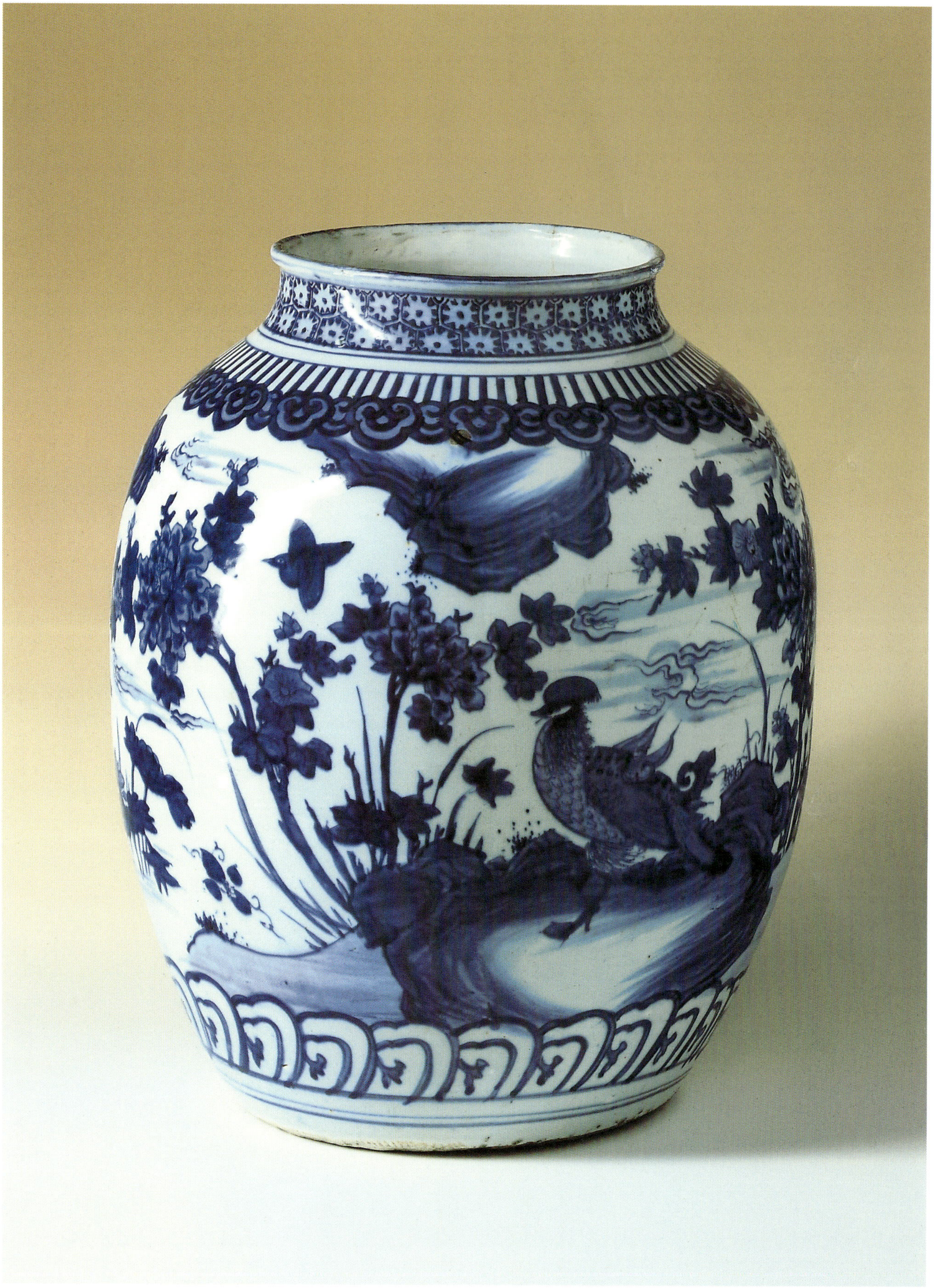

English Summary

Abb. 42 (gegenüberliegende Seite)
Kat. Nr. 6

Picturesque Schloss Favorite near Rastatt houses one of Germany's few historical china collections still kept at its original location. In addition to the collections of early Dresden china, Blanc de Chine, Yxing stoneware and colored Asian porcelain, a collection of 368 pieces of blue-and-white Asian porcelain still exists today. The fact that this is a true reference collection has remained largely unknown to scholars up until today. This volume is intended to bring this treasure to the attention of a larger public.

The palace itself was probably built beginning in 1710/11, however experienced alterations in the plan and composition of its buildings following the end of the War of Spanish Succession (1701-1714).[1] Work was carried out on the furnishings under the builder Margravine Sibylla Augusta von Baden-Baden (1675-1733) well into the 1720's. The Margravine, who was considered a great lover and collector of porcelain, placed particular importance on the representation and integration of porcelain and stoneware in the rooms. Blue-and-white china played a major role in her these activities.

The first chapter of this book describes the role of blue-and-white Asian porcelain in the development of the blue-and-white chinoiseries. Here the question does not begin with the developed European chinoiseries of the 17th and 18th centuries, but rather with the arrival of the first blue-and-white porcelain in the late Middle Ages. In this case an iconological importance of the china and its colors can be seen in the medieval symbolism of the Virgin Mary. For example, ceramic vessels appear in annunciation scenes and acquire, as confirmed by medieval and early modern sources, an allegorical character, i.e. Mary as the molded clay vessel of God. This in turn is clothed with the blue-and-white glaze, which further represents the heavenly, pure claim. Closely related to these topics is the pharmacological importance of blue-and-white Asian china in the Middle Ages and the early modern period. Even though it has degenerated to a fashion, the link between these two elements of meaning still extends into the blue-and-white chinoiseries of the 17th and 18th centuries. In addition, the diversity of the blue-and-white appointments of Schloss Favorite, such as the large blue-and-white tiled domed hall, the sumptuous kitchens, mural paintings, wallpaper, furniture and other items from the collection or the still-existent inventories, are also described.

The second chapter is devoted to the history of the collections of blue-and-white porcelain. An incomplete inventory from 1733 only covered the third floor of the palace. The transport inventory of 1734 partially published here gives an impression of the large amount of ceramics which were present in Schloss Favorite while Margravine Sibylla Augusta was alive. Not until the period from 1762 to 1893 do the inventories provide a more precise picture of the development of the porcelain stocks.

In addition to the usual possibilities for acquiring porcelain (purchase, inheritance, gifts), war-booty resulting from the military involvement of the members of the House of Baden-Baden is also clearly apparent. For example, Sybilla Augusta's husband, Margrave Ludwig-Wilhelm von Baden-Baden (1655-1707), was an imperial lieutenant general and at times the highest-ranking and most successful general on the Turkish front in the Balkans. From his uncle, Hermann von Baden-Baden (1628-1691), President of the Vienna Court War Council for many years, various pieces of Ming porcelain with a great similarity to those from oriental collections are included in an inventory from 1690 (Cat. No. 3, 15). The plate Cat. No. 1, the bowl Cat. No. 2 and various pieces of kraak porcelain (from the Portuguese word "carra-

[1] Stopfel 1983, p. 116 ff.

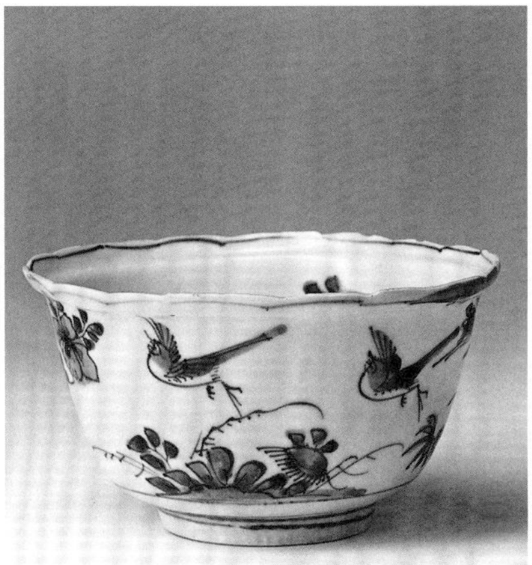

Abb. 43
Kat. Nr. 21

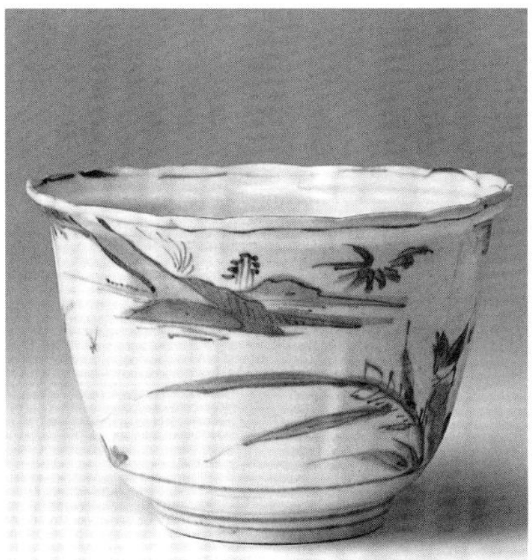

Abb. 44
Kat. Nr. 20

cas", a type of ship often used to transport this porcelain) also appear to be of Near East origin. Otherwise the source of the acquisitions are as yet unclear.

After 1762 there is proof of two types of collections. The first type were the porcelain pieces kept in their own china cabinet. Despite being moved to different rooms, this collection was stated together well into the 19th century. Here losses were not as heavy as in the other rooms, where china was used to decorate the (blue-and-white) fireplaces. As a result of the constant redecoration of the rooms, it is today nearly impossible to produce proof of these porcelains. In the 19th century broken pieces were replaced with those from other palaces. Here the collection of the Margravine Magdalena Wilhelmine von Baden-Durlach (1677-1742) played a major role. Her collection of Asian, and above all of early Dresden porcelain was one of the most important of her age.

The third chapter is dedicated to the collections of blue-and-white porcelain themselves. In addition to an introduction to the techniques employed in the manufacture of Chinese porcelain, an attempt at a characteristic description of the collections is also made here.
The Ming period china of the Favorite collection mainly contains export porcelain. In addition, there are individual pieces which were also sold on the domestic market. For example, these include the bowls Cat. No. 2 and 3. The earliest porcelain in the collection, a large round plate with a brown rim (Cat. No. 1) was probably produced for Persian-Arabic export. A very beautiful example from the Wanli era (1573-1619) is the large guan-type jar Cat. No. 6. Its design was painted in a light violet blue and shows the unusually animated motif of ducks on a lotus pond. In the Wanli era a whole range of export porcelain, known as kraak porcelain, was also produced. Most pieces are characterized by a thinner body. This both reduces the weight during exportation and increases the characteristics of the fine, transparent body so popular in Europe. A particularly beautiful example at Schloss Favorite is Cat. No. 18, with a weight of just 178.2 g. Compared to the only slightly larger bowl Cat. No. 5 – 556.3 g, the name for porcelain with a particularly thin body speaks for itself, i.e. it was given the name eggshell porcelain.
Among the bowls and cups at Schloss Favorite, those with a magpie in the center dominate. In addition to the usual division of the wall into panels, their complete dissolution can also be observed here. For example, on Cat. Nos. 20 and 21 a landscape with rocks, plants and the excited magpies runs around the entire wall. Another variation in decoration is apparent on the bell cup (Cat. No. 25). Carnations and tulips on thin stems can be seen on the inside panels. The bowl (Cat. No. 10) also shows these flowers, which came to China from the Ottoman Empire.
Among the blue-and-white Ming porcelain at Schloss Favorite there are also several pieces remarkable in a different way. Of the few pieces of blue-and-white porcelain which did not come from Jingdezhen, the Swatow plate (Cat. No. 15) stands out not only due to its particularly valuable mounting. The plate shows the scene of the Feng-huang (one of four magic beings of Chinese mythology) in a garden landscape with a Taihu stone (stone with a bizarre weathered shape and often with holes) and a giant peony painted with remarkable quality. The range of the motives selected for the Swatow pieces is not quite as large as, for example, that of the kraak ware, however is based on this. Examples from Jingdezhen were also used as the basis for the Feng-huang motif.

Another group of 11 tea cups stands out in the collection of Schloss Favorite (Cat. No. 35-37). They were manufactured in Jingdezhen, however, with the exception of the very fine porcelain mass, they share hardly the characteristics of the other pieces produced at this time. They are thick and heavy, the glaze has a strong turquoise hue and the painting is drawn roughly and briskly onto

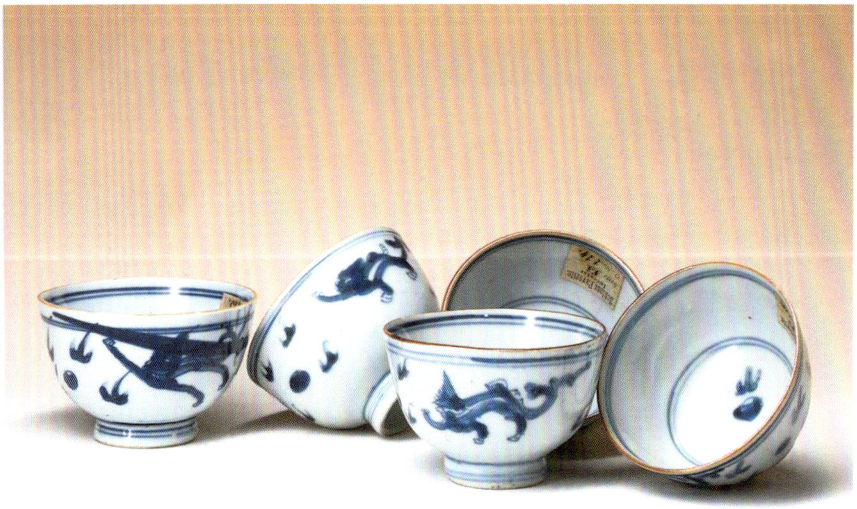

Abb. 45
Kat. Nr. 35

the walls. This type of porcelain was manufactured less for the European market than for buyers in Southeast Asia. Nevertheless, numerous remains of these and similar pieces of porcelain were found in the shipwreck of the "Witte Leeuw".[2] This type can also be found in several variations in the porcelain collection of the Ottoman sultans in the Topkapi Saray Museum in Istanbul, which leads to the conclusion that it was also exported to the Middle East.
Porcelain of the transition period is represented with its typical decorations. Boat-riding merchants in river landscapes (Cat. No. 8, 9) or mountains with hermits and scholars are shown in the popular scenes (Cat. No. 9, 40, 43). These scholars meditate in the countryside, wander, fish, play music or have a student they can convey their wisdom to.
Of little importance in landscape painting, the transition style is also characterized by the strong increase in the representation of figures. In accordance with the literati fashion, narrative scenes and themes from plays, novels and stories were included in the repertoire of decorations of the porcelain painters. Stories were illustrated in books and served as the basis for porcelain painting. Unfortunately, the majority of these illustrations has as yet not been recognized and assigned (Cat. No. 27, 44a, 45a.[3] The Wawa (children, symbol for wealth and happiness) illustrations are also depicted with metaphorical scenes with government officials (Cat. No. 45b).

The remaining numerous tea, coffee and chocolate services of the Qing Dynasty provide an idea of the quantities that once adorned the Baden collections. The service with Cat. No. 112 has even been preserved with 17 pairs of bowls. Other interesting pieces can be seen in the tea service with Cat. No. 114. The open, screen-like work with the Chinese name Loukong demonstrates particularly masterly aspects of porcelain manufacturing. It is the further development of the Linglong technique already known in the Ming period, as can be seen in Cat. No. 33. Various pieces of porcelain among the tea services appear to be extraordinarily small for normal use. In addition to the miniature vases which also exist (Cat. No. 46-53), the miniature tea cups and saucers (Cat. No. 100, 115, 116) and the mounted cup (Cat. No. 101) are pointed out here. From the set (Cat. No. 100) there are also pieces in the doll town "Mon Plaisir" of Princess Augusta Dorothea von Schwarzburg-Arnstadt (1666-1751) at Schloss Arnstadt.[4]

[2] Kat. Mus. Amsterdam 1982, p. 182 ff.
[3] For information on successful efforts in this direction, see Clunas, 1981-82, pp. 69-86; Hsu Wen-chin, 1986, pp. 1-146; Kat. Ausst. New York 1995
[4] Kat. Ausst. Kassel 1990, p. 82, compare the plate with tea cup on the right-hand drum table.

Beyond this work, there are other interesting pieces of porcelain at Schloss Favorite, of which some should still be briefly described here. Among the vases, for example, the large jars (Cat. No. 57). They are the largest blue-and-white pieces and belong to the few splendorous pieces of porcelain in the entire collection. Large vessels are also seen in the two vases of the Hu type (Cat. No. 59). Their decoration shows the complicated sequence of bands and friezes, which are painted very densely with blue in this case. The background on the bulge of the vessels is one of the few decorations in Schloss Favorite to show dragon patterns between tendrils. This is a three-toed type which, absolutely untypical, has no claws. The goblet (Cat. No. 72) is an extremely rare piece. Manufactured according to the example of European glasses of the 17th century, it can only have been the special commissioned work of a European customer. Even if it does not appear so due to the matt gloss of the surface, it is porcelain which, however, appears to be slightly underfired. The bold, large blossoms on a free background found among the decorative elements are also unusual. Compared to the small goblet (Cat. No. 73) and the goblets auctioned off in Baden-Baden[5], which are similar to the finds from the Vung Tau junk around 1690[6], Cat. No. 72 can really hardly be compared with anything known.

In accordance with the value of the Chinese porcelain, metal mountings and settings were attached in Europe, of which two different types can be distinguished in Schloss Favorite. The first group shows vessels provided with mountings to increase their value. Here the large plate with Cat. No. 15 can be named as the earliest example. The base ring and rim were fitted with gold-plated silver rings. The related ablution-can listed in the inventory in 1691 is lost today, however makes it clear that this plate was used as a ceremonial ablution basin. The mounting serves both to protect the porcelain and to strengthen the impression of its value. The bright blue-and-white is paired with the shine of gold and silver to increase the impression made, thus increasing the importance of the act of cleaning. The mounting of the bowl (Cat. No. 19) or the small teapots (Cat . No. 77 ff.), for example, serves a similar purpose. The second type shows broken pieces of porcelain which were provided with a "furniture mounting" (Cat. No. 44). The shape of the laquerd furniture can hardly be considered particularly outstanding in themselves, as their value lies in their function as carriers for porcelain plaquettes. It remains unclear whether intact pieces of porcelain or broken examples were used due to the need to find a second use for them. However, in both cases the prominent mounting of the porcelain makes it clear that the furniture presents the china and not the other way around.

The four wall sconces and their candle snuffer plate (Cat. No. 45) appear particularly interesting. They may have already illuminated the "Chinese Festival" of the Margravine Sibylla Augusta in Ettlingen in 1729 (Fig. 4). One other mounted piece still deserves special mention here. It is a tea cup of the Chongzhen era (1628-1644), the wall of which is broken through with the Linglong technique. Numerous collections around the world include such tea cups. With the raising of the treasures from, for example, the Hatcher junk which sunk in 1643, large numbers of similar pieces entered the market.[7] Although all this porcelain was already intended for a mounting in Jingdezhen, hardly any is found to be fitted with the inner silver insert. At Schloss Favorite another piece of this type of Blanc de Chine has been preserved.[8]

In addition to the mounting of porcelain with solid metals, numerous pieces were originally gold-plated. Gold-plating was already planned for part of these in China. For example, the long-neck bottles (Cat. No. 54, 55) have unglazed elephant handles with just such porcelain rings. Gold-plating was applied to these, however has meanwhile been renewed. The losses with regard to gold-plating are particularly high, as this work was often not very durable and rubbed off. A large number of gildings still listed in the inventory of 1855 have completely disappeared today.[9]

[5] Sotheby's Baden-Baden, 5-21 Oct. 1995, vol. VI, Lot No. 5345

[6] Christie's Amsterdam, 7-8 April 1992, Lot No. 50 etc.

[7] Sheaf/Kilburn, 1988

[8] Inv. No. G 2897, see Fichtner 1939/40, p. 140, fig. 16

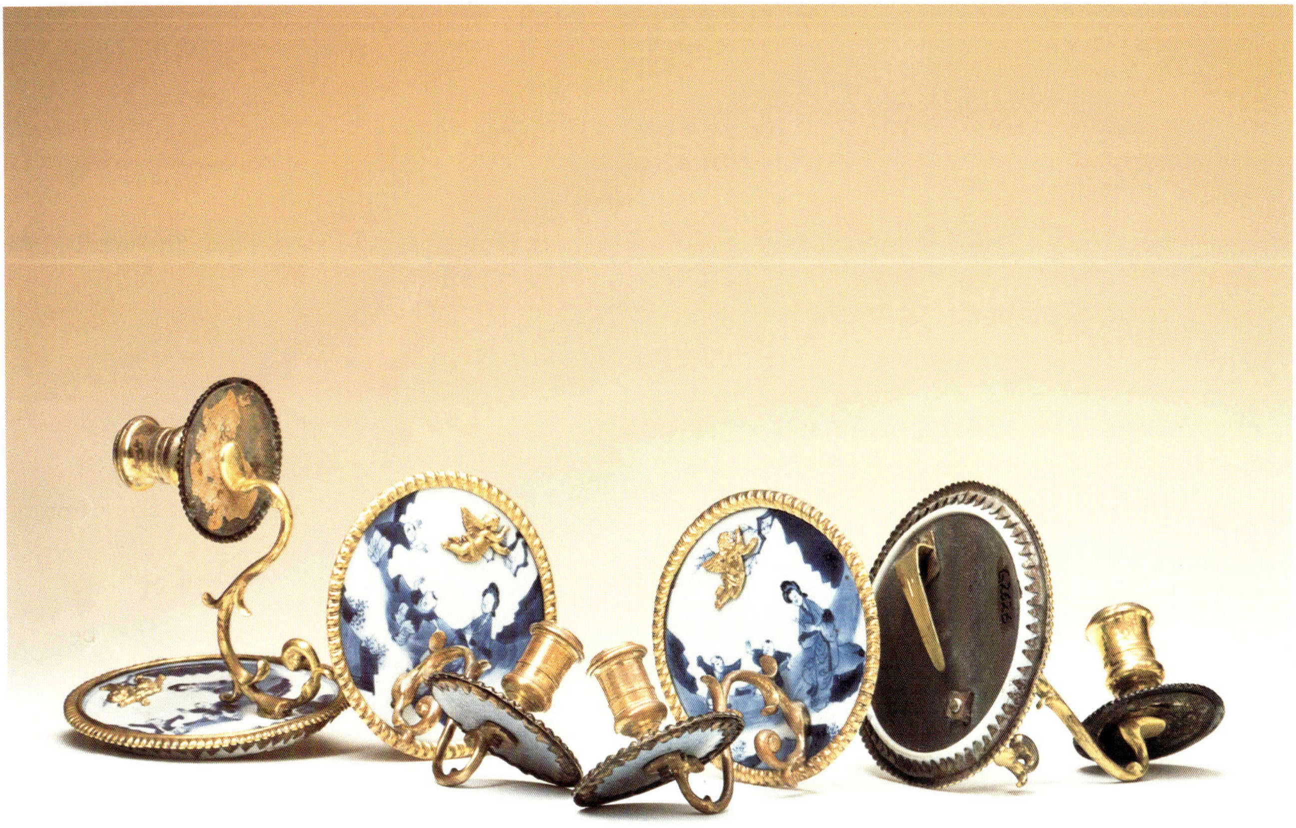

Abb. 46
Kat. Nr. 45 B

The funnel (Cat. No. 133) represents a particularly well-preserved piece, the lip of which still has its original European oil gilding. The structure shows the gold layer over a colored gold sizing (Mixtion). Residues of this type of gold-plating can also still be seen on the large Ming bowl (Cat. No. 2) and on the large plate (Cat. No. 1). The already brown rim offers an ideal background for subsequent gilding. It can probably be assumed from this that the brown rims of the Chinese porcelain were intended for gold-plating.[10] In China a great many pieces of blue-and-white porcelain intended for the court were provided with a silver or gold-plated lip, for which the gilded lip on a brown background was an inexpensive substitute.[11]

In addition to oil-gilt pieces, several pieces of porcelain at Schloss Favorite with muffle gilding have also been preserved, for example the two powder-blue bottles (Cat. No. 64). However, the ornamentation can hardly have been produced in China, so that this is probably a piece gold-plated in Europe. A great deal of porcelain was refined and upgraded in Holland, however such gilding may also have been carried out in Germany or elsewhere. Other examples of various muffle-gilt decorations are the tureens (Cat. No. 70) with an extremely thin layer of gold, the plates (Cat. No. 119) and the ribbed bowl (Cat. No. 69).
The two cups (Cat. No. 117) were also intended for further processing in accordance with European taste. They are "blanks" which were refined by so-called "Hausmaler" (artisans who decorated individual pieces with their own designs at home), as is the case with the two tea cups with saucers (Cat. No. 118). The pieces were painted with rococo capriccii and peasant dance scenes by Ignatz Preissler from Bohemia in black solder, which was already familiar from glass painting since the Middle Ages. While black solder painting was

[9] Cat. No. 35-37, Inventory of Favorite Palace of 1855, p. 57, No. 63; Cat. No. 87: ibid., p. 56, No. 59.

[10] Brown rims also on the mounted flacon (Cat. No. 80), tea cup and plate (Cat. No. 99).

[11] Dish with landscape painting, private collection, in Kat. Ausst. New York 1995, Cat. No. 1. Of the same type: dish with landscape painting, San Francisco, Asian Art Museum of San Francisco, The Avery Brundage Collection, early Kangxi era, Kat. Ausst. New York 1984, Cat. No. 50, color plate 6. For other pieces from Qing Dynasty, see Kat. Ausst. Taipai 1991, p. 23 f.

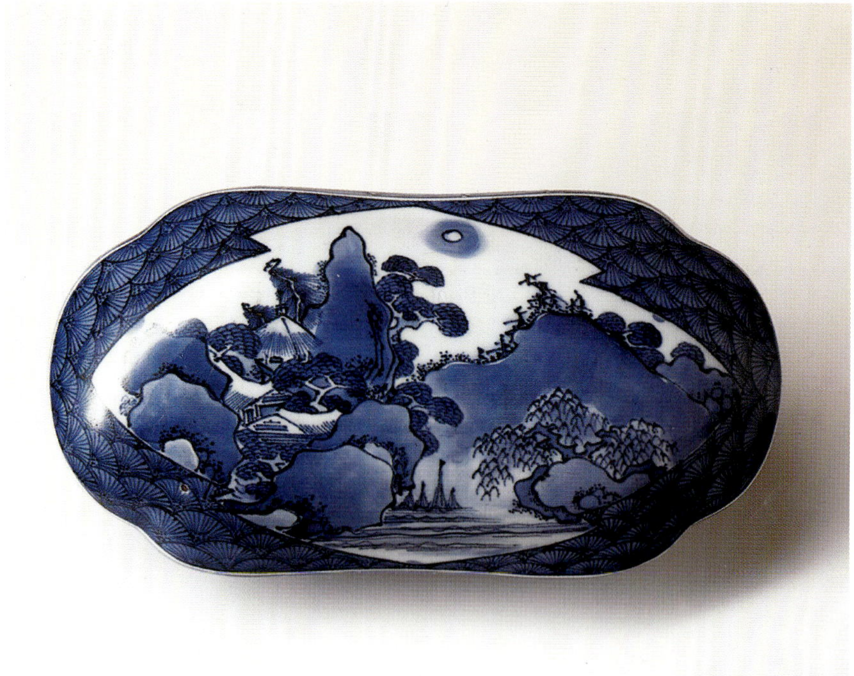

Abb. 47
Kat. Nr. 134

fired in, the blue Ruyi friezes show gold-plating of poor durability. Only a few of Preissler's pieces have been preserved, although orders show that he painted hundreds if not thousands of pieces of such porcelains.

In addition to the large number of blue-and-white Chinese porcelain at Schloss Favorite, the small number of two Japanese Sometsuke pieces may also be surprising. The development of Japanese blue-and-white painting reached a first peak in the 2nd half of the 17th century, of which the oblong brush box (Cat. No. 134) is an example. In an ornament system it shows a landscape in a notched reserve in which the blue was painted from the softest touch up to a strong tone without ever wander off into the disharmonic darkness. The slightly violet touch of the blue gives the entire piece a warm tone. The painting of the plate (Cat. No. 135) provides a strong reminder of the close relations between China and Japan. Numerous Japanese pieces of this type exist, as well as nearly identical ones painted in China.
The only blue-and-white object from the Middle East is from Kütahya in Turkey. Here a white fayence-like ceramic had already developed at the end of the 15th century on which the blue Chinese painting was imitated. With the decline of the manufactories of Iznik in the 17th century, the heyday began in Kütahya, where Christian craftsmen now also maintained factories throughout the quarter. The incense burner (Cat. No. 136) takes its shape from bronze burners and was very popular in the Orient. The blue-and-white decoration shows Ottoman elements, however is also based on Chinese examples.

This general introduction is followed by the second section of the book of the catalog of porcelain. It covers all 368 exhibits in 136 catalog numbers. The descriptions of the exhibits, their colors, technical characteristics, conditions and origins was given a consciously larger space so that comparative pieces can be identified as easily as possible. For catalog numbers with several objects, the pieces were described in summary form with their typical properties to save space. However, exact individual descriptions were prepared for all pieces and can be provided on request.[12]

[12] Staatliche Schlösser und Gärten, Oberfinanzdirektion Karlsruhe
Moltkestraße 50
76133 Karlsruhe

Katalog der blau-weißen asiatischen Porzellane in Schloß Favorite

Einführung

Die Beschreibung sämtlicher im Katalog vertretenen Keramiken wurde unter gleichmäßigen Bedingungen im abgedunkelten Raum unter einer Tageslichtleuchte von ca. 5200 Kelvin vorgenommen. Dem Bearbeiter ist völlig klar, daß die Beurteilung und vor allem die Benennung der Farbtöne dennoch eine subjektive Angelegenheit bleibt. Da es für die wenigsten Leser zumutbar wäre, wurde auf eine Benennung der Farbangaben nach DIN-Norm verzichtet. Stattdessen wurden gängige Bezeichnungen beibehalten.
Sind z. B. im Feld MARKEN oder BESCHRIFTUNGEN keine Angaben einzutragen, wird dies nicht besonders vermerkt, sondern stillschweigend übergangen. Dies gilt auch für alle anderen Angaben.
Die Maße verstehen sich in Zentimetern. Zur deutlichen Abgrenzung wurden die Gewichte in Gramm vermerkt. Beschreibungen der Erhaltungszustände wurden aus Platzgründen vereinfacht. Detailliertere Informationen liegen vor (s. u.).

Abkürzungen:

Inv. Nr.	Inventarnummer
G Nr.	Inventarnummer des Generalinventars der Badischen Schlösser und Gärten
Mont.	Montierung
Rest.	Restaurierung
Kat. Ausst.	Katalog Ausstellung
Kat. Mus.	Katalog Museum
Kat. Privat	Katalog Privat

Abkürzungen der Maße:

H	Höhe
Hmax	Maximale Höhe
D	Durchmesser
Dmax	Maximaler Durchmesser
DS	Durchmesser Standring
DM	Durchmesser Mündung
DD	Durchmesser Deckel
B	Breite
Bmax	Maximale Breite
G	Gewicht

Bei Katalognummern mit mehreren Objekten wurden die Stücke zusammenfassend mit ihren typischen Eigenschaften beschrieben. Zu sämtlichen Objekten wurden jedoch exakte Einzelbeschreibungen angefertigt, die bei Bedarf angefordert werden können:

Staatliche Schlösser und Gärten,
Oberfinanzdirektion Karlsruhe
Moltkestraße 50
76133 Karlsruhe

PORZELLANE DER MING-ZEIT

1. GROSSER TELLER

Abb. 24, 30
Inv. Nr.: G 2843
Ming, 1. Viertel 16. Jh.
H 10,1; D 52,2; DS 30,4; G ca. 5150 g
Porzellan; weißer, starker Scherben. Auf der unglasierten Unterseite graurot, an der Glasurkante in leuchtendem Rost-Orangeton. Graue, gelbtürkisstichige etwas matt wirkende Glasur mit starker Neigung zur Bläschenbildung. Die Lippe braun glasiert und ehemals vergoldet. Unterglasurblaue Malerei in hellerem, durch die Bläschenbildung vergrauten Kobaltton.

Beschreibung: Großer Teller über abgedrehtem, v-förmig unterschnittenen Standring. Boden unglasiert und leicht konvex nach unten gebaucht. Wandung in flacher Parabel zur geraden Lippe aufgehend. Schwungvoll gemalte Dekoration in etwas erstarrter Komposition. Außen am Standring umlaufende blaue Linie, darüber zwischen Doppellinien ein schmaler Rankenfries mit stark eingerollten Blättern. Die Wandung belegt von umlaufender Ranke mit neun großen Päonienblüten. Unter dem Rand Abschluß mit einer Doppelkreislinie. Braun glasierte Lippe ehemals vergoldet. Der Fond, gerahmt von Rankenfries zwischen Doppelkreislinien, zeigt einen stilisierten Felsen umgeben von Ranken mit fünf großen Päonienblüten. In der gekehlten Wandung Ranke mit weiteren acht Päonienblüten. Unter dem Rand Doppelkreislinie.

Erhaltung: Auf dem Boden „Chattermarks" und feine Spuren vom Abdrehen. Über dem Standring in der aufgehenden Wandung Reste von Brennsand. Auf der Wandung außen zahlreiche offene Blasen im Scherben, kleine Glasurnarben, -abroller und Nadelstiche. Unter dem Rand leichte Bläschenschleier. Die Lippe stellenweise rauh. Außen unter der Lippe von 3-8 Uhr partiell Reste der braunen Mixtion für die Randvergoldung (Ölvergoldung). Im gesamten Fond und gegen 10-1 Uhr auch über der Wandung gelber Anflug von Aschepartikeln in die Glasur eingebacken. Im Fond auch eingebrannter Befall von weißen und dunkelbraunen Sanden. Ringsum unter dem Rand kleinere Glasurabroller. Von der Lippe 10 cm langer Sprung auf 4 Uhr, desgleichen von 6,2 cm auf 6 Uhr. Am Rand 5 Rostflecken einer Wandhalterung. Im Fond leichte Gebrauchsspuren.

Beschriftungen: Schloss Favorite, Inventar [1893], S. 82, O.-No. 135; In Tinte auf dem Boden die Ziffer „2" aufgetragen.

Geschichte: Inv. Fav. 1893, S. 82, Nr. 135, I. Stock, Raum 14, Staatsküche; Eintrag: „135: 1 ganz große, runde Platte, 7,-"; Inv. Fav. 1855, S. 52, Nr. 16

Literatur: Fichtner 1939/40, S. 139, Anm. 25

Bemerkung: Die Dekoration auf Unter- und Oberseite gekennzeichnet von der asymmetrischen Zahl der Blüten (9:8). Den Teller prägt stärker als der Dekor oder die ungeheure Größe der eingebrannte Ascheanflug im Fond.

Bezug: Vgl. einen sehr ähnlichen Teller aus dem Ardebil-Sanktuarium, Iran: Pope 1981, Pl. 78a, Text 124. Der Teller von D 51 cm im gleichen Formtypus mit dem v-förmig unterschnittenen Standring, der Parabelwandung und der braunglasierten Lippe. Die Dekoration der Wandungen jedoch symmetrisch mit je 6, im Spiegel nur mit 4 Päonien. Den Teller datiert Pope um 1500. Vgl. auch den Teller der Decke im Santos-Palast zu Lissabon (D 50,3 cm) mit acht Päonien auf sehr weißer Glasur; im Spiegel drei Päonien um den Fels. In: Lion-Goldschmidt 1988, Fig. 12. In ähnlicher Art verwandtes Stück mit 7 Päonien in der Kehlung in St. Petersburg, Eremitage, Inv. Nr. LK-372, in: Kat. Mus. Leningrad 1977, Kat. Nr. 4. Zahlrei-

Abb. 48
Kat. Nr. 2

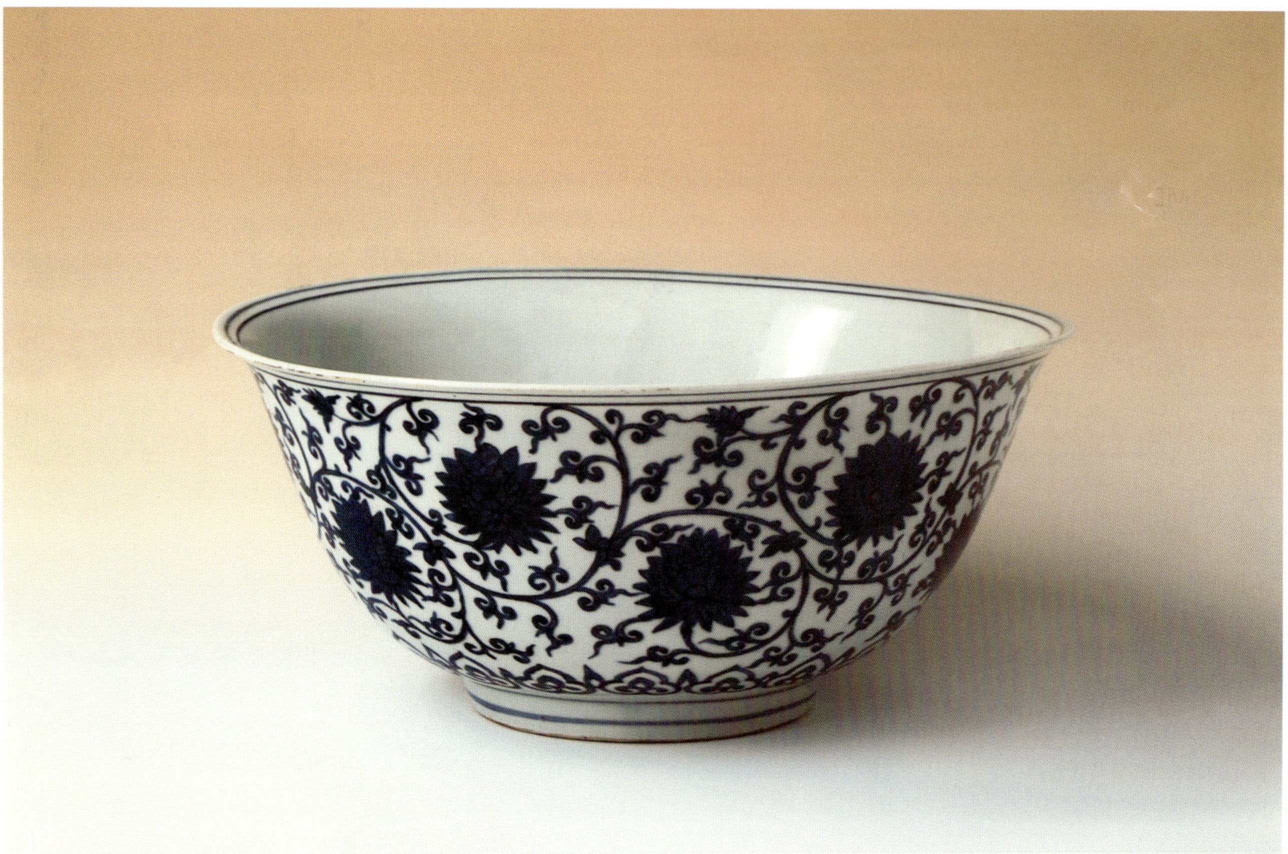

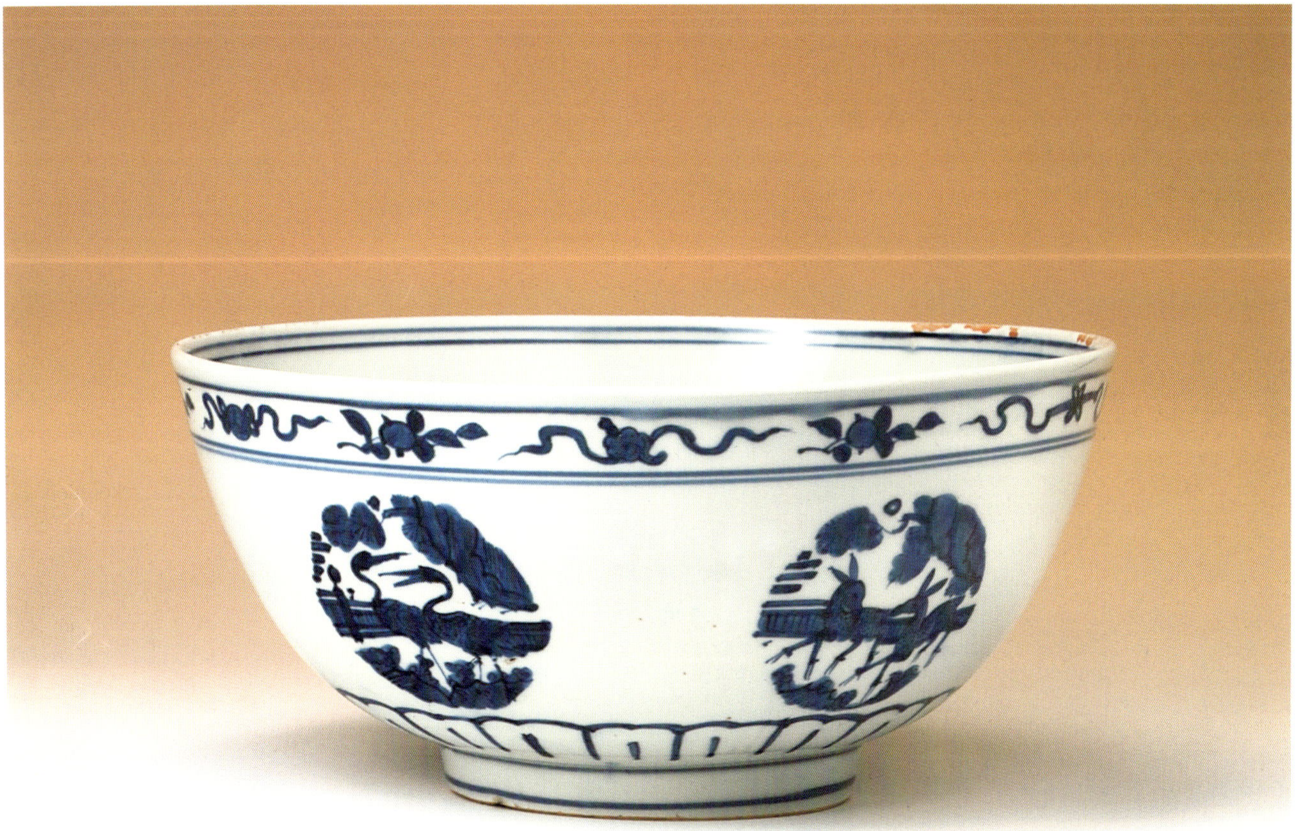

che Objekte im gleichen Malstil aber variierten Muster in Istanbul, Kat. Mus. Istanbul 1986, Kat. Nr. 692ff.

2. KUMME

Abb. 7, 27, 38, 48
Inv. Nr.: G 2771
Ming, Regierungsperiode Jiajing, 1522-1566
H 16,6; D 38,5; DS 14,4; G ca. 3030 g
Porzellan; glatter, weißer Scherben mit sehr schönem Klang; an den Glasurkanten in leuchtendem Orangerot (vgl. Kat. Nr. 3). Hellgrau-türkise Glasur durch Anflug gelbstichig geworden. Unterglasurblaue Malerei in dunkelkräftigem Kobaltton, unter dem Rand grünstichig.
MARKE: Sechs Zeichen in Doppelkreis: da Ming Jiajing nian zhi (In der großen Ming-Dynastie während der Regierung Jiajing gefertigt)

BESCHREIBUNG: Über leicht konischem Standring die Wandung in weichem Karnies zur ausgestellten Lippe aufgehend. Auf dem Standring und seiner Stoßfuge zum Schalenkörper umlaufende Kreislinien, darüber Ruyifries. Auf der Wandung umlaufende Spiralranke mit 12 Lotosblüten und züngelnden Blattspitzen. Unter dem Rand Doppelkreislinie, Lippe weiß. Im Fond klassischer Strauß von Lotos und Päonie, jedoch stark in die Mitte gesetzt. Die undekorierte Wandung zum Fond und zum Rand hin von Doppelkreislinie begrenzt. Die Blumenmalerei mit Begrenzungslinien und dazu wenig Kontrast bietender Binnenmalerei.

ERHALTUNG: Boden nadelstichig. Außen unter dem Rand „mottenfraß"-ähnliche Glasurfehler. An der Lippe mehrere kleine Absplitterungen. Auf der Lippe stellenweise Reste des alten Vergoldungsgrundes. Der Rand auf der Oberseite dick glasiert und von Bläschenschleier getrübt. Von hier aus Bewegung feiner Glasurläufer über die Wandung hinweg. Auf der Innenwandung gegilbter, breiter Anflugschleier über 9 Uhr. Im Fond Gebrauchsspuren. Unter dem Standring Reste von Schellack.

BESCHRIFTUNGEN: Auf dem Boden über der Marke in Tinte die Ziffer „2".

GESCHICHTE: Vermutlich identisch mit Inv. Fav. 1893, S. 82, Nr. 140, I. Stock, Raum 14, Staatsküche; Eintrag: „140: 1 große, runde, tiefe Schüssel, 7,- M." (Vgl. auch Fichtner 1939/40, der den Zettel noch gesehen haben dürfte, S. 137, Anm. 9.); Inv. Fav. 1855, S. 55, Nr. 42 (?); Inv. Fav. 1833, fol. 47r (?); Inv. Fav. 1820, S. 99 (?); Inv. Fav. 1817, S. 31 (?); Inv. Fav. 1803, S. 123 (?); Inv. Fav. 1772, fol. 85r (?); Inv. Fav. 1762, fol. 5r, über Kast. 2(?)

Abb. 49
Kat. Nr. 3

LITERATUR: Fichtner 1939/40, S. 137; Kat. Ausst. Karlsruhe 1968, Kat. Nr. 43

BEMERKUNG: Das Nianhao Jiajing wurde in der Übergangszeit häufig nachgeahmt. Nach dem sehr dunkelblauen Farbton der Malerei von G 2771 mit dem leichten Violetton sowie der sehr sauberen Art der Bemalung zu urteilen, ist die Schale jedoch ohne jeden Zweifel echt. Man darf Fichtner in seiner Beurteilung, die vorstehende Schale sei der in Istanbul vorzuziehen, beipflichten und darf hinzufügen, daß auch die übrigen genannten Schalen nicht an diese Qualität heranreichen.

BEZUG: Vgl. Scherben und Glasur der zeitgleichen Kumme Kat. Nr. 3. – Vgl. die drei Schüsseln in Istanbul Inv. Nr. TKS 15/1488, 15/1486, 15/1487: Kat. Mus. Istanbul 1986, Bd. II., Kat. Nr. 943-945. Wobei Kat. Nr. 944 am ähnlichsten ist. Die Blüten gegenüber G 2771 jedoch etwas kleiner. Vgl. auch eine ähnliche Schale in Groningen, Groninger Museum, Kat. Ausst. Groningen 1982, Kat. Nr. 34. Im gleichen Museum eine weitere ähnliche Schüssel, mit europäischer Emailmalerei des 18. Jahrhunderts (sog. „Amsterdams Bont") trägt: Kat. Ausst. Groningen 1982, Kat. Nr. 34. Aber auch hier die Binnenzeichnung mit recht müdem Blau. Eine ebenfalls Jiajing gemarkte Schale in Hamburg, Museum für Kunst und Gewerbe, in Malduktus und Farbgebung kaum vergleichbar: Kat. Ausst. Hamburg 1974, Kat. Nr. 89 (vermutl. Wanli 1573-1619). Vgl. eine sehr ähnliche Kumme mit dem Nianhao Wanli in Neapel (Inv. Nr. 3459): Kat. Mus. Neapel 1986, Kat. Nr. 22. Die mit 37 cm etwas kleinere Schale jedoch am Rand mit starkem „Mottenfraß", Glasur blasig. Weitere Schale mit Wanli-Marke: Christie's South Kensington, 14.06.1990, Los Nr. 227.

3. KUMME

Abb. 7, 49
Inv. Nr.: G 3023
Ming, Regierungsperiode Jiajing, 1522-1566
H 13,5; D 29,0; DS 11,8; G 1753,7 g
Porzellan; weißer, nur im Bereich des Hasenmedaillons im Fond transparenter Scherben. Leuchtend orangerote Färbung an den Glasurkanten. Hellgrau-türkisstichige Glasur mit leichter Neigung zur Bläschenbildung. Malerei in leuchtendem Unterglasurblau. Rand ehemals vergoldet.
MARKE: Vier Zeichen in Doppelkreis: wan fu you tong (Zehntausendfaches Glück umschließe Dein Tun.)

BESCHREIBUNG: Leicht konischer Standring und glasierter Boden. Die Wandung in weicher Parabel zum geraden Rand aufsteigend. Um den Standring und die Taille kräftige Kreislinien. Darüber stilisierter Lotosblattfries. Die Wandung auf freiem Grund geziert von fünf randlosen Medaillons mit Tierpaaren unter Bäumen vor einer Einzäunung, darüber der Mond stehend. Vier Motive zeigen Rehe, eines ein Kranichpaar. Unter dem Rand umlaufender Fries von sechs verschiedenen Symbolen alternierend mit sechs Fruchtzweigen. Die Wandung lediglich unten und zum Rand hin durch Doppelkreislinien dekoriert. Im Fond ein über die Schulter gewendeter, nach oben blickender Hase auf einer Wiese mit Ruyipilzen und anderen Pflanzen. Seine erhobene Vorderpfote blau übermalt.

ERHALTUNG: Scherben im Brand leicht verzogen. Am innen nur partiell glasierten Standring „Chattermarks". An der dickglasierten Lippe partiell „mottenfraß"-ähnliche schwarzgeöffnete Bläschen; auf 11-12 Uhr orangerot leuchtende Glasurabroller. Außen unter der Lippe kleiner Rest einer ockerbraunen Farbe. Auf der Wandung innen und außen nur wenige Nadelstiche. Im Fond Gebrauchsspuren.

BESCHRIFTUNGEN: Schloss Favorite, Inventar [1893], S. 82, O.-No. 141 (Zettel verschollen)

GESCHICHTE: Inv. Fav. 1893, S. 82, Nr. 141, I. Stock, Raum 14, Staatsküche; Eintrag: „141 /50: Von Fayence, weiß und blau, 10 verschiedene, größere und kleinere, tiefe Schüsseln à 80 Pf = 8,- M."; Bad.-Sachsen. Best.-Inv. (1691), fol. 63v

LITERATUR: Fichtner 1939/40, S. 137f, Abb. 14f

BEMERKUNG: Der Dekor erscheint für die Epoche des daoistischen Kaisers Jiajing typisch. Die Elemente sind klar geordnet und von zeichenhafter Wirkung. So sind beispielsweise die Kraniche die Reittiere der Unsterblichen im Himmel auf der Insel der Glückseligen. Der Hirsch gilt als Symbol des langen Lebens. In seiner Bedeutung verweist der Mondhase im Fond auf eine ähnliche Bedeutung: Er sammelt die Kräuter, aus denen das Elixier des Lebens bereitet wird.

BEZUG: Vgl. die Schale aus Londoner Privatbesitz (Kat. Ausst. Chicago 1985, Kat. Nr. 45), die in Größe, Glasur und Malerei dem Favoriter Exemplar exakt gleicht. Lediglich die Signatur hat dort die sechs Zeichen der Regierung Jiajing. Vgl. auch ein weiteres Stück in: Kat. Ausst. Singapur 1978, Nr. 99, Pl. 57. Vgl. auch Kat. Mus. Istanbul 1986 , Bd. II, Kat. Nr. 972 (Vgl. als Variation Kat. Nr. 987-988). Ähnliches Stück in Montierung des 19. Jahrhunderts (im Fond jedoch ein Kiliin): Sotheby's London, 12.05.1992, Los Nr. 18. Dieser Schalentyp auch in größerer Ausformung in St. Petersburg, Eremitage, Inv. Nr. LK-359 (DM 35,4) in: Kat. Mus. Leningrad 1977, Kat. Nr. 19.

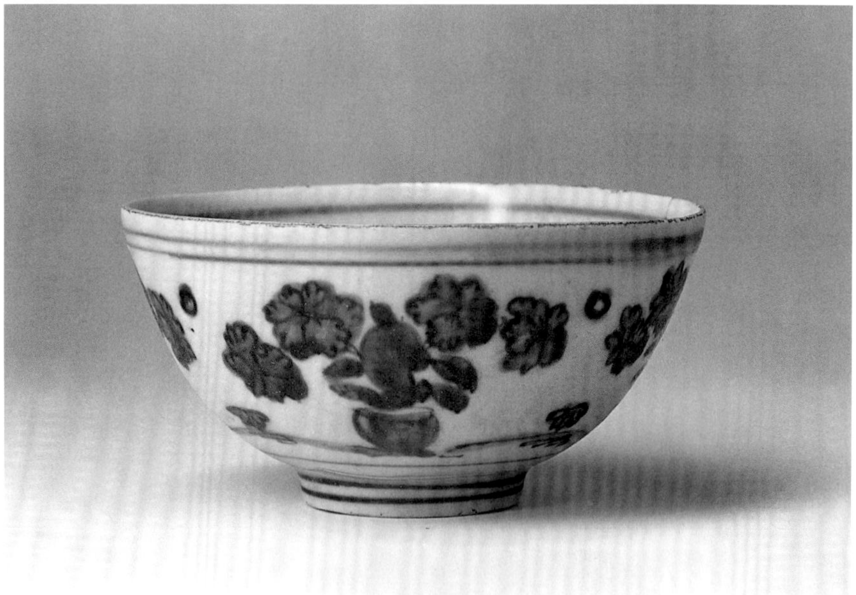

Abb. 50
Kat. Nr. 4

4. KUMME

Abb. 50
Inv. Nr.: G 3021
Ming, Regierungsperiode Wanli, 1573-1600
H 6,3; D 12,3; DS 4,4; G 163,4 g
Porzellan; weißer, dicker Scherben.
Grau-türkisfarbene Glasur mit Neigung zur Bläschenbildung. Malerei in dunkel-tintigem Unterglasurblau.
MARKE: Vier Zeichen-Lochmünzenmarke in Doppelkreis: changming fu gui (Langes Leben, Wohlstand und Ehre).

BESCHREIBUNG: Der glasierte Boden eingetieft und konkav gewölbt. Über geradem Standring Wandung in weicher Parabel zur geraden Lippe aufsteigend. Auf dem Standring Doppelkreislinie. Über einer Horizontlinie auf der Wandung umlaufende Folge von vier blühenden Päonien in Kübeln; dazwischen Monde. Unter der weißen Lippe Doppelkreislinie. Im konvex aufgewölbten Fond in Doppelkreismedaillon eine Päonienblüte mit darüber stehendem Mond. Wandung bis auf eine Kreislinie unter der Lippe undekoriert.

ERHALTUNG: Die Lippe ringsum geprägt von „Mottenfraß". An der Wandung sowie im Fond leicht nadelstichig. Extreme Gebrauchsspuren.

BESCHRIFTUNGEN: Schloss Favorite, Inventar [1893], S. 87, O.-No. 440 (Zettel verschollen). Vgl. hierzu Fichtner 1939/40, S. 183, Anm. 16.

GESCHICHTE: Inv. Fav. 1893, S. 87, Nr. 440, I. Stock, Raum 14, Staatsküche; Eintrag: „434 /47: Von Porzellan, weiß & blau, 14 verschiedene Gumpen, groß und klein, à 20 Pf = 2,80 M."

LITERATUR: Fichtner 1939/40, S. 138, Abb.14f

5. KUMME

Abb. 7, 25
Inv. Nr.: G 3022
Ming, Regierungsperiode Wanli, 1573-1600
H 9,4; D 18,2; DS 6,3; G 556,3 g
Dicker, weiß-braun scheinender Scherben von fayenceartigem Charakter; (kein Klang, keine Transparenz, Ölfleckenbildung unter der Glasur). Dicke, grau-türkise Glasur mit Neigung zu Bläschenschleiern und Craquelée. Unterglasurblaue Malerei dunkel von Bläschenschleiern vergraut; sehr dunkle äußere Linienzeichnung der Ornamente.

Beschreibung: Über geradem Standring mit konkav eingetieftem Boden Wandung in einfacher Parabel zum Rand aufsteigend. Auf dem Standring außen Doppelkreislinie. Auf der Wandung zwischen einfachen Kreislinien alternierend je zwei verschiedene Blüten- und Fruchtmedaillons auf freiem Grund. Unter der undekorierten Lippe breiter, dunkelblaugrundiger Fries von 5 verschiedenen Blütenreserven alternierend mit verschiedenen Rautenmustern auf Blütenbetten. Im Grund der Schale ein weiteres Blütenmedaillon, umgeben von Kreislinie. Wandung undekoriert. Unter dem Rand Kreuzblümchenfries.

Erhaltung: Außen um den Standring Glasurabroller und -narben. Die Wandung in der unteren Hälfte von tiefen Nadelstichen und Narben geprägt, welche großenteils durch ein Craqueléenetz verbunden sind. Der Scherben bereits vor dem Brand rissig und mit blauer Farbe zugelaufen. An der Lippe stellenweise Glasurabroller. Die Innenwand partiell von Craquelée überzogen. Zahlreiche tiefe Nadelstiche mit einem großflächigen, öligen Hof. Im Fond Rührspuren.

Beschriftungen: Schloss Favorite, Inventar [1893], S. 82 Nr. 148 (Möbelzettel)

Geschichte: Inv. Fav. 1893, S. 82, Nr. 148, I. Stock, Raum 14, Staatsküche; Eintrag: „141/50: Von Fayence, weiß und blau, 10 verschiedene, größere und kleinere, tiefe Schüsseln à 80 Pf = 8,- M."

Bemerkung: In Jingdezhen wurden nicht nur edle Porzellane gefertigt, sondern auch niedrigere Qualitäten für einen eher volkstümlichen Markt. Hierunter fallen in Schloß Favorite neben der vorstehenden Kumme auch die Koppchen G 3460-70.

Bezug: Vgl. die montierte Kumme Berlin, Kunstgewerbemuseum. Lunsingh Scheurleer 1980, Abb. 45 (jedoch viel weißerer Scherben und qualitätvollere Bemalung). Vgl. auch eine Kumme aus der Slg. Ignazo Vok: Kat. Ausst. Köln/Zürich 1983, Kat. Nr. 91. Vgl. eine Kumme mit gleichem Scherben und Innendekoration in: Kat. Priv. Medan 1979, Dekoration der Außenwandung jedoch verschieden. – Die gleiche Form mit ähnlichen Dekoren wurde bis in die Zeit Kangxi weitergeführt, vgl. Lempertz Köln, 13./14.06.1986, Los Nr. 90.

6. SCHULTERTOPF

Abb. 7, 42
Inv. Nr.: G 3251
Ming, Regierungsperiode Wanli, 1573-1619
H 38,8; Dmax 33,2; DS 19,5; DM 18,6; G ca. 9230 g
Porzellan; weißer, körniger Scherben von sehr dickem Aufbau; auf dem Boden so weich, daß er mit Stahlwerkzeugen abgearbeitet werden kann. Dicke, hellgrau-türkisstichige Glasur mit starker Neigung zu Bläschenbildung. Malerei in leuchtendem Unterglasurblau, unter dem Rand auch grünlich verfärbt.

Beschreibung: Ovoides Gefäß; über der weichen Schulter konkav eingeschnürter, gedrungener Hals mit leicht ausgestelltem, wulstförmigen Rand. Der konvex nach unten gewölbte Boden ehemals glasiert. Breiter Standring. Malerei der Außenseite über dem Standring mit einer umlaufenden Doppelkreislinie beginnend. Darüber ein Blattfries, dem eine bis über die Schulter reichende, umlaufende Gewässerlandschaft folgt. In deren Zentrum steht vor einer großen Staude auf einem Felsen eine Mandarinente. Über ihr fliegt ein Vogel in Richtung einer Teichlandschaft mit Seerosen und Lotosblüten, wo ein Erpel sich aufplustert. Nach links setzt sich die Teichlandschaft mit Lotos, anderen Wasserpflanzen sowie weiteren Enten fort, um den Kreis bei einer großen Blütenstaude hinter der großen Ente auf dem Felsen zu schließen. Über und zwischen allem, erscheinen Wolken und Wolkenbänder. Die Szene wird über der Schulter von einem Ruyifries abgeschlossen, der wiederum in einen Fries von senkrechten blau-weißen Streifen übergeht. Nach einer einfachen Kreislinie wird der Hals von einem zweireihigen Wabenfries (Schildkrötdekor) umfangen. Die Lippe blau glasiert (Auftrag partiell sehr schwach).

Erhaltung: 5 cm langer Ausbruch des Randes, ergänzt. Der ehemals glasierte Boden mit Steinmetzwerkzeugen abgearbeitet. Brennsand in den Standring tief eingedrückt. Der Fond geprägt von eingebrannten Körnern, Glasurnarben und Nadelstichen. Im Inneren breite türkis hervorstechende Glasurläufer. Glasur innen wie außen nadelstichig. Die Glasurkanten orange-rostfarben gefärbt.

Beschriftungen: Schloss Favorite, Inventar [1893], S. 252, O.-No. 34

Geschichte: Inv. Fav. 1893, S. 252, Nr. 34, II. Stock, Raum 26; Eintrag: „34: 1 sehr große Vase, mit Deckel, von Fayence, weiß & blau = 25,- M."; Inv. Fav. 1855, S. 170, Nr. 20(?)

Literatur: Hausmann 1900, Taf. 5 (siehe Abb. 11, auf dem Kamin); Fichtner 1939/40, S. 138, Abb. 13

Bemerkung: Das Thema der Enten am Lotosteich häufig auf Töpfen dieser Art, jedoch meist in anderem Dekorationsschema. Vgl. Kassel, Landesmuseum, Inv. Nr. OP 5 in: Kat. Ausst. Kassel 1990, Kat. Nr. 6. Vgl. auch den Typ Kat. Mus. Frankfurt 1992, Nr. 21, hier jedoch mit Fasanen.

7. DECKEL

Abb. 7, 52
Inv. Nr.: G 5904
Ming, Regierungsperiode Wanli, 1573-1619
H 9,8; D 20,5; G 904,1 g
Porzellan; dicker, weißer, körniger Scherben. Dieser auf der unglasierten Unterseite in blassem Orange-Ocker verfärbt. Diese Färbung am Glasurrand als orangeroter Hof gesteigert. Dicke, gelblich-graue leicht grün schimmernde Glasur mit Neigung zu Bläschenbildung. Malerei in tintigem Unterglasurblau.

Beschreibung: Der Deckel in sanftem Karnies aufgewölbt. Im Zenit Lotosknospenknauf mit kleinem, seitlich am Hals liegenden Loch. Auf der unglasierten Unterseite nach innen konischer Haltering. Auf der Oberseite drei Lotosranken mit Blüten und züngelnden Spitzen. Zum Rand hin umlaufende Doppelkreislinie. Lippe blaßblau.

Erhaltung: Spitze des Lotosknaufs abgebrochen. Glasur nadelstichig. Blaue Farbe bei dickem Auftrag schwarz verbrannt.

Geschichte: Identisch mit: Inv. Fav. 1893, S. 252, Nr. 34, II. Stock, Raum 26; Eintrag: „34: 1 sehr große Vase, mit Deckel, von Fayence, weiß & blau = 25,- M."; Inv. Fav. 1855, S. 170, Nr. 20(?). Der Deckel hat früher auf der Vase G 3251 gesessen (Abb. 11). Hierfür stimmen aber weder der Dekor noch der Deckelsitz überein.

Literatur: Hausmann 1900, Taf. 5 (siehe Abb. 11, auf dem Kamin)

Bezug: Eine deckellose Vase mit dem passenden Dekor und ähnlichem gelb-grünlichen Glasurton in Dresden, Porzellansammlung Inv. Nr. P.O. 1048 in: Kat. Ausst. Dresden 1987, Nr. 67. Desgleichen Istanbul, Topkapi Saray, Inv. Nr. TKS 15/2097: Kat. Mus. Istanbul 1986, Kat. Nr. 1329. Sowie Krakau, Königsschloß, Inv. Nr. 2595: Kat. Mus. Krakau 1975, Abb. 277.

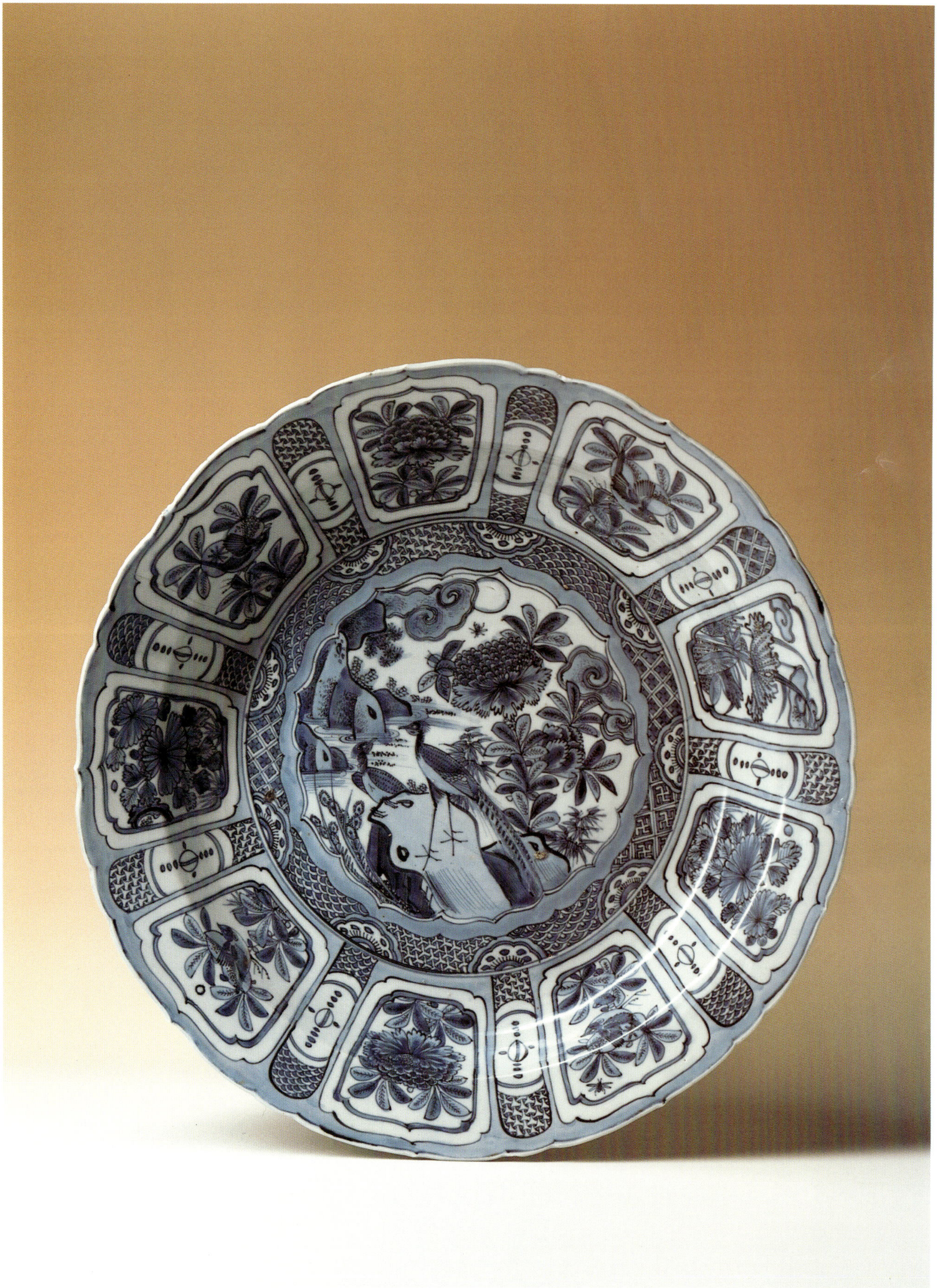

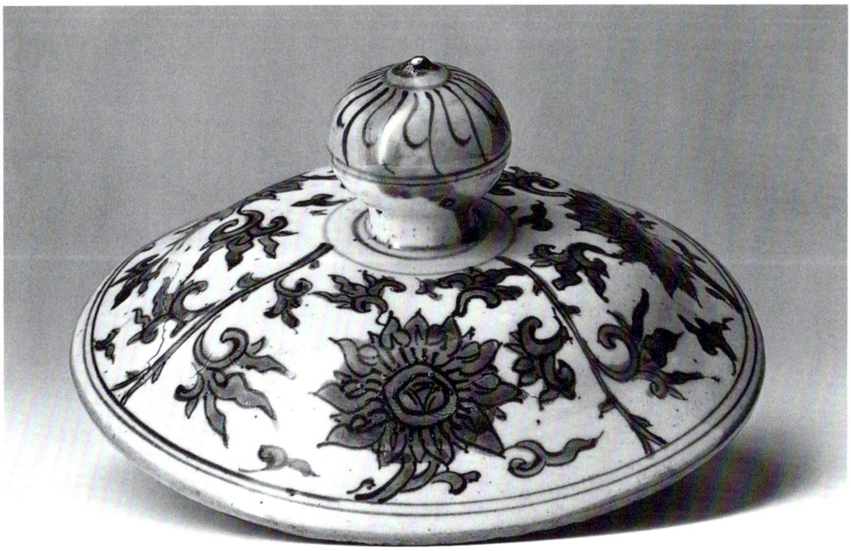

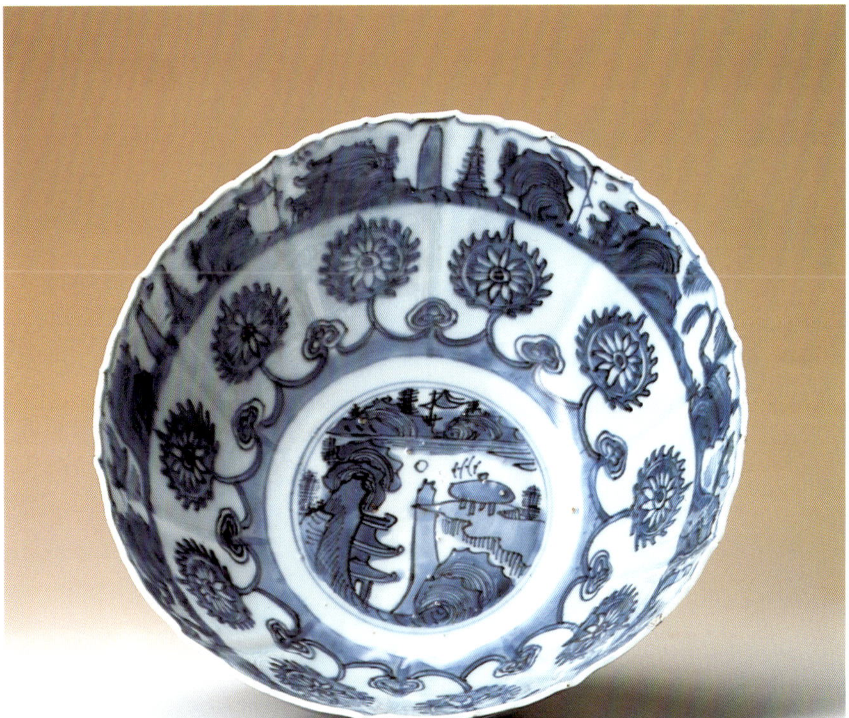

8. KUMME

Abb. 7, 33
Inv. Nr.: G 3020
Ming, Regierungsperiode Wanli, 1573-1600
H 11,7; D 21,9; DS 8,8; G 942,1 g
Porzellan; weißer, glatter Scherben. An den Glasurkanten orange-ockerfarben glänzend. Grau-türkisstichige Glasur mit Neigung zu Transparenz und Bläschenbildung. Unterglasurblaue Malerei in sehr dunkler Umrißzeichnung und differenziert getuschter Binnenmalerei. Durch die Bläschenbildung der Glasur teils in gräulichem Ton.

BESCHREIBUNG: Über geradem Standring mit etwas eingetieftem, glasierten Boden Wandung in Parabelform zum geraden Rand aufgehend. Auf dem Standring Doppelkreislinie. Die Außenwandung unter dem Rand und zum Standring von Kreislinien begrenzt. Auf der gesamten Wandung umlaufende Landschaft über einer Horizontlinie. Es handelt sich um eine Folge gestaffelter Berge mit Pagoden zwischen Gewölk und freiwerdendem Blick auf Gewässer mit schmalen Seglern, auf 0 Uhr der Mond. Im Fond, umgeben von kräftiger Kreislinie, die Wiederholung der mondbeschienenen Landschaft mit Bergen zwischen Wolken und vier verschiedenen Pagoden. Im auslaufenden Hintergrund zwei Wanderer. Die Wandung undekoriert bis auf einen Fries von 33 herabhängenden Blüten oder Ruyiköpfen unter dem Rand. Die Lippe weiß.

ERHALTUNG: Auf dem Boden „Chattermarks". In der Wandung innen und außen wenige, jedoch z.T. tiefe Nadelstiche und nicht aufgegangene Blasen des Scherbens. Im Fond kleine, durch Glasur geheilte Risse des Scherbens und eingebrannter Befall von Brennsand. An der Lippe sehr feiner „Mottenfraß". Außen und im Fond starke Gebrauchsspuren. Am Standring Reste von Schellack.

BESCHRIFTUNGEN: Schloss Favorite, Inventar [1893], S. 82, O.-No. 144 (Der Zettel ersetzt durch einen späteren mit blauem Rand.)

GESCHICHTE: Inv. Fav. 1893, S. 82, Nr. 144, I. Stock, Raum 14, Staatsküche; Eintrag: „141/50: Von Fayence, weiß und blau, 10 verschiedene, größere und kleinere, tiefe Schüsseln à 80 Pf = 8,- M."; Bad.-Sachsen. Best.-Inv. (1691), fol. 63v (?)

LITERATUR: Fichtner 1939/40, S. 138, Anm. 15, Abb. 14r

BEZUG: Vgl. Istanbul, Topkapi Saray, Inv. Nr. TKS 15/1720: Kat. Mus. Istanbul 1986, Kat. Nr. 1090. Vgl. auch die Kumme, Kat. Mus. Frankfurt 1992, Nr. 27. Vgl. Sotheby's London, 12.11.1996, Los Nr. 1. Vgl. auch die Malerei auf einem Stück der Slg. Arthur Lane. Abb. in: TOCS 1955-57, Kat. Nr. 146.

Abb. 51 (gegenüberliegende Seite)
Kat. Nr. 14
Abb. 52 (oben)
Kat. Nr. 7
Abb. 53 (unten)
Kat. Nr. 9

9. KUMME

Abb. 7, 53
Inv. Nr.: G 2886
Ming, Regierungsperiode Wanli, 1575-1620

H 10,7; D 22,1; DS 8,7; G 617,5 g
Porzellan; glatter, weißer Scherben. An der Glasurkante im Standring ocker- bis orangefarben. Hellgrau-türkisstichige Glasur von starkem Fluß und Neigung zu Bläschenbildung. Unterglasurblaue Malerei in kräftiger Umrißzeichnung und etwas blasser, graustichiger Binnenzeichnung, an Stellen besonders dicken Glasurauftrags in strahlendem Kobaltton aufleuchtend.
MARKE: Vier Zeichen in Siegelschrift und Doppelrahmen: fu gui jiaqi (Edles Gefäß für den Reichen und Ehrenwerten)

BESCHREIBUNG: Gefäß in Lotosblütenform. Über geradem Standring Wandung in Parabelform zum 20fach geschweiften Rand aufgehend. In der Wandung Rippen von innen nach außen gedrückt; die so entstehenden 10 Felder in Lotosblattform. Auf dem Standring Doppelkreislinie, darüber Lotosblattfries, von dem aus zwei Folgen fünf verschiedener Blütenstauden in die Felderung emporwachsen. Den Beginn der Sequenzen markiert ein Bäumchen mit Elster. Über einer Doppelkreislinie folgt ein Fries von 10 fliegenden Pferden über einem Welle-Fels-Grund. Ein rückwärtsgewandtes und ein nach vorne blickendes Pferd scheinen jeweils Paare zu bilden. Unter der weißen Lippe folgt dem Rand eine geschweifte Linie. Der Fond zeigt in einem Medaillon eine Landschaft mit Felsen und Pagoden sowie ein Gewässer, in dem sich der Mond spiegelt. Im Hintergrund auf dem anderen Ufer ein großer Fahnenmast. Die Rahmung bildet ein blasser Doppelkreis und ein ca. 1 cm breiter, weißbelassener Ring. In die Felderung der aufsteigenden Wandung ragen die flammenlodernden Bälle des Sonnenchakra; die Zwischenräume gefüllt mit Ruyiköpfen. Unter dem Rand umlaufende Landschaft mit Felsen, Pagoden und Fahnenwimpeln, zwischendurch auch ein Segler. Unter der Lippe geschweifte Linie.

ERHALTUNG: Scherben im Brand verzogen. Mehrere vor der Bemalung entstandene Abschieferungen am Standring von Glasur zugelaufen. Umlaufend an der Lippe kleine „Mottenfraß"-Pünktchen. Im Fond eingebrannter Befall von Brennsand. Die Malerei während des Brandes in die Glasur verlaufen. Kaum Gebrauchsspuren.

BESCHRIFTUNGEN: Schloss Favorite, Inventar [1893], S. 82, O.-No. 146 (Zettel verschollen)

GESCHICHTE: Inv. Fav. 1893, S. 82, Nr. 146, I. Stock, Raum 14, Staatsküche; Eintrag: „141/50: Von Fayence, weiß und blau, 10 verschiedene, größere und kleinere, tiefe Schüsseln à 80 Pf = 8,- M."

LITERATUR: Fichtner 1939/40, S. 138f, Anm. 17, Abb. 13

BEZUG: Nach Rinaldi 1989, S. 146, Typ II.1. Vgl. zwei Kummen in Istanbul, Topkapi Saray, Inv. Nr. TKS 15/10377 und 15/10379: Kat. Mus. Istanbul 1986, Kat. Nr. 1280. Vgl. Groningen, Groninger Museum, Inv. Nr. 161-blauw (1930-253): Rinaldi 1989, Pl. 168. Vgl. Kassel, Landesmuseum, Inv. Nr. OP 1, Kat. Ausst. Kassel 1990, Kat. Nr. 7 mit 3 Abb. Vgl. Dresden, Porzellanslg., Inv. Nr. PO 1725 (unpubliziert). Vgl. ähnliches Stück der Eremitage St. Petersburg, Inv. Nr. LK-352, in: Kat. Mus. Leningrad 1977, Kat. Nr. 25. Der Typ noch zur Mitte des 17. Jahrhunderts in Gebrauch, vgl. die Stücke aus der Hatcher-Dschunke (1643-46), Sheaf/Kilburn 1988, Pl. 79. Der Dekor hier jedoch gegenüber G 2886 stark vereinfacht.

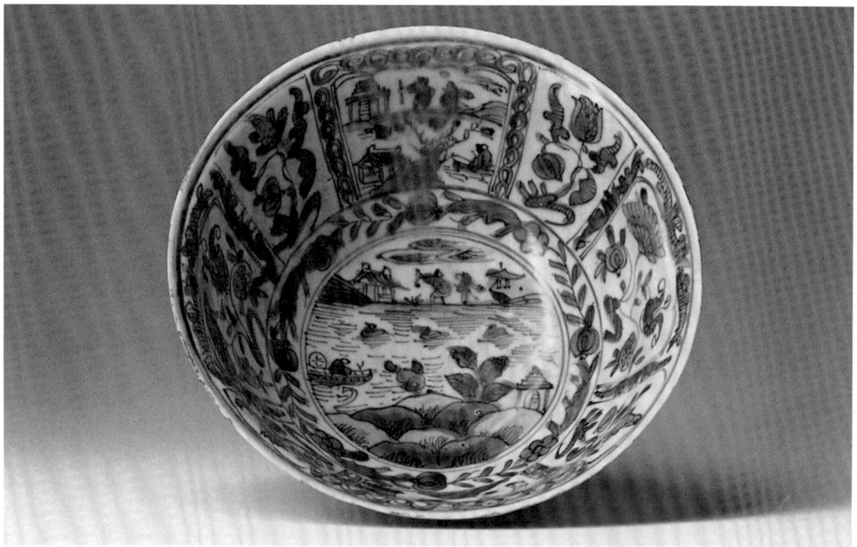

Abb. 54
Kat. Nr. 10

10. KUMME

Abb. 7, 54
Inv. Nr.: G 3248
Übergangszeit, 2. Viertel 17. Jh.
H 10,0; D 22,5; DS 8,9; G 594,5 g
Porzellan; weißer, leicht körniger Scherben mit transparenter Wandung. Die Glasurkante am Standring orangerot leuchtend. Stellenweise dicke Glasur mit starker Bildung feinster Bläschenschleier. Flott ausgeführte Malerei in leuchtendem Unterglasurblau durch die Bläschenbildung partiell angegraut.
MARKE: Doppelkreis

BESCHREIBUNG: Niedriger Standring mit konkav gewölbtem Boden. Wandung karniesförmig aufgehend. Die Lippe leicht ausgestellt, doch dann senkrecht nach oben gebogen. Um den Standring Doppelkreislinie. Über einem Fries von vier Blütenpaaren auf der Wandung vier wolkengerahmte Lotosblattfelder, die von verschiedenen Blütenranken an Fadenstengeln getrennt werden. Über den Feldern Blüten mit geschweiften Ranken. Unter der weißen Lippe einfache Kreislinie. Im Fond, umgeben von Doppelkreis, Landschaft mit breitem Fluß. Im Vordergrund 10 gestaffelte Felsen mit Bananenstaude und kleiner Pagode. Auf dem Gewässer von links kommend ein Boot, darüber drei Schwäne. Auf dem anderen Ufer zwei Männer durch das Wasser von einer Pagode zur anderen watend. Die steigende Wandung mit umlaufendem Fries von 8 rankenden Blüten. Darüber vier wolkengerahmte Lotosblattfelder, die alternierend Blüten an Fadenstengeln oder Landschaftsszenen mit Personen zeigen. Das Feld auf 12 Uhr in Wiederholung der Elemente aus dem Medaillon im Fond. Im Feld auf 6 Uhr stehen ein Schüler und sein Lehrer einander vor einer Pagode im Gespräch gegenüber, wobei der Schüler Leibesübungen vollzieht. Zwischen diesen breiten Feldern weitere, schmalere mit Blumen. Unter der Lippe Kreislinie.

ERHALTUNG: Wandung leicht verzogen. Am Boden „Chattermarks". Die Lippe weitgehend von feinem „Mottenfraß" geprägt. Breiter Glasurläufer in der Wandung auf 12 Uhr. Im Fond eingebrannter Befall von Brennsandkörnchen sowie Gebrauchsspuren. Reste von Schellack an Wandung und Standring.

BESCHRIFTUNGEN: Schloss Favorite, Inventar [1893], S. 82, O.-No. 143 (Möbelzettel)

GESCHICHTE: Inv. Fav. 1893, S. 82, Nr. 143, I. Stock, Raum 14, Staatsküche; Eintrag: „141/50: Von Fayence, weiß und blau, 10 verschiedene, größere und kleinere, tiefe Schüsseln à 80 Pf = 8,- M."

BEMERKUNG: Der Dekor der Kumme zeigt in der Pflanzendarstellung von der türkischen Iznik-Keramik beeinflußte Momente wie Tulpen und Nelken sowie die fadenförmigen Rankenbewegungen der Stengel. Die zunächst stark von den chinesischen Porzellanen der Yüan-

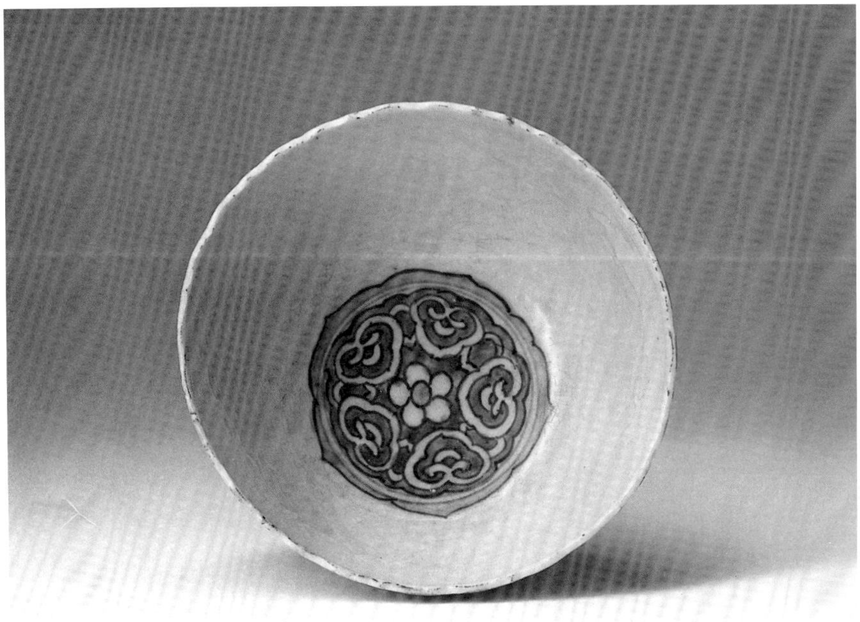

Abb. 55
Kat. Nr. 11

und frühen Mingdynastie beeinflußte Iznik-Ware entwickelte sich im Laufe des 16. Jahrhunderts fort und nahm dann wiederum Einfluß auf einige chinesische Typen.

BEZUG: Vgl. den Farbton der Glasurkante am Scherben und die Art den Standring zu glasieren mit Kat. Nr. 2, 3. Vgl. das vom Typ her sehr ähnliche Stück der Sammlung Frits Lugt in Paris, Lion-Goldschmidt 1978, Abb. 245 sowie das Stück bei Lempertz Köln, 29./30.11.1996, Los Nr. 59. Vgl. auch Groningen, Groninger Museum Inv. Nr. 1988/273 (ihm in der Ausst. eine Delfter Nachbildung gegenübergestellt.) Eine größere Version dieses Typs findet sich häufiger, z.B. Dresden, Porzellansammlung, Inv. Nr. P.O. 1189, Kat. Ausst. Dresden 1987, Nr. 107 (ca. 35 cm Durchmesser).

11. KUMME

Abb. 7, 55
Inv. Nr.: G 3439
Ming, 2 Hälfte 16. Jh.
H 7,8; D 14,3; Ds 6,1; G 271,4 g
Porzellan; weißer, transparenter Scherben mit sehr dickem Boden. Der Ton mit dem Uhrzeigersinn aufgedreht. Verschiedene Preßmuster in der Wandung (yinhua). Hellgraustichige türkise Glasur mit Neigung zu Bläschenschleiern. Unterglasurblaue Malerei mit leichtem Violettstich, durch Bläschenschleier vergraut.

BESCHREIBUNG: Über geradem Standring und glasiertem, dicken Boden Wandung in steiler Parabel zum geschweiften Rand aufgehend. In der Wandung vier vierpassige Felder mit verschiedenen Blütenmustern auf einem Treillagegrund mit den unendlichen Münzen sauber herausmodelliert. Daher gemalte Dekoration nur im Fond als Ruyifries um eine Blüte und als Wolkenfries um den Standring angebracht.

ERHALTUNG: Ein Ausbruch des Standrings herausgeschliffen. An der Lippe partiell „Mottenfraß". Innen und außen zahlreiche nicht aufgegangene weiße Bläschen im Scherben, leicht nadelstichig. Auf dem Boden kreisförmige Kratzspuren. Im Fond Rührspuren. Schellackspuren an der Außenwand und unter dem Standring.

BESCHRIFTUNGEN: Schloss Favorite, Inventar [1893], S. 87, O.-No. 435

GESCHICHTE: Inv. Fav. 1893, S. 87, Nr. 435, I. Stock, Raum 14, Staatsküche; Eintrag: „434/47: Von Porzellan, weiß & blau, 14 verschiedene Gumpen, groß und klein, à 20 Pf = 2,80 M."

BEZUG: Vgl. ähnliche Typen bei Rinaldi 1989, S. 148 ff.

12. GROSSER TELLER

Abb. 10, 56
Inv. Nr.: G 2844
Ming, um 1590-1630
H 10,5; D 49,6; DS 24,3; G ca. 3870 g
Porzellan; feiner, weißer Scherben. Die Glasurkante am Standring in blassem Ockerton; in Glasurabrollern an der unterseitigen Fahnenkante leuchtend orangerot. Dünne, hellgrau-türkisstichige Glasur. Auf der Unterseite stärker türkis. Unterglasurblaue Malerei in kräftigem, partiell von leichten Bläschenschleiern getrübtem Kobaltton.

BESCHREIBUNG: Runder Teller über leicht konischem und unterschnittenen Standring. Der eingetiefte Boden leicht konvex und unglasiert, Farbe: helles Creme-Grau. Die Wandung als Kehle aufgehend und in weichem Knick in die gerade Fahne übergehend. Die Lippe kielbogig geschweift. Auf dem Standring feine Doppellinie. Die Wandung geteilt in acht breite Lotosblattfelder mit Lingzhis und Juwelen. Dazwischen schmale Bänder mit weiteren Lingzhi-Pilzen. Lippe weiß. Im Fond großes Medaillon mit zwei Wachteln(?) auf einem Felsen vor Gewässerlandschaft mit aufsteigenden Nebelwolken. Die Vögel blicken düster in Richtung des großen Brandflecks über ihren Köpfen. In dieser Szene von rechts eine riesenhafte Päonie emporwachsend, die von zwei Insekten besucht wird. Dieses Arrangement gerahmt von acht geschweiften Randfeldern, die verschiedene Stoffmuster zeigen. Auf der Wandung acht Lotosblattfelder auf blauem Grund, getrennt durch schmale Felder mit textilumwickelten Enden und aufgesetzten Juwelen. In den großen Feldern alternierende Folge von Pflanzen und Kompositionen verschiedener Symbole: Pfirsiche, Fingerzitrone, Granatapfel, Päonie; Fächer, Doppelkürbisflasche, Bildrolle mit Trigrammen, Fliegenwedel, Ruyi, Buch, u.a.

ERHALTUNG: Am Standring und auf dem Boden „Chattermarks", größtenteils abgedreht. Krümelige Reste der abgearbeiteten Masse am Standring innen angebacken; außen an der Glasurkante Reste von Brennsand, sowie Reste von Schellack. Über den gesamten Boden gehender x-förmiger Sprung. Auf 3 und 7 Uhr schwarz-rot ausgetretene Blasen. Unterseite der Wandung nadelstichig und von weißen Bläschen im Scherben geprägt. Im Bereich des Ansatzes zur Fahne scharfe Kante im Scherben sowie Glasurabroller und -narben. An der Lippe umlaufend „Mottenfraß" und kleine Absplitterungen. Drei kleine Risse sowie 11,6 cm langer Sprung der Wandung. Im Fond tiefer schwarzer Brandfleck von D 1,1 cm, mit rot-violettem Hof unter der Glasur. Die Blaumalerei stellenweise so dunkel aufgetragen, daß sie punktuell durch die Glasur getreten ist. Zwei hervorquellende schwarz-rote Blasen in der Fahne auf 3 und 9 Uhr.

BESCHRIFTUNGEN: Schloss Favorite, Inventar [1893], S. 82, O.-No. 136 (Zettel verschollen, Vgl. auch Fichtner 1939/40, S. 139, Anm. 24). Auf dem Boden in Tinte die Ziffer „3".

GESCHICHTE: Inv. Fav. 1893, S. 82, Nr. 136, I. Stock, Raum 14, Staatsküche; Eintrag: „136/37: 2 desgleichen [ganz große, runde Platten] à 7,- M = 14,- M."; Inv. Fav. 1855, S. 55, Nr. 40b

LITERATUR: Fichtner 1939/40, S. 139, Anm. 24; Kat. Ausst. Bruchsal 1981, Bd. 1, Kat. Nr. H 23

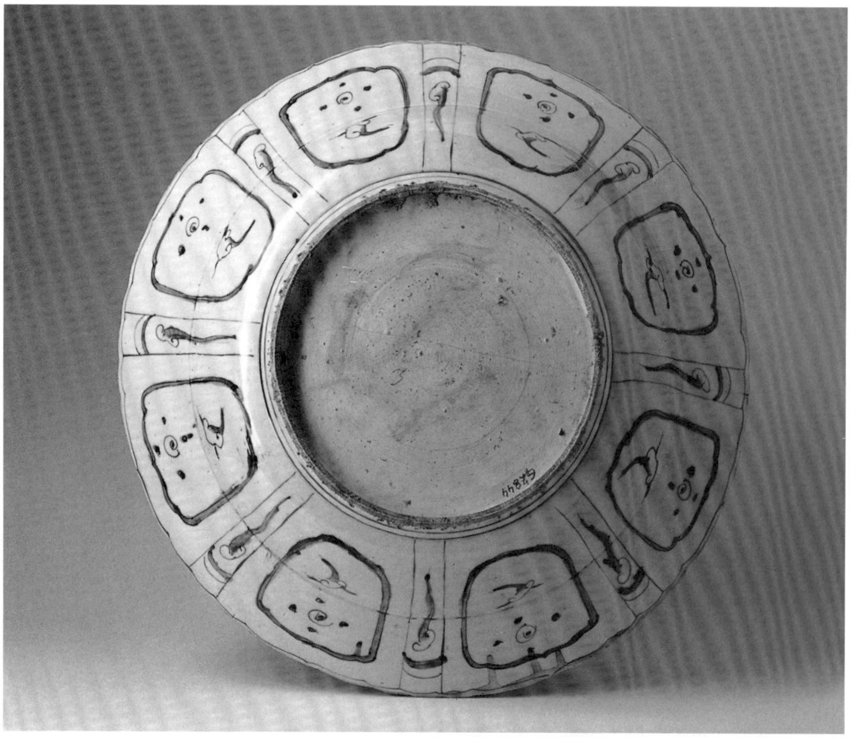

Bemerkung: Als wäre er ein Teil der Ikonographie, erscheint der große Brandfleck genau im Blickpunkt der Vögel.

Bezug: Der Teller entspricht dem Typ VII,2 bei Rinaldi 1989, S. 95ff.

13. GROSSER TELLER

Abb. 58, 59
Inv. Nr.: G 2845
Ming, um 1590-1630, Kraakware
H 10,0; D 50,5; DS 26,5; G ca. 3475 g
Porzellan; feiner, weißer Scherben. Die Glasurkante am Standring in blassem Ockerton. In dem kleinen, darüberliegenden Glasur-abroller leuchtend rot-orange. Dünne, hellgrau-türkisstichige Glasur mit Neigung zu Bläschenschleiern. Auf der Unterseite stärker türkis. Unterglasurblaue Malerei in kräftigem, partiell von Bläschenschleiern getrübten Kobaltton.

Beschreibung: Runder Teller über leicht konischem und unterschnittenen Standring. Der eingetiefte Boden leicht konvex und unglasiert, Farbe: helles Creme-Grau. Die Wandung als Kehle aufgehend und in weichem Knick in die gerade Fahne übergehend. Die Lippe kielbogig geschweift. Auf dem Standring feine Doppellinie. Die Wandung geteilt in acht breite Lotosblattfelder mit Lingzhis und Juwelen. Dazwischen schmale Bänder mit weiteren Lingzhi-Pilzen. Lippe weiß. Im Fond großes Medaillon mit polygonal eingezäunter Terrasse auf der ein vierfach gestufter Sockel mit einem Korb steht. Der Korb ist überquellend voll mit Chrysanthemen, Lotos und anderen Blüten, sowie einem Bananenblatt, der Bildrolle, der Doppelkürbisflasche und Bücherbündel(?). Dieses Arrangement gerahmt von acht geschweiften Randfeldern, die alternierend zwei verschiedene Stoffmuster zeigen. Auf der Wandung acht Lotosblattfelder auf blauem Grund, getrennt durch schmale Felder mit textilumwickelten Enden und herabhängenden Schleifen. In den großen Feldern alternierende Folge von Pflanzen und (teils daoistischen) Symbolen: Pfirsiche, Lotos, Päonie; Fächer, Doppelkürbisflasche, Bildrolle.

Erhaltung: Großer Ausbruch der Wandung auf 2-4 Uhr, Tangente 28 cm, bereits 1893 vermerkt (möglicherweise bereits 1820). Scherben im Brand über 9 Uhr abgesunken. Auf dem Boden und am Standring „Chattermarks", z.T. abgedreht. Auf dem Boden zudem festgebackene Reste der abgedrehten Flächen. Am Standring außen Reste von Brennsand. Auf der Unterseite die Spuren vom Aufdrehen gut sichtbar. An der Lippe umlaufend „Mottenfraß" und kleine Absplitterungen. Im Fond eingebrannter Befall von Brennsand.

Beschriftungen: Schloss Favorite, Inventar [1893], S. 82, O.-No. 138 (Möbelzettel). Auf dem Boden in Tinte die Ziffer „1".

Geschichte: Inv. Fav. 1893, S. 82, Nr. 138, I. Stock, Raum 14, Staatsküche; Eintrag: „138: 1 desgleichen [ganz große, runde Platte], davon ein Stück abgesprungen, 1,- M."; Inv. Fav. 1855, S. 55, Nr. 40b.

Literatur: Fichtner 1939/40, S. 139, Anm. 23

Bezug: Der Teller entspricht dem Typ VII,2 bei Rinaldi 1989, S. 95ff.

Abb. 56 (oben)
Kat. Nr. 12
Abb. 57 (unten)
Kat. Nr. 14

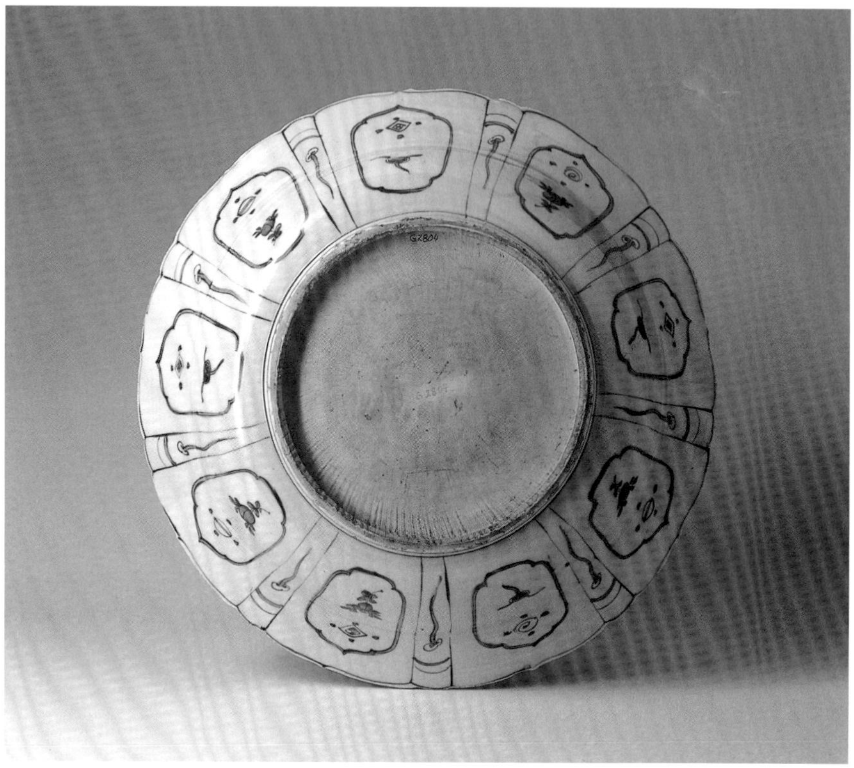

14. GROSSER TELLER

Abb. 51, 57
Inv. Nr.: G 2804
Ming, um 1590-1630
H 8,3; D 46,1; DS 23,6; G 2395,8 g
Porzellan; feiner, sehr dünner Scherben. Auf der Unterseite wie angesetzt. Dünne, hellgrau-türkisstichige Glasur. Unterglasurmalerei in hellem, aber sehr differenziert gemalten Ultramarinton.

Beschreibung: Runder Teller über leicht konischem und unterschnittenen Standring. Der eingetiefte Boden leicht konvex und unglasiert, Farbe helles Creme-Grau. Die Wandung als Kehle aufgehend und in weichem Knick in die gerade Fahne übergehend. Die Lippe kielbogig geschweift. Auf dem Standring feine Doppellinie. Die Wandung geteilt in neun breite Lotosblattfelder alternierend, bemalt mit Lingzhis oder Pfirsichzweigen und darüber stehenden Juwelen. Zwischen den Feldern schmale Bänder mit weiteren Lingzhi-Pilzen. Lippe weiß. Im Fond großes Medaillon mit zwei Fenghuangs auf einem Felsen vor Gewässerlandschaft. In dieser mondbeschienenen Szene von rechts eine riesenhafte Päonie emporwachsend, die von einer winzigen Biene besucht wird. Dieses Arrangement gerahmt von acht geschweiften Randfeldern mit verschiedenen Stoffmustern; getrennt von halben Blüten. Die neun Lotosblattfelder auf dem blauen Grund der Wandung, getrennt durch schmale Felder mit textilumwickelten Enden und aufgebrachten Juwelen. In den großen Feldern Folge von Pflanzen: Lotos, Chrysantheme, Päonie, die mit einem flatternden Vogel auf Granatapfelzweig alternieren.

Erhaltung: Am Standring und auf dem Boden „Chattermarks", teilweise abgedreht. Krümelige Reste der abgearbeiteten Masse am Standring innen angebacken. Außen an der Glasurkante Reste von Brennsand. An der Lippe große Glasurbläschen, doch nur winzige „Mottenfraß"-Punkte. Absplitterung auf 10 Uhr durch Glasurfluß geheilt. Neuere Absplitterung auf 12 Uhr. Auf 10 Uhr Sprung von 9,9 cm. Wandung leicht nadelstichig. Im Fond eingebrannter Befall von Brennsand sowie leichte Gebrauchsspuren.

Beschriftungen: Vom Inventarzettel von 1893 nur noch ein Schatten zu sehen. In Tinte auf dem Boden die Ziffer „4".

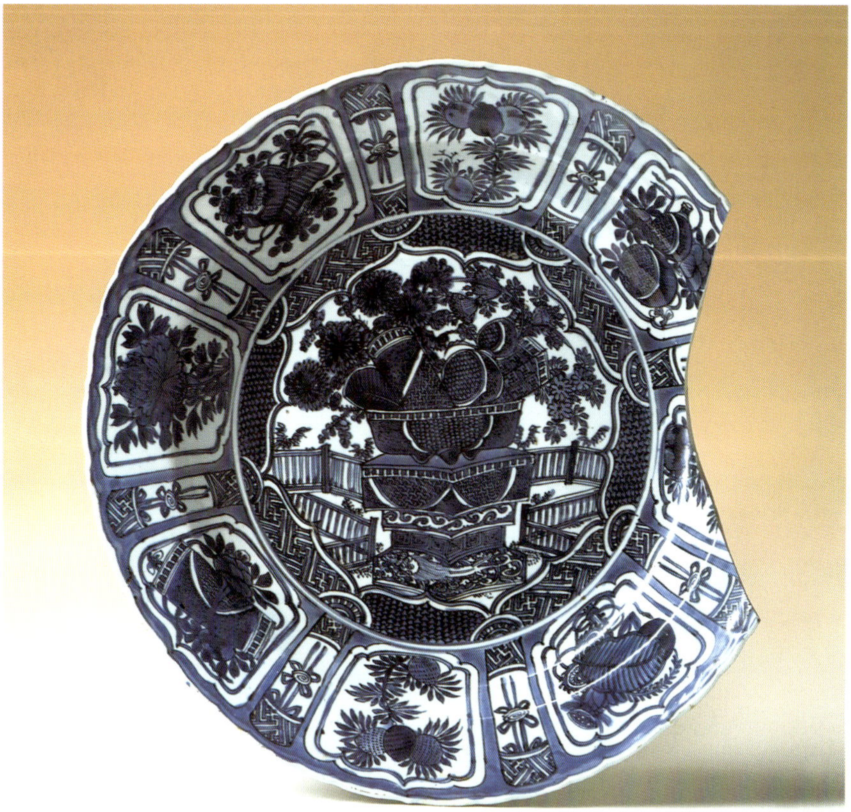

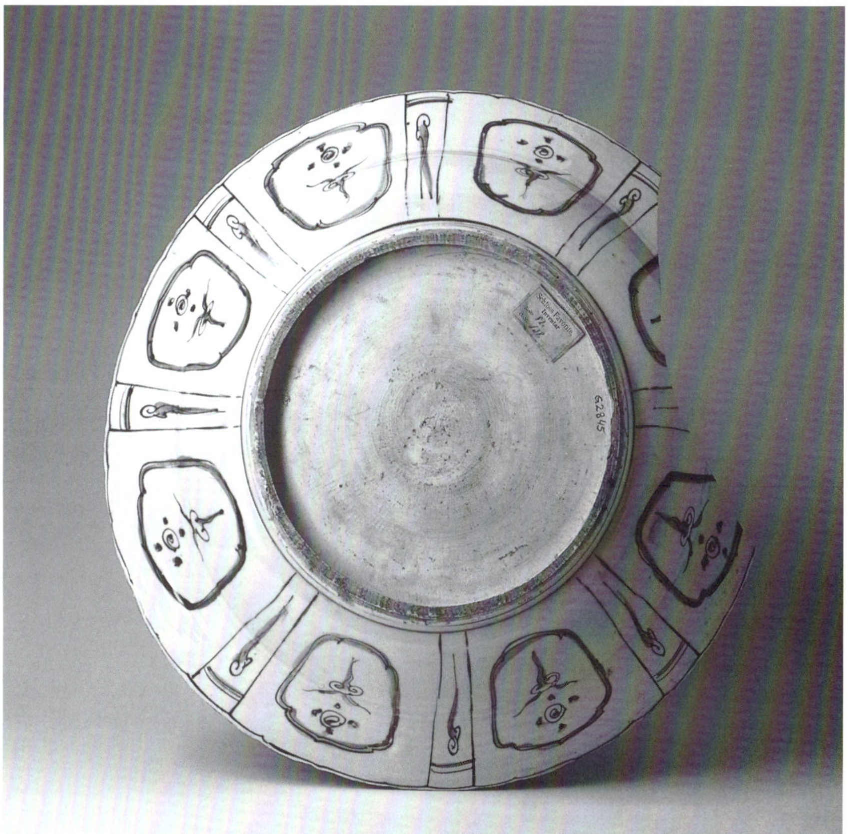

Abb. 58 und 59
Kat. Nr. 13

Geschichte: Identisch mit Inv. Fav. 1893, S. 82, Nr. 137, I. Stock, Raum 14, Staatsküche; Eintrag: „136/37: 2 desgleichen [ganz große, runde Platten] à 7,- M = 14,- M." (Vgl. Fichtner, S. 139, Anm. 22 der den Zettel offenbar noch sah.); Inv. Fav. 1855, S. 55, Nr. 40b

Literatur: Fichtner 1939/40, S. 139 (mit falschen Maßen); Kat. Ausst. Karlsruhe 1968, Kat. Nr. 45; Kat. Ausst. Bruchsal 1981, Kat. Nr. H 23

Bezug: Wie Typ VII,2 bei Rinaldi 1989, S. 95ff. Vgl. auch den Teller aus der Slg. Troesch, Schweiz bei Rinaldi 1989, Pl. 87 (der Grund der Felder jedoch weiß).

15. TELLER, MONTIERT

Abb. 17, 60, 61
Inv. Nr.: G 2772
Porzellan: Südchina, Swatow-Ware; Montierung Süddeutschland oder Böhmen(?)
Porzellan 1. Viertel 17. Jh., Montierung 1665-1690
H 10,3; D 42,9; DS 20,7; G ca. 3010 g
Porzellan; Scherben kräftig aber nicht zu dick. Glasurfehlstellen auf dem Boden schmutzigorange bis rotbraun. Türkis-gelbe Glasur mit starker Neigung zu Bläschenbildung. Unterglasurblaue Malerei in unterschiedlich dunklem Preußischblau. Standring und Lippe montiert; Silber teilweise vergoldet.

Beschreibung: Großer Teller auf nicht sichtbarem Standring. Der leicht konkav gebauchte Boden glasiert. Wandung in flachem Karnies zur möglicherweise geschweiften Lippe aufgehend (die gemalten Felder schließen dort in geschweifter Linie ab). Über dem Standring breite Doppelkreislinie und zwei stilisierte Pfirsichzweige. Auf einer weiteren dunklen Kreislinie vier Lingzhi-Pilze. Im Fond stehender Fenghuang vor Gartenlandschaft auf einem Felsen. Der auf zwei Beinen stehende Vogel mit drei langen Schwanzfedern. Zum linken Rand Lingzhi-Pilze und ein Gartenfels, hinter dem sich Wolken drängen. Auf der rechten Seite dieser vom Mond beschienenen Szene eine riesenhafte Päonie und umhersurrende Insekten. Auf der Wandung alternierend je acht schmale und acht breite Felder. Die schmalen Bänder mit Juwelen zwischen angeschnittenen Halbkreisen. Auf den breiten Feldern je ein Vogel auf Pfirsichzweig unterbrochen von verschiedenen Bäumchen wie Bambus, Prunus, Päonie u.a. Unter der Montierung tritt die geschweifte Randlinie hervor. Am Standring getriebene Silberbleche, matt- und glanzvergoldet, gelötet. An der Lippe Randfassung aus sieben gegossenen, getriebenen und vergoldeten Teilstücken. Diese durch Nieten an silbernen Blattmasken befestigt. Die Randstreifen mit je drei Palmetten zwischen wellenförmigen Ranken(?). Auf der Unterseite zwei kleinere groteske Masken zwischen Ranken. Die großen Blattmasken als Ornamentgrotesken mit aufgerissenen Mäulern ausgebildet.

Erhaltung: Porzellan: Boden beulig, zahlreiche Glasurfehlstellen, Reste von Brennsand. In der aufgehenden Wandung auf 6 Uhr partiell unterbrochener senkrechter Riß, auf der Oberseite nicht sichtbar. Unter dem Rand auf 9 Uhr zwei dunkelbraun-irisierende Brandflecken. Kobaltblaue Farbe in dunklen Partien irisierend-braun herausgetreten. Benutzungsspuren. Montierung intakt.

Beschriftungen: Schloss Favorite, Inventar [1893], S. 82, O.-No. 139

Geschichte: Inv. Fav. 1893, S. 82, Nr. 139, I. Stock, Raum 14, Staatsküche; Eintrag: „1 desgleichen [ganz große, runde Platte] am Rand und Fuß durchaus mit vergoldetem Silber reich garniert. 50,- M"; Inv. Fav. 1855, S. 55, Nr. 41; Inv. Fav. 1833, fol. 45r; Inv. Fav. 1820, S. 95; Inv. Fav. 1817, S. 27; Inv. Fav. 1803, S. 115; Inv. Fav. 1772, fol. 81v; Inv. Fav. 1762, fol. 5v, unter Kast. 2; Bad.-Sachsen. Best.-Inv. (1691), fol. 63v

Literatur: Sillib 1914, S. 93; Fichtner 1939/40, S. 139, Abb. 17; Kat. Ausst. Karlsruhe 1955, Kat. Nr. 328; Petrasch 1960, S. 16 (5. Aufl. 1978, 6. Aufl. 1981, S. 15/16, Abb. 34); Petrasch 1967, S. 10, Abb. S. 16; Kat. Ausst. Karlsruhe 1968, Kat. Nr. 44 mit Abb.; Rentsch 1972, Nr. 39 mit Abb.; Sekai toji zenshu 1977, S. 302, Fig. 202; Lunsingh Scheurleer 1980, Abb. 54; Kat. Ausst. Bruchsal 1981, Kat. Nr. H 20 mit Abb.; Kat. Ausst. Stuttgart 1987, S. 472, Kat. Nr. 1.20

Bemerkung: Eine im Inventar von 1691 als zugehörig genannte Kanne verschollen. Mit der Nennung als Paar wird der Zweck der Montierung als Lavabobecken deutlich. Die unruhige Ornamentik der Randmontierung erhält durch den Wechsel von Gold und Silber eine ordnende Gliederung, die jedoch in der Zahl keine Rücksicht auf die Felderung des Porzellans nimmt. – Der Teller zeigt eine für die sog. Swatow-Ware außergewöhnlich qualitätvolle Bemalung. Zur Ikonographie des zentralen Motivs vgl. Kat. Mus. Istanbul 1986, Bd. II, Kat. Nr. 748. Der um 1500 datierte Teller zeigt in ähnlicher Gartenlandschaft einen Pfau.

Bezug: Porzellan: vgl. einen Teller in Leeuwarden, Museum het Princessehof, Inv. Nr. GRV 1929.22 in: Kat. Mus. Leeuwarden 1979, Kat. Nr. 106. Vgl. auch Istanbul, Topkapi Saray Museum, Inv. Nr. TKS 15/3540: Kat. Mus. Istanbul 1986, Bd. II, Kat. Nr. 1917 (jedoch mit gekehltem Rand). Vgl. auch Christie's South Kensington, 03.05.1990. Los Nr. 384.

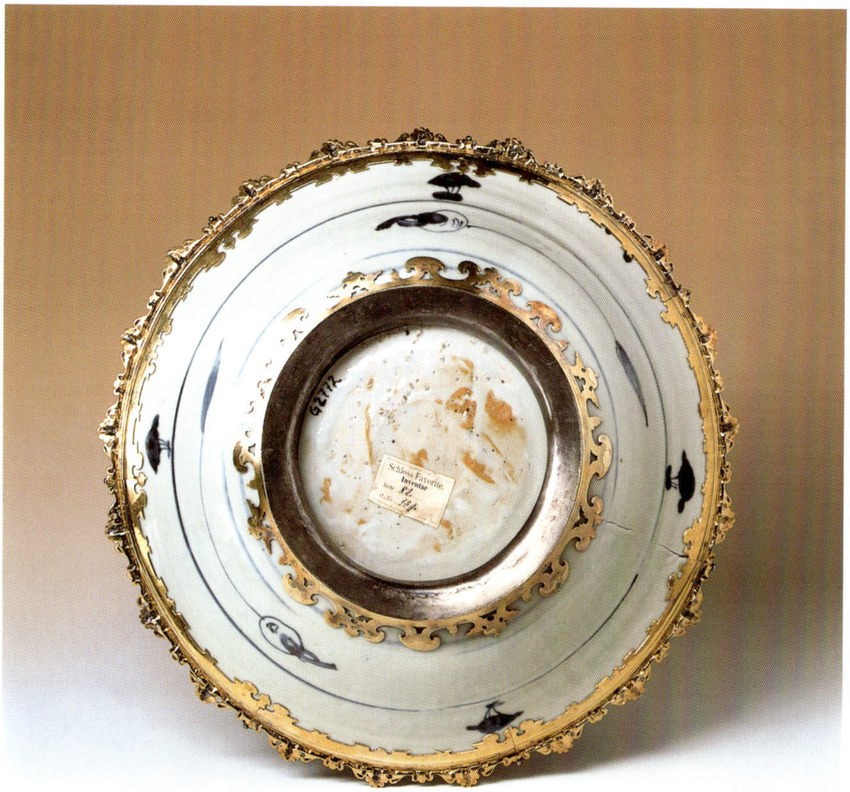

Abb. 60 (gegenüberliegende Seite) und 61
Kat. Nr. 15

16. SCHALE (sog. Klapmutse)

Abb. 62
Inv. Nr.: G 2805
Ming, 1. Drittel 17. Jh., Kraakware
H 6,1; D 21,5; DS 10,9; G 334,5 g
Porzellan; weißer, sehr feiner Scherben. Glänzende, hellgrau-türkisstichige Glasur mit Neigung zu Bläschenbildung. Malerei in kräftig leuchtendem Kobaltblau; stellenweise etwas tintige Binnenzeichnung. In der Kehle und auf der Fahne partiell von Bläschenbildung getrübt.

BEMERKUNG: Der glasierte Boden konkav gewölbt. Über feinem, geraden Standring die Wandung gekehlt aufsteigend und in die flach aufsteigende 2,5 cm breite Fahne übergehend; geschweifte Lippe. Die gemalte Dekoration in der Kehle durch plastische Modulation unterstützt. Auf dem Standring umlaufende Doppelkreislinie. Die Wandung in klassischer Kraak-Einteilung: vier breite Felder unterbrochen von vier schmaleren mit Lingzhi-Pilzen. Die breiten Felder enthalten eine vierpassige Reserve mit Granatäpfeln und Prunusblüten. Auf der Fahne zwei blühende Prunusbäumchen mit Elstern. Im Fond Landschaft mit zwei Rehen. Links ein Felsen mit Wasserfall, rechts im Hintergrund ein Zwitter von Pinie und riesenhaftem Lingzhi-Pilz. In der Kehle vier Reserven mit Prunusblüten, einer Bildrolle und einer Doppelkürbisflasche. Dazwischen sich von oben und unten einander nähernde Ruyiköpfe. Auf dem Rand Blätterstab mit acht Päonienblüten. Unter der Lippe geschweifte Linie.

ERHALTUNG: Auf dem Boden „Chattermarks" und Nadelstiche. Der Standring ringsum voller Brennsand. Im Scherben der Wandung nicht aufgegangene weiße Bläschen. An der Lippe partiell „Mottenfraß". Im Fond eingebrannter Befall von Brennsand. Auf 9 Uhr silbrig glänzender eingebrannter Fleck mit rostrot leuchtendem Hof.

LITERATUR: Fichtner 1939/40, S. 140, Anm. 28; Kat. Ausst. Karlsruhe 1968, Kat. Nr. 46

BEMERKUNG: Das Rehmotiv ist eines der am häufigsten zu findenden auf Kraakporzellan. Das Motiv des springenden Sika-Rehbocks dagegen ist eine ikonographische Seltenheit. Die Malerei des Spiegels zeigt sehr schön die typischen Merkmale der Malerei auf Kraakporzellan. Gepunktete Struktur z.B. in der Flora oder auf den Rehrücken.

BEZUG: Bei Rinaldi 1989, Typ II. Vgl. Amsterdam, Rijksmuseum Inv. R.B.K. 15799h, mit zwei stehenden Hirschen (unpubliziert).

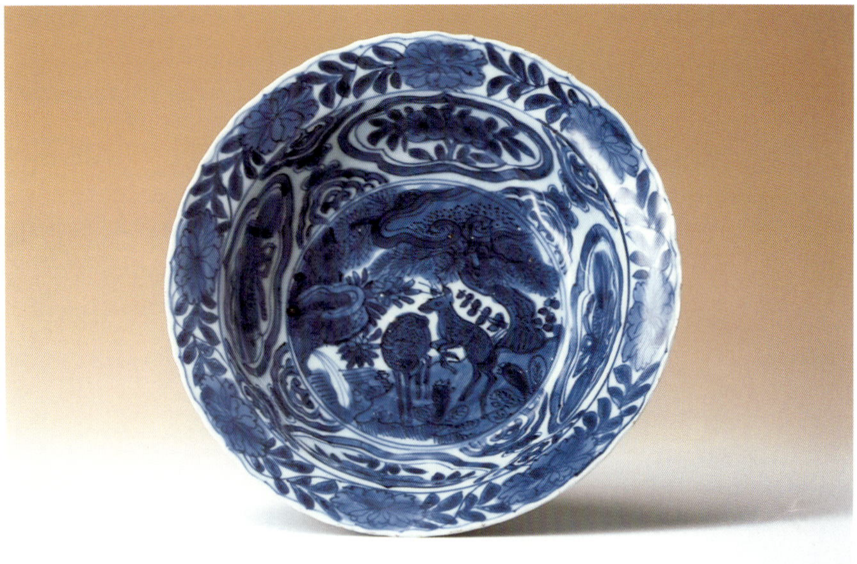

Abb. 62
Kat. Nr. 16

17. SCHÄLCHEN (sog. Miniatur-Klapmutse)

Abb. 63
Inv. Nr.: G 2891
Übergangszeit, 2. Viertel 17. Jh., Kraakware
H 4,8; D 10,4; DS 4,2; G 62,1 g
Porzellan; weißer, feiner Scherben.
An der Glasurkante im Standring orangerot leuchtend. Glänzende, gelb-türkisstichige Glasur mit Neigung zu Transparenz und Bläschenschleiern. Unterglasurblaue Malerei in teils sehr kräftiger Umrißzeichnung; Binnenzeichnung partiell violettstichig.

BESCHREIBUNG: Über niedrigem, leicht konischen Standring parabelförmig aufgehende Wandung. Breiter, leicht aufgestellter Rand mit geschweifter Lippe. Um den Standring Doppelkreislinie. Auf der Wandung flüchtig gemalter Dekor von 4 breiten, vier schmalen Feldern. In den breiteren hastig gemalte Kreise mit Punkten in der Mitte. Unter der Fahne zwei Blütenzweige. Lippe weiß. Im Fond Wanderer mit Stab auf einer Landzunge vor Gewässerlandschaft. Im Hintergrund mehrere Staffeln Berge. Auf der Wandung und der Fahne vier breitere und vier schmalere trapezoide Felder. In der Kehle in den größeren Feldern vierpassige Reserven mit Granatäpfeln. Darüber auf der Fahne vier schielende Monster. Auf den schmalen Feldern Schleifen.

ERHALTUNG: Am Boden und am Standring „Chattermarks"; im Boden Narbe einer größeren Glasurblase. An der Innenwand kleiner orangeleuchtender Glasurabroller. Auf dem Rand Bläschenschleier. Winzige „Mottenfraß"-Stellen an der Lippe.

BESCHRIFTUNGEN: Schloss Favorite, Inventar [1893], S. 87, O.-No. 442

GESCHICHTE: Inv. Fav. 1893, S. 87, Nr. 442, I. Stock, Raum 14, Staatsküche; Eintrag: „434/47: Von Porzellan, weiß & blau, 14 verschiedene Gumpen, groß und klein, à 20 Pf = 2,80 M."

BEZUG: Bei Rinaldi 1989, Typ V in Miniaturform.

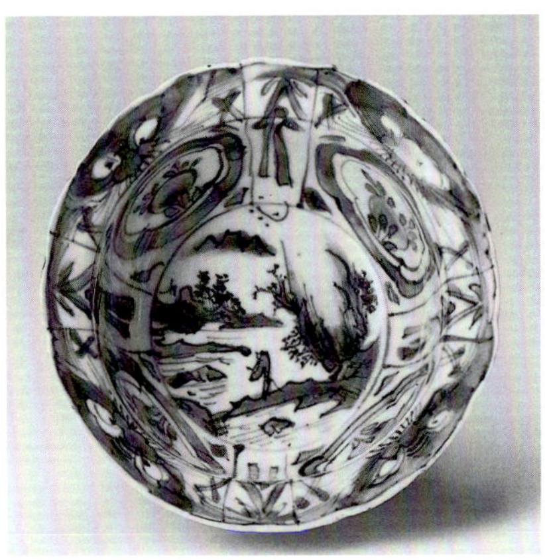

Abb. 63
Kat. Nr. 17

18. KUMME

Abb. 31, 32
Inv. Nr.: G 3249
Ming, 1. Drittel 17. Jh.
H 9,7; D 15,0; DS 5,9; G 178,2 g
Porzellan; feiner, extrem dünner Scherben. Hellgraue, leicht türkisstichige Glasur von sehr feinporiger Oberfläche, außen etwas heller. Blasse, doch sehr differenzierte Malerei in silbergraustichigem Unterglasurblau.

Beschreibung: Über kleinem, leicht konischen Standring Wandung zunächst flach verlaufend, dann steil nach oben geführt, um in den ausgestellten Rand mit achtfach geschweifter

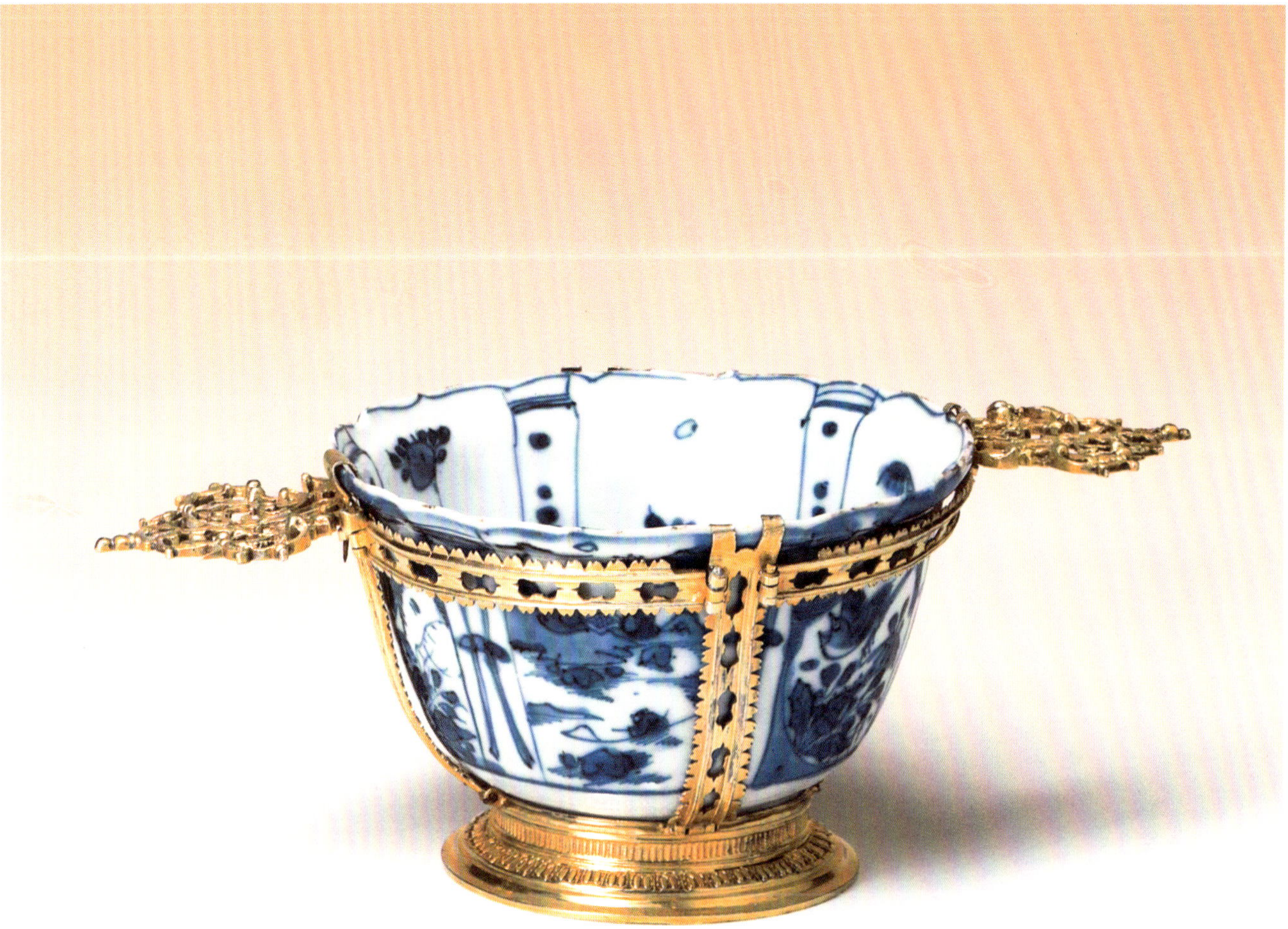

Lippe überzugehen. In der Wandung durch Herausprägen 16 feiner Rippen 8 Felder, unterbrochen von schmalen Streifen zwischen den Rippen. Auf dem Standring Doppelkreisline. Der noch waagrechte Teil der Wandung als weiße Fläche zwischen zwei Kreislinien markiert. Gliederung der Wandung in 8 Felder zwischen juwelenbesetzten Streifen. Die Felder zeigen abwechselnd Gefäße (Weihrauchbrenner, Korb mit Lingzhi-Pilzen, Doppelkürbisflasche mit Textilmustern, hängende Flasche mit Lotosblütendekor) sowie verschiedene Vögel mit Felsen über einem Teich mit Seerosen. Alle Felder sind einfach gerahmt. Im Fond große Elster auf einem spärlich bewachsenen Felsen, über die Schulter den Mond ankrächzend. Obwohl die Wandung durch feine Linien in acht Felder eingeteilt ist, ignoriert die weitere Dekoration diese Grenzen. Sie entfaltet sich völlig frei in drei feinen Pflanzenstauden über denen zwei Schmetterlinge und eine dicke Hummel fliegen. Die Malerei wirkt im Pinselduktus locker wie die gesamte Dekoration.

Erhaltung: Scherben im Brand leicht verzogen. Wandung und Boden innen und außen nadelstichig. Im Fond eingebrannter Befall.

Beschriftungen: Schloss Favorite, Inventar [1893], S. 87, O.-No. 436

Geschichte: Inv. Fav. 1893, S. 87, Nr. 436, I. Stock, Raum 14, Staatsküche; Eintrag: „434/47: Von Porzellan, weiß & blau, 14 verschiedene Gumpen, groß und klein, à 20 Pf = 2,80 M."

Literatur: Fichtner 1939/40, S. 138, Anm. 19

Bemerkung: Für den vorstehenden Scherben existiert auch der Begriff Eierschalenporzellan. Der chinesische Begriff für diese Art, T'o t'ai, meint substanzlos, körperlos. – Gerade dieser Typ häufig in Montierungen zu finden vgl. die Schale in München, Residenz Inv. Nr. K.V.b. 387, Brunner 1966, Abb. 4-5.

Bezug: Vgl. die Elemente der Bemalung mit jenen eines Tellers im Nationalmuseum Singapur (Inv. Nr. C.0080), Rinaldi 1989, Pl. 61, um 1575-1605.

Abb. 64
Kat. Nr. 19

19. KUMME, ALS OHRENSCHALE MONTIERT

Abb. 64, 65
Inv. Nr.: G 3004
Porzellan, China, Kraakware – Montierung deutsch?
Porzellan: Ming, 1. Drittel 17. Jh.; Fassung Mitte 17. Jh.
Hmax 7,8; Bmax 20,3; DSmax 7,4; H Schale 6,6; D 12,0; DS 5,0; G 218,3 g (Mont. 121,8 g)
Porzellan; feiner, sehr transparenter Scherben. Glänzende, hellgrau-türkisstichige Glasur mit Neigung zu Bläschen- und Schleierbildung. Unterglasurblaue Malerei in leuchtendem Kobaltblau (innen etwas dunkler). Montierung Silber vergoldet; Fuß gewalzt, getrieben und gelötet. Bänder aus Silberblech geschnitten, gebohrt, und geschnitten. Verbindungen aus Messingdraht. Henkel gegossen.

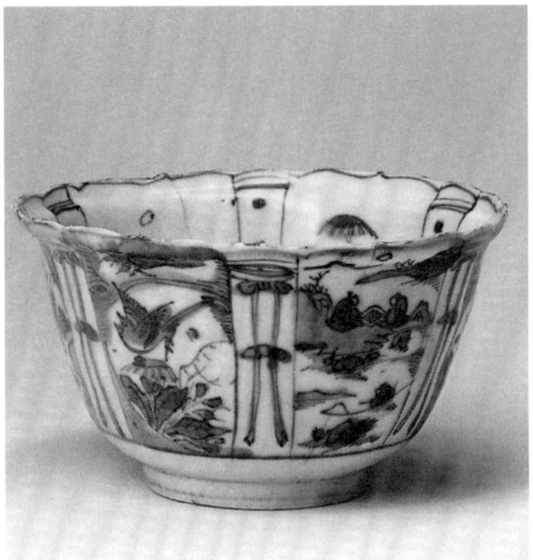

Abb. 65
Kat. Nr. 19

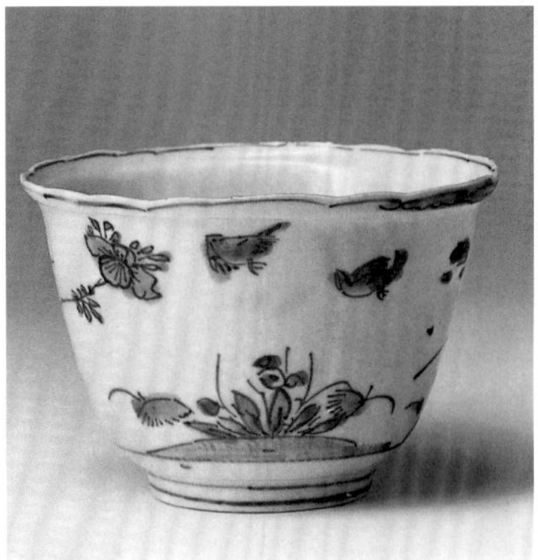

Abb. 66
Kat. Nr. 22

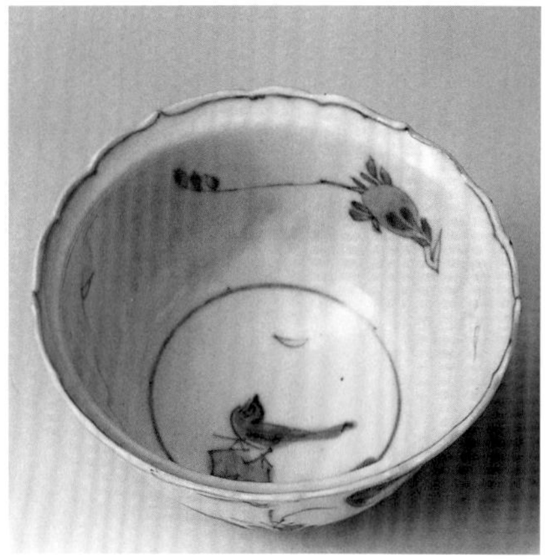

Abb. 67
Kat. Nr. 23

Beschreibung: Als Ohrenschale montierte Porzellanschale in Kelchblütenform. Über geradem Standring Wandung parabelförmig aufgehend, um erst kurz unter dem Rand in die ausgestellte und dann senkrecht aufgewölbte Lippe überzugehen. Die Wandung plastisch geformt, in sechs lotosblattförmige Felder geteilt, die von sechs schmalen Feldern getrennt werden. Die Lippe der Felderung folgend geschweift. Am Standring außen Doppelkreislinie. Ungleichmäßige Folge von Darstellungen in den Feldern der Wandung: aufgeregte Elster zwischen Pflanzen, Bambus vor Landschaft, Chinese in Betrachtung einer Gewässerlandschaft, Chrysantheme, aufgeregte Elster sowie eine Landschaft mit Bootfahrer und schach(?)spielenden Chinesen. Innen im Fond, umgeben von kräftiger Kreislinie, aufgeregte Elster auf einem Felsen den Mond ankrächzend. Die großen Felder alternierend hohe Pflanzen und niedrigere mit darüberstehendem Mond zeigend. In den schmalen Feldern Juwelenbänder. Unter der Lippe geschweifte blaue Linie. Am Glasurrand im Standring zarter lachsfarbener Hof. Die Montierung bestehend aus einem Fuß, vier seitlichen Spangen (eine verloren), vier horizontal unter dem Rand verlaufenden Spangen sowie zwei gegossenen, waagrecht angebrachten Beschlagwerk-Griffen mit fünf Bohrungen. Der Fuß mit umlaufendem Pfeifenfries. Die Griffe auf der Unterseite poliert. Spangen numeriert. Vergoldungen nur an den sichtbaren Seiten.

Erhaltung: Gefäß: Scherben in vier große Teile zerbrochen, gekittet. Auf der Lippe starker „Mottenfraß" sowie eine Absplitterung. Um den Standring und außen unter dem Rand Bläschenschleier. Am Standring „Chattermarks". Montierung: Das rechte zum Griff führende Band nicht mehr erhalten. Die zweizehige Halteklaue des linken Bandes abgebrochen und durch einfach gebogenes Blech ersetzt. Von den Bänderstiften nur noch einer original erhalten.

Beschriftungen: Schloss Favorite, Inventar [1893], S. 86, O.-No. 391

Geschichte: Inv. Fav. 1893, S. 86, Nr. 391, I. Stock, Raum 14, Staatsküche; Eintrag: „391: Von Porzellan, weiß & blau, mit Messingbeschläg, 1 Schale, durchaus mit Messing beschlagen -,50 M."; Inv. Fav. 1855, S. 55, Nr. 47; Inv. Fav. 1833, fol. 45v; Inv. Fav. 1820, S. 96 S. 31; Inv. Fav. 1803, S. 116f; Inv. Fav. 1772, fol. 82r; Inv. Fav. 1762, fol. 6v, Kasten 3 (?)

Literatur: Fichtner 1939/40, S. 139; Fichtner 1953, S. 413; Kat. Ausst. Karlsruhe 1955, Kat. Nr. 327; Sekai toji zenshu 1977, S. 302, Fig. 202; Kat. Ausst. Bruchsal 1981, Kat. Nr. H 19

Bezug: Porzellankummen mit ähnlicher Fassung (abgeplatteten Griffen) sind selten. Vgl. z.B. ein ähnliches Stück der Wanli-Periode mit einer 1632 datierten Montierung von Minne Sikkes im Fries Museum Leeuwarden, Inv. Nr. Z 1965-1 (Abb. bei Lion-Goldschmidt 1978, Nr. 221; Lunsingh Scheurleer 1980, Abb. 65).

20. KUMME

Abb. 44
Inv. Nr.: G 4652
Ming, 1. Drittel 17. Jh., Kraakware
H 9,6; D 14,9; DS 6,3; G 194,2 g
Porzellan; glatter, sehr dünner Scherben von hoher Transparenz. Aufgedreht, die Rippen nachmodelliert. Hellgraue, leicht türkisstichige Glasur von etwas rauher, mattglänzender Oberfläche. Vermutlich nicht ganz gargebrannt. Sehr lebhafte, spontane Malerei in einem durch Bläschenbildung mattgrauen Unterglasurblau.

Beschreibung: Über konischem Standring Wandung in steiler Parabel aufgehend. Ausgestellter Rand mit geschweifter Lippe in scharfem Knick nach oben gebogen. In der Wandung 6 Speichen von je 3 feinen Rippen herausmodelliert. Die hierdurch entstehenden Felder in der gemalten Dekoration in keiner Weise berücksichtigt. Auf dem Standring Doppelkreislinie. Auf der Wandung über einer Bodenlinie umlaufende Ge-wässerlandschaft mit Elster auf dem Felsen flankiert von einer riesigen Päonie und Schilfgras. Der Darstellung folgend auf der Rückseite zwei Elstern im Flug. Unter der weißen Lippe eine flüchtig gemalte Linie. In dem von einer kräftigen Kreislinie umrahmten Fond eine Elster auf Fels, den Mond ankrächzend. Auf der Wandung lediglich zwei horizontale Pfirsichzweige. Dem Rand folgend eine geschweifte Linie.

Erhaltung: Großer Ausbruch der Wandung (5 Stücke), gekittet. Auf dem Boden x-förmiger Sprung und feine „Chattermarks". Sehr grobe „Chattermarks" am Standring. Der gesamte Schalenkörper leicht nadelstichig und von feinsten offenen Bläschen überzogen, die sich mit der Zeit dunkel verfärbt haben. Die Lippe ockerfarben durchschimmernd, jedoch kein „Mottenfraß".

21. KUMME

Abb. 43
Inv. Nr.: G 5000
Ming, 1. Drittel 17. Jh., Kraakware
H 7,5; D 13,8; DS 5,7; G 134,4 g
Porzellan; feiner, dünner Scherben. Kühle, hellgrau-türkisstichige Glasur. Unterglasurblaue Malerei in sattem Kobaltblau, stellenweise grünstichig (preußischblau).

Beschreibung: Über konischem Standring Wandung in steiler Parabel aufgehend. Ausgestellter Rand mit geschweifter Lippe in scharfem Knick nach oben gebogen. In der Wandung 6 Speichen von je 3 feinen Rippen schwach herausmodelliert. Die hierdurch entstehenden Felder in der gemalten Dekoration in keiner Weise berücksichtigt.

Auf dem Standring Doppelkreislinie. Auf der Wandung über einer Bodenlinie eine umlaufende Gewässerlandschaft mit Elster auf dem Felsen, flankiert von einer riesigen Päonie und Schilfgras. Der Darstellung folgend auf der Rückseite zwei Elstern im Flug. Unter der weißen Lippe eine flüchtig gemalte Linie. In dem von einer kräftigen Kreislinie umrahmten Fond eine Elster auf stilisiertem Fels. Auf der Wandung zwei horizontale Pfirsichzweige und zwei Halbmonde. Dem Rand folgend eine geschweifte Linie.

Erhaltung: Auf dem Boden „Chattermarks" und Nadelstiche. Der Standring in zu feuchtem Zustand abgedreht und an der Außenkante gewellt. Glasur innen am Standring partiell abgerollt. An der Lippe „Mottenfraß.

Beschriftungen: Schloss Favorite, Inventar [1893], S. 87, O.-No. 439

Geschichte: Inv. Fav. 1893, S. 87, Nr. 439, I. Stock, Raum 14, Staatsküche; Eintrag: „434/47: Von Porzellan, weiß & blau, 14 verschiedene Gumpen, groß und klein, à 20 Pf = 2,80 M."

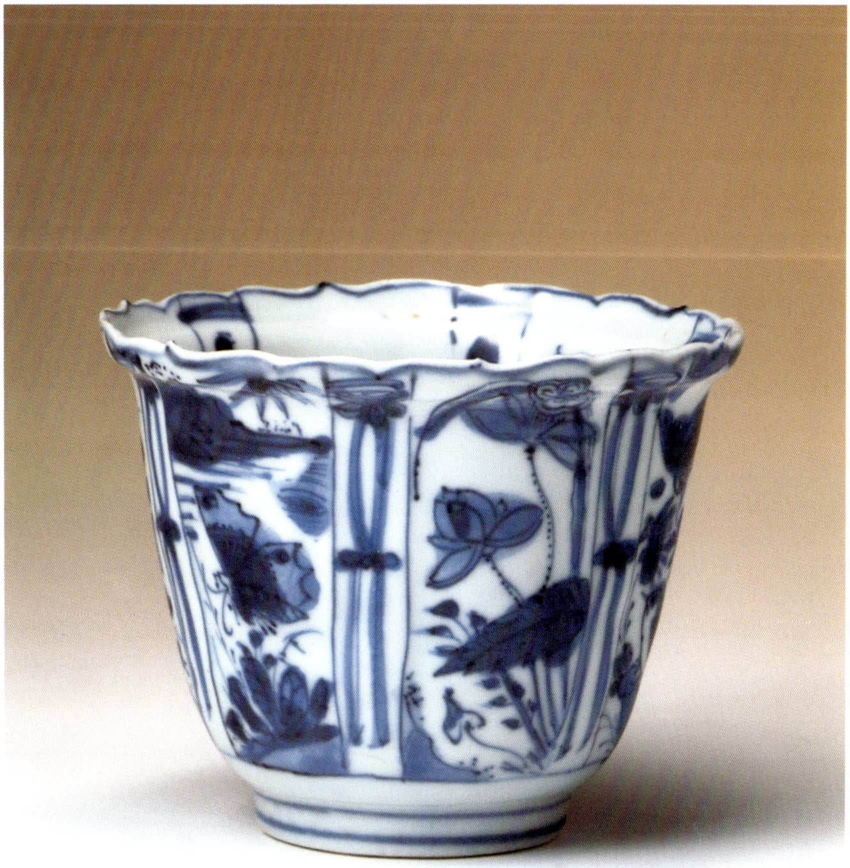

Abb. 68
Kat. Nr. 24

22. KUMME

Abb. 66
Inv. Nr.: G 3483
Ming, 1. Drittel 17. Jh., Kraakware
H 8,2; D 12,2; DS 5,3; G 121,6 g
Porzellan; glatter, sehr dünnwandiger Scherben von hoher Transparenz. Aufgedreht und anschließend nachmodelliert. Feucht glänzende, hellgrau-türkisstichige Glasur. Unterglasurblaue Malerei mit kräftiger Umrißzeichnung. Die Binnenzeichnung flüchtig hineingetuscht.

Beschreibung: Über konischem Standring Wandung in steiler Parabel aufgehend. Ausgestellter Rand mit geschweifter Lippe in scharfem Knick nach oben gebogen. In der Wandung 6 Speichen von je 3 feinen Rippen herausmodelliert. Die hierdurch entstehenden Felder in der gemalten Dekoration in keiner Weise berücksichtigt. Auf dem Standring Doppelkreislinie. Auf der Wandung über einer Bodenlinie eine umlaufende Gewässerlandschaft mit Elster auf dem Felsen, flankiert von einer riesigen Päonie und Schilfgras. Der Darstellung folgend auf der Rückseite zwei Elstern im Flug. Unter der weißen Lippe eine flüchtig gemalte Linie. In dem von einer kräftigen Kreislinie umrahmten Fond eine Elster auf stilisiertem Fels. Auf der Wandung lediglich zwei horizontale Pfirsichzweige. Dem Rand folgend eine geschweifte Linie.

Erhaltung: Scherben über 2 Uhr im Brand verzogen. „Chattermarks" am Standring. An der Lippe partiell „Mottenfraß". Die Wandung außen geprägt von winzigsten geöffneten Bläschen, die eine braune Färbung zeigen. Innen zahlreiche nicht aufgegangene Bläschen im Scherben. Im Fond Nadelstiche.

Beschriftungen: Inventarzettel von 1893 zerkratzt und unleserlich.

23. KUMME

Abb. 67
Inv. Nr.: G 4999
Ming, 1. Drittel 17. Jh., Kraakware
H 5,6; D 9,7; DS 3,9; G 66,9 g
Porzellan; feiner, dünner Scherben. Kühle, hellblau-türkisstichige Glasur mit leichter Bläschenbildung. Unterglasurmalerei in hellem Kobaltblau.

Beschreibung: Über konischem Standring Wandung in steiler Parabel aufgehend. Ausgestellter Rand mit geschweifter Lippe in scharfem Knick nach oben gebogen. In der Wandung 6 Speichen von je 3 feinen Rippen schwach herausmodelliert. Die hierdurch entstehenden Felder in der gemalten Dekoration in keiner Weise berücksichtigt. Auf dem Standring Doppelkreislinie. Auf der Wandung über einer Bodenlinie eine umlaufende Gewässerlandschaft mit Elster auf Felsen, flankiert von einer riesigen Päonie und Schilfgras. Der Darstellung folgend auf der Rückseite zwei Elstern im Flug. Unter der weißen Lippe eine flüchtig gemalte Linie. In dem von einer kräftigen Kreislinie umrahmten Fond eine Elster auf stilisiertem Fels, den Halbmond ankrächzend. Auf der Wandung zwei horizontale Pfirsichzweige und zwei Halbmonde. Dem Rand folgend eine geschweifte Linie.

Erhaltung: „Chattermarks" am Standring. An den Spitzen der geschweiften Lippe teilweise „Mottenfraß"-Pünktchen.

Beschriftungen: Schloss Favorite, Inventar [1893], S. 87, O.-No. 443

Geschichte: Inv. Fav. 1893, S. 87, Nr. 443, I. Stock, Raum 14, Staatsküche; Eintrag: „434/47: Von Porzellan, weiß & blau, 14 verschiedene Gumpen, groß und klein, à 20 Pf = 2,80 M."

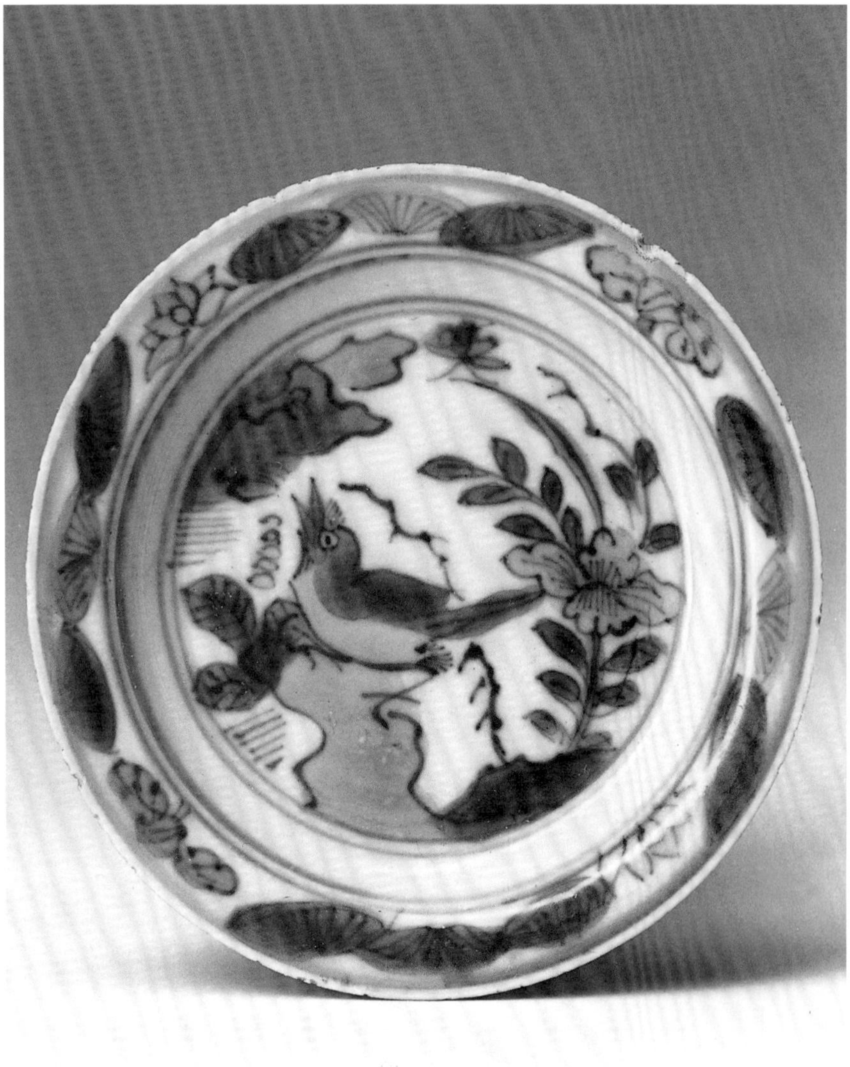

Abb. 69
Kat. Nr. 26

GESCHICHTE: Inv. Fav. 1893, S. 87, Nr. 445, I. Stock, Raum 14, Staatsküche; Eintrag: „434/47: Von Porzellan, weiß & blau, 14 verschiedene Gumpen, groß und klein, à 20 Pf = 2,80 M."

BEMERKUNG: Glockenbecher aus Kraakporzellan sind selten. Weder ihr Zweck und Nutzen sind bekannt, noch ließen sich Exemplare in den großen Schiffsbergungen nachweisen. Vgl. ein ähnliches Exemplar aus der Slg. Frits Lugt in Paris, Rinaldi 1989, Pl. 194. Vgl. auch den Becher in Dresden, Porzellansammlung, Zimmermann 1923, Bd. II, Taf. 69b. Der Gefäßtyp gleich wie Kat. Nr. 25. Zum Siegellack siehe Kat. Nr. 34.

BEZUG: Vgl. Dresden, Porzellansammlung Inv. Nr. PO 1746, in leichter Variation des Dekors.

24. GLOCKENBECHER

Abb. 68
Inv. Nr.: G 4998
Ming, 1. Drittel 17. Jh., Kraakware
H 7,8; D 10,1; DS 4,5; G 100,5 g
Porzellan; feiner, weißer Scherben. In den Glasurabrollern der Innenwandung orangerot leuchtend. Hellgrau glänzende, leicht türkisstichige Glasur mit Trübung durch feinste Bläschen(schleier). Tintige, außen leicht violettstichige Malerei in Unterglasurblau durch die Bläschen angegraut.

BESCHREIBUNG: Über geradem Standring Wandung in steiler Parabel aufgehend. Ausgestellter Rand mit sechsfach geschweifter Lippe in scharfem Knick nach oben gebogen. In der Wandung 6 Felder herausmodelliert, dazwischen 6 schmalere Speichen von je 2 feinen Rippen. Diese plastische Felderung korrespondiert mit der blauen Bemalung innen und außen. Außen auf dem Standring umlaufende Doppelkreislinie. Auf der Wandung 6 breitere Felder, die alternierend eine Pflanzenstaude (Päonie, Lotos) oder eine Landschaft mit Bambus, Schmetterling oder zwei Vögeln zeigen. Auf den schmalen Streifenfeldern oben und in der Mitte geknotete Schleifen. An der Innenwandung das gleiche Aufteilungsschema mit anderen Motiven. Die größeren Felder zeigen in paarweiser Anordnung einen Felsen, aus dem jeweils nach links und rechts eine Staude wächst. Zwischen den breiteren Feldern Streifen mit Juwelen oder Lingzhi-Pilzen besetzt. Im Fond Elster auf Felsen zum Mond emporschauend. Alle Felder sind innen und außen einfach gerahmt.

ERHALTUNG: Starke „Chattermarks" am Standring. Innen am Standring partiell Glasurabroller und kleine Narben. Auf der Innenwandung kleine punktförmige Glasurabroller, im Fond eingebackener Befall von Brennsand. Kleine „Mottenfraß"-Stellen an der Lippe. Siegellackrest in einer Glasurnarbe im Boden.

BESCHRIFTUNGEN: Schloss Favorite, Inventar [1893], S. 87, O.-No. 445 (Zettel verschollen)

25. GLOCKENBECHER

Abb. 70
Inv. Nr.: G 3050
Übergangszeit, 2. Viertel 17. Jh., Kraakware
H 7,8; D 9,9; DS 4,2; G 81,1 g
Porzellan; glatter, feiner Scherben von hoher Transparenz. Glänzende hellgraue türkisstichige Glasur. Kräftige unterglasurblaue Malerei.

BESCHREIBUNG: Glasierter Boden konkav gewölbt. Über leicht konischem Standring Wandung in steiler Parabel aufgehend. Ausgestellter Rand mit der in 6 dreiphasigen Wogen geschweiften Lippe scharf geknickt nach oben gebogen. In der Wandung 6 Speichen von je 3 feinen Rippen herausmodelliert. Die hierdurch entstehenden Felder in der gemalten Dekoration keinesfalls berücksichtigt. Auf dem Standring Doppelkreislinie. Auf der Wandung vier von weißen Streifen getrennte Felder, die Landschaften mit Chinesen zeigen: ein Mann am Felsüberhang, ein weiterer bei Mondschein an einem Gewässer, ein Chinese mit langem Bart vor Wasserfall in den Bergen, ein letzter in einem Boot, darüber vier Vögel. Alle Felder sind ebenso wie die innenliegenden einfach gerahmt. Die Felder innen mit der gleichen Anordnung wie außen, jedoch etwas phasenversetzt. Unterbrochen von weißen Streifen sind hier Felder mit Iznik-Tulpen mit rankenden Fadenstengeln zu sehen. Im Fond ein sitzender, bärtiger Chinese in dunklem Kittel; über ihm im Hintergrund ein Bergkegel.

ERHALTUNG: „Chattermarks" am Boden und wellenförmig am Standring. In der Innenwandung ockerfarbener Einschluß. Im Fond Glasurnarbe.

BESCHRIFTUNGEN: Schloss Favorite, Inventar [1893], S. 87, O.-No. 447

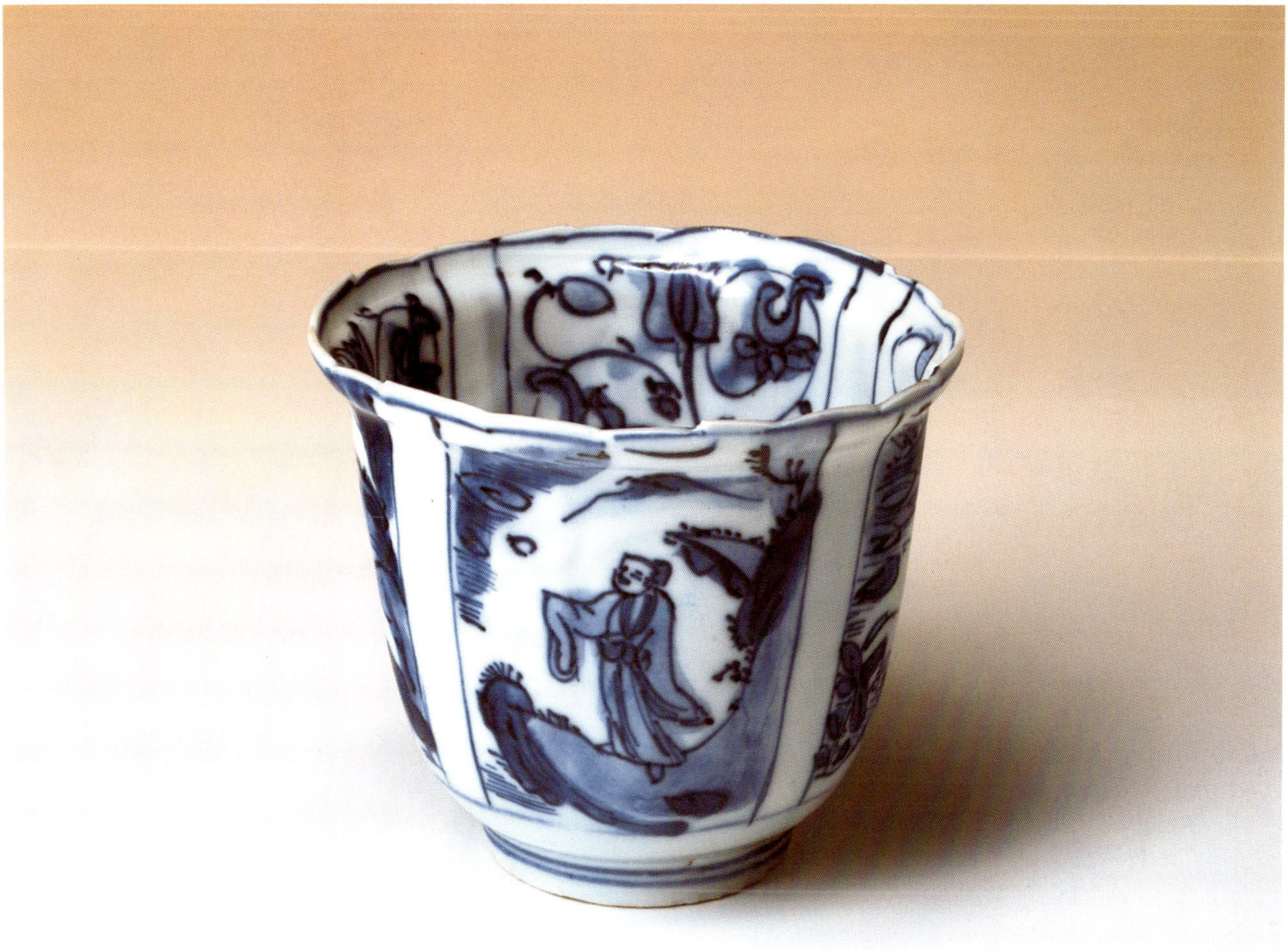

GESCHICHTE: Inv. Fav. 1893, S. 87, Nr. 447, I. Stock, Raum 14, Staatsküche; Eintrag: „434/47: Von Porzellan, weiß & blau, 14 verschiedene Gumpen, groß und klein, à 20 Pf = 2,80 M."

BEZUG: Die Dekoration ähnlich einer Elstern-Schale in Arnheim (Inv. Nr. V 23-T, Leihgabe der Staatlichen Kunstslgn. Den Haag), Rinaldi 1989, Pl. 189. Zwar sitzt hier im Fond eine Elster, doch ist die sonstige Felderung gleich bis in die dekorlosen Streifen dazwischen, welche ebenfalls ungewöhnlich selten sind. Die wenig übereinstimmende Struktur der Wandung mit dem gemalten Dekor ist bemerkenswert.

26. KLEINER TELLER

Abb. 69
Inv. Nr.: G 2892
1. Viertel 17. Jh., Kraakware
H 1,8; D 9,9; DS 5,2; G 51,7 g
Porzellan; weißer, glatter Scherben von hoher Transparenz. Hellgrau-türkisstichige Glasur mit Neigung zu Transparenz und Bläschenbildung, Unterseite stärker türkis. Malerei in tintig-graustichigem Unterglasurblau.

BESCHREIBUNG: Runde Form über geradem, von Glasur konisch zugelaufenen Standring. Wandung in Kehle und Fahne aufgehend. Äußere Wandung oben und unten von Doppelkreislinien begrenzt, Lippe weiß. Vom oberen Rand herab wachsen gegenüberliegend Zweige herab, auf denen eine Elster sitzt. In dem von einer Doppelkreislinie gefaßten Spiegel sitzt eine Elster auf einem Fels, den Schnabel geöffnet. Links darüber Wolken und ein Insekt, rechts eine blühende Pflanze. Kehle undekoriert. Auf der Fahne zwischen Doppel- und verlaufener einfacher Kreislinie ein von vier Blüten unterbrochener Fries von Seerosenblättern.

ERHALTUNG: Am Standring Reste von Brennsand. Hier auch zahlreiche Ausbrüche von bis zu 2,7 cm Länge. Innen am Standring Glasurabroller. Entlang der Lippe Aneinanderreihung feinster Ausbrüche in der Art einer feinen Kreissäge. Größere Absplitterungen auf 1, 8 und 11 Uhr. Auf der Fahnenunterseite Reste von Schellack.

BESCHRIFTUNGEN: Schloss Favorite, Inventar [1893], S. 87, O.-No. 498

Abb. 70
Kat. Nr. 25

GESCHICHTE: Inv. Fav. 1893, S. 87, Nr. 498, I. Stock, Raum 14, Staatsküche; Eintrag: „465/506 Von Porzellan, weiß & blau: 42 verschiedene Unterplättchen, rund, oval & eckig à 10 Pf = 4,20 M."

BEZUG: Vgl. den montierten Teller mit teilweise abgeschnittener Fahne in Istanbul, Topkapi Saray Museum, Inv. Nr. TKS 15/2884: Kat. Mus. Istanbul 1986, Bd. II, Kat. Nr. 1837.

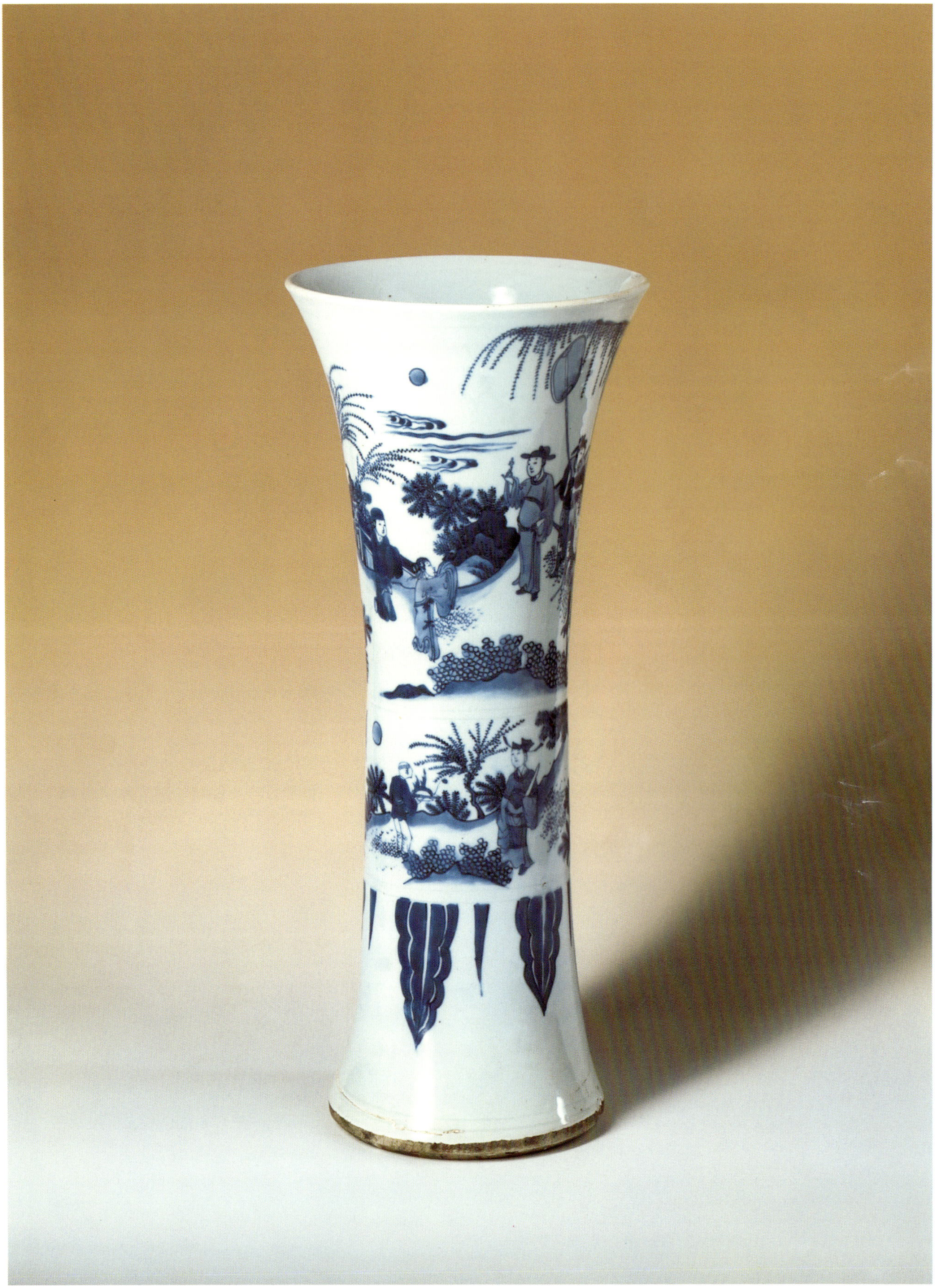

PORZELLANE DER ÜBERGANGSZEIT

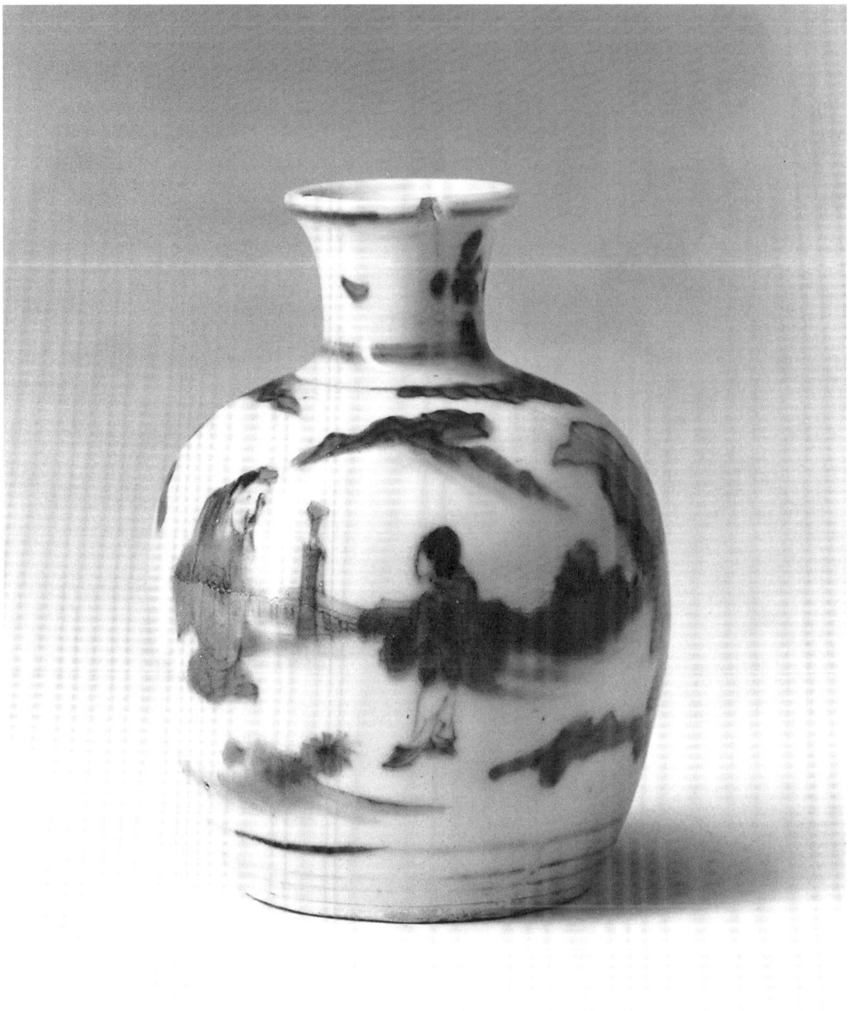

27. STANGENVASE, VOM TYP GU

Abb. 71
Inv. Nr.: G 210
Übergangszeit 1640-1682
H 43,5; DM 19,3; DStand 14,5; G ca. 3290 g
(Würdenträger = 6 Uhr)
Porzellan; dicker, weißer Scherben. Aus drei Teilen zusammengefügt. Hellgrau-türkisstichige Glasur mit Neigung zur Bildung sehr feiner Bläschen. Malerei in kräftigem, leicht violettstichigen Unterglasurblau durch die Bläschenbildung etwas getrübt.

Beschreibung: Dreiteilige Flötenvase mit kaum merklich konkavem Mittelstück. Boden leicht konvex eingetieft, kein Standring. Von der Basis aus straff konkav eingezogene, zur Mündung hin trompetenförmig geweitete Wandung mit eingesetztem Segment im zweiten Viertel von unten. Statt gemalter Doppelkreislinien sind die Begrenzungen der ohnehin kaum wahrnehmbaren Segmente durch leicht ausgravierte Doppelkreise markiert, die mit Glasurfluß leicht türkisfarben zugelaufen sind. Im unteren Teil hängen 6 in der Größe unregelmäßig variierende Bananenblätter herab. Das mittlere Feld zeigt in umlaufender Landschaft einen Würdenträger, dem ein junger Mann ein Tablett bringt. Der darüberliegende Abschnitt zeigt ebenfalls in einer Landschaft eine Audienzszene: Von links nähern sich zwei Kinder und sinken vor einem Würdenträger in die Knie. Dieser steht begleitet von drei Dienern vor einer Architektur und hält einen winzigen Gegenstand empor. Diese Szenen enden auf der Rückseite in Bergen, die durch Wolken verbunden werden. Die Innenseite völlig undekoriert.

Erhaltung: 1,5 cm lange Absplitterung der Lippe auf 3 Uhr. Im Boden y-förmiger Riß des Scherbens. Glasur des Bodens bis auf wenige Stellen abgearbeitet. In kleinen Kratern Reste von sehr feinem Brennsand. Langer, zugekitteter Brandriß an der Außenkante von Boden und Standring (6-11 Uhr). Der Fond extrem nadelstichig. Insgesamt innen und außen nadelstichig und kleine Glasurabroller. Der Scherben an der Lippe ockerfarben durchschimmernd.

Beschriftungen: Schatten des ehem. Inventarzettels von 1893

Bemerkung: Die Darstellungen vermutlich einem Holzschnitt zu einem Roman oder Drama entnommen. Zu ähnlichen Darstellungen und ihrer Quellen vgl. Clunas 1981-82, S. 69-86; Hsu Wen-chin 1986, S. 1-146; Kat. Ausst. New York 1995.

Bezug: Vgl. die Malerei des Oberen Abschnitts mit der auf der Stangenvase in der Reitlinger-Sammlung, Oxford (dat. 1639), Kat. Ausst. London 1957, Kat. Nr. 149, mit Abb. Anstelle der Schriftzeichen befinden sich bei G 210 zwei aus dem Nebel steigende Felsen. Malduktus sehr ähnlich. Bei der Reitlinger-Vase jedoch im mittleren Feld Blütenreserven und Teile der „12 Ornamente" (zu sehen der Bogen, fu oder ya).

28. VASE

Abb. 72
Inv. Nr.: G 2887
Übergangszeit 1630-80
H 9,2; Dmax 7,1; DS 4,6; DM 3,2; G 178,4 g
Porzellan; dicker, aber dennoch opaker Scherben. Hellgrau-türkisstichige Glasur mit Neigung zu Transparenz und Bläschenbildung, innen warmtoniger. Flott ausgeführte unterglasurblaue Malerei, in der Glasur verlaufen.
Marke: Unter der sehr dicken Glasur am Boden leichter Doppelkreis erkennbar. Dieser nur geritzt?

Abb. 71 (gegenüberliegende Seite)
Kat. Nr. 27
Abb. 72
Kat. Nr. 28

Beschreibung: Runde, gedrungene Schulterform. Der glasierte Boden extrem dick gearbeitet (8 mm). Standring zu massiver Form abgedreht (Scherben hier im Brand stark verglast.) Wandung von hier über die weiche Schulter zum kurzen trompetenhaft geweiteten Hals aufgehend. Der untere Rand von drei unregelmäßig blassen Kreislinien begrenzt. Darüber umlaufende Landschaft mit Bergen, Wasser, Wolken, einem eingezäunten Teil mit Bananenstaude und schließlich einem jungen Mann, der einem älteren vor einer Terrasse zur Überreichung eines Gegenstandes entgegentritt. Der junge Mann trägt Hose und kurzen Kittel, dazu betont dunkle lange Haare. Der ältere in langem Gewand mit Kappe. Nach oben Abschluß mit von Wolken umgebener Kreislinie. Der kurze Hals unten von Doppel- oben von einfacher Kreislinie begrenzt. Hier gegenüberliegende Rhomben und Doppel-

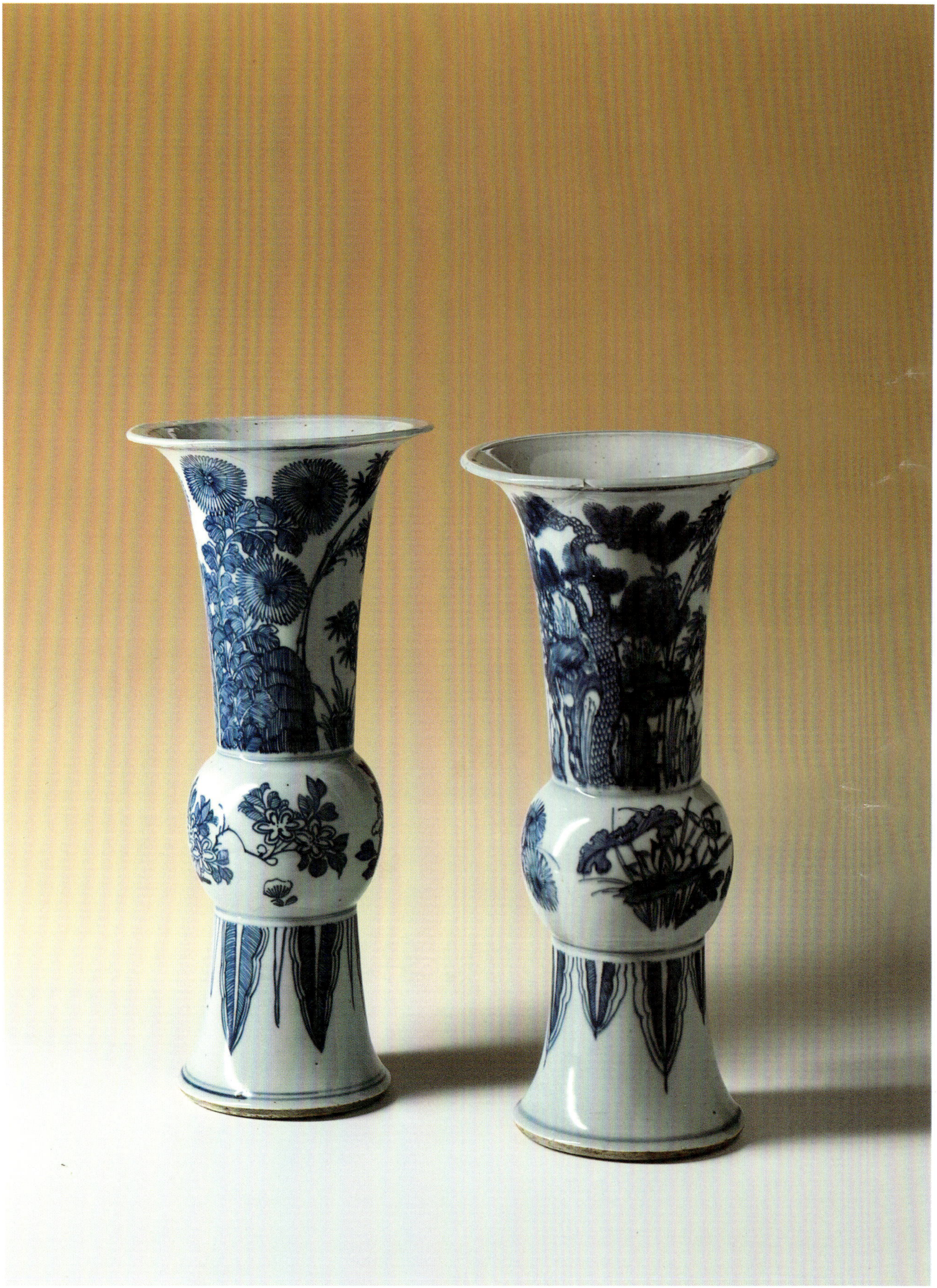

kreuzchen mit vier kleinen Klecksen über Kreuz. Innen unter der weißen Lippe sehr blasse Kreislinie.

ERHALTUNG: Ausbruch der Lippe mit 1,0 cm langem Riß des Halses. In der Glasur partiell weiße Bläschen und Nadelstiche. An der Lippe Scherben orangefarben durchscheinend. Der blaue Ring unter der Lippe grünlich verlaufen.

BESCHRIFTUNGEN: Schloss Favorite, Inventar [1893], S. 86, O.-No. 393

GESCHICHTE: Inv. Fav. 1893, S. 86, Nr. 393, I. Stock, Raum 14, Staatsküche; Eintrag: „393/4: Von Porzellan, weiß & blau, ohne Messingbeschläg, 2 krugartige Vasen à 20 Pf = -,40 M."

EINZELSTÜCK. Das im Inventar von 1893 erwähnte Gegenstück verschollen.

BEMERKUNG: Die Malerei dieser wolkenverhangenen Landschaft könnte auch absichtlich diesen (scheinbar?) verlaufenen Effekt ausgenutzt haben. Im Inneren Tannen- und Kiefernnadeln zu erkennen, die früher als Verpackungsmaterial dienten (vgl. auch Kat. Nr. 114)

BEZUG: Ähnliche Vasen wurden aus der 1643-1646 gesunkenen „Hatcher-Dschunke" geborgen. Vgl. Sheaf/Kilburn 1988, S. 58, Pl. 76.

29. WANDVASE

Abb. 74
Inv. Nr.: G 3430
Übergangszeit, Mitte 17. Jh.
H 23,7; Bmax 8,8; BS 8,4; BM 6,6; G 558,0g
Porzellan; dicker Scherben. Dicke, kühle hellgrau-türkisstichige Glasur mit Neigung zu Bläschenbildung. Unterglasurblaue Malerei in von Glasurbläschen getrübtem Kobaltblau.

BESCHREIBUNG: Halbierte Balusterform auf gehöhltem, unglasierten Boden. Rückwand wellig, 6 cm unter der Mündung ein ovales Loch. Der Grundriß entspricht der Lotosblattform. Die kielbogigen Spitzen oder Täler finden sich auch als Rücken oder Senken in der Wandung wieder und verbinden so den Fuß mit der trompetenförmig geweiteten Mündung. Über dem Fuß drei, der Grundform folgende Linien. Auf der Bauchung der Vase fünf gestreute Zweige von Prunus, Bambus, Holzapfel u.a. sowie ein Büschel Laichgras. Der Halsansatz markiert von dickem, blauen Band und schmalem Streifen. Darüber ein Büschel Laichgras. Unter der undekorierten Lippe geschweifte Doppellinie. Rück- und Innenseite undekoriert.

ERHALTUNG: Boden im Brand verzogen; für eine Aufstellung mit Schellack- oder Leimplomben unterlegt. Glasurverdickungen unter dem Rand und den Halbierungskanten. Der Scherben an der kielbogigen Spitze des Fußes lachsfarben durch die Glasur schimmernd. An der Lippe starker „Mottenfraß" und Nadelstiche. Dasselbe in noch größeren Ausmaßen an den Halbierungskanten. Im Inneren starke Blumenwasserränder.

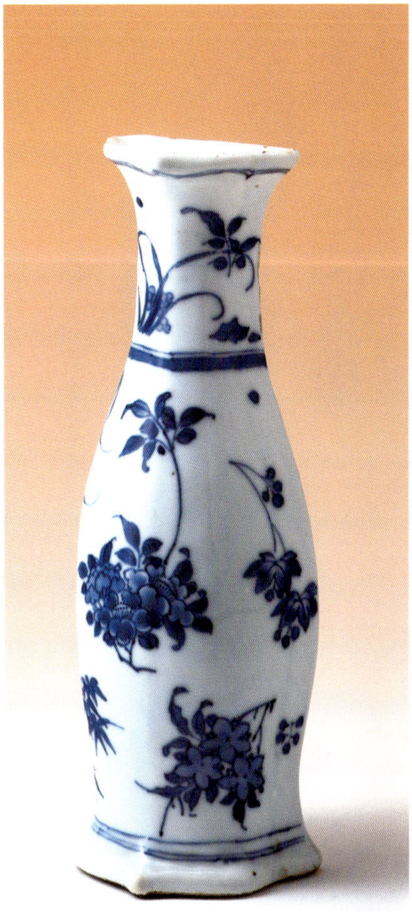

Abb. 74
Kat. Nr. 29
Abb. 73 (gegenüberliegende Seite)
Kat. Nr. 30

BESCHRIFTUNGEN: Schloss Favorite, Inventar [1893], S. 253, O.-No. 41

GESCHICHTE: Inv. Fav. 1893, S. 253, Nr. 41, II. Stock, Raum 26; Eintrag: „41/43: 3 Blumenvasen, mit glatter Rückwand, v. Porzellan, blau & weiß, zu 1 M., 60 Pf und 20 Pf = 1,80 M." Nachtrag 1903: „1 Stück zerbrochen."; Inv. Fav. 1855, S. 216, Nr. 13 Bad.-Sachsen. Best.-Inv. (1691), fol. 63v (?)

LITERATUR: Hausmann 1900, Taf. 5 (siehe Abb. 11, auf dem Kamin)

BEZUG: Gleiches Formstück: Christie's London, 11.05.1992, Los Nr. 4.

30. PAAR VASEN, VOM TYP GU

Abb. 73
Inv. Nr.: G 2872, 2873
Qing, Regierungsperiode Kangxi, ca. 1662-1685
H 40,9-41,4; DM 19,4-7; DFuß 13,8-14,4; G 2306,0-2367,5 g
Porzellan; dicker, weißer Scherben. Hellblau-türkisfarbene Glasur mit starker Bläschenbildung. Die Glasur der Lippe über 1 mm dick und sehr türkis. Unterglasurblaue Malerei in flotter Strichtechnik. Der leicht violettstichige Ton durch die Bläschenbildung vergraut.

BESCHREIBUNG: Flötenvase mit kugelförmig geweitetem Mittelstück. Boden leicht konvex eingetieft, kein Standring. Von der Basis aus straff konkav eingezogene, zur Mündung hin trompetenförmig ausschwingende Wandung mit dickem Kugelsegment im zweiten Viertel von unten. Der Rand oben abgeplattet und leicht gestuft. Die untere Zone beginnend mit einer umlaufenden Doppelkreislinie und 6 herabhängenden Bananenblättern (G 2873 alternierend 4 kurze und 4 lange Blätter). Das Kugelsegment, oben und unten begrenzt von feinen Doppelkreisen, zeigt umlaufend je drei Pflanzen: Bambus, Rose oder Päonie (G 2873 Lotos, Bambus und Chrysantheme). Der obere Teil von G 2872 zeigt einen kleinen Lingzhi-Pilz zwischen Bambus und sehr dominanten Chrysanthemen auf einem Felsen. Auf G 2873 dicht beieinander stehend die „drei Freunde des Winters" Prunus, Pinie und Bambus. Auf der Rückseite dieser Vase zwei kämpfende Falken(?). Unter dem Rand beider Vasen ein Wolkenfries. Innenseite völlig undekoriert.

ERHALTUNG: Oberes Drittel in zwei (G 2873 drei) große Teile zerbrochen und mit älterer Kittung versehen. Der Scherben im Feuer leicht aus der Achse geneigt. Der ehemals glasierte Boden nach dem Brand größtenteils abgearbeitet. Die verbliebenen Glasurränder orange-ockerfarben. Glasur nadelstichig, innen auch narbig. Unter der Lippe partielle Glasurabroller; die freien Stellen in Orangerot bis Ocker gefärbt. Im Fond eingebrannter Befall von Brennsand.

BESCHRIFTUNGEN: Schloss Favorite, Inventar [1893], S. 87, O.-No. 511, 512 (die Zettel zerkratzt)

GESCHICHTE: Inv. Fav. 1893, S. 87, Nr. 511, 512, I. Stock, Raum 14, Staatsküche; Eintrag: „511/12: Von Porzellan, weiß & blau, 2 hohe, schmale Blumenvasen, davon 1 schadhaft, zu 2 M., u. 20 Pf. = 2,20 M."; Inv. Fav. 1855, S. 52, Nr. 19

LITERATUR: Kat. Ausst. Bruchsal 1981, Kat. Nr. H 23

31. DECKELDOSE

Abb. 23, 75
Inv. Nr.: G 2994
Übergangszeit, ca. 1640-1680
H 4,7; D 9,7; DS 5,5; G 168,8 g (Deckel 89,4 g)
Porzellan; glatter Scherben. Das Unterteil dünner aufgedreht als der Deckel. Deckelsitze und Standring exakt und fein abgedreht. Dicke, grautürkisstichige Glasur.
Auf den Innenflächen gelblich durchscheinend. Malerei in kräftigem Unterglasurblau, die Malstile auf Unter- und Oberteil verschieden.

BESCHREIBUNG: Runde zweiteilige Dose über konisch angesetztem Standring. Wandung des Gefäßes in einfachem Bogen aufsteigend, nach innen versetzte Deckelrast. Das Innere glatt, undekoriert in der Form eines Korbbogens. Außen über einer Doppelkreislinie sieben sehr lebhaft gemalte Welle-Fels-Dekore, ohne Umrißlinien. Der Deckel glatt, korbbogenförmig, außen mit drei spielenden Wawas dekoriert. Am unteren Rand sowie am linken und rechten Ende der Horizontlinie bewachsenes Terrain, dazwischen Zaun und Baum. Die Kinder in Hemd und Hose, den Kopf zur Tonsur geschoren, laufen und springen umher, der linke von ihnen hält einen Zweig empor.

ERHALTUNG: Im Deckel feine Kratzer. „Chattermarks" im Boden, dort auch zahlreiche, teils aufgegangene, linsenförmige Blasen des Scherbens (D 5 mm). Um die innere Stoßkante des gesamten Standrings Abroller der Glasur. Unterteil innen nadelstichig. Im Deckel wenige aber tiefe Nadelstiche. Auf der Unterseite in breitem, türkisgrauen Glasurläufer feinmaschiges Craquelée.

BESCHRIFTUNGEN: Schloss Favorite, Inventar [1893], S. 89, O.-No. 568

GESCHICHTE: Inv. Fav. 1893, S. 89, Nr. 568, I. Stock, Raum 14, Staatsküche; Eintrag: „568: Ein Service von weißem Porzellan, blau bemalt, 1 Honigdose, mit Deckel = -,60 M."

BEMERKUNG: Der Typus des vorstehenden Stückes wird gelegentlich als „Siegellackdose" beschrieben. 87 Stück dieser Art konnten aus dem Wrack der Hatcher-Dschunke geborgen werden: Sheaf/Kilburn 1988, S.167.

32. TRINKGEFÄSS

Abb. 76
Inv. Nr.: G 3501
Übergangszeit, 2. Drittel 17. Jh.
H 4,3; H Männchen 1,6; D 7,9; G 71,8 g
Porzellan; dicker, durchscheinender Scherben. Von Hand aufgebaut. Dick fließende, türkisstichige Glasur mit Neigung zu Transparenz und starker Bläschenbildung. Dieser Glasurfluß fixiert im Inneren den Dochtbuckel. Der Boden unter dem Buckel mit Schamotte oder Flintsand bestreut. Die Figur in der Mitte unglasiert. Unterglasurblaue Malerei in Kobaltblau.

MARKE: Keine Marke, doch umlaufendes Band von zwölf kurrentgeschriebenen Schriftzeichen in acht Kolumnen: wan shi bu ru zhe hu zi(?) chou(?) yue lu hao(?) (Lesung Dr. Lothar Wagner, Heidelberg)

BESCHREIBUNG: Auf drei niedrigen Füßchen parabelförmig aufgehende Wandung mit weit ausgestellter Lippe (Lotosblattform). Auf der Außenwandung umlaufendes Band von acht Kolumnen kurrentgeschriebener Schriftzeichen. Im Inneren halbkugelförmiger Buckel, im oberen Bereich von drei Blüten auf blauen Grund geziert. Unten halbkreisförmige Auskerbung zum Durchfluß einer Flüssigkeit. Oben in der Mitte Loch, durch das ein kleiner Chinese lugt: Unglasierte Figurine auf einem halbkugelförmigen Kontergewicht stehend. Die Haare und Gesicht in Kobaltblau bemalt, steht die Figur auf einem kleinen Sockel und ist auf volle Länge herausziehbar. Die Lippe von einem Blütenfries geziert.

ERHALTUNG: An der Lippe umlaufend „Mottenfraß". Herabgefallenes Schamotteteilchen neben dem Loch auf dem Buckel abgestoßen.

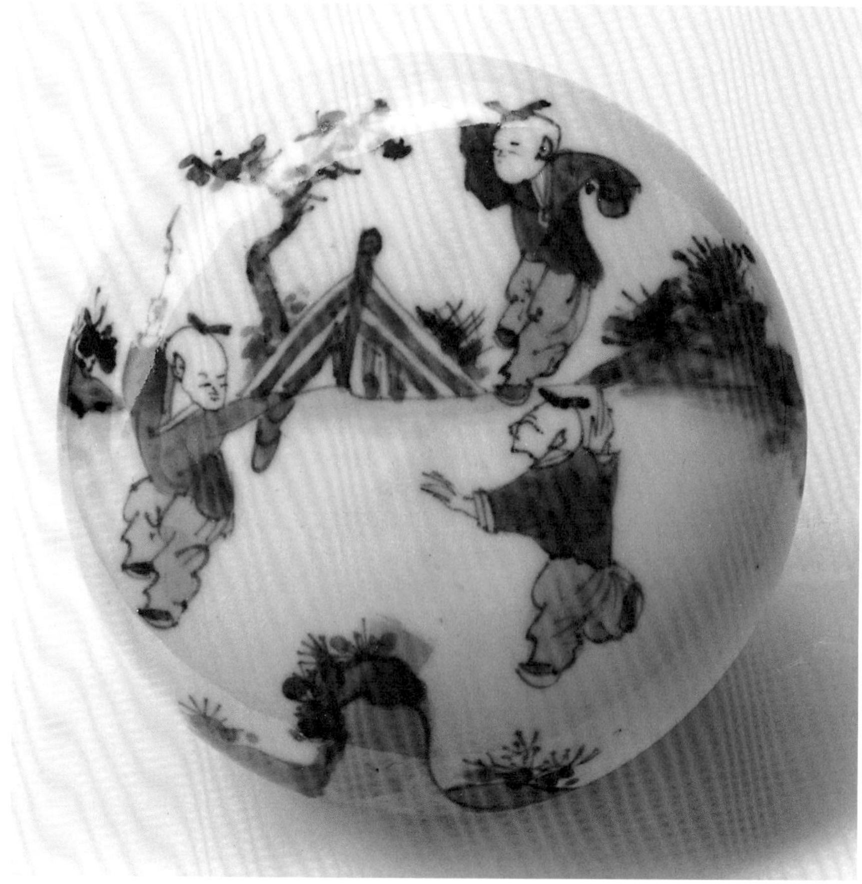

Abb. 75
Kat. Nr. 31

BESCHRIFTUNGEN: Schloss Favorite, Inventar [1893], S. 87, O.-No. 433

GESCHICHTE: Inv. Fav. 1893, S. 87, Nr. 433, I. Stock, Raum 14, Staatsküche; Eintrag: „433: Von Porzellan, weiß & blau, 1 Nachtlämpchen, auf 3 Füßen = 0,30 M."

BEMERKUNG: Es ist nicht ganz eindeutig, ob das Schälchen als Trinkgefäß verwendet wurde. Im Inv. Fav. 1855, S. 61, Nr. 117 wird es als Nachtlicht (Öllämpchen) geführt. Das Gefäß ähnelt aber stark dem seit dem dritten Jahrzehnt des 17. Jahrhunderts in der Goldschmiedekunst bekannten Gefäßtypus des sog. „Hansel im Keller" (siehe Schiedlausky 1963, S. 132ff). In Gesellschaften trank man aus diesem Gefäß schwangeren Frauen auf die Gesundheit ihres „Hänsgens im Keller" zu (Amaranthes Frauenzimmer-Lexicon 1715, S. 721f). In der Mitte der Kuppa sitzt ein kleiner Buckel, durch den beim Füllen, ein kleiner, mit einem Korken versehener „Hansel" Auftrieb erhält und hervorlugt und so auf das Thema der bevorstehenden Geburt anspielt. Die kleinen Chinesen im Porzellangefäß teilen den Vorzug dieses Auftriebs nicht. Der belustigende Effekt kann höchstens durch heftiges Klingeln nach Leerung des Gefäßes eingetreten sein. Es bleibt darüber hinaus die Frage, ob die Porzellangefäße überhaupt nach europäischem Hansel-Vorbild entstanden oder nicht vielleicht umgekehrt. P. W. Meister brachte diesen Gefäßtypus in Verbindung mit der häuslichen buddhistischen Zeremonie der Geburt des Buddha Shakyamuni. Der kindliche Buddha steht dabei in einem Lotosblatt. Gleichzeitig stecke hierin eine Anspielung auf das Fest des ersten Bades, am 8. Tag des 4. Monats. Hier gießt man in religiöser Zeremonie Wasser über eine Buddhastatue, die in einer Schale steht (Schiedlausky 1963, S. 138). Stimmte dies, dürfte der Brauch in China bereits älter sein als in Europa. Sichere Belege für Porzellanschälchen dieser Art existieren für die Zeit vor 1642 bisher jedoch noch nicht. Vielleicht handelt es sich doch schlicht um ein chinesisches Weingefäß der Literati-Zeit. – Der umlaufende Schriftzug macht das vorstehende Stück zu einer Seltenheit.

Bezug: Ein vergleichbares Gefäß ohne den kleinen Chinesen aus Blanc de Chine bei Donelly 1969, Pl. 41b, Text S. 99f. Daneben existieren auch noch Scherzgefäße wie sie in der Sammlung des sächsischen Kurfüsten Augusts des Starken existierten (Donelly 1969, S. 95, Taf. 35b). Hier findet sich in der Mitte ein kleiner Chinese, der ein Loch im Boden verbirgt, durch das bei Gebrauch die Flüssigkeit herausfließt. Solche Öffnungen lassen sich beim vorstehenden Gefäß jedoch nicht ausmachen. (Die genaue Erklärung der Scherzgefäße bei Hobson/Hetherington 1923, Pl. 128, Fig. 1). Vgl. auch ein ähnlich originelles Koppchen auf drei Füßen in der Percival David Foundation, London, Inv. Nr. A 693. Hier jedoch im Fond ein freimodellierter Karpfen, auf den Wänden gemalte Wasserpflanzen. Abb. in: Kat. Mus. London 1963, Kat. Nr. A 693, Pl. XIV. Direkte Vergleichsstücke in Neapel, Museo Nazionale della Ceramica „Duca di Martina“, Inv. Nr. 3351, Kat. Mus. Neapel 1986, Nr. 158, 159. Leeuwarden, Museum het Princessehof, Inv. Nr. OKS 1986-60 und NO 320 (wobei der Chinese fehlt). Vgl. auch Leeuwarden, Fries Museum, Slg. Bisschop, Inv. Nr. C 5589. Weiteres Gefäß in Loosdrecht, Sypsteyn Museum: Lunsingh Scheurleer 1974, Abb. 96. Vgl. auch Amsterdam, Rijksmuseum, Inv. Nr. H.S. 2586, Abb. bei Schiedlausky 1963, Abb. 7. (Alle fünf mit Lotosblattlinien.) Vgl. auch ein wesentlich größeres, dreifüßiges Gefäß im Groninger Museum, Groningen, das aus der Hatcher-Dschunke stammt. Dieses ursprünglich mit neun(!) kleinen Chinesen, von denen noch vier vorhanden sind. Außen weiß, innen weiße Wassergräser auf blauem Grund. Ein Exemplar mit Schriftzeichen: Sotheby's Amsterdam, 25.10.1994, Los Nr. 21.

33. KOPPCHEN

Abb. 36
Inv. Nr.: G 2890
Ming, Regierungsperiode Chongzhen, 1628-1644
H 5,0; D 8,5; DS 3,2; G 84,7 g (Montierung Boden 1,4 g)
Porzellan mit Silbermontierung; feiner glatter Scherben mit ausgestochenen Mustern der Wandung (Linglong-Technik). Kühle, leicht türkisstichige Glasur mit Trübungen durch Bläschenbildung. Unterglasurblaue Malerei in Kobaltblau. Boden und Schaleninneres mit sehr dünnwandigem Silberblech beschlagen.

Beschreibung: Boden unglasiert. Wulstartiger Standring, in dessen Taille zum besseren Sitz der silbernen Montierung eine Nut geschnitten wurde. Darüber Wandung karniesförmig zur ausgestellten Lippe aufgehend. Standring von (kaum sichtbarer) Kreislinie umfangen, darüber weitere Kreislinie und Ruyifries. Die umlaufende Hauptfelderung zeigt fünf kreisrunde Medaillons mit Pflanzen auf einem gitterartig durchstochenen Grund (Swastikamotive). Unter dem Rand umlaufende klassische Ranke. Der Boden silbermontiert, gleichfalls silbergetriebener, die Form der Schale nachzeichnender Einsatz.

Erhaltung: Außergewöhnlich gut. Bodenblech leicht verbeult und verkratzt, Silbereinsatz leicht verkratzt (Benutzungsspuren), Metall etwas angelaufen. (Vgl. hierzu G 2897)

Beschriftungen: Winziger Rest des Inventarzettels von 1855; Schloss Favorite, Inventar [1893], S. 91, O.-No. 619

Geschichte: Inv. Fav. 1893, S. 91, Nr. 619, I. Stock, Raum 14, Staatsküche; Eintrag: „619: Servis von Porzellan, weiß & blau, außen durchbrochen, 1 Schälchen, innen mit Silber beschlagen. 1,50 M.“; Inv. Fav. 1855, S. 56, Nr. 54; Inv. Fav. 1833, fol. 46r; Inv. Fav. 1820, S. 97; Inv. Fav. 1817, S. 28; Inv. Fav. 1803, S. 118; Inv. Fav. 1772, fol. 82v; Inv. Fav. 1762, fol. 8v, Kast. 4 Bad.-Sachsen. Best.-Inv. (1691), fol. 63r (?)

Bemerkung: Der Begriff Linglong heißt eigentlich „Klang der Jade“ und verweist auf die Herkunft dieser Porzellantechnik aus dem Steinschnitt. So waren durchbrochene Jadegefäße das Vorbild für Gefäße wie das Vorstehende. Vgl.: Hansford 1961, S. 22f

Bezug: Einzelstück. In der Favoriter Sammlung jedoch ein ähnlich montiertes Stück aus Blanc de chine (G 2897) der Zeit um 1600 (vgl. Lun-

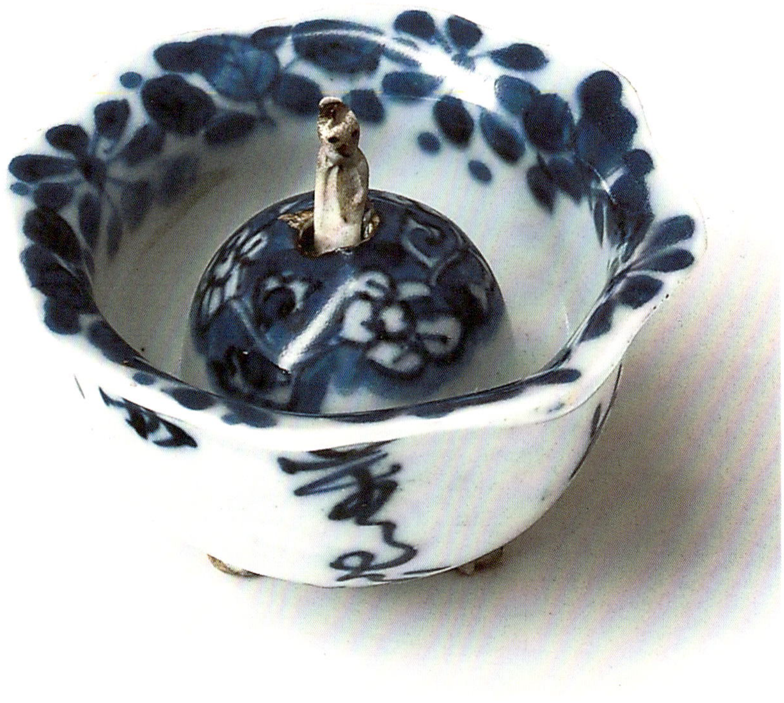

Abb. 76
Kat. Nr. 32

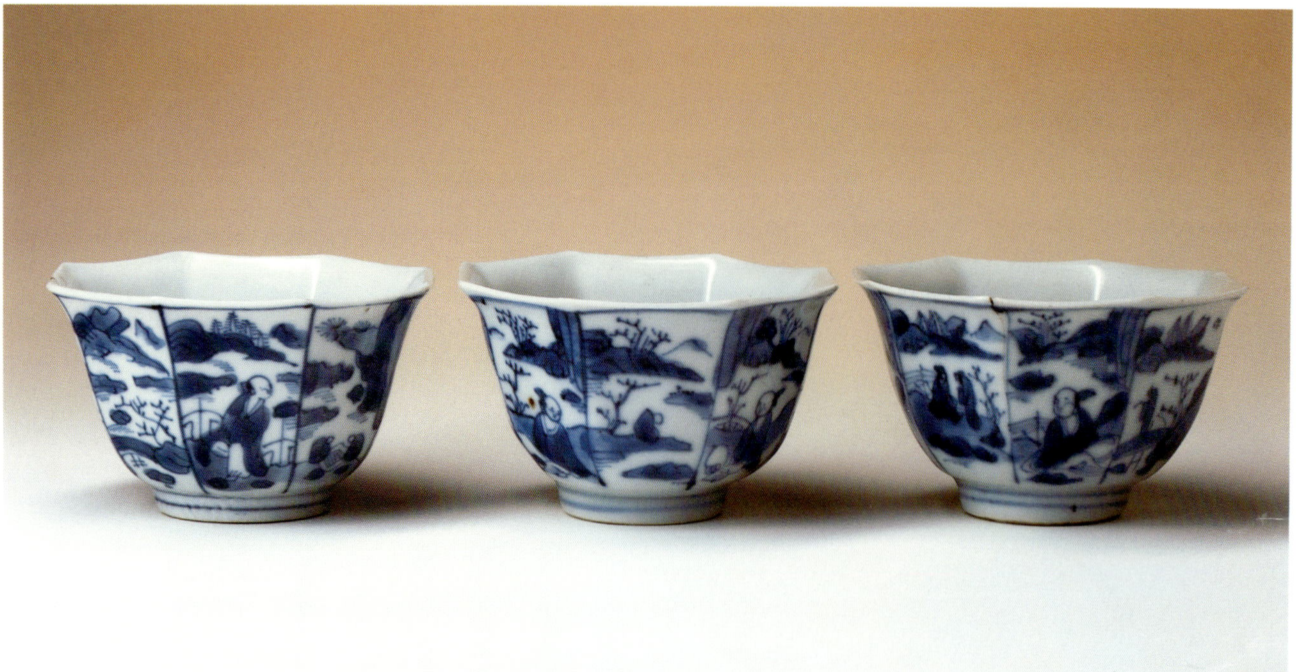

singh Scheurleer 1980, S. 32, Abb. 69). – Vgl. ähnliche blau-weiße Stücke in durchbrochener Arbeit aus der „Hatcher-Dschunke", Sheaf/Kilburn 1988, Pl. 110 (der untere Fries an der Wandung etwas steiler); Pl. 53, mit anderen Dekorationsmotiven nach gleichem Verteilungsschema; keines hiervon montiert. In dieser Art auch eine Schale aus Privatbesitz in: Kat. Ausst. New York 1984, Kat. Nr. 24 (auch mit Landschaftsmedaillons). Gruppe von vier Koppchen in Dresden, Porzellansammlung, Inv. Nr. 7564-7567; Abb. in: Reichel 1987, Abb. 26. Trotz der Dekorvariationen dieser Stücke zeigen alle auf der Außenseite des Standrings die gleiche Nut, in die bei dem Favoriter Stück der Silberbeschlag eingekrempt ist. Eine ähnliche Nut versuchte man unter der Lippe durch eine millimeterbreite Aussparung der Glasur zu erzeugen. Die Koppchen 1722/23 aus dem Nachlaß des Kriegsrats Raschke übernommen: Johanneumsnr. N: 355^^^. Nach dem fortgeschriebenen Inventar von 1721 eigneten sich die nicht ausgekleideten Koppchen jedoch lediglich zum „Aufsetzen", also der Präsentation auf Konsölchen o.ä. (Reichel 1987, S. 126). Auch in der Percival David Foundation, London hatten sich vier Linglong-Koppchen der Wanli-Periode erhalten, die alle am Standring genutet sind: Inv. Nr. B 620-623. Von der Originalmontierung nur noch eine silberne Fußfassung übrig, Abb. in: Kat. Mus. London 1963, Kat. Nr. B 620-623, Pl. XVII. Dagegen eine sehr ähnlich montierte Schale Stockholm, Hallwyl Museum: Lunsingh Scheurleer 1980, S. 32, Abb. 70. Ein weiteres Stück (im Münzmuster durchstochen) mit Silbermontierung in Amsterdam, Rijksmuseum, Inv. Nr. M.A.K. 564. Der Boden unglasiert, die Bodenmontierung verloren (unpubliziert). Eine 10 cm hohe Schale mit Goldmontierung in Kopenhagen, Nationalmuseum, Etnografisk Samling, Inv. Nr. EAC 117; Kat. Ausst. Berlin 1985, Nr. 4/5, Abb. 200.

34. DREI KOPPCHEN

Abb. 77
Inv. Nr.: G 2973-2975
Übergangszeit, um 1630-1650
H 5,5-6; D 9,6-8; DS 3,5-9; G 66,1-70,3 g
Porzellan; glatter, durchscheinender Scherben. Türkis-graustichige Glasur mit Neigung zu Transparenz und Bläschenbildung. Unterglasurmalerei in Kobaltblau.

BESCHREIBUNG: Über geradem Standring oktogonale Wandung karniesförmig zur ausgestellten Lippe aufgehend. Außen um den Standring Doppelkreis, darüber acht Felder alternierend mit Gelehrten in Nahansicht vor Landschaft sowie Landschaften, in denen in der Ferne gelegentlich Personen zu sehen sind. Innen völlig undekoriert.

ERHALTUNG: Feine, tiefe Sprünge. An der Lippe partiell „Mottenfraß". Glasur im Fond wellig, nadelstichig oder craqueliert.

BESCHRIFTUNG: Schloss Favorite, Inventar [1893], S. 84, O.-No. 269-271. Auf dem Boden von G 2975 Rest von rotem Siegellack.

GESCHICHTE: Inv. Fav. 1893, S. 84, Nr. 269-271, I. Stock, Raum 14, Staatsküche; Eintrag: „269/71: Von Porzellan, weiß & blau, 3 achteckige, größere Schalen à 30 Pf = -,90 M."

Abb. 77
Kat. Nr. 34

BEMERKUNG: Der unter G 2975 befindliche Siegellackrest auch unter Koppchen Kat. Nr. 38, Glockenbecher Kat. Nr. 24 und Schulterväschen Kat. Nr. 63c zu finden. Möglicherweise alle vier Stücke anläßlich einer Erbschaft gesiegelt.

BEZUG: Vgl. das oktogonale Koppchen aus der „Hatcher-Dschunke", Sheaf/Kilburn 1988, Pl. 99, Mitte. Vgl. ein Koppchenpaar in Istanbul, Topkapi Saray Museum, Inv. Nr. TKS 15/2099, 2106: Kat. Mus. Istanbul 1986, Bd. III, Kat. Nr. 2336. Vgl. Christie's, Amsterdam, 14.03.1984, Los Nr. 453. Vgl. das Koppchen in Amsterdam, Rijksmuseum, Inv. Nr. AK-MAK 599, mit Henkeln versehen. Vgl. eine im Dekor sehr ähnliche Kumme in Dresden, Porzellansammlung.

35. FÜNF KOPPCHEN

Abb. 45
China, wohl Jingdezhen
Inv. Nr.: G 3460-3464
Ca. 1600-1660
H 5,5-8; D 8,6-9; DS 3,5-8; G 103,6-122,6 g
Porzellan; weißer, dicker Scherben. Hellblau-türkisfarbene Glasur, semitransparent mit Neigung zu Bläschenbildung. Lippe braun. Malerei in dunkel verwaschenem Unterglasurblau.
MARKE: G 3460-3463: Lingzhi-Pilz in Doppelkreis, G 3464: nicht gedeutetes Siegelschriftzeichen in Doppelkreis

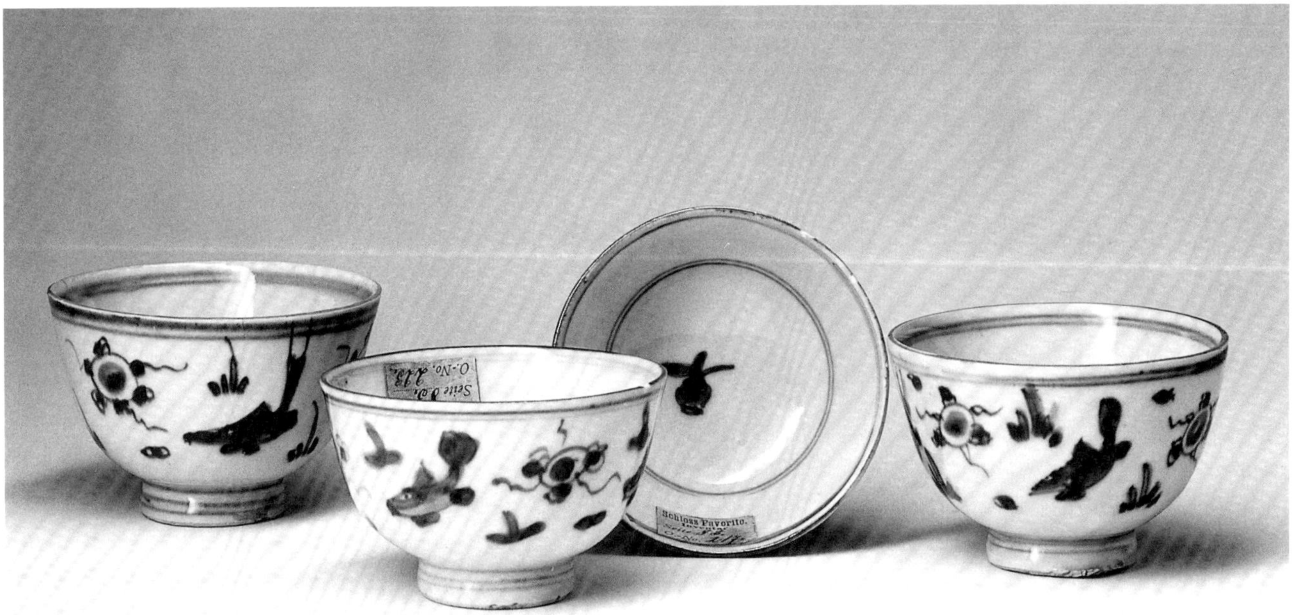

Beschreibung: Über gespreiztem, stark eingetieften Standring parabelförmig aufgehende Wandung. Um den Standring Doppelkreislinie. Die Taille mit einfachem Kreis markiert. Auf der Wandung zwei Drachen sowie vier Fledermäuse(?) um einen Klecks(?), darüber Doppelkreislinie. (Hier bei G 3464 auch starker Klecks und breiter, ca. 13 cm langer „Ausrutscher" des Pinsels durch die Malerei.) Doppelkreislinien auch um den Fond und unter dem inneren Rand. Im Fond eine Fledermaus(?) mit Klecks.

Erhaltung: Am Boden „Chattermarks", grob abgedrehter Standring, kleine Absplitterung an der Lippe; Glasurabroller um den Standring, insgesamt Neigung zu Brandbläschen und Nadelstichen im Fond. Der im Inventar von 1855 erwähnte Goldrand völlig abgerieben.

Beschriftungen: Schloss Favorite, Inventar [1893], S. 83, O.-No. 215, 218, 222, 224, 225. Auf G 3464 mit Tesafilm angebrachter Kontrollabriß Nr. 02038.

Geschichte: Inv. Fav. 1893, S. 83, Nr. 215, 218, 222, 224, 225, I. Stock, Raum 14, Staatsküche; Eintrag: „212/225: Von Porzellan, weiß & blau, 14 Schalen, mit schmalem, braunen Rand, à 30 Pf = 4,20 M." ; Inv. Fav. 1855, S. 57, Nr. 63; Inv. Fav. 1833, fol. 46r; Inv. Fav. 1820, S. 97; Inv. Fav. 1817, S. 28; Inv. Fav. 1803, S. 119; Inv. Fav. 1772, fol. 83r; Inv. Fav. 1762, fol. 1v, Kasten 1 – Im Inventar von 1855 noch die Rede vom Goldrand.

Bemerkung: Die Drachen folgen dem Chi-Typus mit zweigeteiltem Schweif, ohne Hörner und einem Nackenkamm.

Bezug: Eine kleine Schale dieses Typs (D 14,5) in: Kat. Priv. Medan 1979, Kat. Nr. 124.

36. VIER KOPPCHEN

Abb. 78
Kat. Nr. 36

Abb. 78
Inv. Nr.: G 3465-3468
China, wohl Jingdezhen
Ca. 1600-1660
H 5,4-6,0; D 8,7-9,2; DS 3,5-6; G 99,5-117,1 g
Porzellan; weißer dicker Scherben. Hellblau bis türkisstichige, dicke, zu Transparenz und Bläschenbildung neigende Glasur (G 3467 mit hellelfenbeinerner Note). Die Lippe braun glasiert. Unterglasurblaue Malerei in tintigen Tönen von kobalt- bis preussischblau, Grünfärbungen stellenweise in Gelbtöne übergehend.

Marke: G 3465, 3466 Lingzhi-Pilz in Doppelkreis; G 3467, 3468 nichtgedeutete Siegelschriftzeichen in Doppelkreis

Beschreibung: Über eingetieftem, konisch geweiteten Standring Wandung in zunächst flacher, dann steiler Parabel aufsteigend. Standring von Doppelkreislinie, Taille von einfachem Kreis umgeben. Auf der Wandung zwischen Laichpaketen(?) und Wasserpflanzen drei nach links schwimmende Fische. Unter der braunglasierten Lippe umlaufende Doppelkreislinie. Im Fond eine tintig verlaufene Muschel. Die Wandung unten und oben von Doppelkreislinie begrenzt.

Erhaltung: An G 3465, 3467 „Chattermarks". Lippe leicht wellig abgedreht. An G 3466 ein vor dem Brand geflickter 1,3 cm langer Ausbruch der Lippe, im Brand gerissen von der Glasur teilweise geheilt. An G 3467 bereits vor der Bemalung vorhandene (blau zugelaufene) Sprünge auf 8 und 11 Uhr durch Glasur geheilt. Glasur partiell von weißen aufgestiegenen Bläschen und Nadelstichen geprägt. Dicker Glasurfluß am Standring in Läufer übergehend. Gelegentlich das Blau in den Fischen partiell schwarz-gelb verbrannt. Gebrauchsspuren. Der im Inventar von 1855 erwähnte Goldrand völlig abgerieben.

Beschriftungen: Schloss Favorite, Inventar [1893], S. 83, O.-No. 216, 217, 221, 223

Geschichte: Inv. Fav. 1893, S. 83, Nr. 216, 217, 221, 223, I. Stock, Raum 14, Staatsküche; Eintrag: „212/225: Von Porzellan, weiß & blau, 14 Schalen, mit schmalem, braunen Rand, à 30 Pf = 4,20 M."; Inv. Fav. 1855, S. 57, Nr. 63; Inv. Fav. 1833, fol. 46r; Inv. Fav. 1820, S. 97; Inv. Fav. 1817, S. 28; Inv. Fav. 1803, S. 119; Inv. Fav. 1772, fol. 83r; Inv. Fav. 1762, fol. 1v, Kasten 1

Bemerkung: G 3467 fällt durch die Farben und die gröbere Bearbeitung auf.

Bezug: Vgl. das Fragment eines ähnlichen Koppchens mit variiertem Dekor aus dem Schiffswrack der 1613 gesunkenen „Witte Leeuw": Kat. Mus. Amsterdam 1982, Kat. Nr. 3.21.2. Vgl. ein Koppchen in Istanbul, Topkapi Saray Museum, Inv. Nr. TKS 15/8426: Kat. Mus. Istanbul 1986, Bd. III, Kat. Nr. 1989a (daneben ein Satz von 8 Koppchen ohne braunen Rand, Kat. Nr. 1989). Vgl. auch die bei Williamsburg, Virginia, ausgegrabenen Koppchenreste sowie ein im Ayutthaya/Thailand gefundenes ganzes Koppchen: Curtis 1988-89, S. 47-64, Abb. 5.

37. PAAR KOPPCHEN

Abb. 79
Inv. Nr.: G 3469-3470
China, wohl Jingdezhen
Ca. 1600-1660
H 5,6-7; D 8,6-7; DS 3,5-6; G 118,4, 103,9 g
Porzellan; weißer dicker Scherben. Hellblau bis türkisstichige, dicke, zu Transparenz und Bläschenbildung neigende Glasur. Die Lippe braun glasiert. Unterglasurblaue Malerei in grau-tintigem Kobaltblau.
MARKE: Lingzhi-Pilz in Doppelkreis

BESCHREIBUNG: Über eingetieftem, konisch geweiteten Standring Wandung in zunächst flacher, dann steiler Parabel aufsteigend. Standring von Doppelkreislinie umgeben. Auf der einen Seite der Wandung Gartenfels auf Grasterrain. Vom Felsen nach links Chrysanthemen, nach rechts Rosen oder Gardenien ausschlagend. Auf der Rückseite vier Blütenkleckse. Unter dem braunglasierten Rand umlaufende Doppelkreislinie. Die undekorierte Wandung im Inneren jeweils von Doppelkreislinie begrenzt. Im Fond gekleckste Blüte.

ERHALTUNG: Außer leichten Gebrauchskratzern keine weiteren Beschädigungen. Standring grob abgedreht. Boden nadelstichig. Außen am Standring mehrere Glasurabroller. Außen und innen partiell weiße Blasen im Scherben. Der im Inventar von 1855 erwähnte Goldrand völlig abgerieben.

BESCHRIFTUNGEN: Schloss Favorite, Inventar [1893], S. 83, O.-No. 212, 219

GESCHICHTE: Inv. Fav. 1893, S. 83, Nr. 212, 219, I. Stock, Raum 14, Staatsküche; Eintrag: „212/225: Von Porzellan, weiß & blau, 14 Schalen, mit schmalem, braunen Rand, à 30 Pf = 4,20 M."; Inv. Fav. 1855, S. 57, Nr. 63; Inv. Fav. 1833, fol. 46r; Inv. Fav. 1820, S. 97; Inv. Fav. 1817, S. 28; Inv. Fav. 1803, S. 119; Inv. Fav. 1772, fol. 83r; Inv. Fav. 1762, fol. 1v, Kasten 1

BEZUG: Vgl. eine Gruppe von 50 Koppchen in Istanbul, Topkapi Saray Museum: Kat. Mus. Istanbul 1986, Bd. III, Kat. Nr. 1995, 1995a. Die dortigen Koppchen haben zwei verschiedene Größen, wobei hier die etwas größere Variante zum Vergleich ansteht. Anscheinend jedoch alle ohne braunglasierte Lippe.

38. KOPPCHEN

Abb. 80
Inv. Nr.: G 3037
Übergangszeit, ca. 1630-80
H 3,7; D 6,6; DS 3,0; G 31,3 g
Porzellan; glatter dünnwandiger Scherben. Glasurkante im Standring lachsfarben. Hellgraue, türkisstichige Glasur in dickem Auftrag, stellenweise Bläschen- und Schleierbildung. Malerei in kräftigem, etwas verwaschenen Unterglasurblau, etwas violettstichig.

MARKE: Kreislinie

BESCHREIBUNG: Über hohem, leicht konisch ausgestellten Standring Wandung in steilem Karnies zur weit ausgestellten Lippe aufgehend. Die Wandung zeigt im Durchlicht eine feine senkrecht-streifige Struktur, die sich auch durch die Malerei schlägt. (In eine Form gepreßt?) Der Standring von Doppelkreislinie umfangen, in der Taille und unter der Lippe weitere Kreislinien. Dazwischen flott gemalte, umlaufende Landschaft mit einem liegenden Chinesen in Betrachtung eines Schwans(?). Innen weiß.

ERHALTUNG: Sieben kleinere Abschläge der Lippe. Der Standring stellenweise rissig angarniert. Dadurch bereits bei der Bemalung Farbe in die Risse gelangt. Standring innen nur zur Hälfte glasiert. Im Bereich der Stoßfuge Risse und Glasurabroller. In der Glasur stellenweise nicht aufgegangene weiße Bläschen. Wenige aber tiefe Nadelstiche.

BESCHRIFTUNGEN: Schloss Favorite, Inventar [1893], S. 87, O.-No. 453 (siehe auch Bemerkungen)

GESCHICHTE: Inv. Fav. 1893, S. 87, Nr. 453, I. Stock, Raum 14, Staatsküche; Eintrag: „448/464: Von Porzellan, weiß & blau, 17 verschiedene Schalen desgleichen [groß und klein], à 10 Pf = 1,70 M." – Läßt der Siegellack auf eine bestimmte Erbschaft schließen? Vgl. den Kat. Ausst. Kassel 1990, Kat. Nr. 31; auch hier ein Lacksiegel, das jedoch wegen der fehlenden heraldischen Merkmale auf einen bürgerlichen Vorbesitzer schließen lassen dürfte.

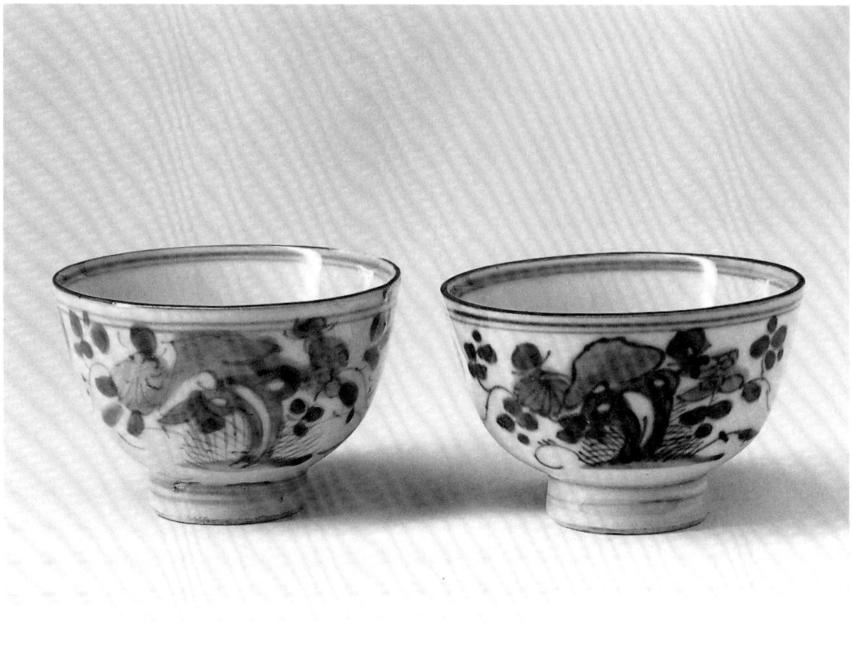

Abb. 79
Kat. Nr. 37

BEMERKUNG: Für weitere Stücke mit rotem Siegellack unter dem Inventarzettel siehe Kat. Nr. 34.

BEZUG: Vgl. einen Satz „Häufebecher" aus der Hatcher-Dschunke, Sheaf/Kilburn 1988, Pl. 15, jedoch mit niedrigerem Standring.

39. KOPPCHEN

Abb. 81
Inv. Nr.: G 3489
2.-3. Drittel 17. Jh.
H 3,5, D 7,2; DS 3,1; G 36,8 g
Porzellan; glatter weißer Scherben. Hellgraue, türkisstichige Glasur. Malerei in kräftigem, etwas verwaschenen Unterglasurblau.
MARKE: Nicht identifiziertes Zeichen in Siegelschrift

BESCHREIBUNG: Niedrige, runde Form über geradem Standring. Wandung in steilem Karnies aufsteigend, Lippe ausgestellt. Außen zwischen zwei kräftigen Kreislinien Seelandschaft, darin eine Insel(?) mit Berg, Haus, Weidenbaum und einem angelnden Mann. Die Rückseite zeigt fünf fliegende Schwäne(?) sowie ein Schiff. Im Fond Landschaft mit Architektur vor See und Bergen, umgeben von Doppelkreislinie, dieselbe unter der Lippe.

ERHALTUNG: „Chattermarks" am Standring. Kleiner Ausbruch der Lippe auf 2 Uhr.

BESCHRIFTUNGEN: Schloss Favorite, Inventar [1893], S. 87, O.-No. 449

GESCHICHTE: Inv. Fav. 1893, S. 87, Nr. 449, I. Stock, Raum 14, Staatsküche; Eintrag:

„448/464: Von Porzellan, weiß & blau, 17 verschiedene Schalen desgleichen [groß und klein], à 10 Pf = 1,70 M."

40. KOPPCHEN

Abb. 82
Inv. Nr.: G 3488
Um 1630-1690
H 3,6; D 7,3; DS 3,3; G 38,4 g
Porzellan; feiner weißer Scherben. An den Glasurabrollern im Fond matt-orange. Dicke Glasur mit starker Neigung zu Bildung feiner Bläschen. Unterglasurblaue Malerei in grauviolett getrübtem Kobaltton.

Beschreibung: Über geradem Standring Wandung karniesförmig zur geraden Lippe aufgehend. Sehr weite Mündung. Aus der Wandung unten acht Blätter herausgebuckelt, die aber keinen Bezug zur Bemalung haben. Auf der Außenwandung zwischen zwei Kreislinien umlaufende Landschaftsszene mit Bergen, Gewässern, Pavillons und zwei Chinesen in Betrachtung des Mondes. Die innere weiße Wandung oben und unten von Doppelkreislinien begrenzt. Im Fond Medaillon mit Gewässerlandschaft im Mondschein. Links ein Pavillon, daneben eine ferne Pagode, der Hintergrund zeigt Berge.

Erhaltung: Teils abgebrochener, teils abgeschliffener Glasurläufer am Standring von 4-6 Uhr. Wandung innen nadelstichig; im Fond zahlreiche winzige Glasurabroller und eingebrannter Befall von Brennsand.

Beschriftungen: Schloss Favorite, Inventar [1893], S. 87, O.-No. 448

Geschichte: Inv. Fav. 1893, S. 87, Nr. 448, I. Stock, Raum 14, Staatsküche; Eintrag: „448/464: Von Porzellan, weiß & blau, 17 verschiedene Schalen desgleichen [groß und klein], à 10 Pf = 1,70 M."

Bemerkung: Das Koppchen dürfte niemals benutzt worden sein, da sich auf den Glasurabrollern im Fond keinerlei Verfärbungen von Tee o.ä. feststellen lassen.

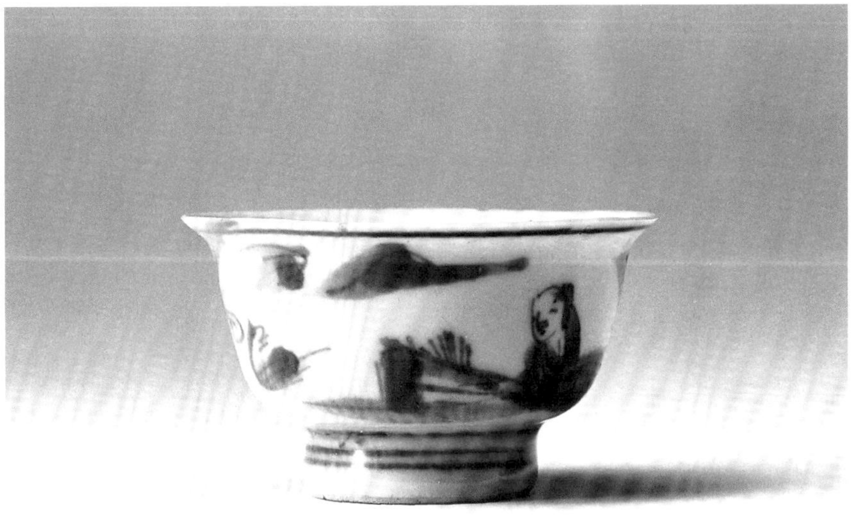

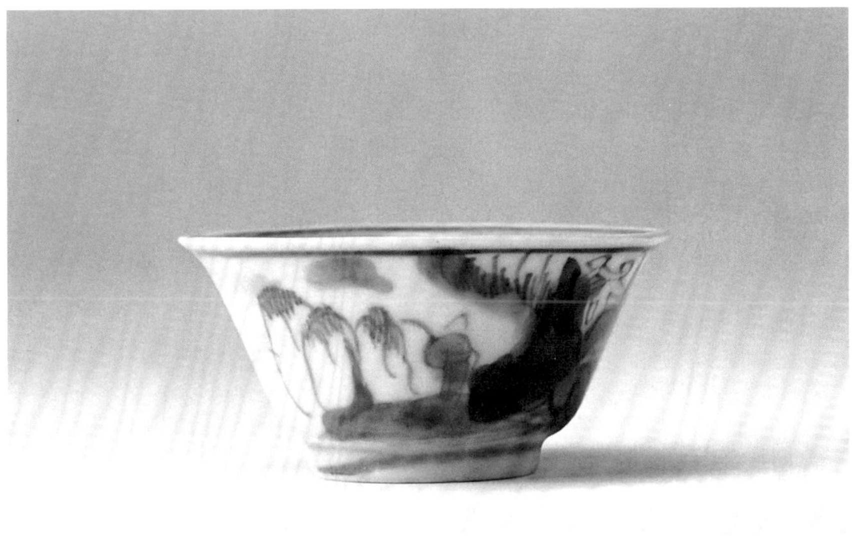

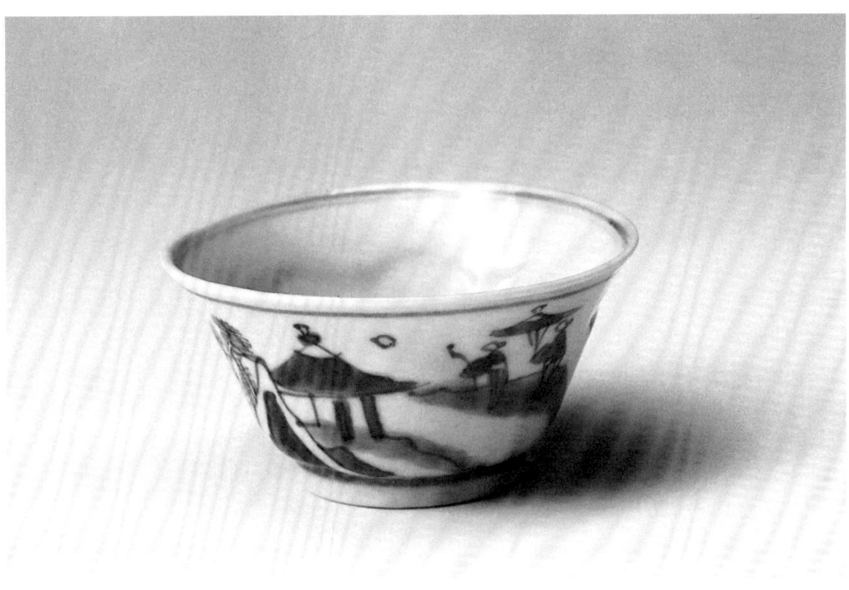

Abb. 80 (oben)
Kat. Nr. 38
Abb. 81 (Mitte)
Kat. Nr. 39
Abb. 82 (unten)
Kat. Nr. 40

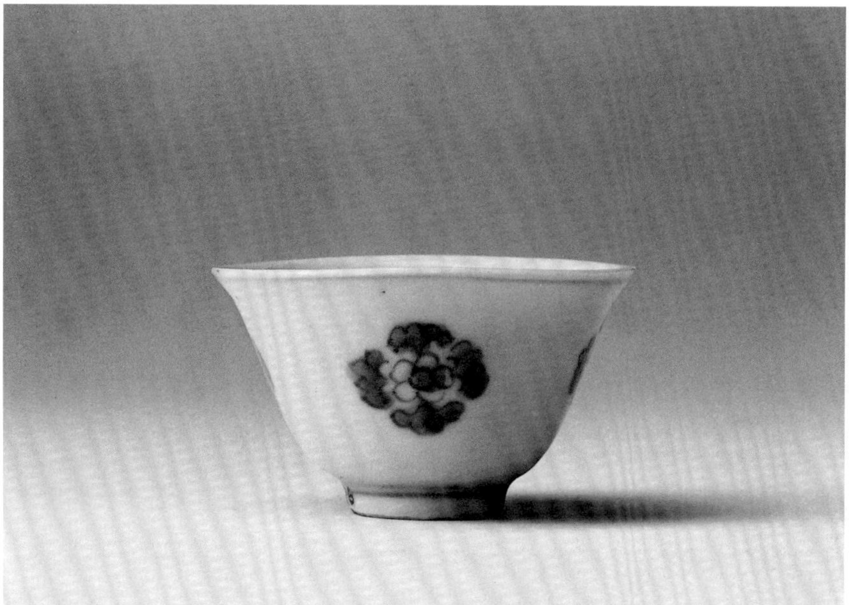

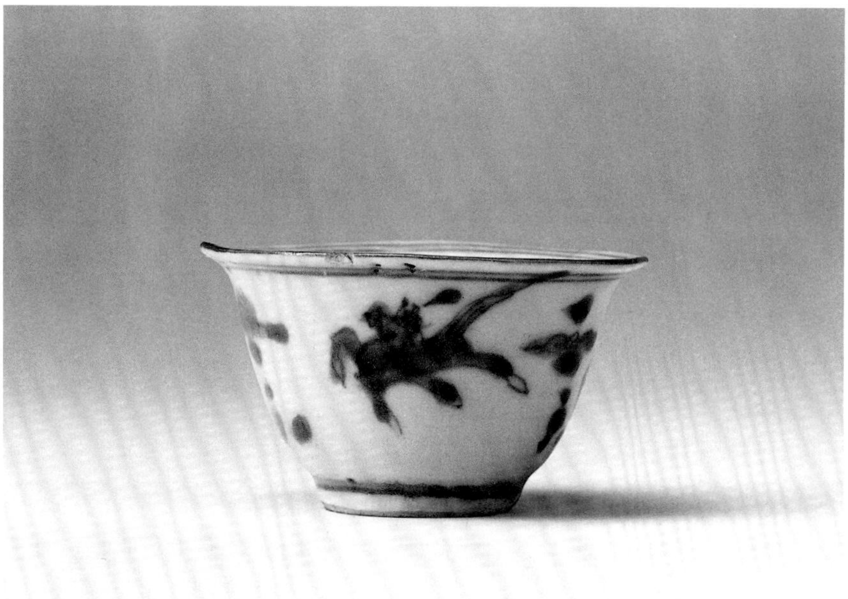

Abb. 83
Kat. Nr. 41
Abb. 84
Kat. Nr. 42

41. KOPPCHEN

Abb. 83
Inv. Nr.: G 3426
Um 1630-1690
H 3,7; D 6,3; DS 2,2; G 29,8 g
Porzellan; glatter, weißer Scherben. Glasurkante am Standring grauorange. Dicke, hellgrau-türkisfarbene Glasur mit Neigung zu Bläschenschleiern. Malerei in blass-tintigem Unterglasurblau.

MARKE: Kreislinie

BESCHREIBUNG: Auf kleinem, geraden Standring Wandung karniesfömig zur ausgestellten Lippe aufgehend. Standring von Doppelkreislinie umgeben. Auf der Wandung vier stilisierte Blüten. Unter der Lippe Kreislinie. Lippe und Innenseite undekoriert.

ERHALTUNG: An der Lippe zwei winzige Bestoßungen. Gefäß im Brand leicht verzogen. Kleiner Glasurabroller auf dem Boden, wenige Nadelstiche.

BESCHRIFTUNGEN: Schloss Favorite, Inventar [1893], S. 87, O.-No. 459

GESCHICHTE: Inv. Fav. 1893, S. 87, Nr. 459, I. Stock, Raum 14, Staatsküche; Eintrag: „448/ 464: Von Porzellan, weiß & blau, 17 verschiedene Schalen desgleichen [groß und klein], à 10 Pf = 1,70 M."

42. KOPPCHEN

Abb. 84
Inv. Nr.: G 3425
2. oder 3. Drittel 17. Jh.
H 3,7; D 6,7; DS 2,7; G 33,4 g
Porzellan; glatter weißer Scherben. Glasurkante im Standring graues Rosé. Hellgraue, blau-türkisstichige Glasur mit Neigung zu Transparenz und Bläschenbildung. Flüchtige Malerei in Unterglasurblau. Lippe braun.
MARKE: Sechs Zeichen in Kreislinie: da Ming Chenghua nian zhi (In der großen Ming-Dynastie während der Regierung Chenghua gefertigt)

BESCHREIBUNG: Über geradem, konisch abgedrehten Standring Wandung karniesförmig zur weit ausgestellten Lippe aufgehend. Auf dem Standring und unter dem Rand Doppelkreislinien. Auf der Wandung drei tintig verlaufene Qilins, getrennt von Farbklecksen. Im Inneren wiederum Doppelkreislinien um Fond und Rand. Im Fond eine stilisierte Grille. Wandung innen undekoriert, Lippe braun.

ERHALTUNG: Standring vor dem Brand ausgeflickt, eine Abschieferung. Absplitterungen der Lippe. Vertikale Sprünge der Wandung. Auf 6 Uhr Lippe aufgewölbt.

BESCHRIFTUNGEN: Schloss Favorite, Inventar [1893], S. 87, O.-No. 456

GESCHICHTE: Inv. Fav. 1893, S. 87, Nr. 456, I. Stock, Raum 14, Staatsküche; Eintrag: „448/ 464: Von Porzellan, weiß & blau, 17 verschiedene Schalen desgleichen [groß und klein], à 10 Pf = 1,70 M."

BEZUG: Vgl. 5 ähnliche Koppchen in Tokyo, Idemitsu Collection: Kat. Mus. Tokyo 1987, Kat. Nr. 816 [hier als „late Ming Dynasty" angegeben]. Vgl. Christie's Amsterdam, 07.-08.04.1992, Los Nr. 864ff. Hier Hunderte dieser Koppchen der Zeit um 1690 feilgeboten.

43. DREI UNTERSCHALEN

Abb. 85
Inv. Nr.: G 3406-G 3408
Übergangszeit, 1630-80
H 1,6-7; D 8,5-6; DS 4,4-6; G 20,7-24,7 g
Porzellan; weißer, sehr feiner und dünnwandiger Scherben. Warme, hellelfenbeinfarbige Glasur. Malerei in etwas graustichigem Unterglasurblau.

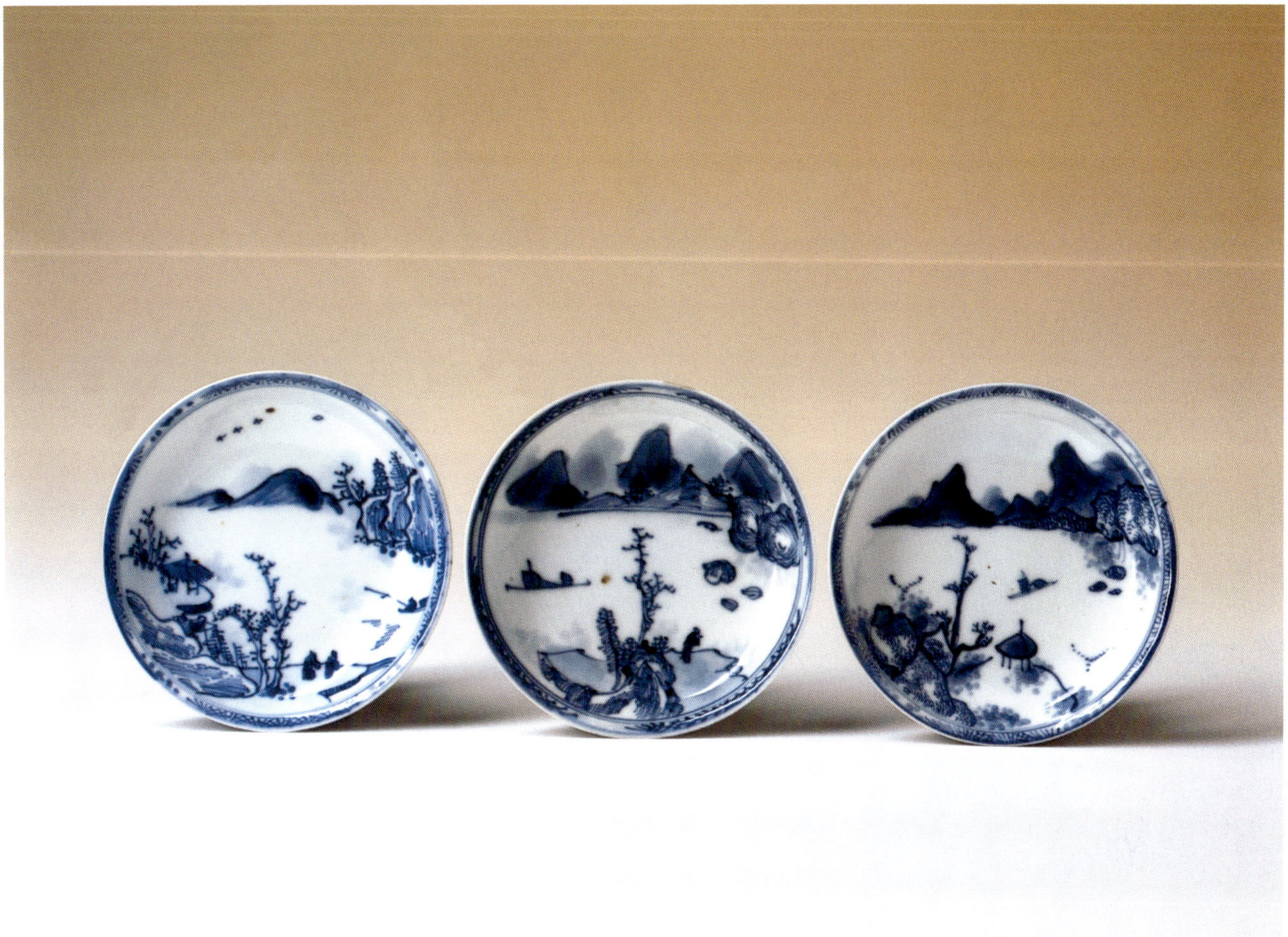

Abb. 85
Kat. Nr. 43

MARKE: Vier Zeichen in Doppelkreis: Chenghua nian zhi (Während der Regierung Chenghua gefertigt)

BESCHREIBUNG: Runde Form über geradem Standring. Die Wandung in flachem Karnies zur ausgestellten Lippe aufgehend. Auf der Außenseite auf freiem Grund zwei nach rechts wachsende Bambuszweige. Innengestaltung über die ganze Fläche als Gewässerlandschaft vor Bergpanorama angelegt.
G 3406: Im Vordergrund bewachsene Felsen mit einem Pavillon. Ein von dort wachsender Baum ragt in den Mittelgrund eines großen Flusses(?) mit kleinen Inseln und einem einmastigen Boot. Dahinter erhebt sich von links nach rechts ansteigend ein Gebirge.
G 3407: Im Vordergrund von links nach rechts abfallende Berge: Auf den Felsen oben ein Pavillon. Auf dem davorliegenden Plateau zwei Bäume und zwei Chinesen, welche sich einem Boot auf dem Wasser zuwenden. Die Wasserfläche wenig differenziert und sehr ausgedehnt. Der Hintergrund von links nach rechts ansteigend. Auf hohen Felsen rechts eine viergeschossige Pagode. Über der Landschaft drei Vögel und der Mond.
G 3408: Im Vordergrund Felsplateau mit einem, die Komposition mittig teilenden, kahlen Baum. Davor blickt ein nach rechts gewandter Chinese mit langem Stab über das von Inseln geprägte Wasser. Auf der linken Hälfte ein kleines Segelboot mit einem hinten hockenden Mann. Im Hintergrund gleichmäßig von links nach rechts drei gleichhohe Berge verteilt, vor denen sich Hügel mit Pagoden zeigen. Der Himmel in wolkigem Blau.
Unter dem Rand über einer Doppelkreislinie Laichkrautfries, unterbrochen von kaum wahrnehmbar hellblauen Laichreserven. Die Malerei geprägt von Umrißlinien. Binnenzeichnung in gestrichelt-graphischer Weise oder in aquarellierend-malerischer Art.

ERHALTUNG: Im Fond eingebrannter Befall oder kleine Nadelstiche.

BESCHRIFTUNGEN: Schloss Favorite, Inventar [1893], S. 87, O.-No. 467, 504, 506

GESCHICHTE: Inv. Fav. 1893, S. 87, Nr. 467, 504, 506, I. Stock, Raum 14, Staatsküche; Eintrag: „465/506 Von Porzellan, weiß & blau: 42 verschiedene Unterplättchen, rund, oval & eckig à 10 Pf = 4,20 M."

BEMERKUNG: Alle drei Teller sind mit verschiedenen Kompositionen bemalt; möglicherweise Teil einer größeren Serie?

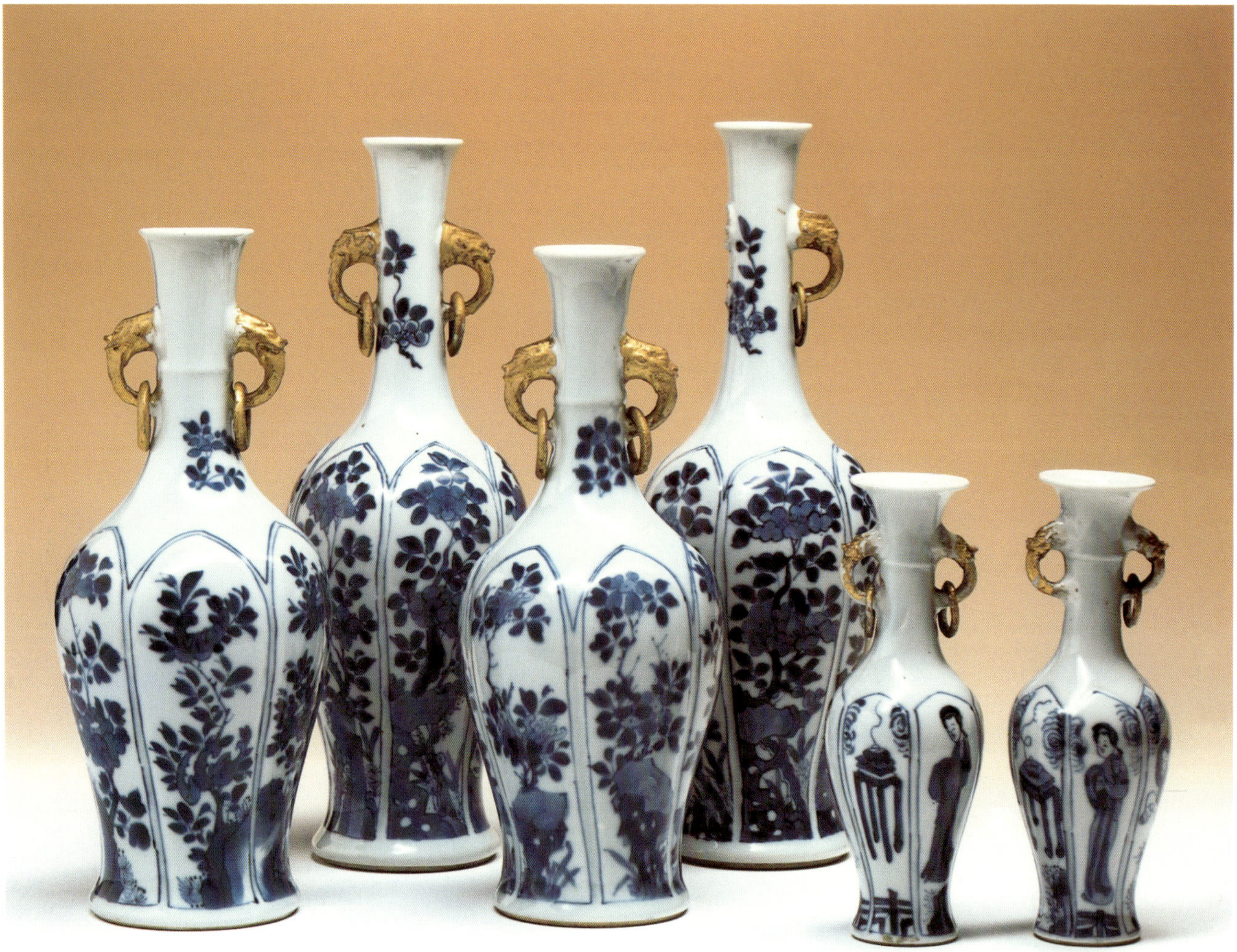

Abb. 86
Drei Paar Langhalsflaschen der Qingzeit.
(Inv. Nr. G 3016, 7599, 3017, 7600, 3019, 3018), Kat. Nr. 54, 55
Die beiden hinteren großen Flaschen konnten 1995 in Baden-Baden erworben werden und befinden sich nun im Porzellankabinett von Schloß Rastatt, außer Katalog.

44. MÖBELGARNITUR VON EINEM TISCH, ZWEI GUERIDONS UND EINEM KAMINSCHIRM

A) Tisch

Abb. 6, 87
Inv. Nr.: G 1890
Porzellane, China; Möbelmontierung deutsch(?)
Porzellan: Qing, 1660-1710; Möbel um 1700-1720
H 73,0; B 78,5; D gr. Teller 17,8; D runde Medaillons Tischplatte ca. 4,5; ovale Medaillons ca. 4,3 x 3,1; herzförmige Medaillons 6,3 x 6,3; D bunte Medaillons ca. 6,3 (DS 5,3, D Einsatzring ca. 2,8); D Dosendeckel ca. 4,1; H Dosen 7,6/ 7,5/ 7,6; D Dosen 6,6/ 6,7/ 6,4; Plaketten in den Beinen ca. 4,8 x 3,0; im Steg: D große Plakette 11,0; D kleine Plaketten 6,1 (Standring 5,4)
Holz: Weichholz, Drechselteile Buche(?). Die Beine nicht mit dem kreuzförmigen Steg verleimt. Schwarzer Lack; auf der Platte in Gold und Rot aufgetragene Ornamente. In alle Teile des Möbels Porzellanfragmente und -plaketten eingeleimt. Die Porzellane unterschiedlicher Art und Datierung. Zur besseren Möglichkeit des Einsatzes wurden die Plaketten an den Rändern leicht konisch zugeschnitten. Das Fragment des großen Tellers im Zentrum der Tischplatte von gelb-türkisstichiger, stark glänzender Glasur. Die Malerei in silbrigem, leicht grünstichigen Unterglasurblau. Die übrigen Plaketten ebenfalls aus Tellern ausgeschnitten und von unterschiedlichen Glasurtönungen. Die Farben geben ebenfalls das ganze Spektrum der möglichen unterglasurblauen Töne wieder. Auf der Zarge auch 10 zu Plaketten verarbeitete Unterteller mit Schmelzfarbendekor (unterglasurblau, rot, grün, gelb). Die in den gedrechselten Beinen eingelassenen Porzellane aus kleinen Teedosen gearbeitet. Bei diesen die Böden durchbohrt und die Standringe verkürzt. Ihre Deckel finden sich ebenfalls auf den Zargen des Tisches angebracht.
MARKE: Plakette Steg, rechts: Vier Zeichen in Doppelkreis: Chenghua nian zhi (Während der Regierung Chenghua gefertigt); desgl. die Schmelzfarbenplakette Zarge, Rs. links. Unter der großen Plakette im Steg: Sechs Zeichen in Doppelkreis: da Ming Jiajing nian zhi (In der großen Ming-Dynastie während der Regierung Jiajing gefertigt)

BESCHREIBUNG: Schlichter Tisch auf vier gedrechselten Beinen mit Kugelfüßen. Diese unten durch einen geschweiften Brettsteg lose verbunden und nicht verleimt. Sämtliche Holzteile schwarz lackiert. Auf der Platte umlaufender Rahmen von feingemalten Lackranken in Gold und Rot. Zur dunklen Farbe des Tisches kontrastieren die eingelegten Porzellanplaketten und -fragmente in leuchtendem Weiß und Blau. So sind in die Platte 17 unterschiedliche Plaketten, meist zum Betrachter ausgerichtet, eingebracht: Im Zentrum befindet sich ein ausgeschnittener, leicht eingetiefter Teller. Auf dem rankengezierten Rand in den Ecken herzförmig ausgeschnittene Teller mit zwei sich gegenübersitzenden Chinesinnen, bzw. Chang E mit dem tanzenden Knaben. Zum Zentrum hin jeweils kleinere ovale Medaillons mit verschiedenen sitzenden oder stehenden Chinesinnen und Chinesen. Im Zentrum der jeweiligen Seite ein kreisrundes Medaillon mit verschiedenen stehenden Chinesinnen. Die zentrale Plakette zeigt eine äußerst sauber gemalte Gartenszene. Abgeschirmt von hohem Felsen und einer Mauer, links, begegnen sich drei Chinesinnen, von denen die linke im Raum zu schweben scheint. Hinter den beiden anderen eine Bank, ein Zaun und von Bambus umstandener Lochfelsen. Die Qualität der Malerei durch die saubere und äußerst differenzierte Binnenmalerei in aquarellierendem Stil. Auf der Zarge alternierend Teedosendeckel und ausgeschnittene Unterschälchen mit Einsatzring. Auf ersteren kleine Wawas auf den letzteren in Schmelzfarben auf Unterglasurblau Chang E mit dem tanzenden Kind. In dem von dem Einsatzring begrenzten Zentrum jeweils ein blau-grüner Busch. Die Einsätze auf den Beinen jeweils nach gleichem Schema: Unten auf jeder Seite des Beines zwei blütenblattförmige Plaketten mit sitzender Chang E oder tanzendem Kind. Darüber als balusterförmiger Wulst eine durchbohrte Teedose mit einer Pavillonszene zweier Frauen und einem Kind um einen Tisch. Auf dem Bein hinten links sitzende Frau vor Lochfelsen und Gartenzaun sowie eine weitere hinzutretende Frau. Der geschweifte Steg enthält in dem ovalen Mittelteil ein größeres Medaillon mit einer weiteren mehrfigurigen Szene im Übergangsstil. Die Plakette rechts davon ist aus einem Unterteller mit hohem, geraden und sehr feinem Standring ausgeschnitten. Sie zeigt, von feinem Kreis umrahmt, eine Frau auf einer Gartenterrasse in Betrachtung eines Pflanzkübels. Linkerhand ein Felsen, von rechts ein Baum herabwachsend, im Hintergrund einfacher Zaun.

ERHALTUNG: Das gesamte Holz stark anobiengeschädigt. In der Tischplatte zwei lange Trocknungsrisse. Der Steg zur Verstärkung von unten verplattet. Der gesamte Lack durch Überarbeitung mit Nitrolack gestört. Die gold- und rotfarbenen Ornamente teilweise berieben oder übermalt. Verschiedene Porzellane fehlen und wurden durch bemalte Holzdummies oder Gipsfüllungen ersetzt: in der Platte ein ovales Medaillon; auf der Zarge drei

Abb. 87
Kat. Nr. 44 A

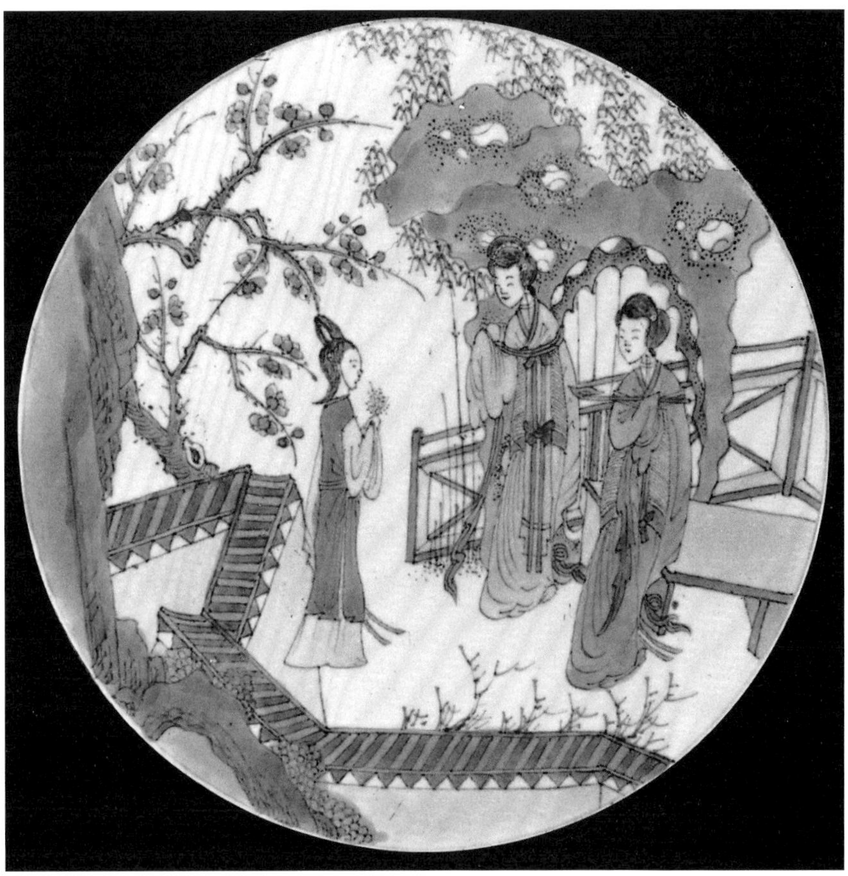

Dosendeckel (die beiden auf der Rückseite nicht ersetzt). Bein hinten links: zwei blattförmige Plaketten. Bein hinten rechts: eine Teedose und zwei blattförmige Plaketten. Bein vorne links: Die Teedose zerbrochen, gekittet, eine Plakette fehlt und wurde noch nicht ersetzt. Bein vorne rechts: eine blattförmige Plakette. Auf dem Steg: linke Plakette fehlt, mittlere und rechte zerbrochen, aber gekittet.

Beschriftungen: Schloss Favorite, Inventar [1893], S. 252, O.-No. 25

Geschichte: Inv. Fav. 1893, S. 252, Nr. 25, II. Stock, Raum 26; Eintrag: „1 Tisch, schwarz lackirt, mit blauen Porzellanplättchen eingelegt = 20,- M."; Inv. Fav. 1855, S. 169, Nr. 1; Inv. Fav. 1833, fol. 101r; Inv. Fav. 1820, S. 207; Inv. Fav. 1817, S. 49; Inv. Fav. 1803, S. 241; Inv. Fav. 1772, fol. 44r; Inv. Fav. 1762, fol. 28r, Zimmer 26 (Blumenzimmer), Eintrag: „1 Tischlein (mit 2 Gueridons), schwartz lacquirt mit Porcelan eingelegt." – 1856 im Chinesischen Zimmer untergebracht (siehe Beust 1856, S. 27)

Literatur: Beust 1856, S. 27; Kreisel/Himmelheber 1983, S. 121, Abb. 298; Born 1983, Abb. 311; Lunsingh Scheurleer 1980, Abb. 149

Bemerkung: Gleiche Gestaltungs- und Verarbeitungsmerkmale an allen vier erhaltenen Möbeln lassen deren Zusammengehörigkeit als Garnitur erkennen. Auch am stark restaurierten Kaminschirm (G 1893) sind die Medaillons auf dieselbe saubere Art zurecht geschnitten wie bei den übrigen Möbeln. Aus dem wenig stimmigen Verhältnis der Rankenmalerei zu den eingesetzten Medaillons, darf man für den Tisch schließen, daß die Medaillons erst nach der Fertigstellung der Tischplatte eingelassen wurden. Dadurch ist nicht klar, ob die Idee, den Tisch mit Porzellan zu schmücken, erst nachträglich aufkam. – Durch die fehlende Verleimung der Beine mit dem Steg ergibt sich der Eindruck eines wenig stabilen Konstrukts. Möglicherweise waren die Beine auch genauso verschraubt wie bei den Gueridons. Die leichte Konstruktion aller Stücke legt deren ursprüngliche Bedeutung als Reisegarnitur nahe. Der ausgeschnittene Teller in der Mitte der Tischplatte hat seine Vorläufer bereits in China. Auch hier wurden bereits in der Mingzeit runde oder rechteckige Plaketten hergestellt. Vgl. die beiden Beispiele in: Kat. Ausst. Hong Kong 1981, Kat. Nr. 6f. – Die Darstellung der im Zentrum der Tischplatte eingelassenen Plakette vermutl. einem Holzschnitt zu einem Roman oder Drama entnommen. Zu ähnlichen Darstellungen und ihrer Quellen vgl. Clunas 1981-82, S. 69-86; Hsu Wen-chin 1986, S. 1-146; Kat. Ausst. New York 1995

Bezug: Eine eiförmige Teedose, wie an G 1890 mehrfach vorhanden in Kassel, Landesmuseum, Inv. Nr. OP 40, In: Kat. Ausst. Kassel 1990, Kat. Nr. 43. Eine größere Gruppe solcher Teedosen auch in Dresden, Porzellansammlung, um Inv. Nr. PO 7130. Zu den eingelegten Tellerfragmenten (Chang E mit dem tanzenden Kind) existieren in der Dresdener Porzellansammlung verschiedene Beispiele mit Rand: vgl. z.B. Inv. Nr. PO 7400, PO 7648, PO 7649 (Diese aus verschiedenen Quellen in die Sammlung gelangt: PO 7648 als N: 268^^^ im Inventar von 1721, S. 432 als bereits vorhanden erwähnt. PO 7649 als N: 458^^^ im Inventar von 1721, S. 805, 882 als 1723 erworben vermerkt.) Vgl. hierzu auch das Set von drei Tellerchen mit vier Koppchen in der Versteigerung Sotheby's Baden-Baden, 05.-21.10.1995, Bd. VI, Los Nr. 5351, Taf. X. Vgl. den Tisch der Henriette Catharine von Oranien (1637-1708) Herzogin von Anhalt-Dessau, Schloß Oranienbaum bei Dessau/Köthen ein Tisch mit 48 eingelegten Delfter Fayence-Fliesen in der Platte. Die gedrechselten Beine mit aufgebohrten chinesischen Väschen versehen, Inv. Nr. 2029: Kunstdenkmale des Landes Anhalt Bd. II,1, S. 263, Taf. 100b.

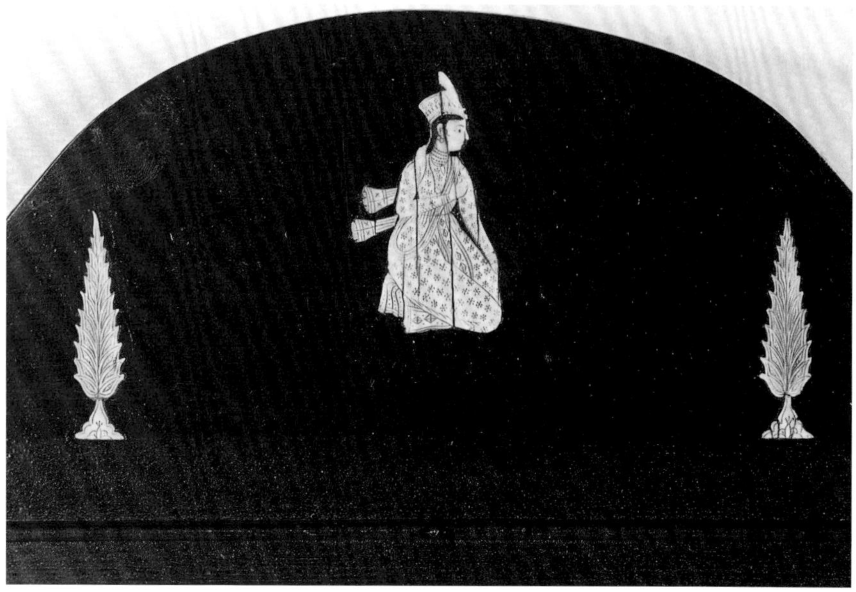

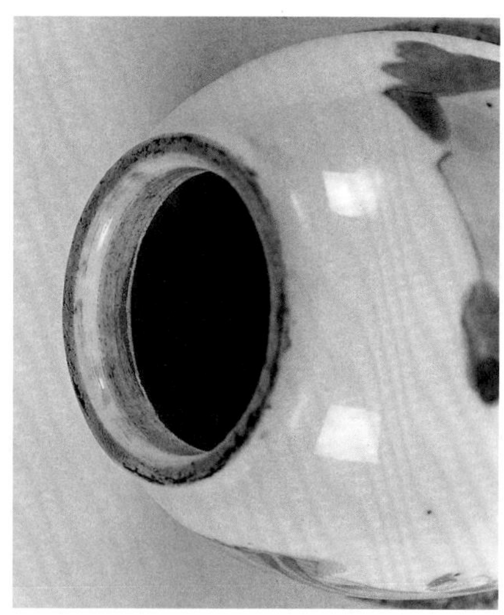

Abb. 88 (oben)
Kat. Nr. 44 C
Abb. 89 (unten)
Kat. Nr. 44 B

B) Paar Gueridons

Abb. 6, 11, 89
Inv. Nr.: G 1891, 1892
Porzellane, China; Möbelmontierung deutsch(?)
Porzellan: Qing, 1660-1710; Möbel: um 1700-1720
G 1891: H 83,4; D Teller 19,5; D Plakette 6,8, Radius Fuß 16,3; H Porz 7,7/ 8,6/ 7,9; D Porz 6,8/ 6,8/ 6,7
G 1892: H 83,2; D Teller 20,5; D Plakette 6,9, DS Plakette 5,9; H Porz 7,5/ 8,1/ 8,6; D Porz 6,7/ 6,8/ 6,6
Holz (Linde?), gedrechselt, schwarz lackiert mit Porzellaneinlagen.
Marke: G 1892: Porzellanplakette des Tellers mit vier Zeichen: caiyitang zhi oder siyitang zhi (Von der [Manufaktur] Caiyi'tang oder Siyi'tang hergestellt.)

Beschreibung: Gedrechselter, schlanker Balusterstab mit drei eingegliederten Porzellanen. Unten und oben durch Holzgewinde mit dem dreibeinigen Fuß und dem achteckigen Tablett verbunden. Auf jedem Bein von G 1891 je drei kleine Porzel-lanstückchen eingelassen. Auf zwei der sechs freien Seiten der Grundplatte je eine rundgeschnittene Porzellanplakette von ca. 2 cm. Das kleine Tablett nach oben mit rundprofiliertem Rand abgeschlossen. In der Platte eine runde Plakette eingelassen. Letztere zeigt von einer Doppelkreislinie umgeben ein tanzendes Kind vor Chang E die ihm einen Zweig himmlischer Kassiae (Zimt) überreicht. Die auffälligsten Porzellane am Gueridon sind jedoch die ovoiden Teebehälter, deren Böden aufgebohrt wurden. Standring und Mündung sind regelmäßig plan geschliffen. Bildthemen: meist tanzende Wawas vor einer Chinesin (Chang E?). Auf der Rückseite ein großer bewachsener Fels. Ein weiteres Thema zeigt eine überlängte Chinesin vor einem Beamten am Schreib(?)tisch. Die in den Fuß eingelegten Porzellanplättchen sind aus Tellern ausgeschnittene Splitter mit Gesichtern von Chinesinnen oder Pflanzen; z.T. auch in Unterglasurrot.

ERHALTUNG: G 1891 Holzteile und Porzellan original. Porzellane vollständig erhalten; lediglich ein Riß durch die Plakette im Teller. Die Holzteile mit z.T. starkem Anobienbefall. Der Fuß auf der Unterseite durch eiserne Bänder stabilisiert. G 1892: Fuß ergänzt, jedoch nur zwei der drei kleinen runden Plaketten wieder eingesetzt. Altes Holzgewinde durch einfachen Holzdübel ersetzt. Der ursprüngliche Lack an beiden Gueridons größtenteils abgeschliffen und durch Nitrolack ersetzt. Am Fuß von G 1891 Reste der ehemals dicken Lackierung.

BESCHRIFTUNGEN: Schloss Favorite, Inventar [1893], S. 252, O.-No. 26, 27

GESCHICHTE: Inv. Fav. 1893, S. 252, Nr. 26, 27, II. Stock, Raum 26; Eintrag: „26/27 2 Gueridons, dazu [1 Tisch, Schwarz lackirt, mit blauen Porzellanplättchen eingelegt] passend, à 3 M = 6,- M."; Inv. Fav. 1855, S. 169, Nr. 3; Inv. Fav. 1833, fol. 101r; Inv. Fav. 1820, S. 207; Inv. Fav. 1817, S. 49; Inv. Fav. 1803, S. 241; Inv. Fav. 1772, fol. 44r; Inv. Fav. 1762, fol. 28r, Zimmer 26 (Blumenzimmer), Eintrag: „(1 Tischlein mit) 2 Gueridons, schwartz lacquirt mit Porcelan eingelegt."

LITERATUR: Beust 1856, S. 27 (hier als Kandelaber erwähnt); Hausmann 1900, Taf. 5 (vor der Restaurierung, siehe Abb. 11); Kat. Ausst. Berlin 1973, Kat. Nr. K 32

BEMERKUNG: Die Schraubgewinde der Füße machen die Gueridons zu idealen Reisemöbeln.

BEZUG: Eine eiförmige Teedose, wie an G 1892 mehrfach vorhanden in Kassel, Landesmuseum, Inv. Nr. OP 40, In: Kat. Ausst. Kassel 1990, Kat. Nr. 43. Zu den eingelegten Tellerfragmenten (Chang E mit dem tanzenden Kind) existieren in der Dresdener Porzellansammlung verschiedene Beispiele mit Rand: vgl. z.B. Inv. Nr. PO 7400, PO 7648, PO 7649 (Diese aus verschiedenen Quellen in die Sammlung gelangt: PO 7648 als N: 268^^^ im Inventar von 1721, S. 432 als bereits vorhanden erwähnt. PO 7649 als N: 458^^^ im Inventar von 1721, S. 805, 882 als 1723 erworben vermerkt). Vgl. hierzu auch das Set von drei Tellerchen mit vier Koppchen in der Versteigerung Sotheby's Baden-Baden, 05.-21.10.1995, Bd. VI, Los Nr. 5351, Taf. X.

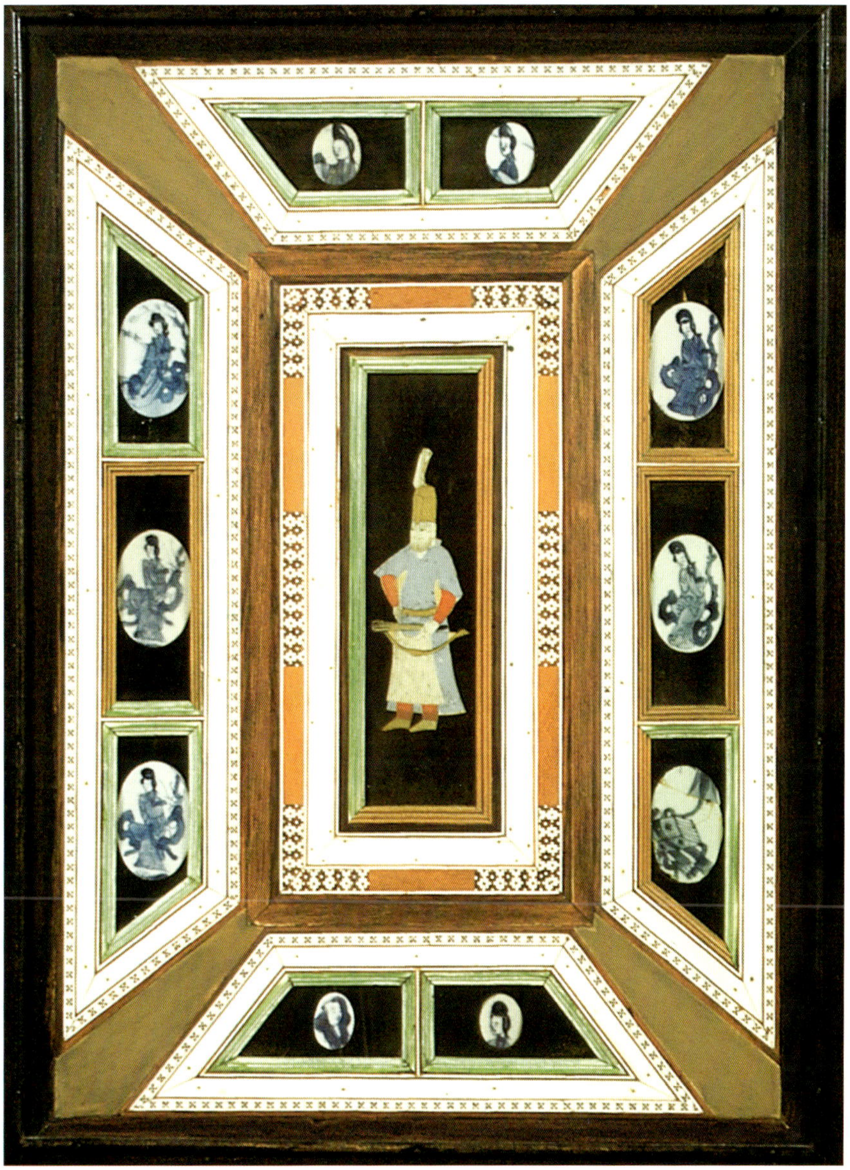

Abb. 90
Kat. Nr. 44 C

C) Kaminschirm

Abb. 6, 11, 88, 90
Inv. Nr.: G 1893
Porzellane, China; Elfenbeineinlagen indisch, Papierminiatur osmanisch 16.-17. Jh.; Kästchendeckel ägyptisch-syrisch oder indisch; Möbelmontierung deutsch(?)
Porzellan: Qing, 1660-1710, Elfenbein 17. Jh., Möbelfassung um 1700-1720
H 119,0; B 47,4; gr. Plaketten ca. 5,2 x 3,4, G li. Spalte, v. oben 6,9, 8,5, 11,8 g; kl. Plaketten oben u. unten 2,4-2,7 x 2,0-2,3
Holz, gedrechselter Rahmen, Blatt aus mehreren Teilen zusammengesetzt und auf dünnes Buchenbrett geleimt. Auf der Frontseite Elfenbeinintarsien, collagiertes Feld aus zweitverwendetem ägyptisch-syrischen oder indischen Kästchen, Porzellanplaketten und Papierminiatur.
MARKE: An den 3 Plaketten der linken Spalte jeweils vier Zeichen in Doppelkreis: Chenghua nian zhi (Während der Regierung Chenghua gefertigt)

BESCHREIBUNG: Kaminschirm auf zwei profilierten Füßen als Rahmen von gedrechselten Hölzern. Eingeschoben die Schirmplatte mit zwei eingelegten Feldern. Der ganze Schirm schwarz gefaßt. Im unteren schwarzgrundigen Feld der Platte zwei Blumen aus Elfenbein eingelegt. Kleine Elfenbeinintarsien (Bäumchen) auf dem gedrechselten Rahmen. Im Kopfende des Blattes zwei Bäumchen neben einem knienden Mogulprinzen. Das Hauptmotiv des Schirmes bildet ein hochrechteckiges Feld mit einer Collage von einem in die Fläche gebrachten trapezoiden Deckel eines Kästchens von Elfenbein- und Holzmarketerie. Im Zentrum unter Glas ausgeschnittene Miniatur eines Janitscharen in Kriegstracht mit Bogen, dem Pfeilebündel und Helm mit Federbusch. In den umlaufenden Feldern links und rechts je drei ovale Plaketten aus Porzellan;

oben und unten je zwei kleinere Plaketten desselben Materials. Die drei Plaketten der linken Spalte alle etwa gleich groß, aus Tellern unterschiedlicher Scherbendicke oval ausgeschnitten. Sie zeigen alle drei einen Ausschnitt der Szene der sitzenden Chang E auf dem Felsen, dahinter ein Baum. (Von ihr abgeschnitten der tanzende Knabe, der den Zimtzweig erhält.) Die Ränder sind sauber beschnitten. Der Standring jeweils plan abgeschliffen. Der Standring beim untersten Medaillon 0,7 cm breit gewesen. In der rechten Spalte Wiederholung der sitzenden Chang E in den oberen Plaketten. Der untere ist eine unsaubere Montage von zwei Scherben des zerbrochenen Unterschälchens von G 7953 (Kat. Nr. 92A). Ein weiterer Splitter dieses Schälchens am gedrechselten Rahmen Mitte links. Die übrigen, wesentlich kleineren Plaketten in den Feldern unten und oben zeigen Köpfe von Chinesinnen oder einen tanzenden Knaben. Je zwei kleine runde und herzförmige Plaketten in den gedrechselten Rahmen eingelassen. Unten rechts am Fuß der Deckel einer Teedose (tanzendes Kind), wie auch am Tisch G 1890 vorhanden.

ERHALTUNG: Der gesamte Schirm stark restauriert. Die Aufnahme bei Hausmann 1900, Taf. 5 zeigt den Schirm in seiner ursprünglichen Gestalt (siehe Abb. 11). Es ist unklar welche Teile erneuert wurden. Der alte Lack auf allen Oberflächen erneuert und lediglich auf den unter Glas liegenden Rähmchen der Plaketten erhalten. Die Rahmung auf dem Schirmblatt in Nitrolack mit Metallflitter. Porzellanknopf am linken Fuß verschollen.

BESCHRIFTUNGEN: Schloss Favorite, Inventar [1893], S. 252, O.-No. 28

GESCHICHTE: Inv. Fav. 1893, S. 252, Nr. 28; Eintrag: „28, 1 Ofenschirm, passend dazu [Tisch G 1890, Gueridons G 1891-92] 17,- M."; Inv. Fav. 1855, S. 169, Nr. 6; Inv. Fav. 1833, fol. 101r; Inv. Fav. 1820, S. 207; Inv. Fav. 1817, S. 49; Inv. Fav. 1803, S. 241; Inv. Fav. 1772, fol. 44r; Inv. Fav. 1762, fol. 28r, Raum 26 (Blumenzimmer); Eintrag: „1 dergleichen [schwartz lacquirt mit Porcelan eingelegt] Feurschürm."; Inv. Fav. 1734, fol. 6r, Eintrag: „1 schwartzer schirmb, mit porcellain eingelegt." Das heißt, der Kaminschirm wurde 1734 ins Schloß nach Baden-Baden verbracht, kam in den folgenden Jahren aber wieder zurück. – Vermutl. anläßlich der Türkenlouis-Ausstellung 1955 restauriert.

LITERATUR: Beust 1856, S. 27; Hausmann 1900, Taf. 5 (vor der Restaurierung, siehe Abb. 11; Kat. Ausst. Karlsruhe 1955, Kat. Nr. 355

BEMERKUNG: Der Rahmen des Kaminschirms wurde wahrscheinlich anläßlich der Türkenlouis-Ausstellung 1955 überarbeitet. Dabei wurde er möglicherweise wegen Anobienbefall, der auch die anderen Möbel so arg in Mitleidenschaft gezogen hat, partiell ausgetauscht. Wie hierbei mit den Intarsien verfahren wurde, ist nicht mehr nachzuvollziehen. Merkwürdig ist die Collage von Artefakten verschiedener Kulturkreise wie Porzellan, Miniaturmalerei, Elfenbeinintarsie, Lackkunst oder das zerlegte Kästchen. Die so entstandene Komposition wirkt heute etwas seltsam, mag aber zur Zeit der Entstehung „indianisch" per se gewirkt haben. Ein Entstehungszusammenhang mit den drei anderen Möbeln scheint durch die Ähnlichkeit der Porzellane jedoch sehr wahrscheinlich. Die Pyramidenstumpfform des verwendeten Kästchens findet sich auch bei japanischen Lackkästen des 17. Jhs., so daß die Form zur Zeit der Entstehung des Kaminschirmes ebenfalls als „indianisch" gelten konnte (vgl. Earle 1982-83, hier Abb. 20-22). Die Zerlegung von Kästchen ist in den Niederlanden bereits Mitte des 17. Jhds. für das Lackkabinett im Huis ten Bosch nachgewiesen. Hier wurden die gewonnenen Stücke in die Lambris eingesetzt (Lohneis 1985, S. 3). Die Mode, Figurinen aus Handzeichnungen und Kupferstichen zu schneiden und in Rahmen zu bringen, war auch sonst am Baden-Badischen Hof bekannt. Vgl. GLA 46/4464, Inventar Schloß Rastatt, 1772, fol 250r: „27 dito [illuminierte Kupferstiche] ausgeschnittene und auf Papendeckel gepapte Figuren, worüber Glaß in schwarzen gebeizten Rähmlen." Vgl. auch Inv. Fav. 1803, S. 335, „Im Pavillion...8 Stuck holzene Wandleuchter mit Silberdogge überzogen, worauf ausgeschnittese Pappier Figuren gepabt,..."

BEZUG: Vgl. die Plakette des rechten Feldes unten, sowie am Rahmen links mit der Fußschale Kat. Nr. 92A. Zu den eingelegten Tellerfragmenten (Chang E mit dem tanzenden Kind) existieren in der Dresdener Porzellansammlung verschiedene Beispiele mit Rand: vgl. z.B. Inv. Nr. PO 7400, PO 7648, PO 7649 (Diese aus verschiedenen Quellen in die Sammlung gelangt: PO 7648 als N: 268^^^ im Inventar von 1721, S. 432 als bereits vorhanden erwähnt. PO 7649 als N: 458^^^ im Inventar von 1721, S. 805, 882 als 1723 erworben vermerkt). Vgl. hierzu auch das Set von vier Koppchen und drei Unterschalen in der Versteigerung Sotheby's Baden-Baden, 05.-21.10.1995, Bd. VI, Los Nr. 5351, Taf. X.

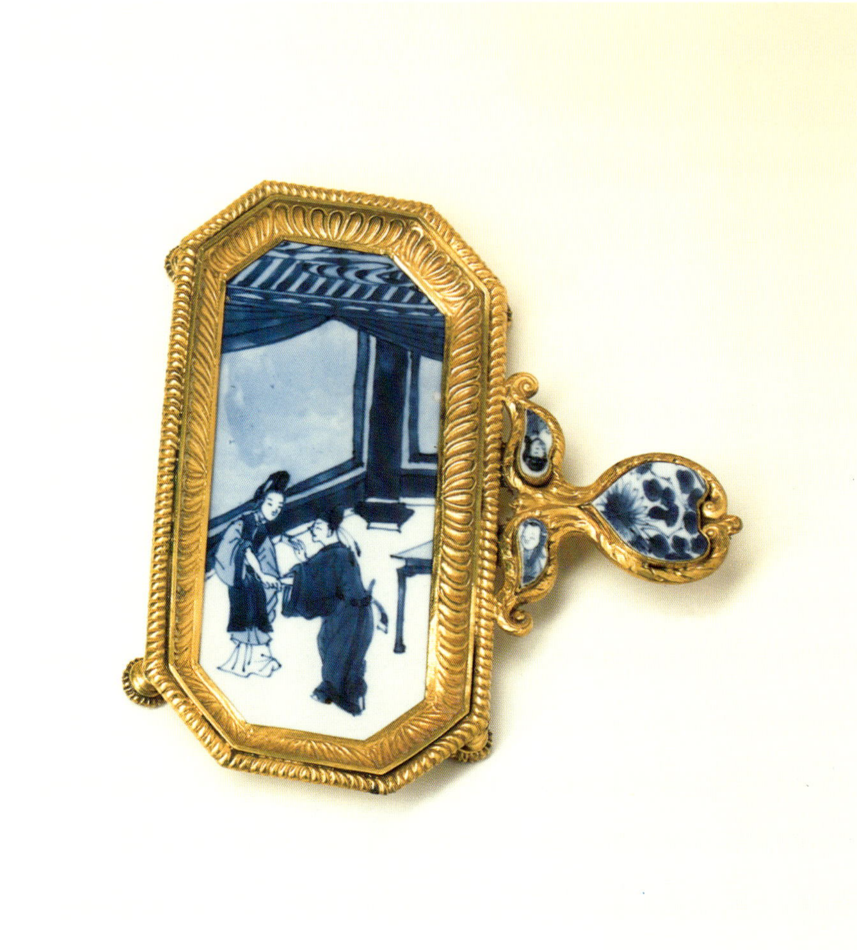

Abb. 91
Kat. Nr. 45 A

45. GARNITUR VON VIER BLAKERN SAMT LICHTPUTZ-SCHERENTELLER

A) Tablett zu einer Lichtputzschere

Abb. 91
Inv. Nr.: G 2808
Porzellan: China, Montierung europäisch
Porzellan: Qing, 2. Hälfte 17. Jh.; Montierung um 1700
H 2,5; B 16,5; L 18,6; G 250,2 g
Porzellan; vier verschiedene Scherben ausgeschnitten und montiert. Warme, hellgrau-türkisstichige Glasur mit Neigung zu feiner Bläschenbildung. Differenzierte Unterglasurmalerei in silbrigem Kobaltton, am Griff auch grünstichig. Montierung aus getriebenen und gegossenen Messingteilen zusammengelötet und vergoldet. Nach den Resten eines ethanollöslichen, transparenten Lackes zu schließen, war die Montierung ehemals rot lüstriert.
MARKE: Sechs Zeichen in Doppelkreis, Chenghua nian zhi (Während der Regierung Chenghua gefertigt). Montierung ungemarkt.

BESCHREIBUNG: Kleines achteckiges Tablett mit seitlichem Griff. Der profilierte Rahmen in der Kehle mit getriebenen Blättern oder Pfeifen, die vom jeweiligen Zentrum zur nächsten Gehrung verlaufen. Der wulstige Rand mit kleineren godronierten Blättern in gleicher Anordnung. Unter vier der acht Ecken profilierte, runde Füße. Die in der Mitte eingesetzte Porzellanplatte durch umgekrempte kleine Zungen gehalten. Auf dem gegossenen Griff mit eingravierten Blattmotiven drei kleinere Porzellanbruchstücke in Kastenfassung aufgelötet. Die beiden kleineren zeigen Gesichter von Chinesinnen. Das größere Porzellanstück, in Herzform geschnitten, zeigt eine Chrysanthemenblüte und Blattwerk. Das oktogonale Porzellanstück wurde, wie Teile des rückseitig erkennbaren Standrings zeigen, aus einem Teller geschnitten, dessen Boden leicht konvex nach unten gewölbt ist. Die Fläche gibt den Blick frei in ein Haus, in dessen Raum ein Mann einer Frau die Hand reicht und mit der anderen einen Brief(?) übergibt. In der hinteren Ecke eine Säule, vorne rechts ein angeschnittener Tisch. Nach oben wird die Szene von einem gerafften Vorhang und einem Dach in Wolken abgeschlossen.

ERHALTUNG: Lichtputzschere verschollen. Porzellan: auf der Unterseite leicht nadelstichig. Zu Füßen des Briefgebers irisierender brauner Glasurfleck. Montierung: In den Vertiefungen der Kehle Reste von rotem, ethanollöslichen Lacküberzug.

BESCHRIFTUNGEN: Schloss Favorite, Inventar [1893], S. 86, O.-No. 389

GESCHICHTE: Inv. Fav. 1893, S. 86, Nr. 389, I. Stock, Raum 14, Staatsküche; Eintrag: „Von Porzellan, weiß & blau, mit Messingbeschlag: 389, 1 Lichtputzscherenteller -, 50 M."; Inv. Fav. 1855, S. 61, Nr. 115; Inv. Fav. 1803, S. 241; Inv. Fav. 1772, fol. 44v; Inv. Fav. 1762, fol. 28r

LITERATUR: Petrasch 1960, S. 9 mit Abb.; Kat. Ausst. Karlsruhe 1968, Kat. Nr. 48

BEMERKUNG: Im Inventar von 1762, fol. 28r in einer Zeile mit den Leuchtern G 2623-2626 genannt. Die Zusammengehörigkeit wird auch durch die gemeinsame rote Lüstrierung bestätigt.

BEZUG: Ein ebenfalls längsoktogonal gefaßtes Tellerfragment mit seitlichem Griff und Kugelfüßen in Dresden, Porzellansammlung Inv. Nr. PO 6761, (das Porzellan um 1700-1720.) In: Bondy 1923, Abb. S. 167 (die dort zu sehenden, aufmontierten Grillenkäfige heute verschollen.)

B) Vier Blaker

Abb. 46
Inv. Nr.: G 2623-2626
Porzellan China, Montierung europäisch
Montierung Meister P.(?)
Porzellan: Qing, 2. Hälfte 17. Jh.; Montierung um 1700
Dmax 11,0-12,0; Lmax 11,9-15,0; DS Porz. 9,5; D Tropfsch. 6,5-9,5; H Kerzenhalter 4,4-9; D Kerzenhalter 2,4-3,0; G 269,9-296,3 g
Porzellan; montiert. Feiner, weißer Scherben. Hellgrau-türkisstichige, leicht wellige Glasur. Unterglasurblaue Malerei in leuchtendem oder silbrigen Kobaltton. Montierung aus Gelbguß und Messing getrieben und vergoldet; rückseitig runde verzinnte Eisenblechplatte. G 2625, 2626: Tropfschale mit blauweiß bemaltem Papier beklebt. Die Metallfassung war rot lackiert, bzw. lüstriert.
MARKE: G 2625-2626: Sechs Zeichen in Doppelkreis: da Ming Chenghua nian zhi (In der großen Ming-Dynastie während der Regierung Chenghua gefertigt). Auf rücks. Dorn eingraviertes „P". G 2623-2624: vermutl. die gleichen Marken, Montierung auf der Rückseite verlötet.

BESCHREIBUNG: Kleiner montierter Wandreflektor aus Porzellan mit metallenem Leuchterarm. Die Porzellanscheibe aus einem Teller herausgeschnitten, dessen gerader Standring noch gut zu sehen ist. Von einer Doppelkreislinie gefaßt, zeigt die Scheibe die sitzende Chang E, einen Zweig von dem herabwachsenden Kassiabaum haltend. Davor zwei Wawas tanzend, rechts im Hintergrund ein Felsen. Die Szene ist gefaßt von einem getriebenen, vergoldeten Messingrahmen der rückseitig mit Zungen das Porzellan umschließt. Drei Löcher in der Porzellanscheibe nehmen oben einen messingvergoldeten, nach rechts fliegenden Putto auf (an G 2626 nach links), in der unteren Hälfte den s-förmigen Arm in Form eines Zweiges mit Blättchen und Knospen. Er trägt vorne einen gegossenen Kerzenhalter in Form eines Krater und eine Tropfschale aus Eisenblech, welche mit porzellanimitierendem Wachs(?)papier bespannt ist. Ihr Rand zeigt die gleiche Fassung wie die Porzellanscheibe, ist bei G 2625-2626 jedoch ohne Krempblech an die Blechscheibe gelötet. Letztere wird auf der Rückseite von einer Eisenblechscheibe gekontert und zeigt einen Messingdorn zum Einhängen in den Wandring. Spuren von rotem Lack zeigen sich an der Montierung von Porzellanscheibe und Tropfschale, besonders auf den Rückseiten. Augenfälliger noch wirkt der rote Lüster auf den vorderen Teilen.

ERHALTUNG: Alle Blaker wurden bereits einmal zerlegt und gereinigt. Beim anschließenden Zusammenfügen sind einige Probleme aufgetreten: So sind die Porzellanscheiben von G 2623, 2625, 2626 in mehrere Scherben gesprungen. An G 2623, 2624 sind die Leuchterarme und der Putto nicht mehr auf der Rückseite verschraubt, sondern auf der hinteren Eisenblechscheibe verlötet. Der Raum zwischen Porzellan und Blechscheibe mit Gips verfüllt. Hierdurch an den Rändern Rostflecken. Die an G 2623, 2624 ehemals vorhandenen bemalten Papiermanschetten in der Tropfschale durch blaugrünen, inzwischen verschossenen Karton ersetzt. Die Papiermanschetten in der Tropfschale von G 2625, 2626 völlig aufgelöst und von Rost gefärbt. Die Vergoldungen partiell aufgelöst oder berieben. In den Riefen des Porzellanrahmens sowie der Tropfschale, vor allem aber auf seiner Rückseite, Reste von rotem Lack. Auf den Messingstücken Reste von ethanollöslichem, roten Lüster. Die Metallstücke März 1997 von schwarzverkrustenden Korrosionen befreit.

BESCHRIFTUNGEN: Inventarzettel von 1893 verschollen.

GESCHICHTE: Identisch mit Inv. Fav. 1893, S. 252, Nr. 29-32, II. Stock, Zimmer 26, Eintrag: „29/32 4 kleine Wandleuchter, von blauem Porzellan u. Messing à 2 M. = 8,- M."; Inv. Fav. 1855, S. 169, Nr. 6 fol. 101r; Inv. Fav. 1820, S. 207; Inv. Fav. 1817, S. 48; Inv. Fav. 1803, S. 242; Inv. Fav. 1772, fol. 46r; Inv. Fav. 1762, fol. 28r

LITERATUR: G 2623 Hausmann 1900, Taf. 5 (siehe Abb. 11, rechts in der Bandelwerksverkleidung); G 2624 Lunsingh Scheurleer 1980, Abb. 150 (mit den schwarzen Korrosionskrusten)

BEMERKUNG: Die roten Lackspuren an G 2623-2624 sowie der Lüster an allen Blakern lassen möglicherweise auf die Verwendung der Leuchter in einem roten Lack(?)kabinett schließen. An den beiden Blaker G 2625-2626 die kraterförmige Kerzenhalterung etwas

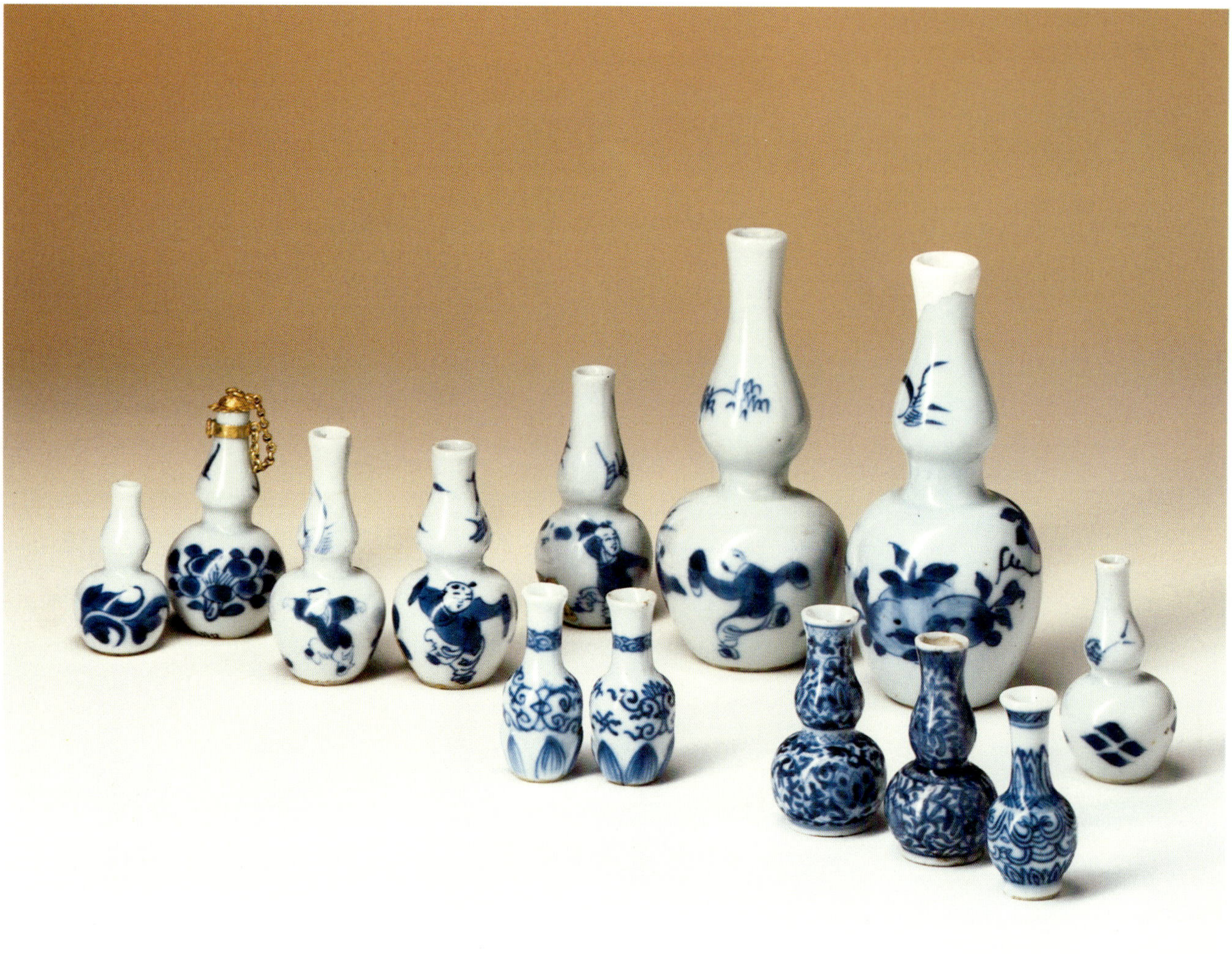

größer und anders verschraubt. In dieser Gruppe finden sich drei nach rechts fliegende und lediglich ein nach links fliegender Putto (G 2625). Geht man von einer paarweisen Anordnung dieser Blaker aus, dürften sich wenigstens zwei weitere im Bestand gefunden haben. Im Inventar von 1762, fol. 28r werden die Leuchter in einer Zeile mit dem Lichtputzscherenteller Kat. Nr. 45A genannt.
Die Größe der winzigen Reflektorscheibe macht die lediglich dekorative Funktion der Blaker deutlich. Vgl. die Verwendung solcher Porzellanblaker auf dem Bild vom chinesischen Fest der Markgräfin Sibylla Augusta 1729, im Ettlinger Schloß (Abb. 4). Von den hier an der Wand zu sehenden sechs Blakern, zeigen die unteren drei ähnliche Motive wie auf den vier erhaltenen Stücken.

BEZUG: In Favorite befinden sich drei weitere, blau-weiße Blaker aus Fayence (G 4338-4340). Zu Leuchtern montierte chinesische Porzellane, sind vor 1730 selten. Vgl. ein Paar stehender Kerzenleuchter auf Imari-Teller montiert im chinesischen Pavillon zu Drottningholm, Inv. Nr. FE 102, Kat. Mus. Drottningholm 1974, S. 298, mit Abb.

46. ZWEI DOPPELKÜRBIS-VÄSCHEN

Abb. 92
Inv. Nr.: G 3491, 3492
Qing, 1650-1720
H 10,9-11,1; D 5,3; DS 2,7; G 103,7-103,8 g
Porzellan; glatter, weißer Scherben mit sehr starkem Boden. Dicke, hellgrau-türkisstichige Glasur, innen unglasiert. Unterglasurblaue Malerei in tintig-graustichigem Kobaltton.

BESCHREIBUNG: Eingetiefter, glasierter Boden und abgedrehter Standring. Wandung in schlanker Doppelkürbisform, Mündung leicht geweitet. Auf der unteren Bauchung ein angedeuteter Fels mit Bambuszweigen sowie zwei hintereinander laufende Wawas. Einer von ihnen in Rückansicht. Auf G 3492 ein großer Pfirsichzweig mit vier Früchten, rückseitig Wellen(?) und Bambuszweige. Auf der oberen Bauchung zwei Bambuszweige.

ERHALTUNG: G 3491: Entlang der Aufdrehlinie auf der Wandung kleine Glasurnarben. Hier auch Gebrauchskratzer. G 3492: Die Mündung abgebrochen und ergänzt. Beide: Leicht nadelstichig. Unter dem Inventarzettel von 1893 und am Standring Schellackreste.

BESCHRIFTUNGEN: Schloss Favorite, Inventar [1893], S. 255, O.-No. 91, 92

GESCHICHTE: Inv. Fav. 1893, S. 255, Nr. 91, 92, II. Stock, Raum 26; Eintrag: „91/92: 2 kleine Blumenväschen, von desgleichen [Porzellan, weiß und blau], à 10 Pf = -,20 M."

LITERATUR: Hausmann 1900, Taf. 5 (siehe Abb. 11, auf dem Kamin)

Abb. 92
Ensemble von 13 Miniaturväschen
Hintere Reihe von links:
G 3001 (Kat. Nr. 50); G 3012 (Kat. Nr. 48); G 2997, 2996, 2995 (Kat. Nr. 47); G 3491, 3492 (Kat. Nr. 46); G 3490 (Kat. Nr. 49).
Vordere Reihe von links:
G 2998, 2999 (Kat. Nr. 52); G 3002, 3003 (Kat. Nr. 51); 3000 (Kat. Nr. 53)

47. DREI KÜRBISVÄSCHEN

Abb. 92
Inv. Nr.: G 2995-2997
Qing, 1650-1720
H 6,1-7; D 3,2-4; DS 1,5-7; G 22,1-36,3 g
Porzellan; dicker, weißer Scherben. Glänzende, hellgrau-türkisstichige Glasur. Bis auf G 2995 innen glasiert. Malerei in etwas tintigem Unterglasurblau, G 2997 grünlich.

BESCHREIBUNG: Eingetiefter, glasierter Boden und abgedrehter Standring. Wandung in gedrückter Doppelkürbisform, Mündung leicht geweitet. Auf der unteren Bauchung zwei dicke Wawas zwischen Grasterrain und Steinen. Darüber Bambus- oder Hirsezweige.

ERHALTUNG: An Standring und Boden Schellackreste. Der Hals von G 2997 gebrochen, eine fehlende Scherbe ergänzt.

BESCHRIFTUNGEN: G 2997: Schloss Favorite, Inventar [1893], S. 86, O.-No. 399. Auf dem Boden in Tinte die Ziffer „P 9" (oder „D 9"). G 2996: S. 86, O.-No. 400. Auf dem Boden in Tinte die Ziffer „h 0". G 2995: S. 86, O.-No. 397. Auf dem Boden in Tinte unleserlich gewordene Ziffer.

GESCHICHTE: Inv. Fav. 1893, S. 86, Nr. 397, 399, 400, I. Stock, Raum 14, Staatsküche; Eintrag: „397/409: Von Porzellan, weiß & blau, ohne Messingbeschläg, 13 ganz kleine, flaschenförmige Väschen à 5 Pf = -,65 M."; Inv. Fav. 1855, S. 58, Nr. 80

48. FLAKON

Abb. 92
Inv. Nr.: G 3012
Porzellan China; Montierung europäisch.
Qing, 1650-1720
Hmax 6,5 (Gefäß 6,0); D 3,4; DS 1,5; G 34,5 g (Mont. 2,4 g)
Porzellan; dicker, weißer Scherben. Unter der Glasurkante im Hals rötlicher Hof. Hellgrau-türkisstichige Glasur, innen unglasiert. Malerei in kräftigem Unterglasurblau. Montierung aus 20 Kt vergoldetem Messing, Kork.

BESCHREIBUNG: Eingetiefter, glasierter Boden und abgedrehter Standring. Wandung in Doppelkürbisform, Mündung leicht geweitet. Über die untere Bauchung großer Prunuszweig gemalt. Auf der oberen Bauchung zwei Bambuszweige. Unter der Mündung durch einen Stift gehaltene Klammer mit angelötetem Kettchen, welches zum getriebenen und gravierten Deckelchen führt. An diesem ein Gewindedorn mit kleinem Korken.

ERHALTUNG: Unter dem Inventarzettel von 1893 Kitt- oder Schellackreste.

BESCHRIFTUNGEN: Schloss Favorite, Inventar [1893], S. 86, O.-No. 384
GESCHICHTE: Inv. Fav. 1893, S. 86, Nr. 384, I. Stock, Raum 14, Staatsküche; Eintrag: „384: Von Porzellan, weiß & blau, mit Messingbeschläg, 1 ganz kleines Flacon = -,50 M."; Inv. Fav. 1855, S. 58, Nr. 75; Inv. Fav. 1833, fol. 46v; Inv. Fav. 1820, S. 98; Inv. Fav. 1817, S. 28; Inv. Fav. 1803, S. 121; Inv. Fav. 1772, fol. 84r; Inv. Fav. 1762, fol. 4v, Kasten 2

LITERATUR: Kat. Ausst. Karlsruhe 1955, Kat. Nr. 330

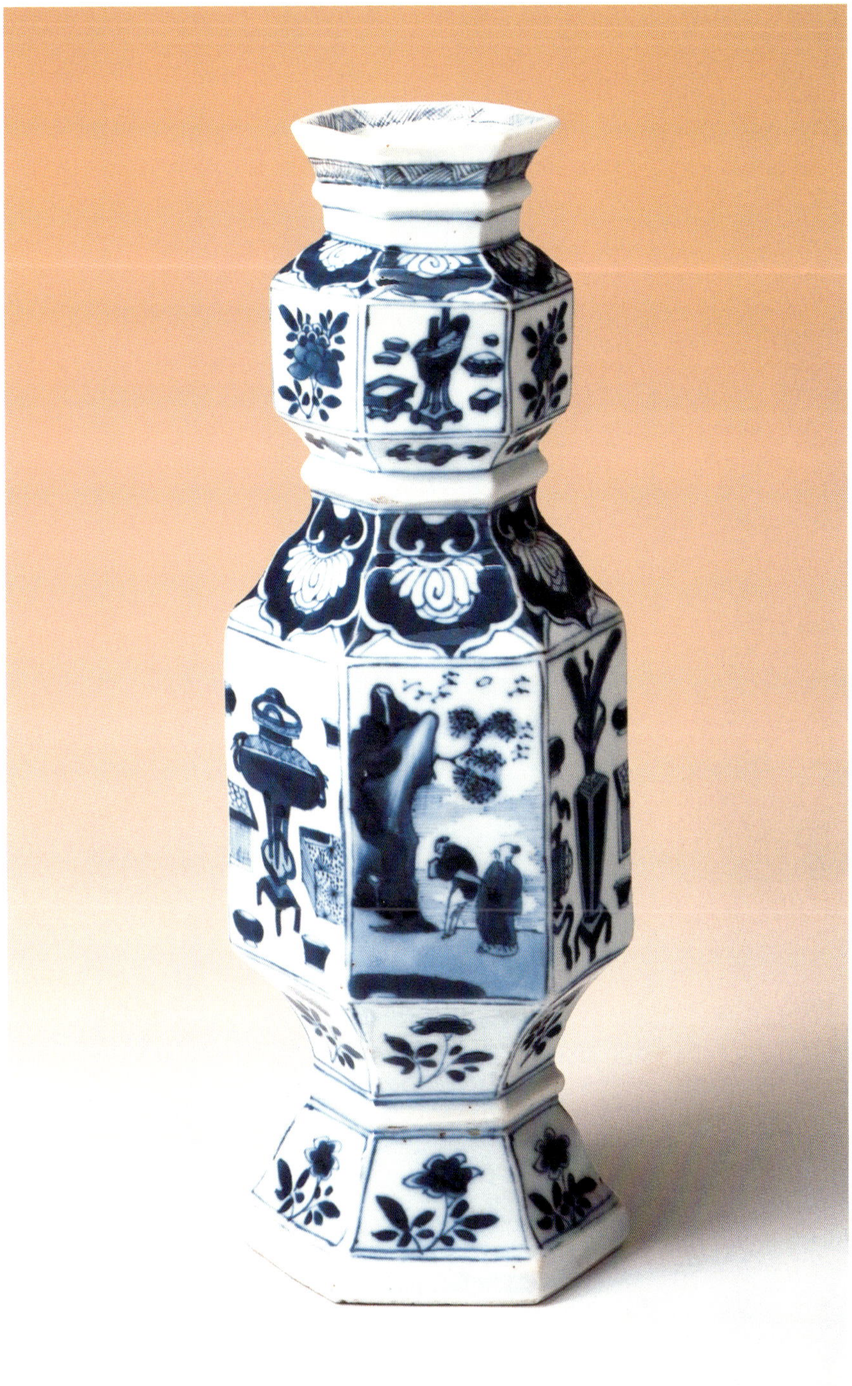

Abb. 93
Kat. Nr. 56

49. VÄSCHEN

Abb. 92
Inv. Nr.: G 3490
Qing, 1650-1720
H 5,4; D 3,0; DS 1,4; G 22,7 g
Porzellan; glatter, weißer Scherben. Dicke, hellgrau-türkisstichige Glasur. Innen unglasiert. Unterglasurblaue Malerei in Kobaltblau.

BESCHREIBUNG: Eingetiefter, glasierter Boden und abgedrehter Standring. Wandung in Doppelkürbisform, Mündung leicht geweitet. Auf der unteren Bauchung Folge von vier mal vier Rhomben. Darüber zwei Bambuszweige.

ERHALTUNG: Boden nadelstichig. An der Lippe „Mottenfraß“.

BESCHRIFTUNGEN: Schloss Favorite, Inventar [1893], S. 86, O.-No. 403

GESCHICHTE: Inv. Fav. 1893, S. 86, Nr. 403, I. Stock, Raum 14, Staatsküche; Eintrag: „397/409: Von Porzellan, weiß & blau, ohne Messingbeschläg, 13 ganz kleine, flaschenförmige Väschen à 5 Pf = -,65 M.“; Inv. Fav. 1855, S. 58, Nr. 80

50. KÜRBISVÄSCHEN

Abb. 92
Inv. Nr.: G 3001
Qing, 1650-1720
H 4,3; D 2,6; DS 0,9; G 16,0 g
Porzellan; glatter, weißer Scherben. dicke, hellgrau-türkisstichige Glasur. Innen unglasiert. Unterglasurblaue Malerei in Kobaltblau.

BESCHREIBUNG: Leicht konkav abgedrehter Boden ohne Standring. Wandung in gedrückter Doppelkürbisform, Mündung kaum geweitet. Auf der unteren Bauchung gegenüberliegend zwei großblättrige, kurze Ranken.

ERHALTUNG: Auf dem Boden Reste von Schellack und grüner Farbe.

BESCHRIFTUNGEN: Auf dem Boden in Tinte die Ziffer „D(?) 3“. Zettel von 1893 verschollen.

GESCHICHTE: Vermutlich identisch mit Inv. Fav. 1893, S. 86, Nr. nn, I. Stock, Raum 14, Staatsküche; Eintrag: „397/409: Von Porzellan, weiß & blau, ohne Messingbeschläg, 13 ganz kleine, flaschenförmige Väschen à 5 Pf = -,65 M.“; Inv. Fav. 1855, S. 58, Nr. 80

51. PAAR KÜRBISVÄSCHEN

Abb. 92
Inv. Nr.: G 3002, 3003
Qing, 1650-1720
H 5,2; D 2,9; DS 2,1; G 20,2-21,9 g
Porzellan; sehr feiner, weißer Scherben. G 3003 an der Glasurkante im Hals rotbraun schimmernd. Hellgrau-violettstichige (G 3002 türkisstichige) Glasur mit starker Bläschenbildung, innen unglasiert. Malerei in violettstichigem Unterglasurblau.

BESCHREIBUNG: Breiter, leicht konkav abgedrehter Boden ohne Standring. Wandung in Doppelkürbisform, Mündung geweitet. Die untere und obere Bauchung jeweils gleich, mit drei Lotosblüten auf Rankengrund dekoriert. In der Taille und unter dem Rand Wellenfriese.

ERHALTUNG: Um den Standring und unter der Lippe Bläschenschleier. An der Lippe Absplitterungen oder „Mottenfraß“. Auf dem Boden Schellackreste.

GESCHICHTE: Vermutlich identisch mit Inv. Fav. 1893, S. 86, Nr. nn, I. Stock, Raum 14, Staatsküche; Eintrag: „397/409: Von Porzellan, weiß & blau, ohne Messingbeschläg, 13 ganz kleine, flaschenförmige Väschen à 5 Pf = -,65 M.“; Inv. Fav. 1855, S. 58, Nr. 80

52. PAAR VÄSCHEN

Abb. 92
Inv. Nr.: G 2998-2999
Qing, Regierungsperiode Kangxi, 1680-1720
H 4,6-7; D 2,2; DS 1,2-3; G 12,4-9 g
Porzellan; glatter, weißer Scherben. Dicke, hellgrau-türkisstichige Glasur. Innen unglasiert. Unterglasurblaue Malerei in Kobaltblau.

BESCHREIBUNG: Unglasierter, leicht konkav abgedrehter Standring. Darüber die gebauchte Wandung aus einem Kranz von sechs plastischen Blättern aufgehend. Der Hals über der Schulter sehr eng, zur Mündung geweitet. Der Blätterkranz blau gehöht, darüber zwei gegenüberliegende Seidenwurmpaare. Um den Hals Wolkenfries.

ERHALTUNG: Kleiner Sprung im Hals von G 2998. An der Lippe „Mottenfraß“. Auf dem Boden Reste von Schellack und grüner Farbe.

BESCHRIFTUNGEN: Schloss Favorite, Inventar [1893], S. 86, O.-No. 404, 406

GESCHICHTE: Inv. Fav. 1893, S. 86, Nr. 404, 406, I. Stock, Raum 14, Staatsküche; Eintrag: „397/409: Von Porzellan, weiß & blau, ohne Messingbeschläg, 13 ganz kleine, flaschenförmige Väschen à 5 Pf = -,65 M.“; Inv. Fav. 1855, S. 58, Nr. 80

BEZUG: Vgl. Neapel, Museo Nazionale della Ceramica „Duca di Martina“, Kat. Mus. Neapel 1986, Nr. 174.

53. VÄSCHEN

Abb. 92
Inv. Nr.: G 3000
Qing, 1650-1720
H 4,7; D 2,3; DS 1,3; G 14,4 g
Porzellan; glatter, weißer Scherben. Dicke, hellgrau-türkisstichige Glasur. Innen unglasiert. Unterglasurblaue Malerei in Kobaltblau.

BESCHREIBUNG: Wandung über geradem, abgedrehten Boden kugelförmig gebaucht aufgehend. Über der Schulter langer, konkav geformter Hals. Über dem Standring senkrecht stehender Lotosfries, darüber ein Lotosrankenfries. Auf der Schulter Wellenfries, der Hals mit lanzettförmig aufstrebenden Blättern belegt. Unter der weißen Lippe Wellenfries.

ERHALTUNG: Zwei Absplitterungen am Standring, Schellackrest.

BESCHRIFTUNGEN: Schloss Favorite, Inventar [1893], S. 86, O.-No. 408. Auf dem Boden in Tinte unleserliche Ziffer.

GESCHICHTE: Inv. Fav. 1893, S. 86, Nr. 408, I. Stock, Raum 14, Staatsküche; Eintrag: „397/409: Von Porzellan, weiß & blau, ohne Messingbeschläg, 13 ganz kleine, flaschenförmige Väschen à 5 Pf = -,65 M.“; Inv. Fav. 1855, S. 58, Nr. 80

54. PAAR LANGHALSFLASCHEN

Abb. 86
Inv. Nr.: G 3016-3017
Qing, Regierungsperiode Kangxi, 1685-1720
H 24,2-5, Dmax 10,2-6; DS 7,1-4; DM 4,1-2; G 626,5, 769,5 g
Porzellan; glatter Scherben. Dicke, hellgrau-türkisstichige Glasur mit Neigung zu Bläschen- und Schleierbildung. Unterglasurblaue Malerei in kräftigem Kobaltblau.
MARKE: Artemisiablatt

BESCHREIBUNG: Über glasiertem, eingetieften Boden mit fein abgedrehtem Standring, gebauchte Balusterform. Über dem Standring leicht eingezogen. Der schlanke Hals nach oben trompetenförmig geweitet. Hier über einem schmalen Wulst seitlich zwei unglasierte Henkel in Form von stilisierten Elefantenköpfen angebracht; daran Ringe aus Porzellan. Auf der Wandung sechs blattförmige, herausgebuckelte Felder, begrenzt von blauer Doppellinie. Auf den Feldern verschiedene Blütenstauden auf Felsen. Am Halsansatz zwischen den Henkeln nochmals zwei auf freiem Grund stehende Blütenzweige. Malerei in linearer Vorzeichnung und aquarellierend-malerischer Binnenzeichnung.

ERHALTUNG: Boden (G 3016 auch Mündung) leicht nadelstichig. In der antaillierten Wandung über dem Standring sowie am Halsansatz leichte Bläschenschleier. Alte Vergoldung

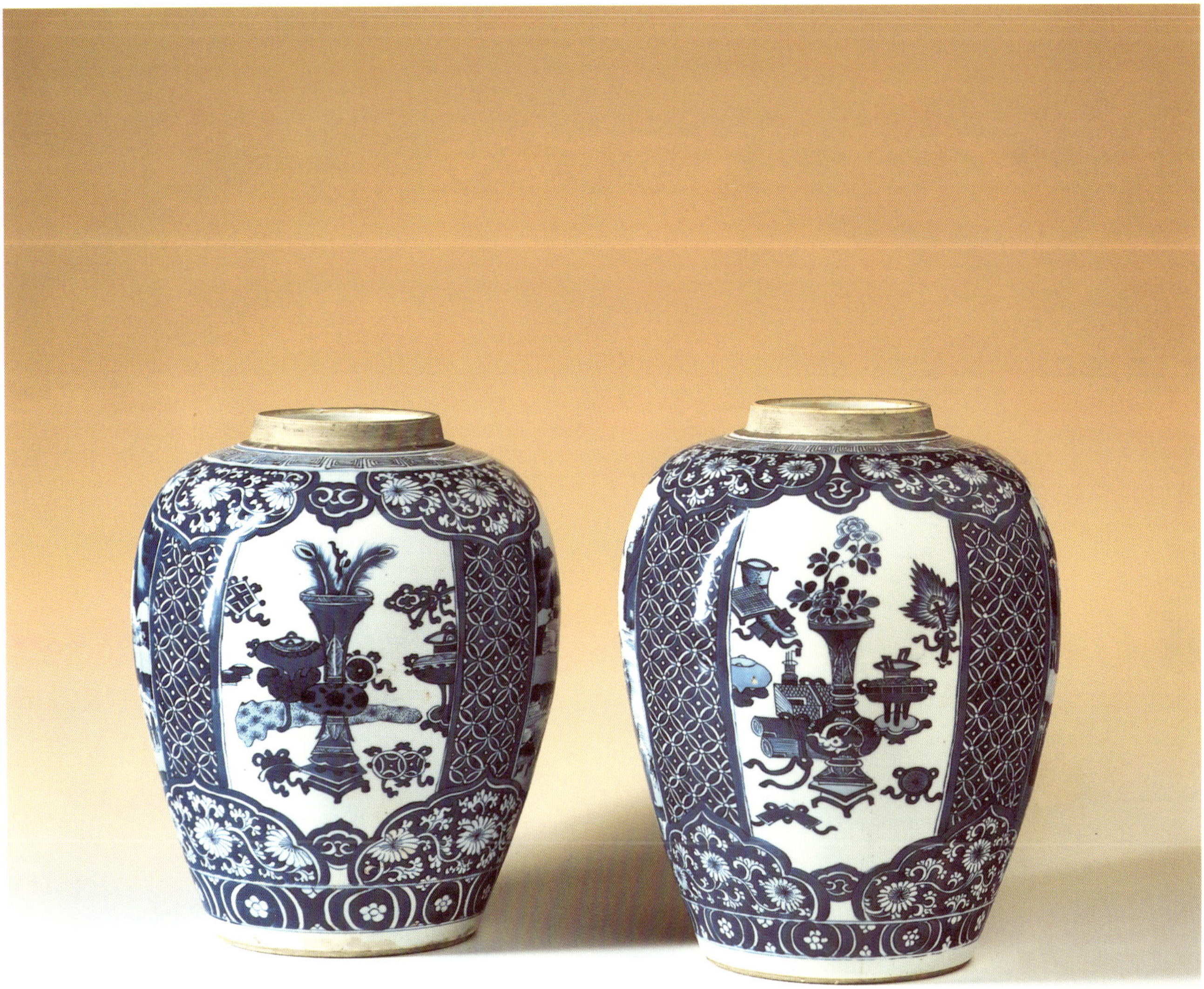

Abb. 94
Kat. Nr. 58

auf den Henkeln und Ringen durch Goldbronzeanstrich ersetzt.

Beschriftungen: Schloss Favorite, Inventar [1893], S. 89, O.-No. 562, 563 (Zettel auf G 3017 verschollen)

Geschichte: Inv. Fav. 1893, S. 89, Nr. 562, 563, I. Stock, Raum 14, Staatsküche; Eintrag: „562 /563: Ein Servis von weißem Porzellan, blau bemalt, 2 runde Vasen, ebenso [mit kleinen vergoldeten Henkeln], à 1 M = 2,- M."; Inv. Fav. 1855, S. 53, Nr. 30,1; Inv. Fav. 1833, fol. 31v

Bezug: Vgl. die beiden Vasen in Dresden, Porzellansammlung, Inv. Nr. PO 2366-2367, beide im Inventar von 1721, S. 385, Nr. N: 185^^^. Ähnlicher Typ als Paar in Altenburg, Schloßmuseum, Inv. Nr. SM 946 (alter Bestand). Vgl. ein Paar mit unvergoldeten Henkeln: München, Residenz, Inv. Nr. KVc. 102, 103, Abb. in: Brunner 1966, Abb. 17. Vgl. auch die Vase in der St. Petersburger, Eremitage, Inv. Nr. LK-455: Kat. Mus. Leningrad 1977, Kat. Nr. 135 (Henkel ergänzt). Vgl. ein Paar in Leeuwarden, Fries Museum, Slg. Bisschop. Weiteres Paar: Sotheby's Amsterdam, 25.10.1994, Los Nr. 65.

55. PAAR LANGHALSFLASCHEN

Abb. 86
Inv. Nr.: G 3018-3019
Qing, Regierungsperiode Kangxi, 1685-1720
H 16,0-7; Dmax 6,0; DS 3,2-6; DM 4,2-3; G 184,5, 185,4 g
Porzellan; glatter Scherben. Dicke, türkisstichige Glasur. Malerei in unterschiedlich dunklem Unterglasurblau.
Marke: Artemisiablatt

Beschreibung: Über glasiertem, eingetieften Boden mit fein abgedrehtem Standring, schlanke, gebauchte Balusterform. Über dem Standring leicht eingezogen. Der schlanke Hals nach oben trompetenförmig geweitet. Hier über einem schmalen Wulst seitlich zwei unglasierte Henkel in Form von stilisierten Elefantenköpfen angebracht. Daran hängen Ringe aus Porzellan. Auf der Wandung sechs überlängte, leicht erhabene Felder. Diese begrenzt von einer blauen und einer eingepreßten Linie. Auf den Feldern alternierend Chinesinnen, Wawas oder Weihrauchbrenner. Die Frauen stehen vor einem Zaun neben Wolken. Die tobenden Kinder und das Weihrauchgefäß zwischen Wolken vor bewachsenen Felsen.

Erhaltung: G 3018: Ein Porzellanring abgebrochen. G 3019: 1,2 cm lange Glasurnarbe an der Lippe. Zwei orange-rosa verfärbte Glasurabroller am Hals. Leicht nadelstichig. An beiden die alte Vergoldung auf den Henkeln und Ringen durch Goldbronzeanstrich ersetzt (dieser wiederum stark berieben.)

BESCHRIFTUNGEN: Schloss Favorite, Inventar [1893], S. 89, O.-No. 564, 565 (Zettel auf G 3019 verschollen)

GESCHICHTE: Inv. Fav. 1893, S. 89, Nr. 564, I. Stock, Raum 14, Staatsküche; Eintrag: „564/565: Ein Servis von weißem Porzellan, blau bemalt, 2 desgleichen [runde Vasen mit kleinen vergoldeten Henkeln], kleiner à 50 Pf = 1,- M."; Inv. Fav. 1855, S. 53, Nr. 30,1; Inv. Fav. 1833, fol. 31v

56. BALUSTERVASE

Abb. 40, 93
Inv. Nr.: G 4962
Qing, Regierungsperiode Kangxi, 1680-1710
H 28,2; Dmax 10,5, DS 9,5; DM 6,5;
G 1107,2 g
Porzellan; dicker, weißer Scherben, z.T. jedoch noch durchscheinend; aus verschiedenen vorgefertigten Teilen zusammengefügt. Dicke hellgrau-türkisstichige Glasur mit sehr feiner aber dichter Bläschenbildung. Unterglasurmalerei in einem von Bläschen abgestumpften Preußischblau.

BESCHREIBUNG: Sechseckige Balustervase mit bewegtem Profil. Sechseckige Standfläche mit leicht eingetieftem und glasierten Boden. Der Vasenfuß über kurzer Sockelzone karniesförmig zu einer Taille eingezogen. Diese durch einen Wulst hervorgehoben. Darüber Baluster mit sechs hochrechteckigen Feldern, denen wiederum eine karniesförmige Einschnürung folgt, welche durch einen Wulst markiert ist. Der Hals wiederholt das Balustermotiv etwas kleiner und weitet sich nach einem weiteren Wulst an der Mündung auf. Die Felder des Fußes mit einfachen Blumen bemalt. Auf den großen Balusterfeldern Symbol-Stilleben um große Gefäße alternierend mit einer Landschaftsszene mit einem chinesischen Weisen und seinem Schüler vor einer Gebirgslandschaft, Bäumen und fliegenden Vögeln. Darüber Lotosblattfelder mit Lotosblüten auf blauem Grund. Der kleine Baluster auf dem Hals wiederholt diese Reihenfolge der Motive, zeigt aber statt der Landschaften Päonien. Unter dem Rand Wellenfries, der auch auf der Innenseite der Mündung zu sehen ist; Lippe weiß.

ERHALTUNG: Mündung z.T. ausgebrochen und ergänzt. Boden nadelstichig, zum Standring hin Glasurabroller. Um den Wulst über dem Fuß mehrere Glasurabroller und -narben. Glasurauftrag stellenweise ungleichmäßig und leicht nadelstichig. „Mottenfraß"-ähnliche Glasurabplatzung an dem oberen abschnürenden Wulst. Innen sehr grob zugerichtet. Am Standring ein Rest von rotem (Siegel?)-Lack.

BESCHRIFTUNGEN: Schloss Favorite, Inventar [1893], S. 253, O.-No. 38. Auf der Unterseite in Tinte beschriftet (stellenweise unleserlich): „3:7/ St ... 2 I".

GESCHICHTE: Inv. Fav. 1893, S. 253, Nr. 38, II. Stock, Raum 26; Eintrag: „38: 1 sechseckige Blumenvase, von desgleichen [von Porzellan, weiß & blau], [von anderer Hand hinzugefügt: beschädigt] = 1,20 M."; Inv. Fav. 1855, S. 217, Nr. 4

LITERATUR: Hausmann 1900, Taf. 5 (siehe Abb. 11, auf dem Kamin)

BEMERKUNG: Die Vase entspricht in ihrer Form einem der Hundert Altertümer: dem Baoping, also der seltenen Vase, die fortwährende Harmonie symbolisiert.

BEZUG: In Favorite Einzelstück. Aus markgräflichem Besitz wurden 1995 jedoch vier weitere dieser Vasen für die Einrichtung in Schloß Rastatt gekauft. Sotheby's Baden-Baden, 05.-21.10.1995, Bd. VI, Los Nr. 5358, Taf. X. Jetzt Inv. Nr. G 7602-7605. Es dürfte sich dabei um die Gegenstücke eines größeren Satzes handeln. (Siehe Abb. 40) Vgl. Lempertz Köln, 13./14.06.1986, Los Nr. 1179 mit etwas höherer Mündung.

57. PAAR GROSSE DECKELVASEN

Abb. 26
Inv. Nr.: G 2810, 3247
Qing, Regierungsperiode Kangxi, 1680-1720
Hmax 57,9-58,6 (Gefäß 46,6-48,1); Dmax 38,3-4; DM 21,5-22,7; DS 26,5; DD 26,0-3; G ca. 13.030-13.460 g (Deckel 1496,9-1663,8 g)
Porzellan; weißer, 0,8 cm starker Scherben. In den Glasurabrollern der unteren Wandung an G 2810 leuchtend orangerot. Hellgrau-türkisfarbene Glasur mit Neigung zur Bläschenbildung; im Inneren stärker türkis. Unterglasurblaue Malerei in differenziertem, etwas silbrig getrübten Kobaltblau. Der Knauf des Deckels an G 3247 Messing, gedrückt und getrieben.
MARKE: Keine, dafür im Inneren zwei(?) Zeichen: zi you(?) (Freiheit, nach Belieben). Auf der Halsinnenseite die Ziffer shi (10).

BESCHREIBUNG: Runde Schultervase mit Deckel. Der Boden bis auf kleine Glasurreste plan abgedreht. Kein Standring. Die Wandung in steilem Karnies über die Schulter aufgehend. Der weite, niedrige Hals leicht konvex eingeschnürt mit kaum wulstiger Lippe. Gefäß innen glasiert. Karniesförmiger Deckel obenauf sehr flach gewölbt, Kugelknauf. Auf der Unterseite bis auf den Rand und die konische Deckelrast glasiert. Auf der Wandung der Vase auf Gitterblümchen-Grund ein Rapport von dreimal acht mehrpassigen Feldern. Diese alternierend gefüllt mit je einem blühenden Strauch oder Bäumchen auf Terrain oder mit Vasengruppen, variierenden Altertümern oder Glückssymbolen. Zwischen den Schultern dieser Felder je ein weiteres Altertum oder Glückssymbol. Über dem Wellenfries auf der Schulter umfängt den Hals ein Fries von sechs rankenden Lotosblüten auf blauem Grund. Lippen von Vase und Deckel weiß. Über dem Deckelrand Wellenfries; die Wandung mit gleichem Grund wie die Vase, jedoch mit nur vier der beschriebenen Felder. Um den Knauf ein weiterer Wellenfries. Der Kugelknauf auf der Oberseite blau bemalt. Der Messingkugelknauf G 3247 mit Verlaufslackierung von weiß zu dunkelblauer Spitze.

ERHALTUNG: Die Glasurkante am Boden von G 3247 mit zahlreichen Absplitterungen, ebenso an der glasierten Deckelauflagekante. Wandung an beiden außen leicht, innen stark nadelstichig. Im Fond Glasurnarben und starker Befall von Brennsand. Auf dem Boden Reste von rostrotem und cremefarbenem Lack. Der Rand des Deckels von G 3247 mehrfach bestoßen, partiell „Mottenfraß". Glasurauftrag am Rand des Deckels von G 2810 sehr reduziert: Scherben schimmert ockerfarben durch. Innenseiten stark nadelstichig. Deckel unter dem Knauf von G 2810 leicht eingesunken. Knauf von G 3247 abgebrochen und durch eine gefaßte Messingkugel ersetzt.

BESCHRIFTUNGEN: Schloss Favorite, Inventar [1893], S. 87, O.-No. 316, 317 (Möbelzettel). – Die Zettel nachträglich mit falscher Nummer angebracht. Inventar Favorite 1893, S. 87 zählt die Nummern 431-512. Jedoch identisch mit S. 87, O.-No. 509 oder 510. – Auf G 3247 mit Tesafilm angebrachter Kontrollabriß Nr. 04113.

GESCHICHTE: Identisch mit Inv. Fav. 1893, S. 87, Nr. 509, 510, I. Stock, Raum 14, Staatsküche; Eintrag: „Nr. 509/10: 2 ganz große, runde Vasen, mit Deckel, à 18,- M = 36,- M."; Inv. Fav. 1855, S. 52, Nr. 17

LITERATUR: Kat. Ausst. Karlsruhe 1968, Kat. Nr. 50; Rentsch 1972, Nr. 38

BEZUG: Vgl. die beiden Vasen in Schloß Weikersheim, Inv. Nr. Porz.-OA 1, OA 2. Zwei leicht variierte Töpfe München, Residenz, Inv. Nr. KVc 27, 28 in: Brunner 1966, Nr. 16 mit Abb.

58. PAAR SCHULTERTÖPFE

Abb. 35, 94
Inv. Nr.: G 2868-2869
Qing, Regierungsperiode Kangxi, um 1690-1720
H 30,0, 31,1; Dmax 25,5-6; DM 10,1-5; DS 14,7; G ca. 3600-3900 g
Porzellan; feiner, weißer Scherben. Wandung z.T. noch von transparenter Stärke. Warme, hellelfenbeingraue Glasur von hohem Glanz. Differenzierte Unterglasurmalerei in äußerst leuchtendem Kobaltblau.
MARKE: Doppelkreis

BESCHREIBUNG: Ovoides Schultergefäß. Glasierter Boden mit kräftigem Standring. Wandung eiförmig über die breite Schulter aufgehend.

Kurzer unglasierter Hals leicht konisch abgedreht. Innen glasiert. Über dem Standring zwischen umlaufenden Doppelkreislinien blaugrundiger Fries mit weißen Blüten und angeschnittenen konzentrischen Kreisen. Auf der Wandung vier hochformatige Felder auf einem Grund von endlos verflochtenen Münzen. Zu den Rändern hin werden die Felder und Grund von blaugrundigen, geschweiften Lambrequins überlappt, die durch kleine Ruyiköpfe verbunden sind. In den Lambrequins Lotosblüten und -ranken. Die großen Felder zeigen abwechselnd Landschaftsszenen und Stilleben um eine Vase vom Typ Gu.
G 2868: Die erste Szene zeigt unten rechts zwei Chinesen unter Bäumen vor einem Gebirgspanorama. Gegenüber ein einzelner Chinese neben einem Pavillon in Betrachtung einer Gebirgslandschaft mit Nebelfeldern. G 2869: In der ersten Szene wandert ein junger Chinese, die in Seide geschlagene Qin geschultert, durch eine weite Gebirgslandschaft mit Nebelfeldern. Im Vordergrund ein Pavillon und Bäume. Auf dem gegenüberliegenden Feld trifft er unten rechts unter hohen Bäumen einen älteren Chinesen und übergibt das Instrument. Im Hintergrund großes Gebirgspanorama.
Die Stilleben zeigen in der Mitte die hohe Gu-Vase mit jeweils Pfauenfedern sowie Pfirsich- oder Rosenzweige. Darum Kostbarkeiten und Altertümer wie Artemisiablatt, Münzen, Weihrauchbrenner, Ruyizepter, Rhombus, Bildrollen, Axt, Klangstein u.a. In dem zweiten Bild Spiegel, Bücher, Weihrauchbrenner, Ringe, Bildrollen, Blumenvase, Klangstein u.a. Auf der Schulter Donnerfries mit 22 Windungen (bei G 2869 35) zwischen Doppelkreislinien.

Erhaltung: Deckel fehlen. Boden nadelstichig, kleine Glasurnarben. Wandung leicht nadelstichig, innen stärker. G 2868: Standring mit kleinen radialen Rissen. Über der Glasurkante beginnend beige-graue Verfärbungen unter der Glasur.

Beschriftungen: Schloss Favorite, Inventar [1893], S. 151, O.-No. 23, 24

Geschichte: Inv. Fav. 1893, S. 151, Nr. 23, 24, II. Stock, Gang; Eintrag: „23/24: 2 dergleichen [runde Urnen] bauchig, ebenso [von Fayence, weiß & blau] davon 1 mit Deckel, à 2,- M." (in anderer Schrift: „ohne Deckel").

Literatur: Fichtner 1939/40, S. 140f

Bemerkung: Möglicherweise gehörten die beiden vorstehenden Töpfe zu einer größeren (Kamin-) Garnitur. Im Rijksmuseum Amsterdam befindet sich eine gestauchte Stangenvase, die in Größe und Form als zugehörig gelten könnte, Inv. Nr. R.B.K. 16276 (unpubliziert). Die Vase ist in den technischen Details wie Malstil, Farbe und Glasur identisch. Vgl. auch die Stangenvase in: Christie's New York, 02.06.1994, Los Nr. 292. Los Nr. 293 zeigt ein sehr ähnliches Gefäß wie das vorstehende, doch fehlen die Landschaften. – Der Malstil der Landschaften bildete sich bereits in den 1630er-Jahren aus. In der hier betrachteten späten Phase wirkt er gegenüber der Übergangsperiode von der späten Ming zur frühen Qingzeit überlegter und schematischer. Dieser Landschaftsstil festigte sich besonders, als Porzellane mit Landschaften für den chinesischen Binnenmarkt kaum mehr gefertigt wurden. Es handelt sich daher während der Kangxi-Periode um einen reinen Exportstil. Vgl. die beiden Vasen der Slg. Edgar Worch im gleichen Malstil sowie einer etwas schlichteren Aufteilung der Flächen, Bondy 1923, S. 112 (dass. Christie's New York, 02.06.1994, Los Nr. 289). Vgl. auch den Malstil auf den beiden Flaschen der Slg. Ernst Grüterich, Kat. Ausst. Köln 1988, Nr. 93. Vgl. die 1708 datierte Malerei auf einem Weihrauchbrenner in Privatbesitz: Kat. Ausst. New York 1995, Kat. Nr. 27. Vgl. den Malstil der Stücke im National Palastmuseum Taipeh: Kat. Ausst. Hong Kong 1989; Rouleauvase Abb. 1, Deckelschale Abb. 7.

Bezug: Vgl. Christie's London, 29.10.1990, Los Nr. 59. Vgl. Christie's New York, 10.12.1987, Los Nr. 245 (mit originalem Deckel. Die Felder mit den Altertümern jedoch durch blühende Prunus- und Kamelienzweige ersetzt).

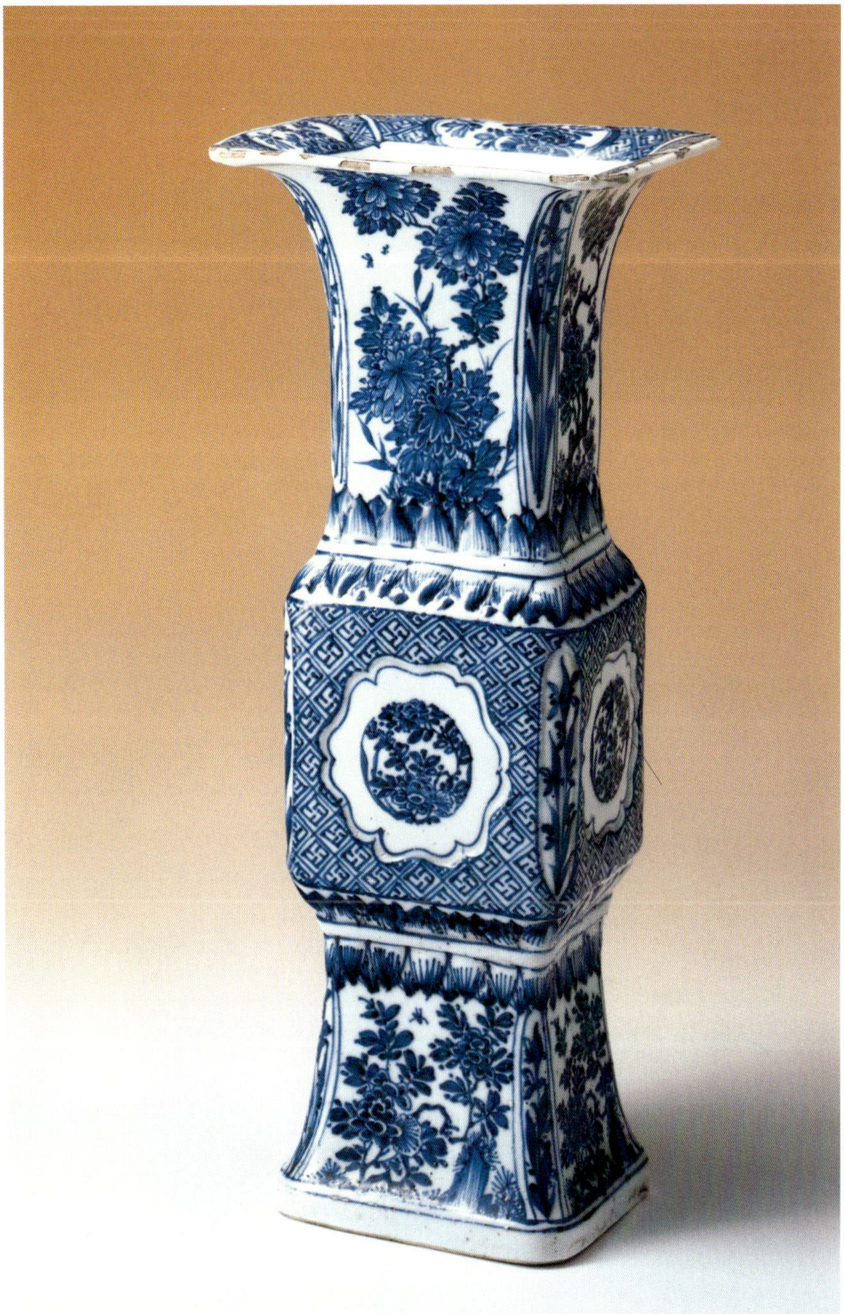

Abb. 95
Kat. Nr. 61

59. PAAR VASEN, VOM TYP HU

Abb. 28
Inv. Nr.: G 2870-2871
Qing, Regierungsperiode Kangxi, ca. 1680-1720
H 41,3-42,1; Dmax 21,1-6; DM 16,1-17,4; DS 14,4-15,4; G ca. 3680-3900 g
Porzellan; weißer, glatter Scherben. Form aus fünf aufgedrehten Teilen zusammengesetzt. Bläschenfreie, glänzende Glasur in etwas warmtonig scheinendem Weiß mit leichtem Türkisstich. Lippe 2 mm stark glasiert. Unterglasurblaue Malerei in leuchtendem Kobaltblau. Bei G 2871 teils angegrautes Kobaltblau; unter dem Rand teilweise grünstichig.
MARKE: Doppelkreis

BESCHREIBUNG: Der glasierte Boden leicht konvex nach außen gewölbt. Kräftiger, abgedrehter Standring. Die Wandung über dem Fuß zunächst eingeschnürt, dann bauchig gewölbt und vom unteren Drittel an zum Hals hin wieder eingeschnürt, zur Mündung trompetenartig geweitet mit senkrecht aufgesetztem, geradem Randabschluß. Das Dekorationsschema zeigt auf der Bauchung axial angeordnete Reserven, in einer Folge übereinander liegender Friese: unten beginnend mit einem Wellenfries zwischen Doppelkreislinien und einer Zone mit drei großen Blütenranken. Über der als Doppelkreislinie markierten Taille weißes Feld, dann ein Ruyi- sowie ein Münzenfries. Über der Bauchung breites Band mit Blütenrankengrund. Darauf zwei vierpassige Reserven mit einer je leicht verschiedenen Auswahl von „Altertümern" (Vase mit Pfauenfedern, Bildrollen, Bücher, Ding, Palmblatt, Schachbrett, Ruyizepter, etc.). In den Zwischenräumen auf dem Rankengrund herabsteigende Drachen, einschwänzig, schuppig, vierzehig. Darüber Sequenz von vier Friesen: Halbe Blüten im Zickzackwechsel, Blütenranken auf gepunktetem Grund, endlose Münzen, senkrecht stehende Blattfelder, die mit ihren Spitzen in eine weiße Zone ragen. Unter dem Rand Ruyifries, halbiert-versetzte Blüten auf Pünktchengrund zwischen Doppelkreislinien. Auf dem senkrechten Rand Wellenfries. Innenseite völlig undekoriert.

ERHALTUNG: An G 2870 keine mechanischen Beschädigungen. In der Wandung von G 2871 auf 5 Uhr gebogener Riß von 7,2 cm (Tangente), weiterer Riß auf der Innenseite 10 Uhr. An beiden die Naht des angesetzten Bodens über längere Partien gerissen. Hier auch „mottenfraß"-artige Glasurabplatzungen und offene Bläschen. Die Naht des aufgesetzten Randes blasig, doch von Glasur bedeckt. An G 2870 auf der Innenseite der besonders dick glasierten Lippe leicht aufstehende, schlecht sitzende Stellen. Leicht nadelstichig.

BESCHRIFTUNGEN: Schloss Favorite, Inventar [1893], S. 252, O.-No. 35, 36 (G 2871 Möbelzettel)

GESCHICHTE: Inv. Fav. 1893, S. 252, Nr. 35, 36, II. Stock, Raum 26; Eintrag: „35/6: 2 hohe Vasen, von desgleichen [Fayence, weiß & blau] à 9,- M = 18,- M."; Inv. Fav. 1855, S. 52, Nr. 20

LITERATUR: Hausmann 1900, Taf. 5 (siehe Abb. 11); Fichtner 1939/40, S. 140f, Anm. 31; Kat. Ausst. Bruchsal 1981, Kat. Nr. H 23

BEMERKUNG: G 2870 ist in Form, Glasur und Farbe das qualitätvollere Stück. Der Typus dieses Hu genannten Weingefäßes bereits in der Hanzeit aus Keramik vorhanden. Vgl. Kat. Ausst. Köln 1988, Nr. 1, westl. Han-Dynastie, 2. Jh. vor Chr. Bemerkenswert sind die fehlenden Krallen an den Füßen der Drachen.

60. PAAR LANGHALSFLASCHEN

Abb. 96
Inv. Nr.: G 3047-3048
Qing, Regierungsperiode Kangxi, 1690-1720
H 27,6-9; Dmax 11,5-8; DS 6,6-7; DM 6,7-7,3; G 1010,3 g, G 1080,1 g
Porzellan; feiner, weißer Scherben. Hellgrautürkisstichige Glasur mit Neigung zu sehr feiner Bläschenbildung. Auf G 3047 unterglasurblaue Malerei in kräftigem, von Bläschen leicht getrübtem Kobaltton. G 3048 silbriger, Mündung innen sehr dunkel.
MARKE: Artemisiablatt in Doppelkreis

BESCHREIBUNG: Bauchige runde Form über eingezogenem Fuß. Dieser auf der Unterseite gehöhlt und exakt abgedreht; halbkugelförmiges Zentrum glasiert; kurzer Standring. Über dem Fuß und der schmalen Taille Wandung eiförmig über die Schulter aufgehend. Langer, schmaler Hals mit aufgeweiteter Mündung. Auf dem Fuß zwei Friese von Blüten und verschiedenen, gefüllten Rhomben; einfache Kreislinien als Begrenzung der Flächen. Auf der Bauchung weißer Grund mit blaugerahmten Lambrequins, an deren konvexen Flanken gebauchte Hänger mit dem gleichen Dekor anschließen. Auf den blaugrundigen Gehängen Päonienblüten und Lotosknospen in Rankenwerk. In den Zwickeln auf dem Grund zwei große Lotosblüten. Auf dem Hals zwei weitere Register. Das untere, begrenzt durch Wellenfriese, ist wiederum weißgrundig mit zwei bananenblattförmigen Lambrequins, die Lotosknospen auf blauem Rankengrund zeigen. In den Zwickeln Lotosblüten. In dem darüberliegenden Feld zwei Lotospflanzen auf freiem Grund. Unter dem Rand Kreuzblümchenfries, der sich auch auf der Innenseite der Mündung wiederholt. Lippe weiß.

ERHALTUNG: Am Hals von G 3047 7,7 cm tiefer, älterer Ausbruch (Tangente an der Mündung 6,0 cm); gekittet. Wandung außen insgesamt etwas blasig und nadelstichig.

BESCHRIFTUNGEN: Schloss Favorite, Inventar [1893], S. 253, O.-No. 46, 47

GESCHICHTE: Inv. Fav. 1893, S. 253, Nr. 46, 47, Nr. 46, II. Stock, Raum 26; Eintrag: „46/47: 2 Blumenvasen, mit engem Hals, von weißem & blauem Porzellan, à 3 M. = 6,- M."

LITERATUR: Hausmann 1900, Taf. 5 (siehe Abb. 11)

BEZUG: Vgl. ein ähnliches Exemplar in Leeuwarden, Museum het Princessehof, Inv. Nr. NO 4830.

61. VASE, VOM TYP GU

Abb. 95
Inv. Nr.: G 3024
Qing, Regierungsperiode Kangxi, 1680-1720
H 32,5; Mündung 13,7 x 11,8; Stand 10,3 x 8,8; G 1489,5 g
Porzellan; weißer, glatter Scherben. Von Hand aufgebaut und aus mehreren Teilen zusammengesetzt (Seitennaht). Innenseite sehr grob belassen. Glasur körnig und von orangenhautartigen Bläschen überzogen. Weißlich-grauer Ton mit leichtem Türkisstich, sehr opak. Partiell Neigung zu winzigsten Bläschen und -schleiern. Malerei in kräftig-leuchtendem Unterglasurblau.

BESCHREIBUNG: Dreiteiliger Körper auf rechteckigem Grundriß. Glasierter Boden. Standring bündig mit der Vasenaußenkante. Von der Basis aus straff konkav eingezogene, zur Mündung hin trompetenförmig ausschwingende Wandung. In der Mitte ein starkes Rechtecksegment eingesetzt. Die Ecken abgefaßt, im mittleren auch eingetieft. Die Fase in der Form der Lippe aufgenommen, so daß ihre Ecken paßförmig eingezogen sind. Im unteren Segment doppellinig gerahmte Felder mit verschiedenen Pflanzenstauden und schwirrenden Insekten. Das herausstehende mittlere Segment nach unten und oben gerahmt von plastisch herausgearbeiteten Lotosblattfriesen. Die Fläche bemalt mit einem Swastika-Gittergrund. Darin eingeprägt sechspassige Blütenreserven mit runden Pflanzenmedaillons. Der obere Teil vom Hals zur Mündung übernimmt das Schema des unteren Teils. Alle Eckfasen bemalt mit blühenden Iris(?). Lippe weiß; die Mündung oben dekoriert mit vier Blütenreserven auf einem umlaufenden Swastika-Gittergrund. Malduktus in der Binnenzeichnung strichelnd-graphisch.

ERHALTUNG: Absplitterung am Standring. Die Lippe umlaufend von breiten Glasurabsplitterungen („Mottenfraß") geprägt. Auf der Oberseite des ausgestellten Randes Bläschenschleier. Die Glasur insgesamt von nicht aufgegangenen Bläschen und Nadelstichen übersät. Am Standring Reste von Schellack.

BESCHRIFTUNGEN: Schloss Favorite, Inventar [1893], S. 252, O.-No. 37 (Möbelzettel). Auf dem Boden in Tinte die Ziffer „32".

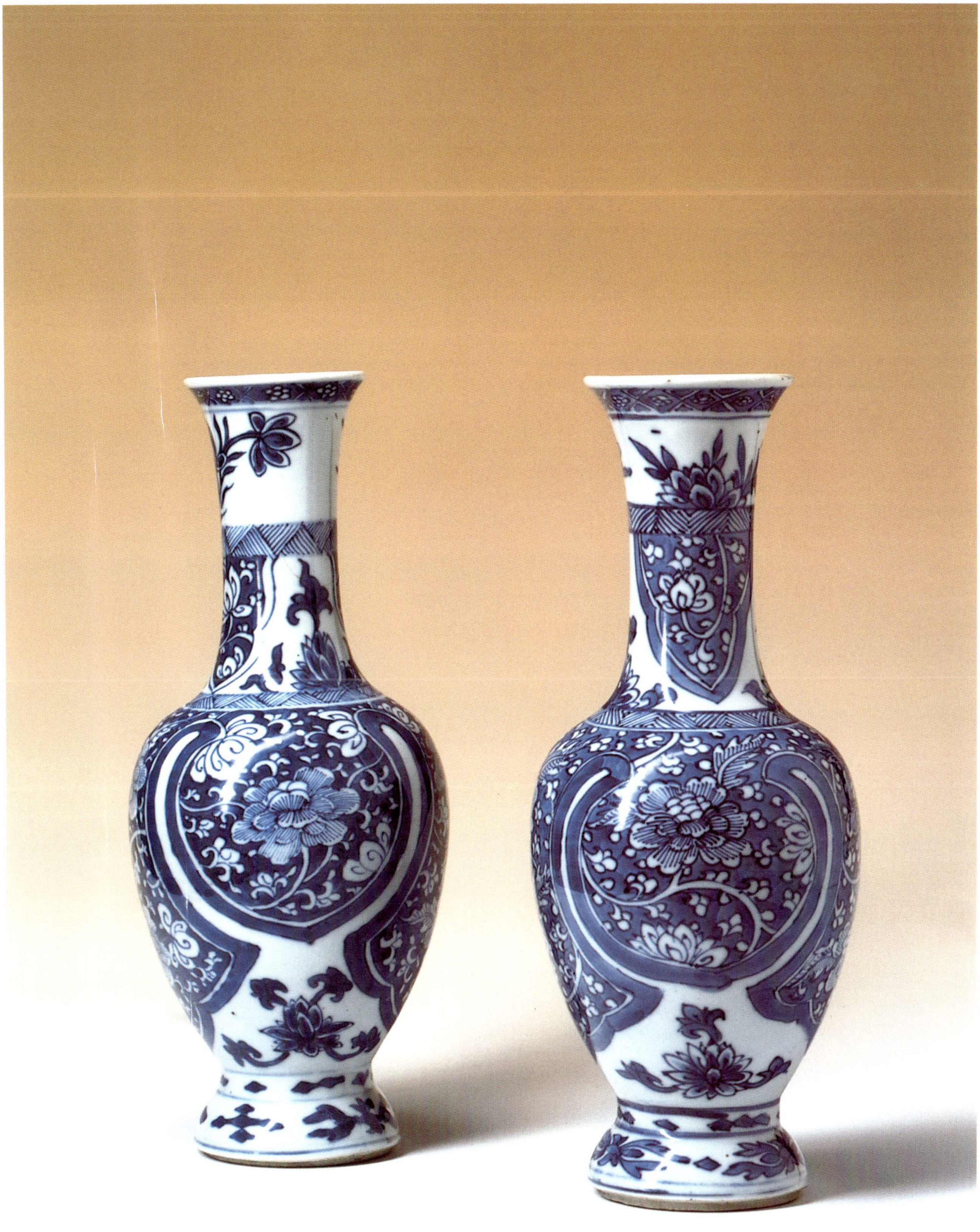

Geschichte: Inv. Fav. 1893, S. 252, Nr. 37, II. Stock, Raum 26; Eintrag: „1 viereckige Vase, von Porzellan, weiß & blau = 4,- M."

Literatur: Hausmann 1900, Taf. 5 (siehe Abb. 11)

62. PAAR DECKELVASEN

Abb. 97
Inv. Nr.: 3245, 3478
Qing, Regierungsperiode Kangxi, 1690-1720
G 3245: H 23,4; B 8,5; DS 6,2; DM 5,8; G 639,8 g
G 3478: Hmax 27,5 (Gefäß 23,1); B 9,0; DS 6,0; DM 5,5; DD 7,3; G 774,1 g (Deckel 82,4 g)
Porzellan; feiner, dicker Scherben. An den unglasierten Stellen wie Henkel, Standring und Deckelinnenseite ockergelb mit speckigem Glanz. Aus einzeln gefertigten Stücken zusammengesetzt. Dicke, hellgrau-türkisstichige Glasur mit Neigung zu Bläschenbildung. Unterglasurblaue Malerei in Preußischblau, durch Bläschenbildung partiell vergraut. Die Henkel und der Löwe ehemals auf rotbraunem Grund vergoldet.

Beschreibung: Vase in sechseckiger Balusterform mit zwei Schauseiten. Eingetiefter, dick glasierter Boden mit sehr starkem Standring. Wandung fast senkrecht zur Schulter aufgehend, im unteren Viertel eingeschnürt. Gedrungener, außen sechsseitig, innen runder Hals mit wulstiger, nach außen gekrempter Lippe. An den Seiten des Halses zwei kleine Delphine als Henkel angebracht. Zwei der sechs Seiten als Schauseiten verbreitert, ihre Kanten eingezogen. Karniesförmiger Deckel: Wandung plastisch in Form von sechs Lotosblättern, obenauf ein Löwe. Innen gehöhlt und unglasiert. Der untere Rand bis über den konischen Deckelsitz glasiert. Die Malerei zeigt auf dem Körper sechs von einfachen Linien gerahmte Felder mit unterschiedlichen Blütenzweigen über einem Ruyikopf: Päonie, Kirsche, Chrysantheme(?), Magnolie, Mandel(?), Rose; dazwischen schwirrende Insekten. Die Felder auf dem Hals zeigen verschiedene Pflanzen auf Felsen. Auf dem Deckel zwei Reihen Lotosblattfelder mit herabwachsenden Blättern. Der Löwe ehemals vergoldet.

Erhaltung: Deckel von G 3245 fehlt. Am Standring innen Glasurabroller. Die Kanten außen stark nadelstichig. Um dem wulstigen Rand „Mottenfraß". Der Hals innen nadelstichig, Glasurläufer (G 3478 dünner glasiert). Vergoldung an den Henkeln größtenteils abgeblättert, die Grundierung noch zur Hälfte erhalten. Auch am Deckellöwen von G 3478 Vergoldung abgeblättert; kleiner Rest unter einem verbräunten Lacküberzug. Linkes Ohr des Löwen abgebrochen. An der Deckelkante zwei, darunter vier größere Absplitterungen.

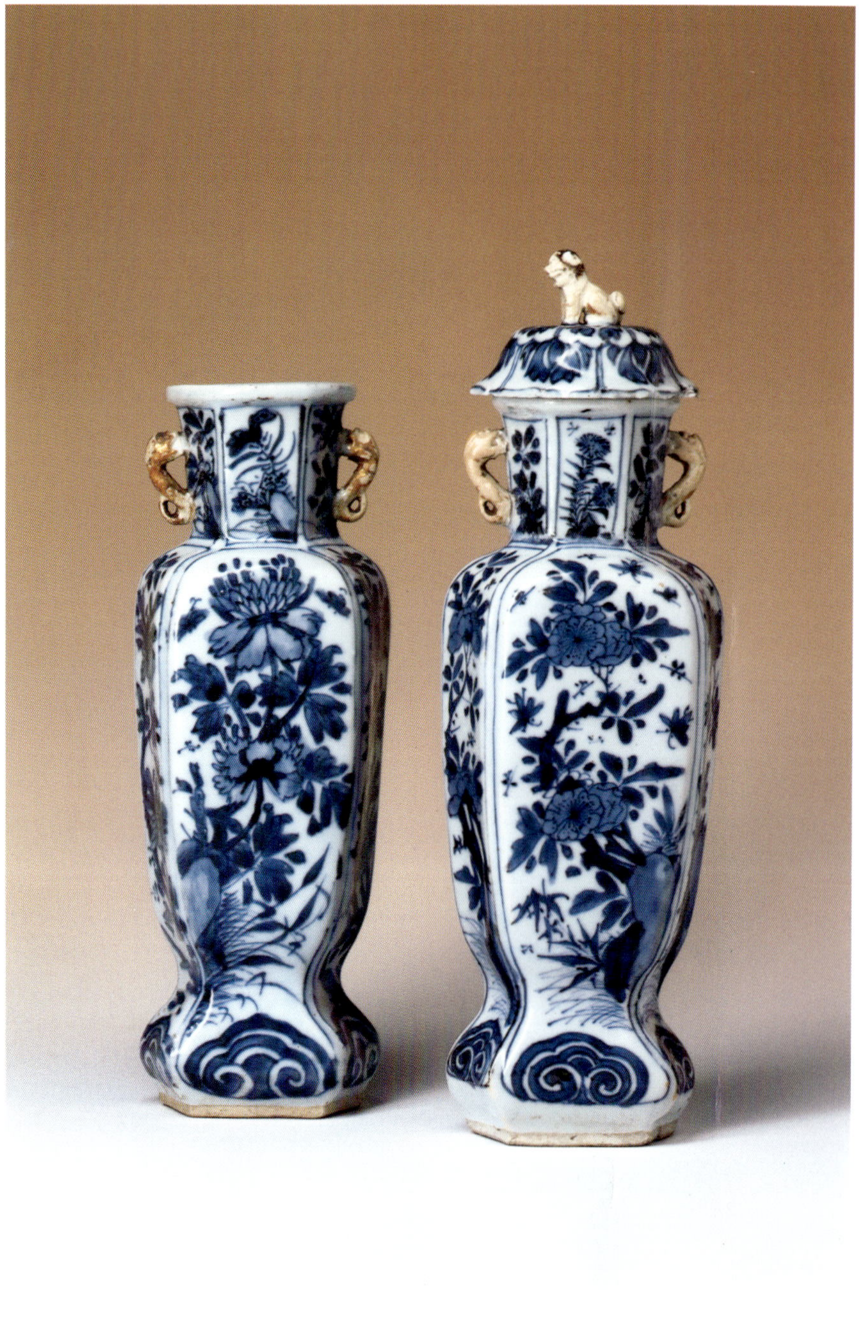

Abb. 96 (Seite 111)
Kat. Nr. 60
Abb. 97
Kat. Nr. 62

Beschriftungen: Schloss Favorite, Inventar [1893], S. 89, O.-No. 560, 561

Geschichte: Inv. Fav. 1893, S. 89, Nr. 560, 561, I. Stock, Raum 14, Staatsküche; Eintrag: „560/ 561 Ein Servis von weißem Porzellan, blau bemalt, 2 sechseckige Vasen, mit kleinen vergoldeten Henkeln, à 1 M. 20 Pf = 2,40 M."; Inv. Fav. 1855, S. 53, Nr. 30,1; Inv. Fav. 1833, fol. 31v

63. GRUPPE VON FÜNF DECKELVÄSCHEN

Abb. 98
Inv. Nr.: G 5811, 5812, 5898-5900
Qing, Regierungsperiode Kangxi, 1680-1700

A) Drei Balusterväschen

Hmax 14,4-5 (Gefäß 11,3-5); Dmax 6,1-2; DM 2,9-3,0; DS 3,8-4,1; DD 3,7-4,0;G 166,2-197,7 g (Deckel G 5811 v. Rest. 16,5, n. 18,0 g; G 5899 17,2 g)
Porzellan; feiner, dickwandiger Scherben. Hellelfenbeingraue, türkisstichige Glasur. Unterglasurblaue Malerei in kräftigem Kobaltton.

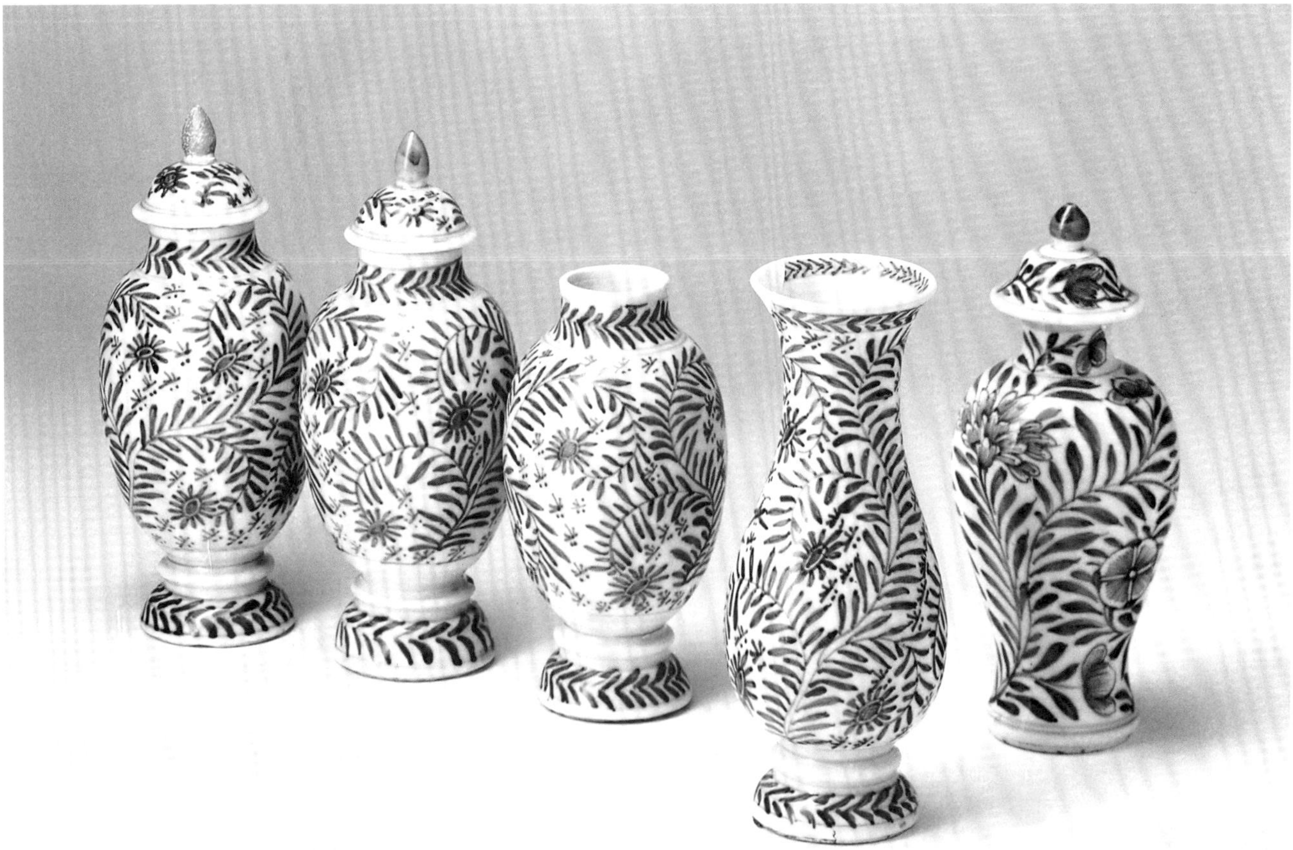

Beschreibung: Boden des Fußes weit eingetieft und bis auf das obere Zentrum unglasiert. Standring fein abgedreht. Der Fuß unterhalb der aufgehenden Bauchung mit Wulst tailliert. Wandung ovoid aufgehend mit leichter Schulter. Kurzer, innen unglasierter Hals. Inneres sonst glasiert. Karniesförmiger Deckel mit spitz zulaufendem Knauf. Deckelkörper innen gehöhlt und glasiert; Deckelsitz und Unterseite unglasiert. Auf dem Fuß und unter der Mündung Blätterstäbe. Wandung bis zur Schulter völlig bedeckt von zwei großzügigen Asternblütenranken und zahlreichen schwirrenden Insekten. Auf dem Deckel zwischen Kreislinien zwei weitere Ranken, Knauf blau.

Erhaltung: Deckel von G 5898 fehlt. Spitze des Deckels von G 5811 abgebrochen; nach Muster G 5899 ergänzt. Standringe partiell ausgebrochen. Am Hals von G 5898 2,0 cm breiter, 0,8 cm tiefer Ausbruch, gekittet. Im Fuß Reste von Lack oder tierischem Leim.

Beschriftungen: Schloss Favorite, Inventar [1893], S. 86, O.-No. 396, S. 253, O.-No. 52, 53. Über der Taille von G 5899 winziger Rest eines älteren Inventaraufklebers, vermutl. Inv. Fav. 1855.

Geschichte: Inv. Fav. 1893, S. 253, Nr. 52, 53, II. Stock, Raum 26; Eintrag: „52/53: 2 Väschen, mit Deckel, von desgleichen [weißem & blauen Porzellan], à 50 Pf = 1,- M." S. 86, Nr. 396, I. Stock, Raum 14, Staatsküche; Eintrag: „394/396: Von Porzellan, weiß & blau ohne Messingbeschläg, 3 desgleichen [krugartige Väschen], davon eine mit Deckel, à 20 Pf = -,60 M."

Bezug: Vgl. ein Paar Väschen in München, Residenz, Inv. Nr. 130-131.

B) Balusterväschen

H 13,9; Dmax 5,8; DM 4,8; DS 3,9; G 200,8 g
Porzellan; feiner, dickwandiger Scherben. Hellelfenbeingraue, türkisstichige Glasur. Unterglasurblaue Malerei in kräftigem Preußischblau.

Beschreibung: Boden des Fußes unglasiert und weit eingetieft. Standring fein abgedreht. Der Fuß unterhalb der aufgehenden Bauchung mit Wulst tailliert. Wandung unten gebaucht, zum Hals hin konvex eingezogen. Die Mündung trompetenartig geweitet. Innenseite glasiert. Auf dem Fuß und unter der Mündung Blätterstab. Wandung bis unter den Rand völlig bedeckt von zwei großzügigen Asternblütenranken und zahlreichen schwirrenden Insekten. Auf der Innenseite der Mündung geradlinig umlaufender Blattrankenfries.

Abb. 98
Kat. Nr. 63 A – C

Erhaltung: 3,3 cm breiter (Tangentialmessung), 0,9 cm tiefer Ausbruch der Mündung; neutral ergänzt. Auf dem Boden Reste eines sehr stark eingetrockneten roten Lackes sowie eine (jüngere) Schellack- oder Leimplombe.

Beschriftungen: Schloss Favorite, Inventar [1893], S. 86, O.-No. 394

Geschichte: Inv. Fav. 1893, S. 86, Nr. 394, I. Stock, Raum 14, Staatsküche; Eintrag: „394/396: Von Porzellan, weiß & blau ohne Messingbeschläg, 3 desgleichen [krugartige Väschen], davon eine mit Deckel, à 20 Pf = -,60 M."

C) Schulterväschen vom Typ Meiping, mit Deckel

Hmax 13,9 (Gefäß 11,2); Dmax 6,2; DS 3,8; DM 2,5; D Deckel 4,1; G (n. Rest.) 170,4 g, (Deckel 22,6 g)
Porzellan; feiner, weißer Scherben von hoher, weißlicher Transparenz; aufgedreht, Halsstück angesetzt. Kühle, hellgrau-türkisstichige Glasur. Unterglasurblaue Malerei in kräftigem Kobaltton.

Beschreibung: Glasierter Boden. Über dem eingezogen abgedrehten Standring Wandung zunächst eingeschnürt, dann über die Schulter stark geweitet. Enger, niedriger Hals. Innen bis auf den Rand glasiert. Deckel in gedrücktem Karnies, Kugelknauf mit pointierter Spitze. Der konische Deckelsitz und die Unterseite unglasiert. Über dem Standring blasse Doppelkreislinie. Wandung über die Schulter bis an den Rand völlig bedeckt von zwei großzügigen Päonien- und Lotosranken. Auf dem Deckel zwischen Kreislinien zwei weitere Ranken, Knauf blau.

Erhaltung: Boden nadelstichig. Die Nadelstiche im Zentrum zeigen Reste von rotem Siegellack. Am Standring Reste verschiedener Lacke und tierischer Leime. Neben dem Deckelsitz dicker Schellackrest. Auf dem Deckelrand Bläschenschleier. Am Hals 1 cm breiter Ausbruch, gekittet.

Beschriftungen: Schloss Favorite, Inventar [1893], S. 86, O.-No. 395

Geschichte: Inv. Fav. 1893, S. 86, Nr. 395, I. Stock, Raum 14, Staatsküche; Eintrag: „394/396: Von Porzellan, weiß & blau ohne Messingbeschläg, 3 desgleichen [krugartige Väschen], davon eine mit Deckel, à 20 Pf = -,60 M."

Literatur: Hausmann 1900, Taf. 5 (siehe Abb. 11, auf dem Kamin)

Bemerkung: Zur Verwendung von Siegellack siehe Kat. Nr. 34.

64. PAAR LANGHALSFLASCHEN (Rosenwassersprenger)

Abb. 99
Inv. Nr.: G 3274-3275
Porzellan China: Goldbemalung europäisch
Qing, Regierungsperiode Kangxi, 1690-1722; Bemalung 1710-25
H 17,7-18,0; Dmax 9,1-2; DM 1,2-3; DS 3,5-6; G 248,1 g, 258,0 g
Porzellan; glatter Scherben. Dicke, weiße Glasur. Der gesamte Flaschenkörper bis auf die Lippe in leuchtendem Kobaltblau in Spritztechnik bedeckt (sog. Puderblau). Ornamente in Muffelvergoldung aufgemalt und radiert.

Beschreibung: Standfläche unglasiert, leicht nach innen gewölbt. Die Wandung birnenförmig aufgehend und in überschlankem Hals mündend. Die Wandung völlig mit „puderblauer" Farbe bedeckt. Die Lippe an der Mündung weiß. Wandung mit umlaufenden Dekorationen versehen. Unten sechs Blüten von bandelwerkartigen Ranken verbunden. An der Oberseite des Bauches vier von Bandel- und Blattwerk verbundene Reserven mit Treillagemuster. Auf dem Hals umlaufendes rautiertes Band, von dem aus alternierend je drei kleine und große Lanzettblätter emporwachsen. Über den kleinen Blättern gepunktete Blüten(?).

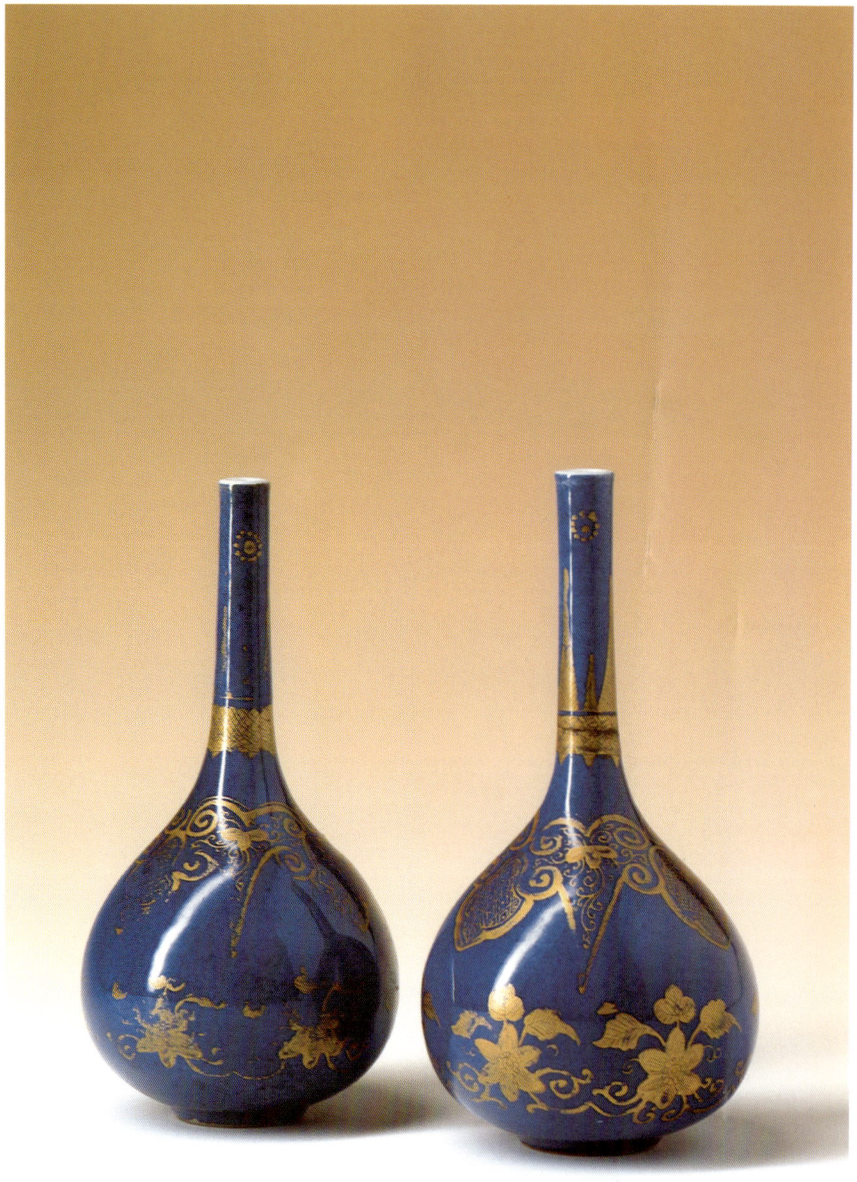

Abb. 99
Kat. Nr. 64

Erhaltung: Hals vom Aufdrehen leicht gewellt. Hals von G 3274 auf ca. 7 cm unter der Mündung gebrochen und über einem stabilisierenden Dübel fixiert. Die Vergoldung be-, stellenweise durchgerieben

Beschriftungen: Schloss Favorite, Inventar [1893], S. 253, O.-No. 48, 49

Geschichte: Inv. Fav. 1893, S. 253, Nr. 48, II. Stock, Raum 26; Eintrag: „48/49: 2 flaschenförmige Väschen, von desgleichen [von weißem und blauem Porzellan] mit Vergoldung, à 2 M. = 4,- M."

Bezug: Vgl. ähnliches Paar in München, Residenzmuseum, Inv. Nr. K.V.c./194-195 (alter Bestand). Vgl. zwei gleiche Vasen, jedoch ganz ohne Vergoldung in Arnstadt, Schloßmuseum, Inv. Nr. P/O 662-663. In Dresden, Porzellansammlung ein Satz von vier solcher Vasen mit Silbermalerei, Inv. Nr. PO 4181-4184. Diese bereits im Inventar von 1721, S. 379 verzeichnet.

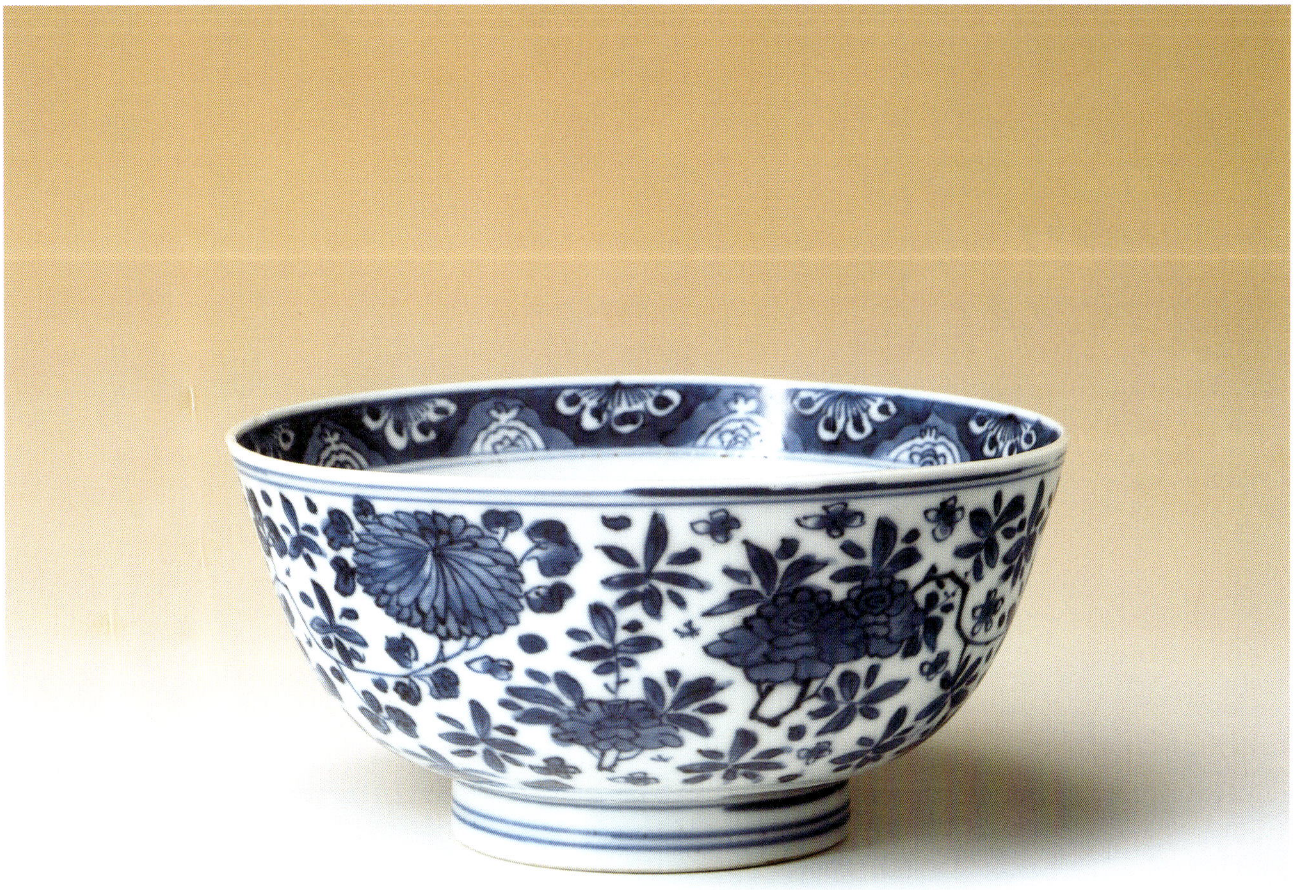

Abb. 100
Kat. Nr. 65

65. KUMME

Abb. 100
Inv. Nr.: G 3437
Qing, Regierungsperiode Kangxi, 1662-1700
H 7,2; D 15,3; DS 7,0; G 244,7
Porzellan; glatter, weißer Scherben. Warme, cremigweiße Glasur, jedoch stellenweise rauh und mit Orangenhaut. Malerei in kräftigem, doch differenziert aufgetragenen Unterglasurblau.
MARKE: Lingzhi-Pilz in Doppelkreis

BESCHREIBUNG: Über hohem, geraden Standring Wandung in einfacher Parabel zum geraden Rand aufgehend. Um den Standring Doppelkreislinie. Taille von einfacher Kreislinie markiert. Auf der Wandung drei Pflanzenranken (Päonie, Chrysantheme, Rose) auf Streublumengrund. Im Fond Pfirsich-, Päonie- und Rosenzweige in Doppelkreis. Wandung undekoriert, bis auf einen blaugrundigen Fries von alternierend stehenden Ruyiköpfen und hängenden Halbblüten.

ERHALTUNG: Im Boden fünfstrahliger gegilbter Sprung, auf 10 Uhr durch den Standring in die Wandung laufend. Daneben weiterer Sprung der Glasur mit kleiner Absplitterung. Boden nadelstichig. Auf der Außenwandung partiell winzige Glasurabroller. Scherben hier beige-ockerfarben. Im Fond eingebrannter Befall und Orangenhaut.

BESCHRIFTUNGEN: Schloss Favorite, Inventar [1893], S. 90, O.-No. 579

GESCHICHTE: Inv. Fav. 1893, S. 90, Nr. 579, I. Stock, Raum 14, Staatsküche; Eintrag: „579: Servis von weißem Porzellan, blau bemalt, 1 Spülgumpen = -,60 M.“; Inv. Fav. 1855, S. 53, Nr. 30,7(?)

66. VIER KUMMEN

Abb. 101
Inv. Nr.: G 3433-3436
Qing, Regierungsperiode Kangxi, 1680-1722
H 6,2-6; D 12,3-5; DS 5,3-6; G 137,4-179,0 g
Porzellan; glatter, weißer Scherben. Hellgrau-türkisstichige Glasur. Malerei in dunklem z.T. tintigen Unterglasurblau.
MARKE: Artemisiablatt in Doppelkreis

BESCHREIBUNG: Hoher, leicht konischer Standring. Wandung zunächst in flacher, dann sehr steiler Parabel aufsteigend. Standring von Doppelkreislinie umgeben, auf der Wandung über Lotosblattfries umlaufende Ranke von vier Päonien. Unter dem Rand Doppelkreislinie. Im Fond begrenzt von flauem Doppelkreis große Päonienblüte. Weiße Wandung nach oben mit einem Blütenfries in Zickzackform abgeschlossen.

ERHALTUNG: Noch vor dem Brand geflickte Ausbrüche des Standrings sowie der Lippe an G 3433, 3435. An G 3436 tiefer Abschlag des Randes auf 2 Uhr, als Sprung bis zum Standring durchgehend. Auf dem Boden sowie partiell auf der Innenwandung feine Glasurrisse. Leicht nadelstichig, Glasurabroller, Gebrauchsspuren.

BESCHRIFTUNGEN: Schloss Favorite, Inventar [1893], S. 90, O.-No. 580-583

GESCHICHTE: Inv. Fav. 1893, S. 90, Nr. 580-583, I. Stock, Raum 14, Staatsküche; Eintrag: „580/583: Servis von weißem Porzellan, blau bemalt, 4 desgleichen [Spülgumpen], kleiner, à 50 Pf = 2,- M.“

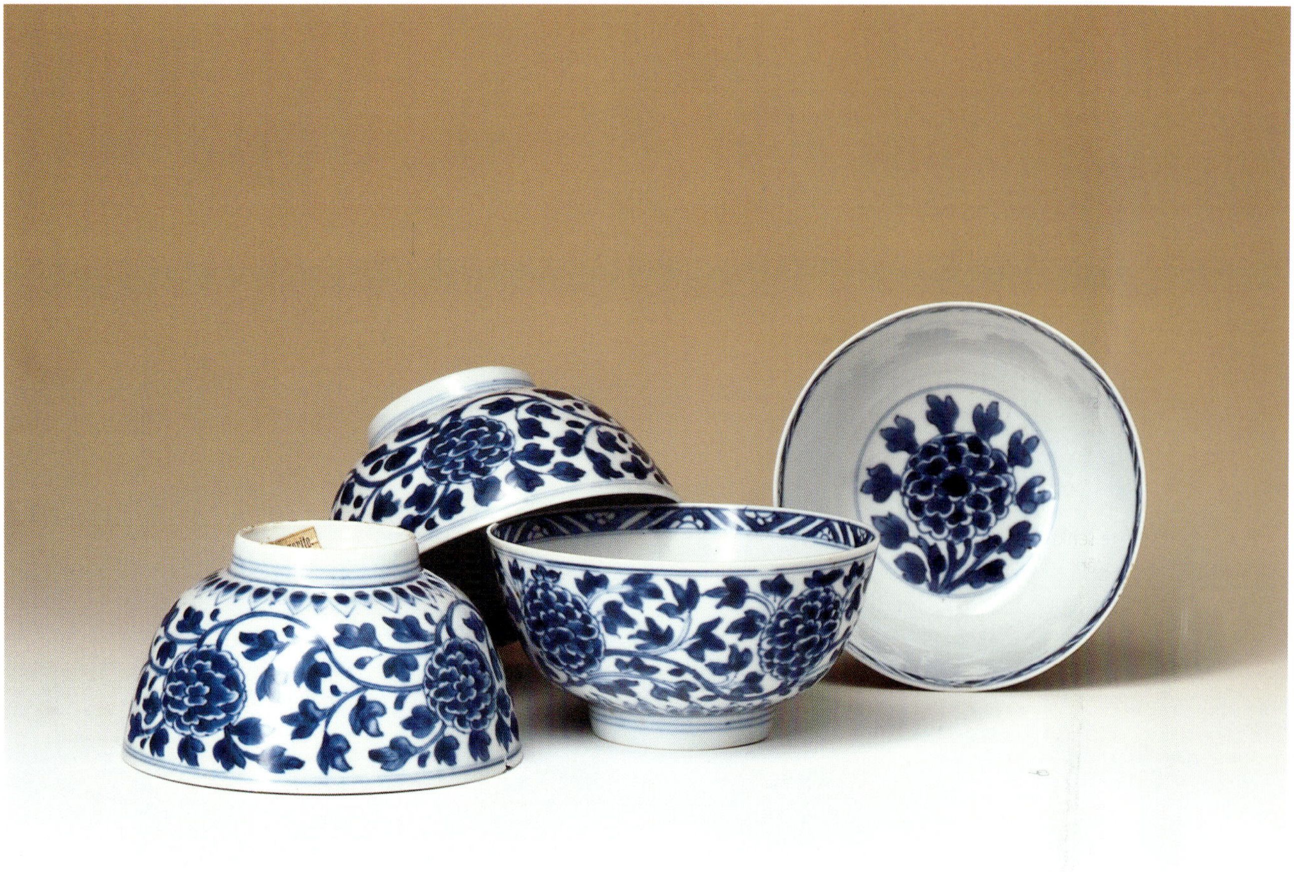

Abb. 101
Kat. Nr. 66

67. KUMME

Abb. 102, 103
Inv. Nr.: G 2885
Qing, Regierungsperiode Kangxi, 1680-1710
H 11,2; D 21,7; DS 8,1; G 635,2 g
Porzellan; weißer, glatter Scherben mit Transparenz in der Wandung. Feucht glänzende, türkisgraue Glasur. Unterglasurblaue Malerei in kräftigem Kobaltblau, im Fond leicht grünstichig.

Beschreibung: Schale in Lotosblütenform über geradem, leicht eingetieften Standring. Boden glasiert. Wandung karniesförmig zum achtfach geschweiften Rand aufgehend. In die Wandung acht Lotosblätter plastisch hineinmodelliert. Auf dem Standring Rankenfries. Über einer Bodenlinie auf der Wandung umlaufende Landschaftsszenerie mit verschiedenen Motiven: Auf der einen Seite vier hohe Berge mit Bäumen und Pagodenarchitekturen; die andere Seite mit zwei Flußlandschaften getrennt durch einen Felsen. Links großes Lastboot unter Segeln vor einer am Ufer stehenden Strohhütte. Die rechte Szene zeigt einen Fluß mit Boot und einem Lastenträger auf dem linken Ufer. Eine Person reitet im Hintergrund über eine Brücke, gefolgt von einem Mann zu Fuß. Auf dem rechten Ufer ein Strohpavillon, davor ein Teekessel auf einem Tisch. Unter der weißen Lippe geschweifte Doppellinie. Im Fond in breitem geschweiften Rahmen Landschaft. Vorne auf einem Felsen zwei Personen in langen Gewändern auf einem Felsen, von rechts gefolgt von einer Person in Jacke und Hose. Die linke Person in die Ferne deutend. Quasi darüber schwebend eine strohgedeckte Pagode mit Baum. Die unbemalte Wandung wirkt durch die eingedrückten Blätter und Farbspiel der unterschiedlichen Glasurstärken in den Vertiefungen und Höhen. Unter dem Rand ein Fries weißer Blüten auf blauem Grund.

Erhaltung: „Chattermarks" auf dem Boden und am Standring. Vor dem Brand drei Ausbrüche am Standring, mit Glasur überlaufen. Auf und über dem Standring Glasurabroller und -narben. In der Wandung innen und außen wenige, aber tiefe Nadelstiche. An der Lippe winzige Partien von „Mottenfraß". Abschlag der Lippe auf 10 Uhr; von dort aus 9,5 cm langer senkrechter Riß. Im Fond eingebrannter Befall. Leichte Gebrauchsspuren.

Beschriftungen: Schloss Favorite, Inventar [1893], S. 82, Nr. 142 (alter Zettel durch neueren blaugerahmten ersetzt)

Geschichte: Inv. Fav. 1893, S. 82, Nr. 142, I. Stock, Raum 14, Staatsküche; Eintrag: „141/50: Von Fayence, weiß und blau, 10 verschiedene, größere und kleinere, tiefe Schüsseln à 80 Pf = 8,- M."

Literatur: Fichtner 1939/40, S.137, Abb. 9-12

68. KUMME

Abb. 106
Inv. Nr.: G 3438
Qing, Regierungsperiode Kangxi, ca. 1680-1720
H 7,7; D 15,0; DS 6,1; G 258,5 g
Porzellan; glatter, weißer Scherben. Aufgedreht, Wandung anschließend modelliert (Verwendung von Modeln?). Feucht glänzende, hellgrau-türkisstichige Glasur mit äußerst feiner Bläschenstruktur und Neigung zu glasartiger Transparenz. Unterglasurblaue Malerei in hellem, teilweise etwas grauen Kobaltblau, unter dem Rand grünstichig.

Beschreibung: Hoher, gerader Standring mit konkav eingetieftem Boden. Darüber Wandung karniesförmig zur ausgestellten und geschweiften Lippe aufgehend. In der Wandung zwei Rapporte von je zehn Lotosblättern herausmodelliert; der untere in gerader Ausrichtung mit Kielbogenspitze, der obere linksdrehend geordnet mit gerundetem Doppelrand. Auf dem Standring Doppelkreislinie. Auf der Wandung in den herausgebuckelten Feldern alternierende Blütenstengel. Unter dem Rand Gitterzaunfries mit abwechselnd von oben und unten wachsenden Lotosblüten. Im Fond drei Lotosblüten in blassem Doppelkreis. Die Wandung unbemalt bis auf drei kleine Blüten, die von der geschweiften Doppellinie unter dem Rand herunterwachsen.

Erhaltung: Im Fond sternförmiges Craquelée um eine Blase im Scherben. Kurze, in der Richtung uneinheitliche Glasursprünge auf der Außenwandung. Im Fond feinmaschiges Craquelée und kleine Glasurnarbe. Auf der Innenwandung zahlreiche senkrechte Glasursprünge als Beginn eines stärkeren Craquelées.

Beschriftungen: Schloss Favorite, Inventar [1893], S. 87, O.-No. 438

Geschichte: Inv. Fav. 1893, S. 87, Nr. 438, I. Stock, Raum 14, Staatsküche; Eintrag: „434/47: Von Porzellan, weiß & blau, 14 verschiedene Gumpen, groß und klein, à 20 Pf = 2,80 M."

Bezug: Vgl. eine Gruppe von sieben Kummen mit Variationen dieses Dekors in Istanbul, Topkapi Saray Museum: Kat. Mus. Istanbul 1986, Bd. III, Kat. Nr. 2320.

69. KUMME

Abb. 104
Inv. Nr.: G 3272
Porzellan China; Goldmalerei europäisch
Qing, Regierungsperiode Kangxi, 1670-1710, Vergoldung vermutlich 1720-40
H 10,5; D 22,3; DS 8,3; G 797,9 g
Porzellan; weißer Scherben von wenig Transparenz. Glänzende, hellgrau-türkisstichige Glasur. Bemalung in differenziert getuschtem Unterglasur-Kobaltblau. Vergoldete Ornamentspitzendekore und Ergänzungen zur blau-weißen Malerei.
Marke: Sechs Zeichen in Doppelkreis: da Ming Chenghua nian zhi (In der großen Ming-Dynastie während der Regierung Chenghua gefertigt.)

Beschreibung: Runde Kumme über hohem, innen vertieften Standring, Wandung unten 16fach blattförmig herausmodelliert, Rand achtfach kielbogig geschwungen. Die Blattbuckel alternierend bemalt mit Pflanzen. Darüber umlaufend acht Szenen aus dem Leben der daoistischen acht Unsterblichen. Dem Rand folgend blaue Linie. Sämtliche Malereien gehöht oder ergänzt von europäischen Goldmalereien. Im Spiegel gefaßt von einer Doppellinie ein sitzender Unsterblicher, hinter dem einst goldene Blumen standen. Unter dem Rand zwischen blauen, geschweiften Linien ein Fries von verschiedenen Blütenzweigen und Altertümern. Unter dem Randfries und ehemals um das Medaillon im Fond in Gold gemalte Spitzenbordüren.

Erhaltung: In Boden und Wandung wenige aber tiefe Nadelstiche. Vergoldung außen intakt, im Fond völlig weggerieben, unter dem Innenrand teilweise erhalten. Am Rand Reste von Klebstoff oder Schellackkitt?

Geschichte: Identisch mit Inv. Fav. 1893, S. 82, Nr. 145? Vgl. Fichtner 1939/40, S. 140, Anm. 28 (Maße dort stimmen nicht 100 %).

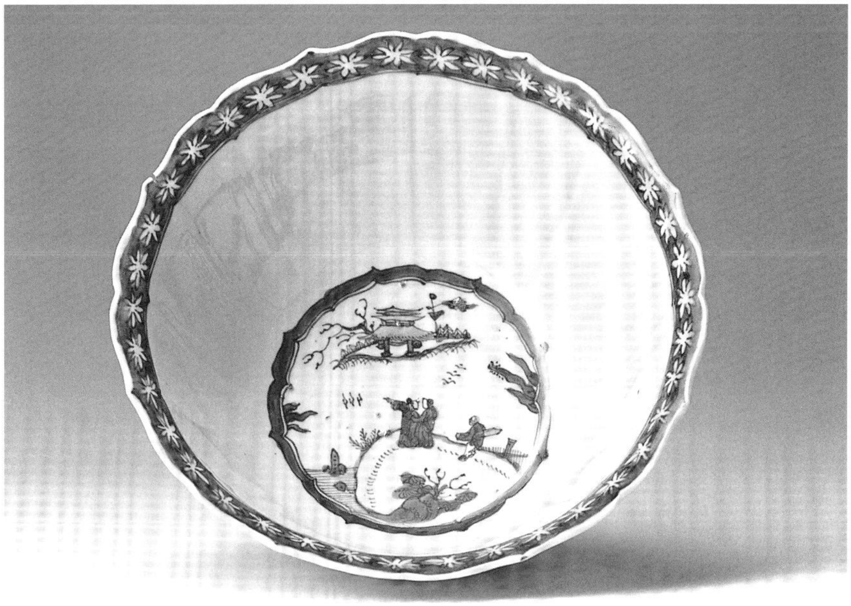

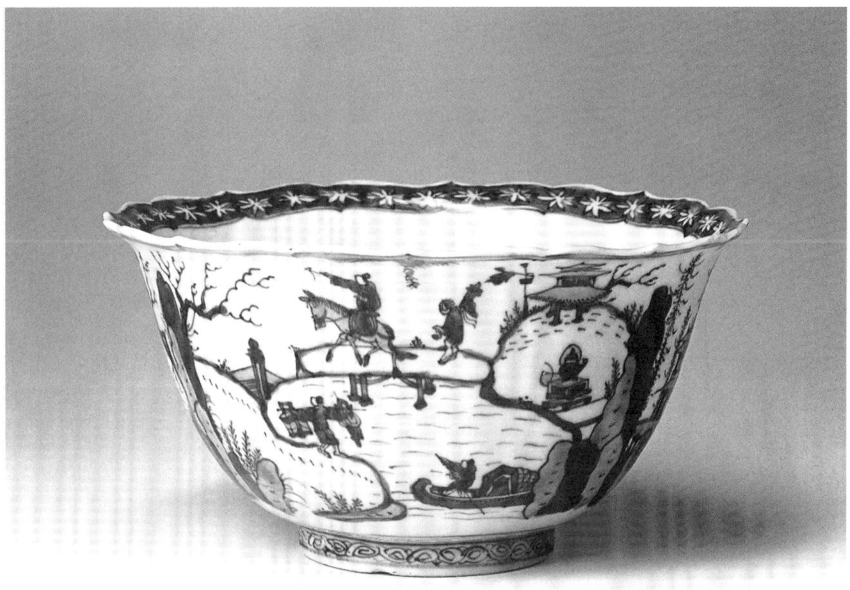

Abb. 102, 103
Kat. Nr. 67

Bemerkung: Die Elemente der Vergoldung in komplizierterer Form auch bei Exporttellern der Zeit um 1740-1745. Vgl. Kat. Ausst. Brüssel 1989, Kat. Nr. 42. Nach McClure Mudge 1986, S. 154f hat das Goldspitzenmuster sein Vorbild in der Meißner Produktion (um 1725-40) und wurde dann von den Chinesen übernommen. Die Masse der Vergoldungen wurde aber in Europa vorgenommen. Zu Darstellungen der acht daoistischen Unsterblichen siehe: Hsu Wen-chin 1986, S. 1-146, hier S. 34ff.

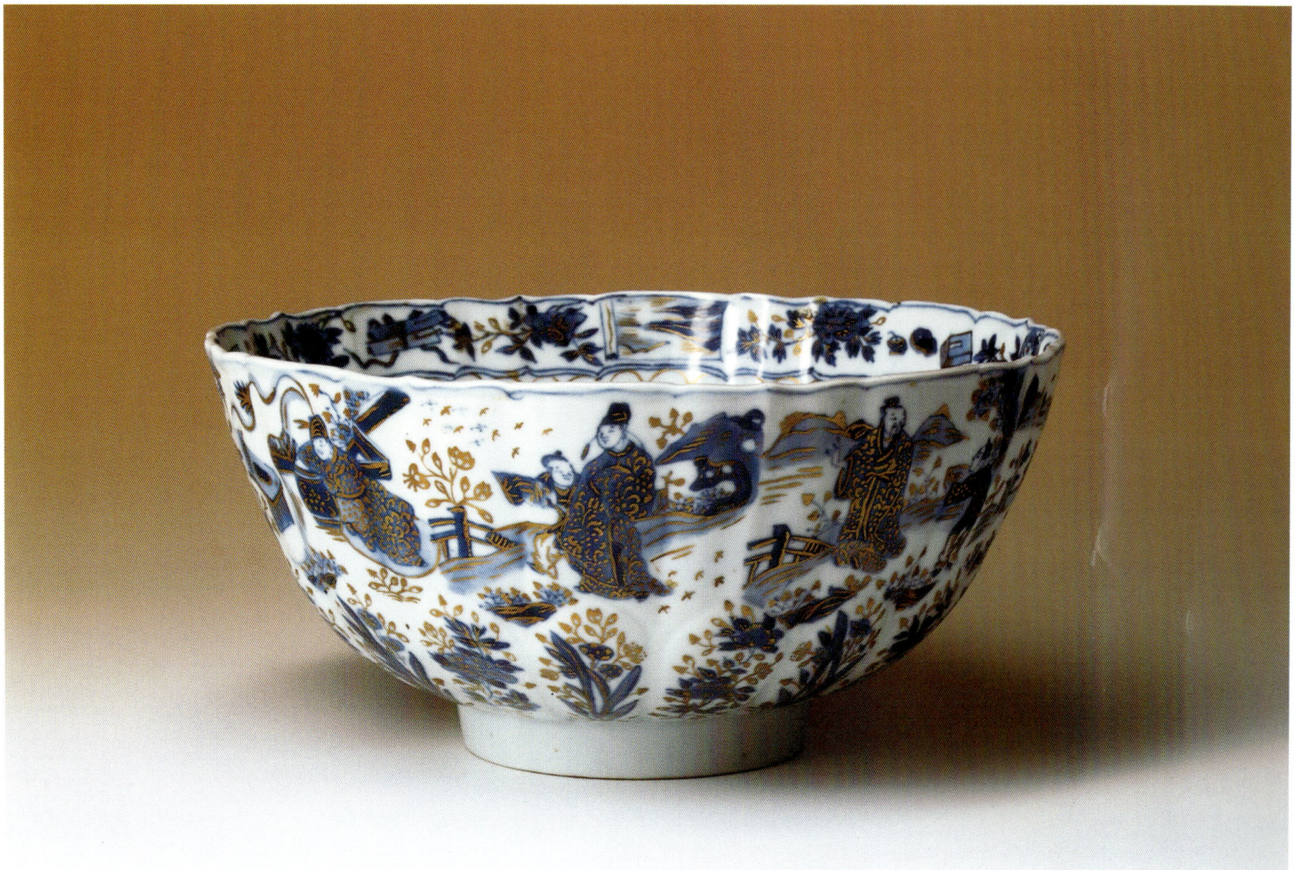

Abb. 104
Kat. Nr. 69

Bezug: Eine Gruppe formverwandter Stücke in Dresden, Porzellansammlung, Inv. Nr. PO 1923-1927, mit thematisch ähnlichem Dekor, der jedoch stark variiert ist. PO 1923-1924 als N: 382^^^ und N: 23^^^ im Inventar von 1721, S. 804 und 806: Erwerb 1723. Die Art der Vergoldung taucht auf verschiedenen Stücken der Dresdner Porzellansammlung auf. Vgl. z. B. die Gruppe von Dosen um Inv. Nr. PO 2423.

70. PAAR TERRINEN

Abb. 105
Inv. Nr.: G 3270, 3479
Porzellan, China; Goldmalerei vermutlich europäisch
Qing, Regierungsperiode Kangxi, 1680-1722
Hmax 10,7-8 (ohne Deckel 6,9-7,0); Bmax 14,2-4; DM 10,1-4; DS 5,9-6,2; G 298,4-305,7 g (Deckel 98,3-96,4g)
Porzellan: dicker, etwas unreiner Scherben. Hellgrau-türkisstichige Glasur von uneinheitlich transparentem Charakter und Bläschenbildung. Unterglasurmalerei in tintigem, dunkel-violettstichigen Blau. Deckel von G 3479 preußischblauer Ton. Dünn aufgemalte Vergoldungen.

Beschreibung: Boden glasiert; flacher, breit abgedrehter Standring. Über dem eingezogenen Fuß Wandung in zunächst flacher, dann steiler Parabel zur leicht ausgestellten Lippe aufgehend. An den Seiten s-förmige Handhaben mit eingedrehten Enden. Innen, bis auf den Rand glasiert. Deckel in flachem Karnies, leicht gewölbtem Zentrum und Kugelknauf. Die Unterseite glasiert; flacher, konischer Deckelsitz unglasiert. Auf dem Fuß ein Fries aufragender Blätter. Darüber an der aufgehenden Wandung drei Zweige. Zwischen den Henkeln je drei Lotosblattfelder mit Blütenstauden auf Terrain. Darüber in den Zwickeln zum Rand je eine halbe Blüte. Auf dem Deckel Wiederholung der sechsfachen Felderung mit halben Blüten in den Zwickeln. Im erhöhten Zentrum drei Blüten auf weißem Grund, der Knauf blau. Alle blau gemalten Teile mit dem Pinsel goldgehöht, teilweise auch ausgemalt.

Erhaltung: Beide, vor allem innen, nadelstichig. Glasurnarben auf dem Fuß. Absplitterungen an der Deckellippe. Untere Enden der Handhaben von G 3270 abgebrochen, fehlen. Vergoldungen berieben.

Beschriftungen: Schloss Favorite, Inventar [1893], S. 89, O.-No. 566, 567. Mit Tesafilm angebrachte Kontrollabrisse Nr. 04093, Nr. 04088.

Geschichte: Inv. Fav. 1893, S. 89, Nr. 566, 567, I. Stock, Raum 14, Staatsküche; Eintrag: „566/567 Ein Servis von weißem Porzellan, blau bemalt: 2 Zuckerdosen, mit Deckel à 1,- M. = 2,- M."; Inv. Fav. 1855, S. 53, Nr. 30,2; Inv. Fav. 1833, fol. 31v. Zwei weitere hier genannte Exemplare zugrunde gegangen.

Bemerkung: Die Form der Terrine nach europäischem Modell gefertigt. Die Goldhöhungen geben der qualitativ schlichten Bemalung Leben und lassen in ihrer Art an japanische Dekore denken. Bemerkenswert der starke Blauanteil in der Dekoration.

Bezug: Vgl. die beiden Terrinen in Dresden, Porzellansammlung, Inv. Nr. PO 2540-2541 (N: 537^^^).

71. DECKELSCHALE

Abb. 109
Inv. Nr.: G 3441, 3473
Qing, ca. 1710-1735
Schale H 6,2; D 10,4; DS 4,4; G 122,4 g;
Deckel H 3,3; D 9,8; DS 3,3; G 59,8 g
Porzellan; brillantweißer, dünner Scherben. Hellblau-grau feucht glänzende Glasur. Unterglasurblaue Malerei in wechselnd dunklerem und hellerem Blau.
Marke: Auf dem Deckel Lotosblüte

Beschreibung: Hoher Standring. Wandung in steilem Karnies. Glatter, oberer Rand durch die innere Deckelrast etwas ausgestellt. Über dem Standring und unter dem Rand auf Treillagegrund vier Reserven querliegender Blütenstengel. Auf der Wandung äußerst zart gemalte Päonienzweige. Im Fond dunklere, aber sehr fein gemalte Päonienblüte. Die Wandung unten und oben von einfacher Kreislinie markiert. Deckel: Leicht konischer Haltering, karniesförmig flach absteigende Wandung. Dekoration der Außenfläche wie an der Schale. Im Inneren zwei konzentrische Kreise, im Spiegel Zweig mit Päonienblüte.

Erhaltung: Mehrere Absplitterungen an den Lippen. Am Deckel Sprung.

Beschriftungen: Schloss Favorite, Inventar [1893], Seite 87, O.-No. 441, 469

Geschichte: Inv. Fav. 1893, S. 87, Nr. 441, I. Stock, Raum 14, Staatsküche; Eintrag: „434/47: Von Porzellan, weiß & blau, 14 verschiedene Gumpen, groß und klein, à 20 Pf = 2,80 M." Möglicherweise identisch mit Inv. Fav. 1762, fol. 6r, Kasten Nr. 3: „1 Mittelgattung fein gemahltes Pote mit einen tellerförmigen Deckel." Der Deckel seit dem 19. Jh. separat aufbewahrt und inventarisiert (G 3473); Inv. Fav. 1893, S. 87, Nr. 469, I. Stock, Raum 14, Staatsküche; Eintrag: „465/506 Von Porzellan, weiß & blau: 42 verschiedene Unterplättchen, rund, oval & eckig à 10 Pf = 4,20 M."

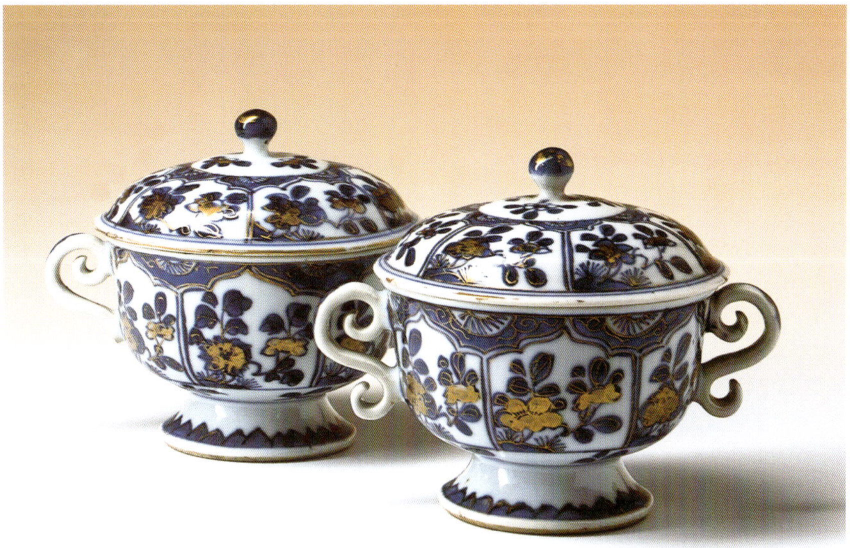

Abb. 105 (oben)
Kat. Nr. 70
Abb. 106 (unten)
Kat. Nr. 68

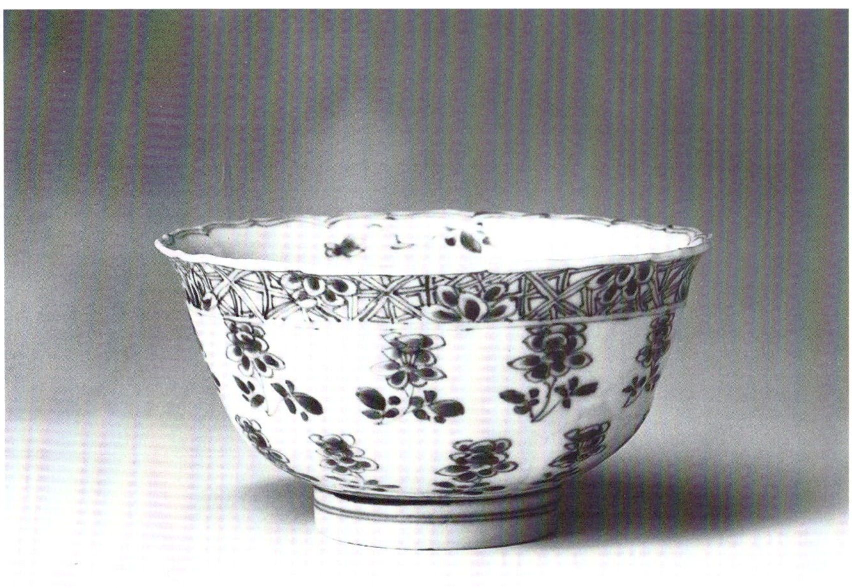

Bemerkung: Solche Schalen wurden oft als Zuckerdosen verwendet. – Der Dekor könnte eine Imitation gravierter Dekore sein. Die Gravuren auf weißen Porzellanen laufen in der Regel mit Glasur zu und bilden durch die hier dicker angelagerten Stellen eine feine Steigerung der Farbintensität aus. Die vorstehende Technik könnte eine preiswerte Alternative zu den arbeitsintensiveren Gravierarbeiten geboten haben.

Bezug: Der Dekorationstyp auch einer Reihe anderer Objekte. Vgl. die Unterschale im Frankfurter Museum für Kunsthandwerk (Kat. Mus. Frankfurt 1992, Nr. 178) Vgl. ein Set von drei Koppchen und drei Unterschalen in Dresden, Porzellansammlung, Inv. Nr. PO 804, 7288a,b, 7289a,b, 7290 (im Inventar von 1779, Bd. V, fol. 87, N: 669^^^). Die Art, das Porzellan in sehr blassem Blau mit feinstem Pinsel zu bemalen, bereits im späten 16. Jh. bekannt: vgl. Kat. Ausst. Köln 1988, Kat. Nr. 73.

72. POKAL, NACH EUROPÄISCHEM (GLAS-)VORBILD

Abb. 107
Inv. Nr.: G 5048
Wohl chinesisch, Qing, um 1680-1690
H 20,2; D 9,0; D Fuß 6,2; G 270,0 g
Porzellan; leicht körniger Scherben von unterschiedlicher Dicke und Transparenz. Im Inneren langsam steigende Aufdrehspuren. Graue türkisstichige, matt scheinende Glasur mit Neigung zur Bildung von Bläschenschleiern. Malerei in unterschiedlich intensivem Kobaltblau.

Beschreibung: Hoher, schlanker Flötenpokal auf niedrigem Fuß. Dieser ohne Standring, gehöhlt und innen glasiert, Basis abgeschliffen. Fuß karniesförmig zum geoiden Nodus aufgehend, welcher von acht aufgesetzten Nuppen geziert ist. Hier, ohne weiteren Schaft, die hohe, in steiler Parabel aufgehende Kuppa angesetzt. Undekorierte Lippe leicht ausgestellt. Der Fuß mit mehreren konzentrischen Friesen (gestaffelte Dreiecke, Mäander, gestaffelte Dreiecke) bemalt, die durch Doppelkreislinien getrennt sind. Zwischen den unteren Nuppen des Nodus vier offene Rhomben; darüber vier herabwachsende Laichkrautbüschel (cao). Der Übergang zur Kuppa von Doppel- und einfacher Kreislinie markiert. Der untere Teil der Wandung von einem 14reihigen Wabenfeld bedeckt (Farbe partiell zu stark aufgetragen). Darüber vor freiem Grund drei große elegant gemalte Blütengebilde, die mit kurz rankenden Blättern und geschlängelten Tendrilen aufwärts streben. In den Zwischenräumen berühren sich auf dem Boden kriechend ihre Ausleger, die eine neue Blüte hervorzubringen scheinen. Die Blätter sind in klaren Umrißlinien gezeichnet. Die Binnenzeichnung in einer Strichtechnik ohne malerische Effekte. Unter dem Rand dreireihiger Wabenfries (hier jeweils mit einem kleinen Kreis im Zentrum), darüber Doppelkreislinie. Das Innere undekoriert.

ERHALTUNG: Keine mechanischen Schäden. Gefäßkörper im Feuer aus der Achse geneigt. Im hohlen Fuß Glasurnarben und Nadelstiche. Der Ansatz der Kuppa an das Fußstück im Inneren lachsfarben. Die Glasur der Außenwand von steil, nach links aufgehenden Streifen durchzogen. Außen wie innen stark nadelstichig, kleine Glasurabroller. Die Glasur im Fond stark von herabfallenden Schamotteteilchen getrübt. Auch zwei der Nuppen von orange-rosafarbenen Höfen umgeben. Die Glasur am Fuß und partiell auf der Wandung von Bläschenschleiern überzogen. Am Fuß Reste von Schellack, grüner Farbe und Kunstharz.

BESCHRIFTUNGEN: Schloss Favorite, Inventar [1893], S. 87, O.-No. 431

GESCHICHTE: Inv. Fav. 1893, S. 87, Nr. 431, I. Stock, Raum 14, Staatsküche; Eintrag: „431: Von Porzellan, weiß & blau, 1 hoher Becher = -,50 M."; Inv. Fav. 1855, S. 55, Nr. 49; Inv. Fav. 1833, fol. 45v; Inv. Fav. 1820, S. 96; Inv. Fav. 1817, S. 28; Inv. Fav. 1803, S. 117; Inv. Fav. 1772, fol. 82r; Inv. Fav. 1762, fol. 7v üb. Kasten 3

BEMERKUNG: Die Form des Pokals übernimmt einen Typ des europäischen Glases aus dem 17. Jahrhundert. Wegen des sehr hoch liegenden Schwerpunktes und der daraus resultierenden Neigung während des Brandes, wurde der Pokal vermutlich unterfeuert (Scherben schlecht opak, Glasur grau und matt). – Der Wabendekor gibt das chinesisch-japanische Schriftzeichen für Schildkröte (gui bzw. kame) rapportierend wieder. (Zur Entwicklung dieses Zeichens vgl. die Figur in: Gorham, Hazel H.: Japanese and oriental ceramics. Rutland/ Tokyo 1971, p. 11.) Dennoch scheint der Pokal in Jingdezhen entstanden sein.

BEZUG: Vgl. weitere versteigerte Pokale der Markgrafensammlung: Sotheby's Baden-Baden, 05.-21.10.1995, Bd. IV, Los Nr. 5345, die von der Malerei her jedoch eher den Pokalen aus dem Vung Tau-Schiffsfund entsprechen (um 1690): Christie's Amsterdam, 07.-08.04.1992, Los Nr. 81-82.

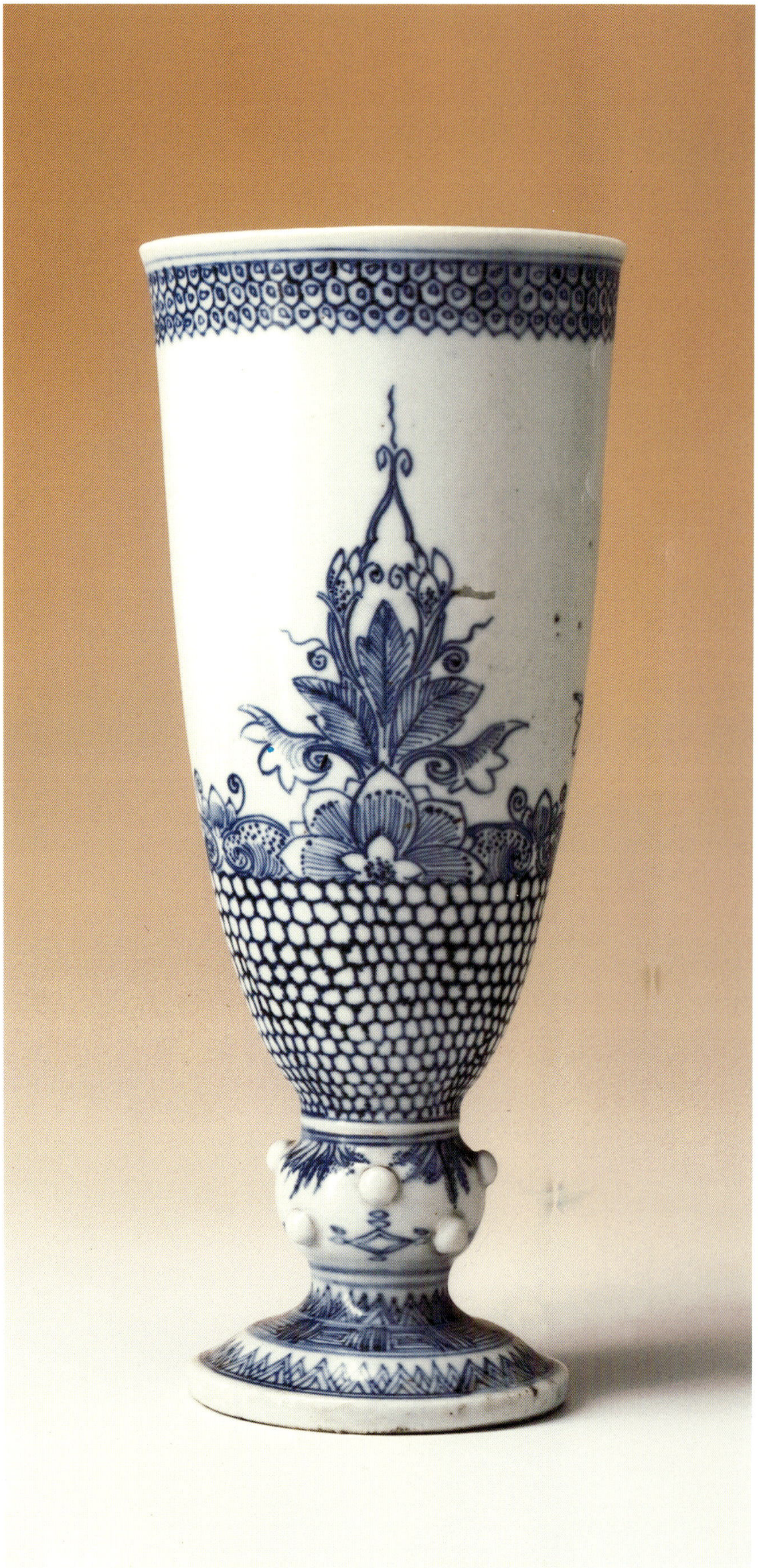

Abb. 107
Kat. Nr. 72

73. POKAL

Abb. 37
Inv. Nr.: G 5782
Qing, Regierungsperiode Kangxi, letztes Drittel 17. Jh.
H 10,5; D 7,7; D Fuß 4,0; G 142,1 g
Porzellan; körniger, wenig transparenter (unterfeuerter?) Scherben. Grau-türkisstichige Glasur mit Neigung zur Bildung von Bläschenschleiern. Malerei in grau-violettem Unterglasurblau.

Beschreibung: Becherartiger Pokal, dessen Schaft zugunsten einer höheren, schlankeren Kuppa, auf den Nodus zusammengeschrumpft wurde. Fuß ohne Standring unten plan abgeschliffen. Darauf kugelsegmentartiger Nodus und hohe, in steiler Parabel aufgehende Kuppa. Letztere auf der unteren Hälfte leicht gerippt. Am Fuß zwischen einfachen Kreislinien Blütenrankenfries. Am Nodus versetzt aufgebrachte Chrysanthemenblütenhälften. Die gesamte Wandung über Kreislinie bedeckt von umlaufenden Blätterranken. Darin eine große, gut gemalte Lotosblüte und zwei in graphisch-strichelnder Technik gemalte Drachen mit betont aufgerissenen Augen. Innen undekoriert.

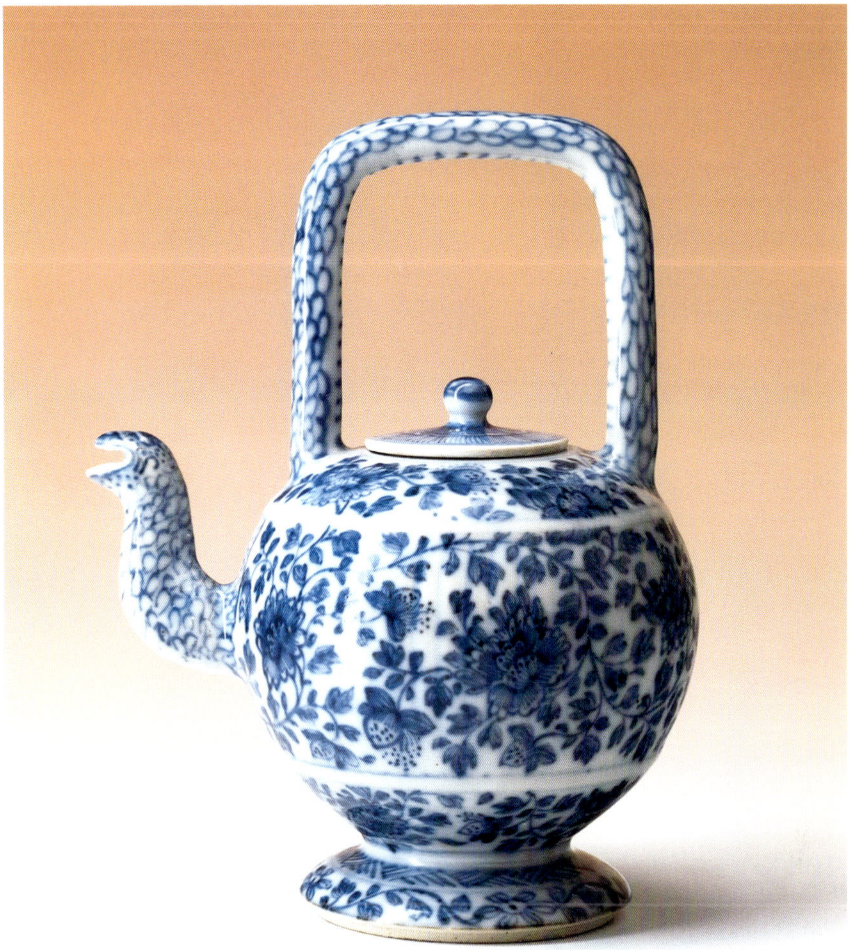

Abb. 108 (oben)
Kat. Nr. 75
Abb. 109 (unten)
Kat. Nr. 71

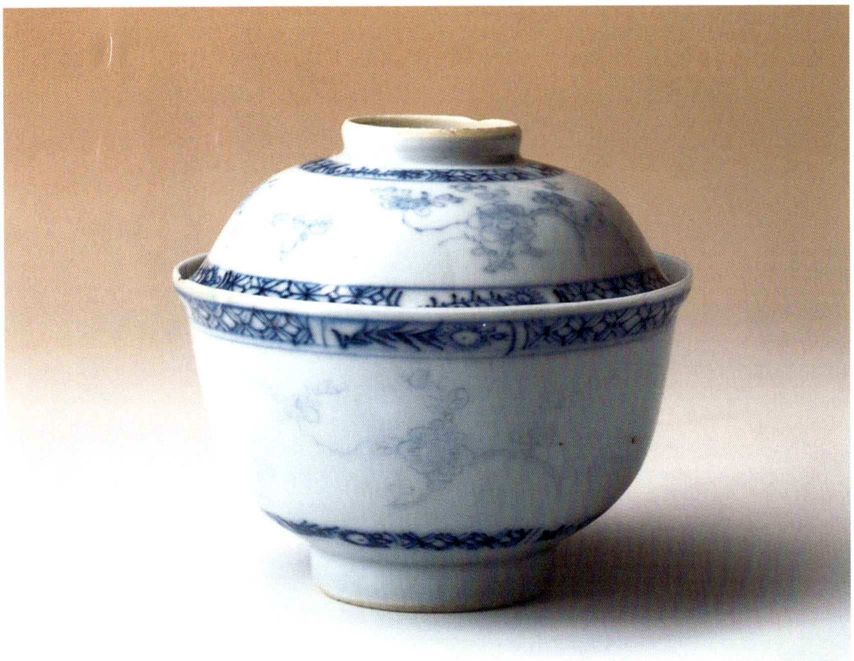

Erhaltung: Keine mechanischen Schäden. Dicke, türkisstichige Glasur auf dem Boden mit zahlreichen Abrollern und Craquelée. Glasur am Fuß von senkrechtem Craquelée durchzogen, leichte Bläschenschleier; auf 8 Uhr (Lotosblüte = 6 Uhr) Glasurabroller mit freiliegender Bemalung. Außenwandung nadelstichig; im Durchlicht bis 0,7 cm messende, braune Blasen im Scherben erkennbar. An der Lippe kleiner Glasurabroller auf 11 Uhr. Die Innenwandung stark nadelstichig. Im Fond eingebrannter Befall. Am Standring Schellackreste.

Beschriftungen: Schloss Favorite, Inventar [1893], S. 87, O.-No. 43... (Rest weggerissen)

Geschichte: Identisch mit Inv. Fav. 1893, S. 87, Nr. 432, I. Stock, Raum 14, Staatsküche; Eintrag: „432: Von Porzellan, weiß & blau, 1 desgleichen [hoher Becher], kleiner = -,30 M.“; Inv. Fav. 1833, S. 31v (?); Inv. Fav. 1817, S. 29 (?); Inv. Fav. 1803, S. 122 (?); Inv. Fav. 1772, fol. 84v (?)

74. BECHER, VOM TYP ZHI

Abb. 22
Inv. Nr.: G 3493
Qing, Regierungsperiode Kangxi, 1662-1722
H 8,6; Bmax 10,5; D 8,4; DS 6,7; G 255,6 g
Porzellan; sehr dicker Scherben. Außen steile weite Aufdrehspuren; innen sehr enggereihte Spiralstruktur, die vermutlich von einem Streichwerkzeug stammt. Kühle, hellgrau-türkisstichige Glasur. Außen glatt und feucht glänzend. Innen dünner Auftrag, auf dem Boden rauh. Malerei in leuchtendem, partiell tintigen Unterglasurblau.
MARKE: Doppelkreis

BESCHREIBUNG: Zylinderförmiger Gefäßkörper auf geradem, feinabgedrehten Standring. Henkel etwas flüchtig gearbeitet und angeschlickert. Boden glasiert. Der untere äußere Rand von Kreislinie und Kreuzblümchenfries begrenzt. Auf der Wandung gegenüberliegend zwei trapezoide Reserven mit schlafend vor einem Lattenzaun hockenden Chinesen. Hinter dem Zaun riesige Pflaumenblüten sowie ein Schultertopf. Die Reserven unten und oben von Wellenfriesen begrenzt. Die verbleibende Fläche mit sieben Altertümern und Kostbarkeiten belegt (Bücher, Bildrollen, Münze, Spiegel u.a.). Den oberen Rand bildet ein Ruyifries über Kreislinie. Lippe weiß. Der vierkantige etwas unbeholfen wirkende Asthenkel ist auf den Außenseiten mit den Augen abgeschnittener Äste bemalt. In den Beugen Dehnungslöcher. Fond und Innenwandung undekoriert. Lediglich unter dem Rand blaßblauer Blütenfries auf Zickzackband.

ERHALTUNG: Auf dem Boden „Chattermarks". An den Kanten des Henkels starker „Mottenfraß". Fond, Boden sowie die Lippe nadelstichig. Auf 4 Uhr (Henkel auf 0 Uhr) auf die Glasur aufgebrachter kobaltblauer Fleck.

BESCHRIFTUNGEN: Oval gerippter Zettel von 1855: Fav. Inv. Nr. 30, fol.5[#?], 1. Serv[#?] (verkratzt); Schloss Favorite, Inventar [1893], S. 90, O.-No. 578

GESCHICHTE: Inv. Fav. 1893, S. 90, Nr. 578, I. Stock, Raum 14, Staatsküche; Eintrag: „578: Servis von weißem Porzellan, blau bemalt, 1 Krügchen = -,50 M."; Inv. Fav. 1855, S. 53, Nr. 30, Untere Etage, Staats Küche, Nr. 14; Eintrag: „1 Service von Porzellain mit blauer Malerei bestehend aus: „..." (Darunter allerdings kein Becher oder Humpen.)

BEMERKUNG: Die Art der Dekoration mit trapezoiden Reserven ohne echten Bezug zum Raum findet sich auf einer ganzen Anzahl von Porzellanen aus der 1643-1646 gesunkenen „Hatcher-Dschunke"; vgl. Hatcher 1988, Pl. 68, 70f, 79 unten, 84 oben, 88 vorne. Eine ähnlich räumliche Anordnung auch auf der Vase Pl. 51. Dieses Dekorationsprinzip hält sich jedoch noch bis ins 18. Jh. Der für chinesische Verhältnisse primitive Henkel läßt auf eine europäische Auftragsarbeit schließen.

75. KANNE

Abb. 108
Inv. Nr.: G 2773
Qing, Regierungsperiode Kangxi, um 1680-1710
H 18,3; Bmax 14,3; D 10,8; DS 6,8; Deckel 4,8; G 515,6 g (Deckel 20,1 g)
Porzellan; glatter, weißer Scherben. Körper aufgedreht und außen mit dem Hölzchen gerippt. Fuß, Henkel, Tülle angesetzt. Elfenbeinfarbene, leicht grünstichige Glasur. Malerei in uneinheitlich wirkendem Unterglasurblau. Meist grau-grünlich verfärbt, partiell aber auch kräftig kobaltblau.

BESCHREIBUNG: Rund gebauchte Form auf gehöhltem Fuß, mit angesetzter Tülle und Henkel. Der Fuß innen abgedreht, zurückgesetzter Standring. Die Unterseite unglasiert bis auf das eingetiefte Zentrum. Der Kannenboden hier extrem dünn und transparent. Der Fuß in sehr flachem Karnies zur engen Taille aufgehend. Die Kannenwandung von hier in drei ringförmig abgeteilten Zonen aufgehend. Die größte Ausdehnung etwas nach oben verschoben auf Höhe des Tüllenansatzes. Der Scherben in der mittleren Zone leicht gerippt. An der Einfüllöffnung einfach gestufter Deckelsitz. Die Tülle in Form einer Schlange mit geöffnetem Maul sowie der obenauf u-förmig gebogene Henkel mit Reptilienhautbemalung. Dekorationsschema sonst in umlaufenden Segmenten. Am Fuß beginnend mit einem Ranken-Blütenfries, darüber Wellenfries, Taille weiß. Auf der Körperwandung drei übereinanderliegende Segmente mit jeweils umlaufenden Päonienblütenranken im Horror-vacui-Prinzip. Der Deckel flach und rund mit Kugelknauf. Deckelsitz konisch abgedreht. Deckelboden glasiert. Oberseite mit einer Blüte bemalt.

ERHALTUNG: Zahlreiche Absplitterungen am Standring. Abgedrehte Teile nicht glatt gewischt. Henkel im Feuer leicht geneigt. Glasur auf den Rippen sehr dünn verlaufen, Scherben hier gelb-ockerfarben durchscheinend. Der ursprünglich unglasierte Deckelsitz dünn mit Glasur zugelaufen und gelb-ockerfarben durchschimmernd. Glasurrisse in der Taille sowie an den Henkelansätzen. An der Taille Glasurschleier.

BESCHRIFTUNGEN: Schloss Favorite, Inventar [1893], Zettel abgerissen und unleserlich.

GESCHICHTE: Vermutl. identisch mit Inv. Fav. 1893, S. 87, Nr. 507, I. Stock, Raum 14, Staatsküche; Eintrag: „507: Von Porzellan, weiß & blau, 1 Theekanne, ohne Deckel = -,80 M." (Der Deckel könnte zu dieser Zeit wie bei G 3478 [Kat. Nr. 62] verlegt gewesen sein.); Inv. Fav. 1855, S. 53, Nr. 30,5(?); Inv. Fav. 1833, fol. 31v(?)

LITERATUR: Kat. Ausst. Karlsruhe 1968, Kat. Nr. 54

BEMERKUNG: Der Formtypus der Kanne ist nicht chinesisch, sondern dürfte orientalischen Ursprungs sein. Der Deckel paßt in Größe und Farbigkeit nicht ganz zum Gefäß. Wegen technischer Übereinstimmungen und der gleichen Behandlung unglasierter Partien scheint der Deckel jedoch zugehörig zu sein.

BEZUG: Vgl. eine im Dekor leicht variierte Kanne in Dresden, Porzellansammlung, Inv. Nr. PO 2665. Hier auch eine weitere formgleiche Kanne mit stark variiertem Dekor Inv. Nr. PO 2664. Letztere bereits im Inventar von 1721, S. 413 vorhanden (N: 157^^^).

76. FÜNF KÄNNCHEN

Abb. 110
Inv. Nr.: G 3036, 3474-3477
Qing, Regierungsperiode Kangxi, um 1680-1710
Hmax 13,5-14,3 (Gefäß 12,5-13,2); Bmax 10,4-7; D 8,1-5; DS 4,4-8; DM 4,4-6; DD 5,5-8; G 312,6-346,3 g (Deckel 31,8-39,5 g)
Porzellan; dicker weißer Scherben. Körper aufgedreht, Tülle und Henkel angesetzt. Dicke, hellgrau-türkisstichige Glasur, stellenweise sehr transparent, Neigung zur Bläschenbildung. Malerei in kräftigem Unterglasurblau

BESCHREIBUNG: Über kurzem, eingezogenen Standring gebauchter Körper mit kaum sichtbarer Schulter. Darauf weiter, leicht konischer Hals. Vorne kleine, innen unglasierte Tülle, hierzu geohrter Henkel im Winkel von 40°-50° angesetzt (im Scheitel der Innenseite kleines Loch). Innen und auf der Unterseite glasiert. Die Glasur innen unter dem Rand auf 1,0-1,3 cm abgedreht; auch um den Standring Glasur leicht abgedreht. Außen am Standring leichte Doppelkreislinie, darüber zwischen zwei feinen Kreislinien zwei Pflanzenranken. Desgleichen auf dem Hals. Die Tülle mit einer, der Henkel mit fünf Blüten geziert. Der Deckel linsenförmig gedrückt mit ausgestelltem Rand, der Sitz konisch abgedreht, innen glasiert; außen in einfachem Kreis stilisierte Blüte mit vier abgehenden Blattzweigen.

ERHALTUNG: Henkel- und Tüllenansätze mit Rißbildung und Craquelée. An der Henkelspitze „Mottenfraß". Im glasierten Fond Narbenbildung und starke Nadelstiche. Untere Henkelspitze an G 3474 abgebrochen.

BESCHRIFTUNGEN: Schloss Favorite, Inventar [1893], S. 83, O.-No. 202-206. Auf dem Boden von G 3474 handschriftlich in Tinte „h"(?).

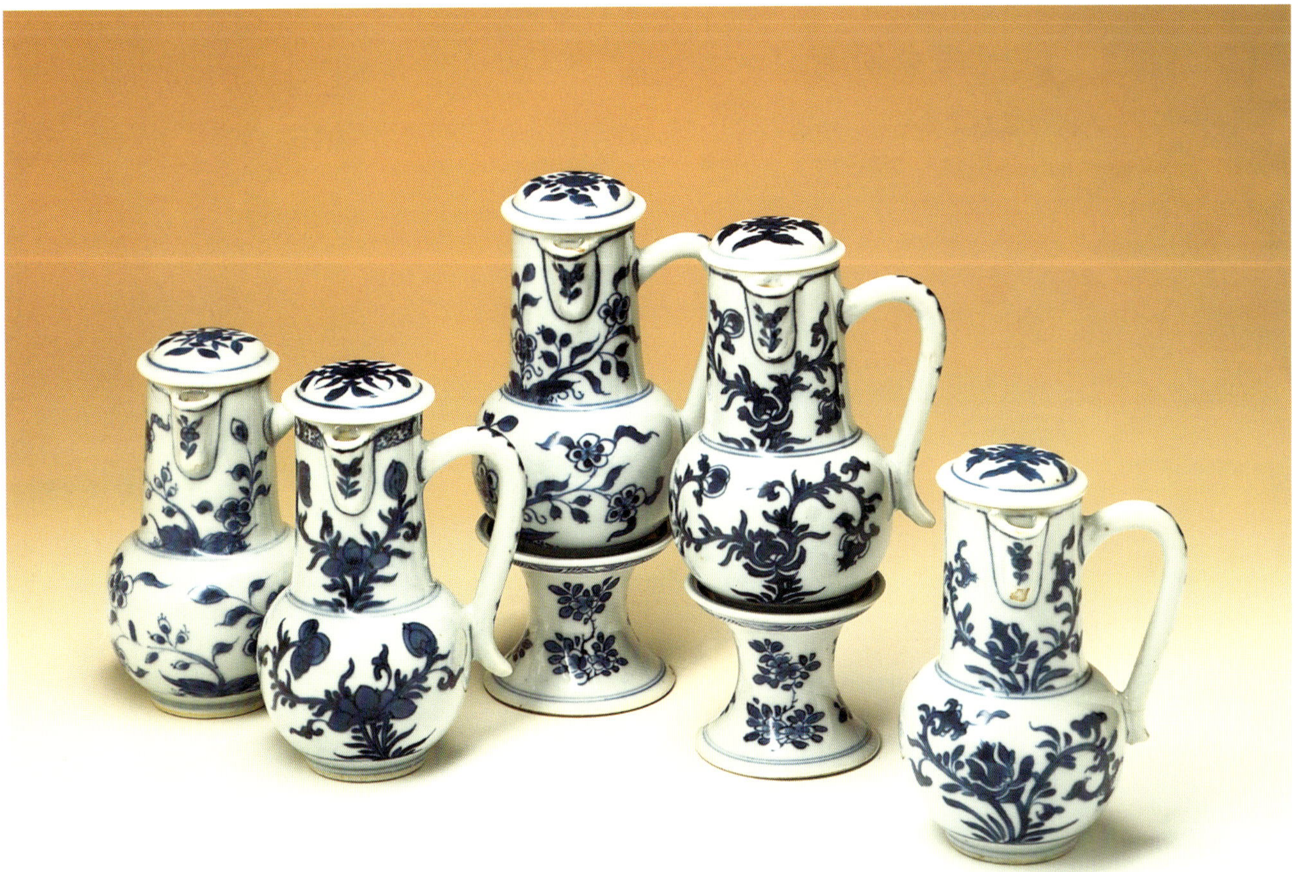

Abb. 110
Ensemble von fünf Kännchen Kat. Nr. 76 sowie die Fußschälchen Kat. Nr. 102

GESCHICHTE: Inv. Fav. 1893, S. 83, Nr. 202-206, I. Stock, Raum 14, Staatsküche; Eintrag: „202/06: Von Porzellan, weiß & blau, 5 Kännchen, mit Deckel à 60 Pf = 3,- M."; Inv. Fav. 1855, S. 56, Nr. 50; Inv. Fav. 1833, fol. 45v; Inv. Fav. 1820, S. 96; Inv. Fav. 1817, S. 31; Inv. Fav. 1803, S. 117; Inv. Fav. 1772, fol. 82v; Inv. Fav. 1762, fol. 2r Kasten 1

BEMERKUNG: Interessant an dieser Gruppe von Kännchen ist der, trotz großer formaler Übereinstimmungen, unterschiedliche Blumendekor. Da die Tüllen von innen unglasiert und durch eine unsaubere Anschlickerung zur Taschenbildung neigen, müßte ein Gebrauch der Kännchen auch Spuren hinterlassen haben. Jedoch bei keinem der fünf verbliebenen Stücke lassen sich irgendwelche Rückstände beobachten.

BEZUG: Vgl. Christie's London, 23.04.1990, Los Nr. 5 (mit Deckelmontierung).

77. KÄNNCHEN, MONTIERT

Abb. 112 (links)
Inv. Nr.: G 3011
Porzellan China; Montierung Niederlande(?)
Qing, Regierungsperiode Kangxi, 1680-1710, Montierung Anfang 18. Jh.
Hmax 7,6 (Gefäß 5,9); Bmax 9,8; D 6,2; DS 3,0; DM 2,8; DD 3,6; G 111,4 g (Mont. 5,0 g, Deckel 11,7)
Porzellan; dicker, weißer Scherben. Cremefarbene, türkisstichige Glasur mit Neigung zur Bläschenbildung. Malerei in kräftigem Unterglasurblau teilweise durch Bläschenbildung getrübt. Montierung aus 20 Kt vergoldetem Messing.
MARKE: Artemisiablatt

BESCHREIBUNG: Über niedrigem Standring, kugelförmiger, etwas gedrückter Gefäßkörper mit kurzem Halsansatz. Einfacher Henkel, kurze Tülle mit gerader Mündung. Der Deckel in flacher Glockenform mit Kugelknauf. Aus der Wandung sechs blattförmige Felder herausmodelliert, die von Doppellinien gerahmt sind. Ein Feld zeigt eine tanzende Chinesin vor einem Zaun, die übrigen Frauen musizieren auf verschiedenen Instrumenten vor dem gleichen Zaun. Auf der Schulter vier Blüten und ein Insekt. Auf Tülle und Henkel stilisierte Blütenranken. Auf dem Deckel zwischen umlaufenden Doppelkreislinien blütenblattförmige Reserven mit Blüten darin. Der Knauf blau. Die Montierung verbindet durch Kettchen den Deckel mit Tülle und Henkel. Am Henkel eine Blattagraffe mit Kreuzschraffur. Die Tülle von einem Schuh gefaßt, dessen Handhabe ein winziger menschlicher Kopf bildet. Um den Deckel ein einfacher Ring.

ERHALTUNG: Auf der Wandung, besonders um die Henkelansätze etwas nadelstichig. Absplitterung an der Deckellippe. Am Standring Reste von grüner Farbe und Schellack.

BESCHRIFTUNGEN: Schloss Favorite, Inventar [1893], S. 85, O.-No. 375

GESCHICHTE: Inv. Fav. 1893, S. 85, Nr. 375, I. Stock, Raum 14, Staatsküche; Eintrag: „375: Von Porzellan, weiß & blau, mit Messingbeschläg, 1 Milchkännchen, mit Deckel = -,50 M."; Inv. Fav. 1855, S. 57, Nr. 69; Inv. Fav. 1833, fol. 46v; Inv. Fav. 1820, S. 98; Inv. Fav. 1817, S. 29; Inv. Fav. 1803, S. 121; Inv. Fav. 1772, fol. 83v; Inv. Fav. 1762, fol. 6v, Kasten 3

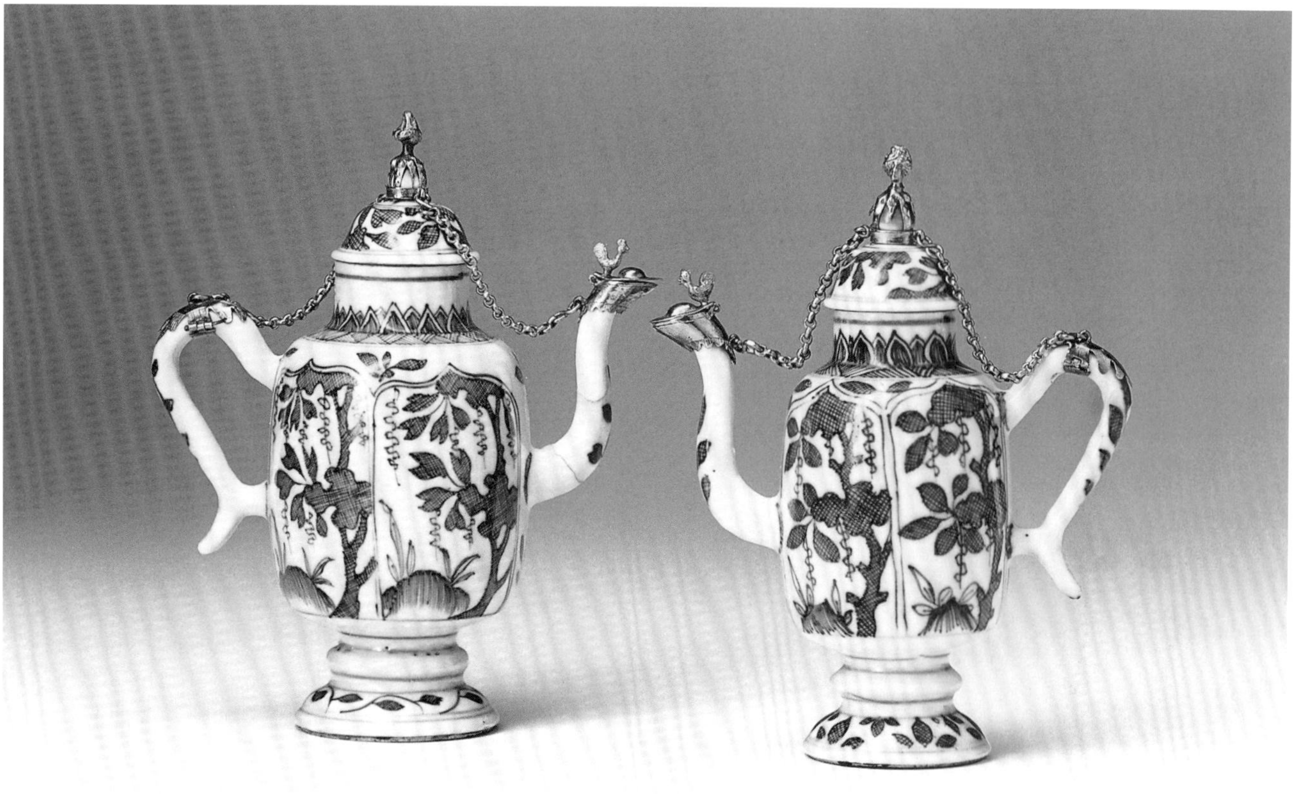

BEZUG: Vgl. eine ebenfalls montierte, jedoch etwas größere Ausformung in Dresden, Porzellansammlung Inv. Nr. PO 2690; die Lijzen hier ohne Instrumente. Abb.: Porzellansammlung 1982, Abb. S. 20f (Ein weiteres Stück PO 2691 im Inventar von 1721, S. 415 als N 167^^^ nachgewiesen). Zur Variation der Gestaltung vgl. das Kännchen in Arnstadt, Schloßmuseum, Inv. Nr. P/O1187 (mit gebogener Tülle): Donhoff 1984, S. 33.

78. KÄNNCHEN, MONTIERT

Abb. 112 (rechts)
Inv. Nr.: G 3010
Porzellan China; Montierung Niederlande(?)
Qing, Regierungsperiode Kangxi, 1680-1710, Montierung Anfang 18. Jh.
Hmax 10,6; Bmax 8,7; D 6,3; DS 3,4; DM 3,0; DD 3,6; G 142,8 g (Mont. 6,9 g; Deckel 17,1 g)
Porzellan; dicker, weißer Scherben. Hellgrautürkisfarbene Glasur mit Neigung zu Bläschenbildung. Malerei in kräftigem Unterglasurblau teilweise durch Bläschenbildung vergraut. Die Umrißzeichnung durch kaum differenzierende Schraffuren gefüllt. Montierung aus 20 Kt vergoldetem Messing.

BESCHREIBUNG: Dick glasierter Boden. Über leicht ausgestelltem Standring kugelförmiges Gefäß mit kurzem Halsansatz. Geschwungene Tülle mit waagrecht abgeschnittener, spitz auslaufender Mündung. Hoher Bügelhenkel in „Pagodendachform". Deckel in gedrückter Glockenform und rundem Knauf. Konischer Deckelsitz unglasiert. Über dem Standring Doppelkreislinie. Auf der Bauchung sechs blattförmige Felder mit schraffierten Baumdarstellungen. Auf der Schulter stilisierte Blüten, der Hals von Wellenfries umfangen. Die Ansätze von Henkel und Tülle von halben Blättern gerahmt. Auf Henkel und Tülle stark stilisierte Blütenranken. Der Deckel zeigt drei Felder mit schraffierten Bäumen, sein Knauf ist blau. Die Montierung verbindet die Henkel mit Deckel und Tülle mit Kettchen. Am Henkel zwei Manschetten; der Knauf umgriffen von gebuckelten Bändern und einer obenauf sitzenden Blüte. An der Tülle ein Schuh mit gebuckeltem Deckel; als Handhabe über dem Scharnier ein winziger aufgelöteter Hahn.

ERHALTUNG: Henkel an den Ansätzen abgebrochen und gekittet. Der Henkel auf der Innenseite glasurnarbig.

BESCHRIFTUNGEN: Schloss Favorite, Inventar [1893], S. 85, O.-No. 374

GESCHICHTE: Inv. Fav. 1893, S. 85, Nr. 374, I. Stock, Raum 14, Staatsküche; Eintrag: „374: Von Porzellan, weiß & blau, mit Messingbeschläg, 1 Theekännchen, mit Deckel = -,50 M."; Inv. Fav. 1855, S. 57, Nr. 68; Inv. Fav. 1833, fol. 46v; Inv. Fav. 1820, S. 98; Inv. Fav. 1817, S. 28; Inv. Fav. 1803, S. 120; Inv. Fav. 1772, fol. 83v; Inv. Fav. 1762, fol. 6v, Kasten 3

Abb. 111
Kat. Nr. 79

79. PAAR KÄNNCHEN, MONTIERT

Abb. 111
Inv. Nr.: G 3008, 3009
Porzellan China; Montierung Niederlande(?)
Qing, Regierungsperiode Kangxi, 1680-1710, Montierung Anfang 18. Jh.
Hmax 11,7-12,2 (Gefäß 8,7-9,2); B 9,5-10,5; D 4,6-5,4; DS 3,4-8; DM 2,4-8; DD 2,8-3,1; G 99,5-131,4 g (Deckel 6,2-7,1 g, Mont. 5,4-6,0 g)
Porzellan; feiner, relativ dick aufgedrehter Scherben. Cremefarben-türkisstichige Glasur mit Neigung zu Bläschenschleiern. Malerei in kräftigem, leicht violetten Unterglasurblau. G 3009 unter der Lippe grünstichig. Montierung aus 20 Kt vergoldetem Messing.
MARKE: Winziger Rhombus

BESCHREIBUNG: Montiertes Miniaturkännchen auf innen glasiertem Fuß mit fein abgedrehtem Standring. Der Fuß besteht aus einer gewölbten Platte, der ein Wulst folgt. Der Körper als leicht sphärischer Zylinder mit scharfer Schulter und niedrigem Hals. Seitlich angesetzt der ohrenförmige Henkel und die geschweifte, schlanke Tülle. Das Gefäß innen,

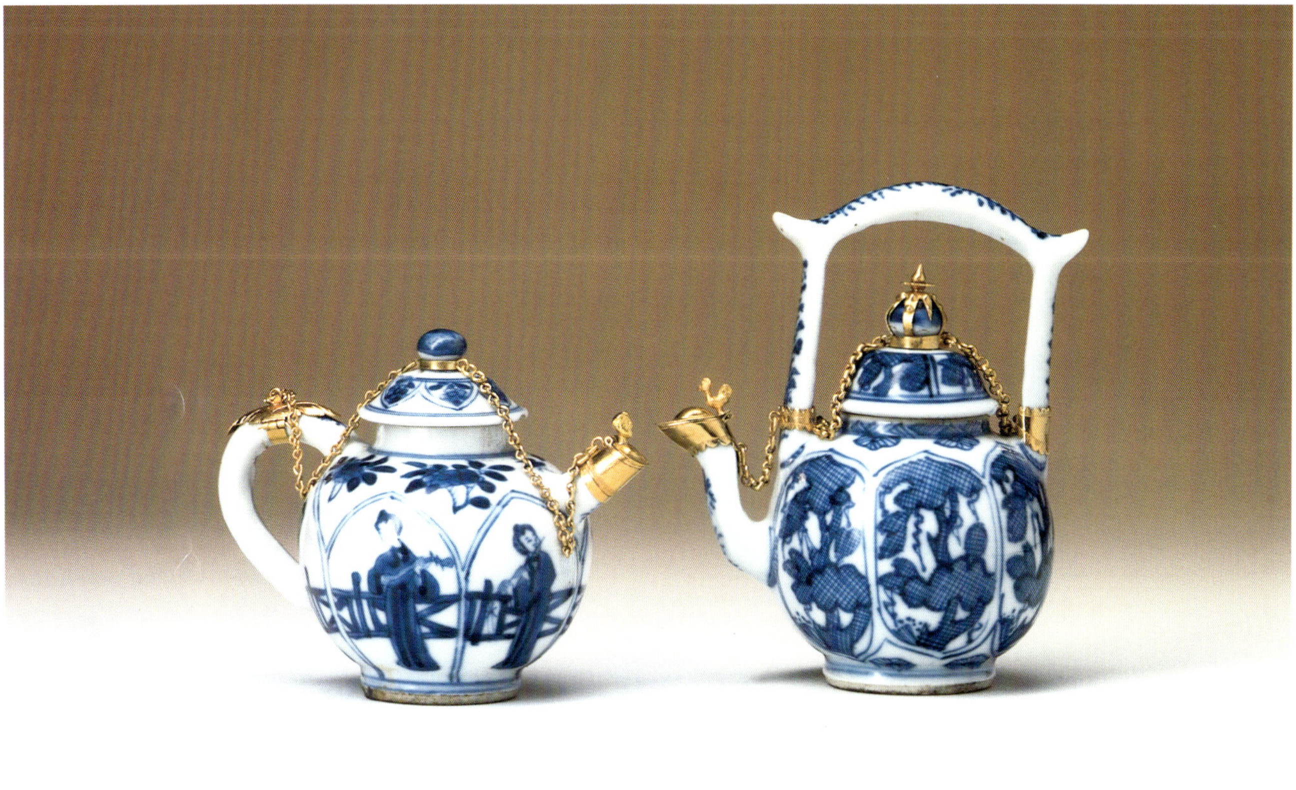

bis auf die Mündung glasiert. Dort der karniesförmige Deckel mit Kugelknauf aufsitzend. Dieser innen gehöhlt und glasiert, Unterseite und konischer Deckelsitz unglasiert. Der Fuß durch Folge blaßblauer Linien gegliedert; Blattrankenfries. Auf der Wandung vier von Doppellinien umgebene, blattförmige Felder; hierin neben einem kleinen Hügel Baumsilhouetten, die in Kreuzschraffur gefüllt sind. In den Zwickeln zur Schulter kleine Blätter. Auf der Schulter Wellenfries, über dem sich ein über den Hals erstreckender Fries aufrecht stehender Blätter erhebt. Unter der Lippe einfache Kreislinie. Auf Henkel und Tülle je eine schraffierte Blattranke. Auf dem Deckel umlaufend zwei Hügel mit Bäumchen, der Knauf blau. Die Montierung verbindet durch Kettchen den Deckel mit Henkel und Tülle. Am Henkel Blattmanschette. Der Knauf umgriffen von gebuckelten Bändern und obenauf sitzendem Kopf mit hohem Turban. An der Tülle ein Schuh mit gebuckeltem Deckel; als Handhabe über dem Scharnier ein winziger aufgelöteter Hahn.

ERHALTUNG: Tülle von G 3009 zweimal gebrochen, Spitze fehlt; nach Vorbild G 3008 neutral ergänzt. Am Standring Reste von Schellack und grüner Farbe.

BESCHRIFTUNGEN: Schloss Favorite, Inventar [1893], S. 85, O.-No. 376, 377. Auf dem Boden in Tinte die Ziffern „W 3".

GESCHICHTE: Inv. Fav. 1893, S. 85, Nr. 376, 377, I. Stock, Raum 14, Staatsküche; Eintrag: „376/77: Von Porzellan, weiß & blau, mit Messingbeschläg, 2 hohe Kaffeekännchen, mit Deckel, à 50 Pf = 1,- M."; Inv. Fav. 1855, S. 58, Nr. 73; Inv. Fav. 1833, fol. 46v; Inv. Fav. 1820, S. 98; Inv. Fav. 1817, S. 28; Inv. Fav. 1803, S. 120f; Inv. Fav. 1772, fol. 84r; Inv. Fav. 1762, fol. 4v, Kasten 2

BEZUG: Vgl. ein gleiches Kännchen mit ähnlicher Montierung in Silber aus der Slg. W. Inden, Bremen, Lunsingh Scheurleer 1980, Abb. 130.

80. FLAKON

Abb. 114
Inv. Nr.: G 3015
Porzellan China; Montierung europäisch.
Qing, Regierungsperiode Kangxi, 1680-1710
Hmax 14,4; H Gefäß 12,4; Dmax 5,8; DS 3,5; DM 2,8; D Deckel 3,1; G 147,0 g
Porzellan; dicker, weißer Scherben. Hellgrautürkisstichige Glasur, innen glasiert; zwei Ränder braun glasiert. Unterglasurblaue Malerei in differenziertem Kobaltblau. Montierung aus 20 Kt vergoldetem Messing, Kork.

BESCHREIBUNG: Balusterförmiger Flakon auf eingetieftem Fuß; dieser innen glasiert, Standring herausgedreht. Über dem Standring konkav eingezogen bis zur Bauchung aufgehend, unterbrochen von einem braun glasiertem Wulst. In der ovoiden Bauchung sechs blattförmige Felder herausmodelliert. Über der Schulter schmaler Hals mit braunglasiertem Wulst und sich nach oben in flachem Karnies öffnender Mündung. Auf dem Fuß Folge von Friesen: Wellenfries, aufstehende Blätter, brauner Wulst, Juwelen. In der blattförmigen Felderung des Gefäßbauches gegenüberliegend zwei Kübel mit Rosenstöcken. Links und rechts davon zwei Chinesinnen in Betrachtung der Blüten. Über der Schulter umlaufend wie folgt Doppelkreislinie, Wellenfries, Blütenzweig, braune Erhöhung, aufstehende Blätter und Wolkenfries; Lippe weiß. Um den Hals Spange mit 8,0 cm langer Kette, die zum anhängenden Deckel führt. Dieser bestehend aus einem blütenförmig ausgeschnittenen getriebenen und gravierten Blech, auf dem ein gegossener Papagei aufgelötet ist. An dem unten angelöteten Gewindestäbchen ein Verschlußkorken.

ERHALTUNG: Im Fuß nadelstichig. In der Mündung türkisfarbener Glasurläufer sowie zwei Glasurnarben. An der Lippe Nadelstiche. Unter dem Inventarzettel von 1893 Schellackreste. Der braune Rand ehemals vergoldet?

BESCHRIFTUNGEN: Schloss Favorite, Inventar [1893], S. 85, O.-No. 378

Abb. 112
Kat. Nr. 77, 78

GESCHICHTE: Inv. Fav. 1893, S. 85, Nr. 378, I. Stock, Raum 14, Staatsküche; Eintrag: „378/79: Von Porzellan, weiß & blau, mit Messingbeschläg, 2 Flacons rund à 80 Pf = 1,60 M."; Inv. Fav. 1855, S. 58, Nr. 74; Inv. Fav. 1833, fol. 46v; Inv. Fav. 1820, S. 98; Inv. Fav. 1817, S. 121; Inv. Fav. 1803, S. 28; Inv. Fav. 1772, fol. 84r; Inv. Fav. 1762, fol. 6r, Kasten 3. Das im Inventar von 1893 genannte Gegenstück S. 85, Nr. 379 verschollen.

LITERATUR: Kat. Ausst. Karlsruhe 1955, Kat. Nr. 330

BEZUG: Vgl. Stuttgart, Lindenmuseum, Inv. Nr. OA 24.307 aus dem Vung Tau-Schiffsfund, jedoch ohne braunen Rand. Vgl. weitere Stücke aus dieser Unterwassergrabung: Christie's Amsterdam, 07.-08.04.1992, Los Nr. 152.

81. PAAR FLAKONS

Abb. 114
Inv. Nr.: G 3013-3014
Porzellan China; Montierung europäisch.
Qing, Regierungsperiode Kangxi, 1680-1710
G 3013: Hmax 10,6-8; H Gefäß 9,6-8; Dmax 4,2-3; DS 3,2-3; DM 2,8; G 62,0-66,8 g (Mont. 5,6-6,8 g)
Porzellan; dicker, weißer Scherben. Aus zwei vorgefertigten Hälften zusammengesetzt. Warmtonige, hellgrau-türkisstichige Glasur, innen glasiert. Malerei in kräftigem Unterglasurblau (G 3013 grün- und violettstichig). Montierung aus 20 Kt vergoldetem Messing, Kork.

BESCHREIBUNG: Sechsseitige Balusterform. Über dick glasiertem Boden und gerade abgearbeitetem Standring sechsseitige Wandung in konkavem Schwung bis zur Schulter aufgehend. Kurzer Hals mit geweiteter Mündung, gerade Lippe. Die einzelnen Seiten nochmals konkav eingedrückt. Bis zur Schulter zwischen zwei Wellenfriesen alternierende Felderung. In drei Feldern nach links gewandte Chinesinnen über einem Felsen und vor einem Zaun. Diese in Betrachtung von Pflanzenkübeln in den nebenstehenden Feldern (Rose, Prunus u.a.). In den Feldern über der Schulter Blütenstauden auf Terrain. Innen unter der Lippe Wellenfries. Montierung als Manschette um die Lippe gearbeitet. Daran 4,8 bzw. 6,5 cm langes Kettchen zum sechseckigen Deckel, der zur Mitte hin kreisförmig herausgetrieben ist. Auf dem Rand sternförmig graviert. An dem angelöteten Gewindestäbchen ein Verschlußkorken.

ERHALTUNG: Bläschenschleier unter dem Rand. Die Haltemutter des Korkens verschollen. Auf dem Boden und am Standring Reste von grüner Farbe und Schellack.

BESCHRIFTUNGEN: Schloss Favorite, Inventar [1893], S. 86, O.-No. 382-383 (Zettel verschollen). Auf dem Boden von G 3013 in Tinte die Ziffer „26", bei G 3014 etwas unleserliche Ziffer „36"(?)

GESCHICHTE: Inv. Fav. 1893, S. 86, Nr. 382, 383, I. Stock, Raum 14, Staatsküche; Eintrag: „382/83: Von Porzellan, weiß & blau, mit Messingbeschläg, 2 Flacons, sechseckig, à 50 Pf = 1,20 M."; Inv. Fav. 1855, S. 58, Nr. 78; Inv. Fav. 1833, fol. 46v; Inv. Fav. 1820, S. 98; Inv. Fav. 1817, S. 29; Inv. Fav. 1803, S. 121; Inv. Fav. 1772, fol. 84r; Inv. Fav. 1762, fol. 6v, Kasten 3

LITERATUR: Kat. Ausst. Karlsruhe 1955, Kat. Nr. 330

BEZUG: Vgl. die Gruppe von drei nicht montierten Fläschchen in Dresden, Porzellansammlung, Inv. Nr. PO 7206-7208. Diese 1722 erworben aus dem Nachlaß des Kriegsrats Raschke.

82. FLAKON

Abb. 114
Inv. Nr.: G 5121
China; Montierung europäisch
Qing, Regierungsperiode Kangxi, 1680-1710
Hmax 11,4; H Gefäß 10,3; Dmax 4,2; DS 4,1; DM 2,9; G 75,1 g
Porzellan; weißer, sehr transparenter Scherben. Aus zwei vorgefertigten Hälften zusammengefügt. Hellgrau-türkisstichige Glasur. Unterglasurblaue Malerei in kräftigem Kobaltton. Montierung aus 20 Kt. vergoldetem Messing, Kork.

BESCHREIBUNG: Balustervase auf quadratischem Grundriß. Leicht eingetiefter und dick glasierter Boden. Die Ecken eingezogen, plastische Herausarbeitung der Lotosblätter über dem Fuß und am Hals. An Hals und Schulter zwei Delphinhenkel angebracht. Über dem Standring Wellenfries und aufstehende Lotosblätter. Die Wandung der Felderung folgend mit vier Blumen auf Felsen belegt (Rose, Prunus u.a.). Die eingezogenen Ecken durch blauen Strich hervorgehoben. Auf der Schulter herabhängende Lotosblätter. Neben den blau bemalten Delphinen auf dem Hals je eine gemalte Blume. Unter dem Rand außen und innen Wellenfries. Fassung der Lippe durch gesägtes und gelötetes Blech. Daran an 4,3 cm langer Kette der Deckel aus einem quadratischen Blech mit gerundeten Ecken. Die Mitte buckelförmig herausgetrieben, der Rand in Blütenform graviert. An dem unten angelöteten Gewindestäbchen ein geschnitzter Verschlußkorken.

ERHALTUNG: Am Standring zwei Absplitterungen. Über dem Standring 1,5 cm langer waagrechter Sprung. Bläschenschleier auf dem Innenrand. Unter dem Inventarzettel von 1893 Reste von grüner Farbe und Schellack.

BESCHRIFTUNGEN: Schloss Favorite, Inventar [1893], S. 85, O.-No. 380

GESCHICHTE: Inv. Fav. 1893, S. 85, Nr. 380, I. Stock, Raum 14, Staatsküche; Eintrag: „380/81: Von Porzellan, weiß & blau, mit Messingbeschläg, 2 Flacons, viereckig, à 60 Pf = 1,20 M."; Inv. Fav. 1855, S. 58, Nr. 77; Inv. Fav. 1833, S. 46v; Inv. Fav. 1820, S. 98; Inv. Fav. 1817, S. 28; Inv. Fav. 1803, S. 121; Inv. Fav. 1772, fol. 84r; Inv. Fav. 1762, fol. 6v, Kasten 3. Ein Gegenstück noch im Inventar von 1893 genannt.

BEZUG: Vgl. die beiden nichtmontierten Fläschchen in Dresden, Porzellansammlung Inv. Nr. PO 7212-7213. Diese 1722 erworben aus dem Nachlaß des Kriegsrats Raschke.

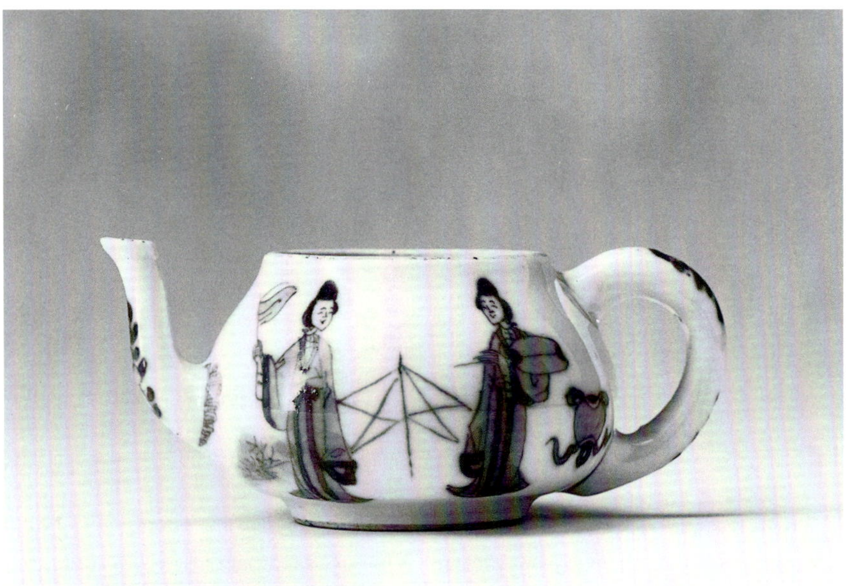

Abb. 113
Kat. Nr. 83

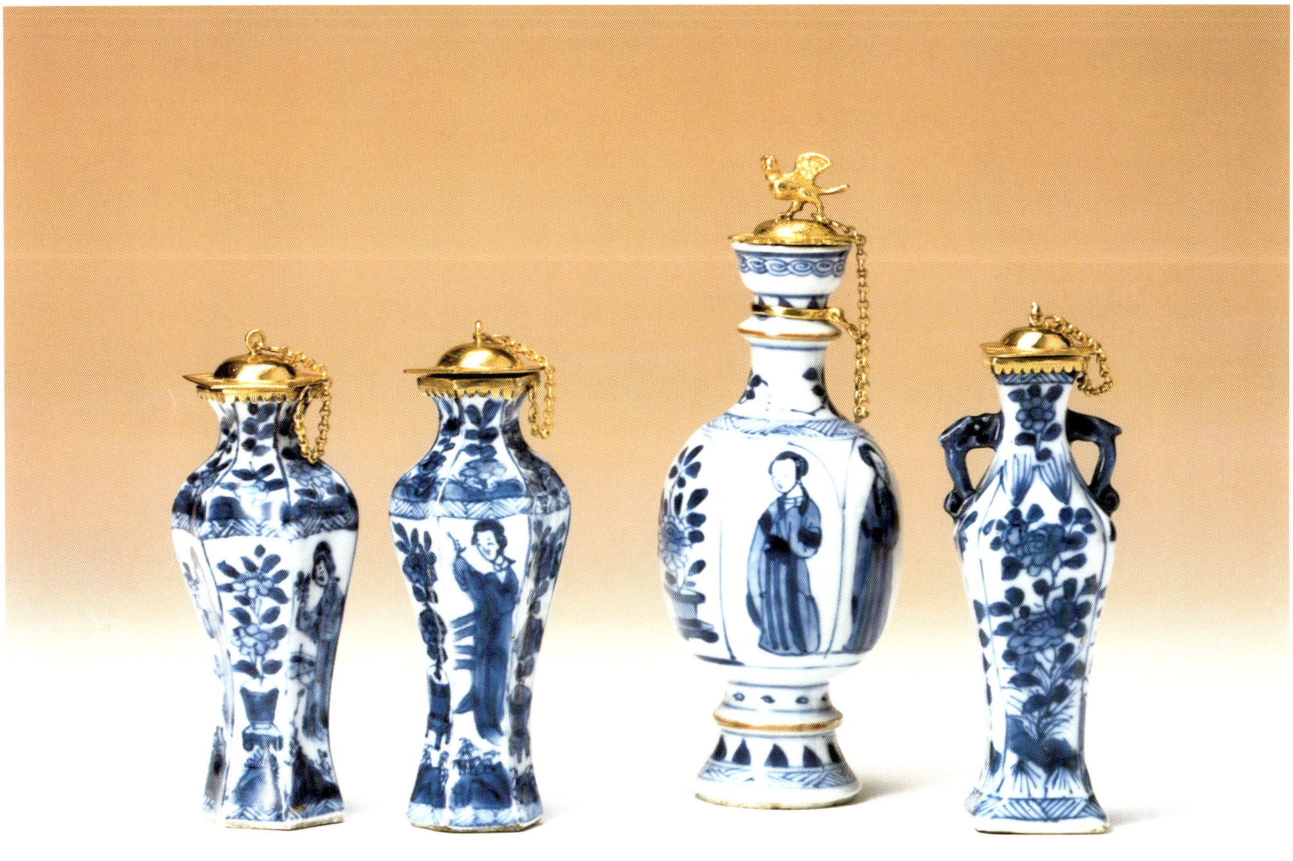

83. KÄNNCHEN

Abb. 113
Inv. Nr.: G 3046
Qing, Regierungsperiode Kangxi, 1680-1710
H 4,6; Bmax 10,5; D 7,0; DS 3,7; G 95,5 g
Porzellan; glatter weißer Scherben. Im Durchlicht grünlich scheinend, dabei wenig transparent. Dicke, glänzende, hellgrau-türkisstichige Glasur. Malerei in differenziertem Unterglasurblau.
MARKE: Zeichen yu (Jade)

BESCHREIBUNG: Flache, gedrückte Birnform über niedrigem Standring. Boden glasiert. Runder Henkel ohrförmig angesetzt. Die gegenüberliegende Tülle bis leicht über den Rand geführt, nach oben gerade abgeschnitten und vorne spitz auslaufend. Dekoration außen ohne begrenzende Linien oder Friese. Auf den Seiten spiegelbildlich gegenüberliegend die gleiche Szene zweier Frauen vor einem gekreuzten Zaun. Während die Linke einen ovalen Fächer hält, schwenkt die Rechte ein Fähnchen. Zum Henkel folgen die Kostbarkeiten Klangstein und Juwel. Auf Henkel und Tülle jeweils Blumenranken; um die Ansätze in Strichtechnik gefüllte Blätter.

ERHALTUNG: Deckel fehlt. Am unteren Ende des Henkels kleine Glasurnarbe. Innen sowie auf dem Henkel Nadelstiche.

BESCHRIFTUNGEN: Schloss Favorite, Inventar [1893], S. 87, O.-No. 507a

GESCHICHTE: Inv. Fav. 1893, S. 87, Nr. 507a, I. Stock, Raum 14, Staatsküche; Eintrag: „507a: Von Porzellan, weiß & blau, 1 kleines Theekännchen mit Deckel = -,20 M.“; Inv. Fav. 1855, S. 53, Nr. 30/5(?); Inv. Fav. 1833, fol. 31v(?)

BEZUG: Vgl. Sotheby's New York, 22.03.1995, Los Nr. 281b (mit Deckel).

84. DREI KOPPCHEN MIT EINEM UNTERSCHÄLCHEN

Abb. 117
Inv. Nr.: G 3039, 3040, 3392, 3393
Qing, Regierungsperiode Kangxi, um 1680-1710

Koppchen
H 2,7-9; D 4,0; DS 1,8; G 9,7-10,8 g
Porzellan; glatter, weißer, transparenter Scherben. Gleichmäßige leicht blaustichige Glasur. Kräftiges Unterglasurblau.

BESCHREIBUNG: Über geradem Standring, steil aufgehende Wandung. Außen je zwei Chinesinnen mit Blattwedeln. Im Fond kleine Blüte, unter dem Rand Wellenfries.

Abb. 114
Ensemble von vier Flakons, von links: Kat. Nr. 81, 80, 82

ERHALTUNG: Unter den Koppchen Schellackreste.

BESCHRIFTUNGEN: Schloss Favorite, Inventar [1893], S. 86, O.-No. 411, 412, 418

GESCHICHTE: Inv. Fav. 1893, S. 86, Nr. 411, 412, 418, I. Stock, Raum 14, Staatsküche; Eintrag: „410/421: Von Porzellan, weiß & blau, ohne Messingbeschläg, 12 verschiedene, ganz kleine Schälchen à 10 Pf = 1,20 M.“

BEMERKUNG: Das Porzellan stellenweise so dünn, daß die Bemalung auf der Rückseite durchschlägt.

Unterschälchen
H 1,8; D 7,2; DS 3,5; G 25,8 g
Porzellan; glatter, weißer, transparenter Scherben. Gleichmäßige leicht grünstichige Glasur, kräftiges Unterglasurblau.

BESCHREIBUNG: Runde Form über niedrigem Standring. Wandung in flachem Karnies zur ausgestellten Lippe steigend. Auf der Unterseite zwei Blütenzweige, oben um zentrale Blüte vier Frauen, die einander mit Blattwedeln zufächeln. Unter dem Rand Wellenfries.

ERHALTUNG: Wenige Nadelstiche.

BESCHRIFTUNGEN: Schloss Favorite, Inventar [1893], S. 86, O.-No. 428

GESCHICHTE: Inv. Fav. 1893, S. 86, Nr. 428, I. Stock, Raum 14, Staatsküche; Eintrag: „422/430: Von Porzellan, weiß & blau, ohne Messingbeschläg, 9 desgleichen [verschiedene, ganz kleine] Unterplättchen, à 10 Pf = -,90 M."
BEZUG: Vgl. das in Silber gefaßte Schälchen in der Sammlung Mottahedeh: Kat. Priv. London/New York 1978, Kat. Nr. 26. Vgl. die beiden Teller mit Koppchen in Schloß Arnstadt, Puppenstadt „Mon Plaisir". Abb. in: Roselt 1959, hier S. 356, Abb. 3; sowie in: Kat. Ausst. Kassel 1990, S. 82, auf dem rechten Trommeltisch.

85. KOPPCHEN AUF UNTERSCHÄLCHEN

Abb. 116
Inv. Nr.: G 5115, 5118
Qing, Regierungsperiode Kangxi, 1680-1722

Koppchen
H 3,6; D 6,5, DS 3,0; G 62,4 g
Porzellan; glatter, dünnwandiger Scherben. Leicht grünstichige Glasur. Malerei in z.T. verwaschenem Unterglasurblau.
MARKE: Zeichen xing (Freude) in Doppelkreis

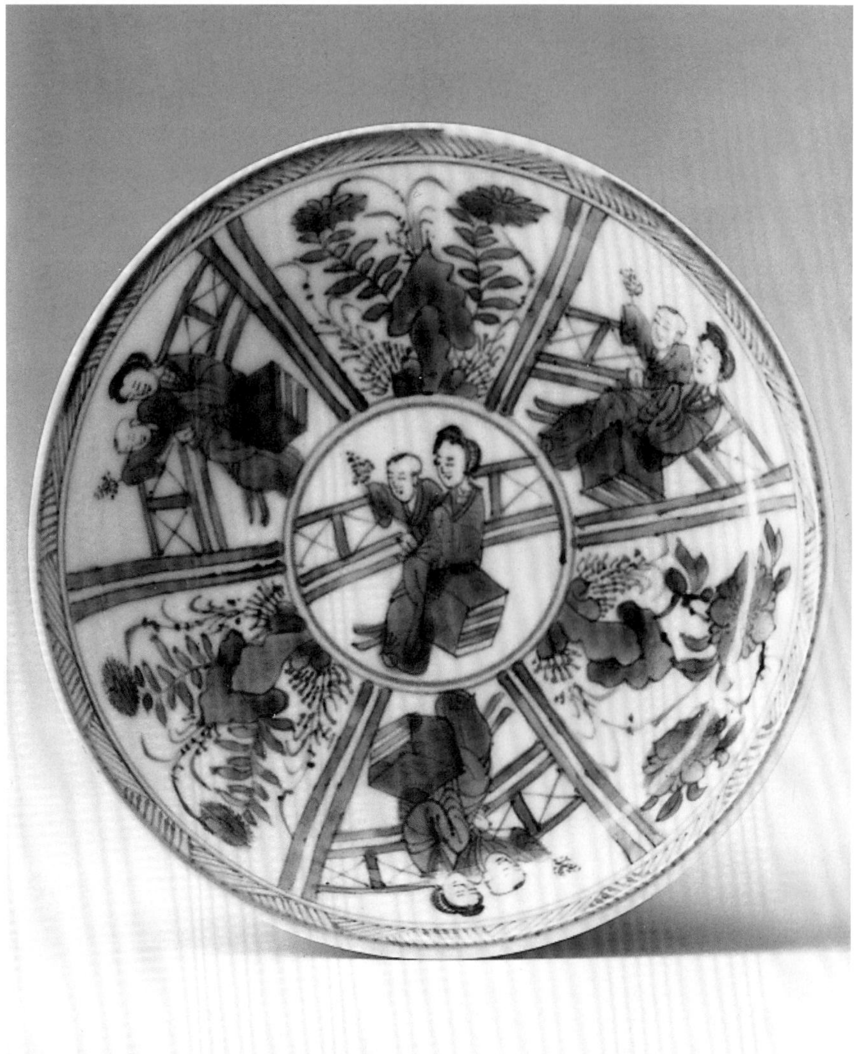

Abb. 115 (oben)
Kat. Nr. 86
Abb. 116 (unten)
Kat. Nr. 85

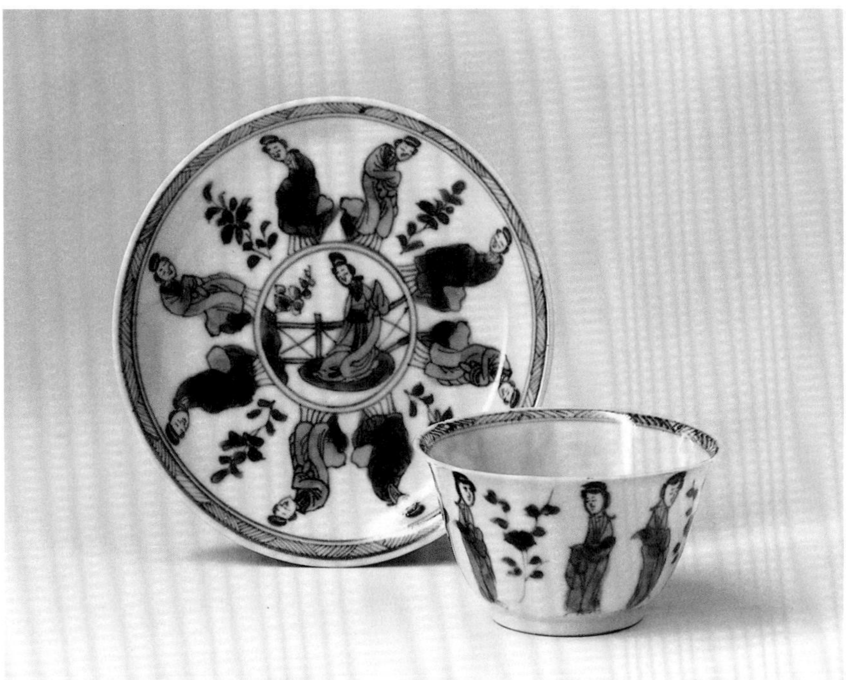

BESCHREIBUNG: Über kurzem Standring, in steilem Karnies aufgehende Wandung mit ausgestellter Lippe. Außen acht stehende Frauen je paarweise in Betrachtung eines blühenden, jungen Bäumchens. In dem von der Wandung scharf abgesetzten Fond eine tanzende Chinesin in Doppelkreis. Unter dem Rand Wellenfries.

ERHALTUNG: Kleine Abschläge der Lippe.

BESCHRIFTUNGEN: Schloss Favorite, Inventar [1893], S. 87, O.-No. 452

GESCHICHTE: Inv. Fav. 1893, S. 87, Nr. 452, I. Stock, Raum 14, Staatsküche; Eintrag: „448/464: Von Porzellan, weiß & blau, 17 verschiedene Schalen desgleichen [groß und klein], à 10 Pf = 1,70 M."

Unterschale
H 1,7; D 9,9; DS 5,7; G 37,0 g
Porzellan; glatter, dünnwandiger Scherben. Leicht porige, blaustichige Glasur. Malerei in leuchtendem Unterglasurblau.

MARKE: Zeichen xing (Freude) in Doppelkreis

BESCHREIBUNG: Wandung über dem Standring in flachem Karnies aufsteigend, Lippe wenig ausgestellt. Außen vier Kostbarkeiten (Bildrolle, Buch, Bildrolle, Artemisiablatt). Im Spiegel kniende Frau vor Felsen, dem ein Zweig erwächst. Dahinter einfach gekreuzter Zaun. Um einen Doppelkreis acht Frauen mit verschränkten Armen, die je paarweise vor einer Pflanze knien. Unter dem Rand Wellenfries.

ERHALTUNG: Am Standring kleiner Abschlag.

BESCHRIFTUNGEN: Schloss Favorite, Inventar [1893], S. 87, O.-No. 499

GESCHICHTE: Inv. Fav. 1893, S. 87, Nr. 499, I. Stock, Raum 14, Staatsküche; Eintrag: „465/506 Von Porzellan, weiß & blau: 42 verschiedene Unterplättchen, rund, oval & eckig à 10 Pf = 4,20 M."

BEZUG: Sechs gleiche Koppchen/Unterschälchen des Hauses Baden wurden 1995 in Baden-Baden versteigert. Sotheby's Baden-Baden, 05.-21.10.1995, Bd. IV., Los Nr. 5346 (Abb. auf Taf. X). Vgl. fünf Koppchen/sieben Unterschälchen aus gleichem Service in Arnstadt, Schloßmuseum Inv. Nr. P/O 616-617a-e, P/O 618-619a-c (eines abgebildet bei Roselt 1959, S. 359, Abb. 8.). Mit etwas steilerer Wandung auch in Dresden, Porzellansammlung, in: Porzellansammlung 1982, S. 17 (mit den tanzenden Lijzen PO 3260, N: 715^^^, Inv. 1779, Bd. V. fol. 91); vgl. Dresden, Porzellansammlung, zwei Koppchen Inv. Nr. PO 7337a, 7338 (mit passendem Tellerchen). Im Inventar von 1771, S. 805, 882, Nr. N: 458^^^ als Ankauf von 1723 vermerkt. Vgl. zwei ähnliche Koppchen samt einem Unterschälchen in Amsterdam, Rijksmuseum, Inv. Nr. AK-NM-11860-63, 64 (unpubliziert). 2 Paar Koppchen mit Unterschälchen: Sotheby's New York, 28./29.11.1994, Los Nr. 328.

86. UNTERSCHALE

Abb. 115
Inv. Nr.: G 3500
Qing, Regierungsperiode Kangxi, 1680-1710
H 2,3, D 12,7; DS 7,6; G 72,5 g
Porzellan; glatter, durchscheinender Scherben. Rahmfarbene, doch leicht türkisstichig glänzende Glasur. Unterglasurblaue Malerei in hellgrau-tintigem Kobaltblau.

BESCHREIBUNG: Runde Form über geradem Standring. Wandung in relativ steilem Karnies zur ausgestellten Lippe aufgehend. Außen je zwei Glückssymbole gegenüberliegend aufgemalt (Bildrolle, Juwel). Innen um ein zentrales Medaillon sechs, durch speichenartige Doppelbalken getrennte Felder gruppiert. Zum Rand hin umlaufender Wellenfries. Im Medaillon sitzt eine Frau vor einem Zaun auf einem Kasten. Daneben (oder auf ihrem Schoß) ein kleiner Junge, einen Zweig hochhaltend. In den umlaufenden Feldern alterniert das zentrale Motiv mit einem blumenumstandenen Gartenfelsen.

ERHALTUNG: Auf dem Boden „Chattermarks". Absplitterung sowie Glasurabrodler unter der Lippe. Wenige Nadelstiche.

BESCHRIFTUNGEN: Schloss Favorite, Inventar [1893], S. 87, O.-No. 470

GESCHICHTE: Inv. Fav. 1893, S. 87, Nr. 470, I. Stock, Raum 14, Staatsküche; Eintrag: „465/506 Von Porzellan, weiß & blau: 42 verschiedene Unterplättchen, rund, oval & eckig à 10 Pf = 4,20 M."; Inv. Fav. 1855, S. 61, Nr. 117

BEZUG: Vgl. zwei paar Teller mit passendem Koppchen in Warschau, Nationalmuseum, Inv. Nr. SKAZsz 412/1, 2, 5, 6. Abb. in: Kat. Ausst. Warschau 1990, Kat. Nr. 57-58.

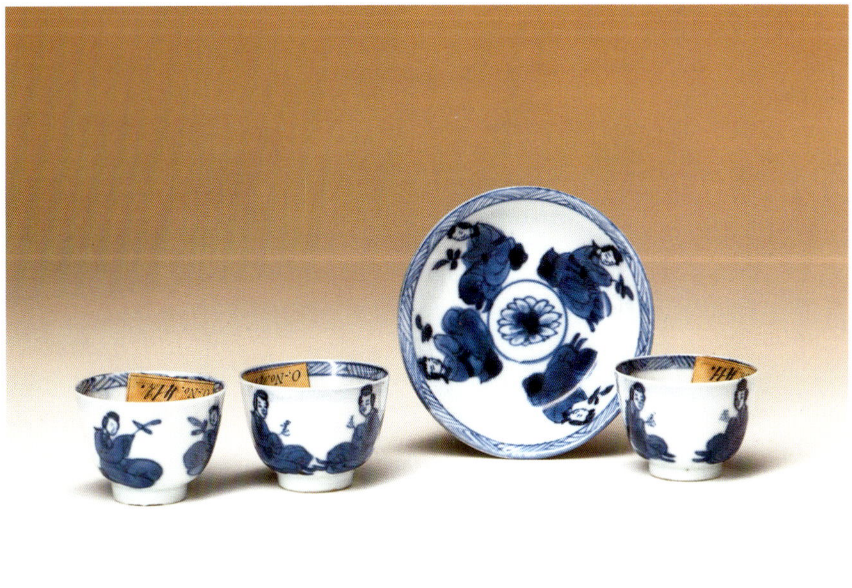

Abb. 117
Kat. Nr. 84

87. SIEBEN UNTERSCHALEN

Abb. 118, 119
Inv. Nr.: G 2861-2865, 2883, 2884
Qing, Regierungsperiode Kangxi, 1680-1722
H 1,9-2,2; D 11,3-6; DS 5,6-6,0; G 55,2-83,1 g
Porzellan; weißer Scherben, aufgedreht, Formen der Wandung in Form gedrückt. Hellelfenbeingraue oder leicht türkisstichige, glänzende Glasur. Unterglasurblaue Malerei in kräftigem, gelegentlich grünstichigen Kobaltblau.
MARKE: Vier Zeichen in Doppelkreis: Chenghua nian zhi (Während der Regierung Chenghua gefertigt)

BESCHREIBUNG: Unterschale in runder Lotosblattform: über geradem Standring Wandung zur achtfach geschweiften Lippe aufgehend. Im unteren Teil alternierend je acht breitere und schmalere Blätter herausgebuckelt. Auf den größeren Blättern abwechselnd meditierende Chinesin und Seelandschaften, auf den kleinen Blättchen senkrechte Striche. Der Grund bis zum Rand mit acht Blüten und Ranken belegt. Unter der Lippe geschweifte Doppellinie. Im Spiegel zwei stehende Frauen in Gartenlandschaft mit Szene. Die Szene von andeutungsweise geschweifter Doppellinie gerahmt. Die umlaufenden Lotosblattfelder gefüllt mit alternierenden Blumen und Gräsern. Darüber auf rautiertem Grund mit Kreuzblümchen acht Reserven mit Kranichen. Unter der Lippe geschweifte Linie.

ERHALTUNG: Glasur nadelstichig. G 2862 mit gelb gesprenkeltem Anflug. An der Lippe teilweise leichter „Mottenfraß". Unterseite verschmiert mit Schellack, hiervon auch Reste in den Lotosblüten-Vertiefungen der Oberseite. Der noch im Inventar von 1855 genannte Goldrand verschwunden.

BESCHRIFTUNGEN: Schloss Favorite, Inventar [1893], S. 83, O.-No. 236-242 (Zettel Nr. 236 verschollen)

GESCHICHTE: Inv. Fav. 1893, S. 83, Nr. 236-242, I. Stock, Raum 14, Staatsküche; Eintrag: „236/42: Von Porzellan, weiss und blau, 7 etwas gezackte Unterplättchen mit chinesischen Figuren à 30 Pf = 2,10 M."; Inv. Fav. 1855, S. 56, Nr. 59; Inv. Fav. 1833, fol. 46r; Inv. Fav. 1820, S. 97; Inv. Fav. 1817, S. 31; Inv. Fav. 1803, S. 118; Inv. Fav. 1772, fol. 83r

BEMERKUNG: Malstil im Bereich der Figuren und dinglichen Welt von Konturlinien gerahmt. Der Boden dagegen aquarellierend-weicher verlaufend.

BEZUG: Vgl. Unterschale mit Koppchen in Neapel, Museo Nazionale della Ceramica „Duca di Martina", Inv. Nr. 3503, Kat. Mus. Neapel 1986, Nr. 134. Vgl. einen sehr ähnlichen Teller in der Slg. Mottahedeh, mit Variation des Themas im Spiegel, Kat. Priv. London/New York 1978, Kat. Nr. 26.

88. FÜNF UNTERSCHALEN

Abb. 121
Inv. Nr.: G 2846-2849, G 2874
Qing, Regierungsperiode Kangxi, 1680-1710
H 2,2-9; D 11,6-12,6, DS 7,2-6; G 55,4-68,9 g
Porzellan; weißer, dünnwandiger Scherben. Glasur in unterschiedlichsten grau-elfenbein bis türkis-grünstichigen Tönen. Malerei in kräftigem Unterglasurblau. G 2848 in Preußischblau.
MARKE: Winziges nicht gedeutetes Zeichen in Doppelkreis

BESCHREIBUNG: Über geradem Standring Wandung in flachem Karnies zur ausgestellten Lippe steigend. Außen zwei gegenüberliegende Zweige von Pfirsich und Päonie sowie zwei Insekten. In dem von Doppelkreis gerahmten Spiegel sitzende Chinesin mit einer Trommel. Auf der Wandung vier musizierende Chinesinnen: unten und oben sitzend mit Zimbeln und Becken, links und rechts mit Gitarre(?) und der chinesischen Laute, qin. Dazwischen zwei Bäumchen, die aus Kübeln emporwachsen und hinter dem Spiegel weiterranken, um sich dann wieder mit ihren Blüten zwischen die Frauen zu schieben. Auf der Lippe Wellenfries.

Abb. 119
Kat. Nr. 87
Inv. Nr. G 2865

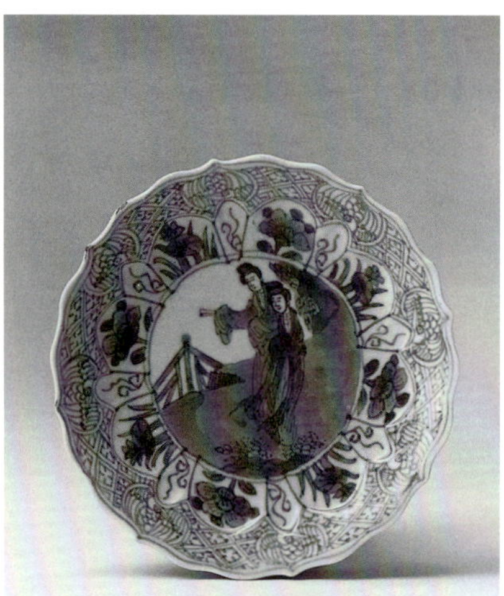

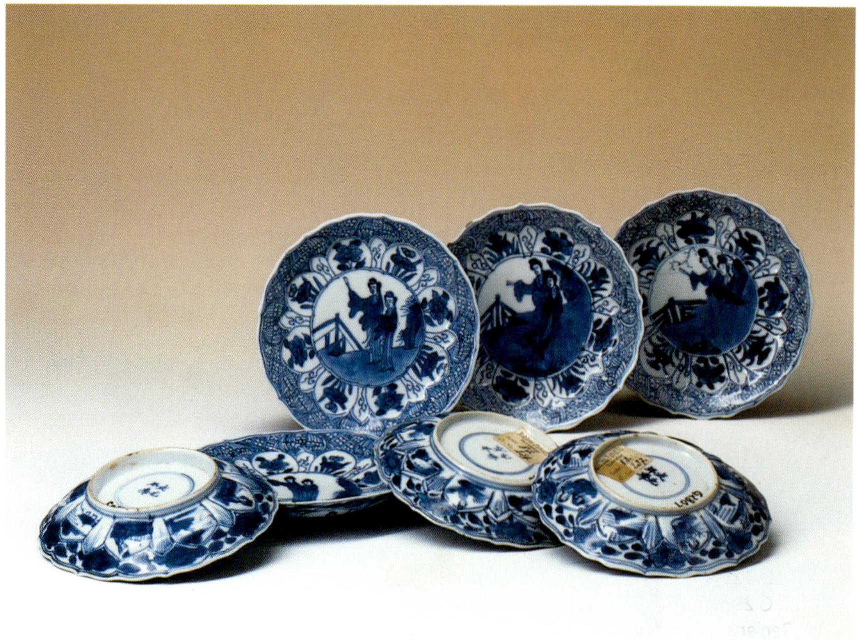

Abb. 118
Kat. Nr. 87

ERHALTUNG: Leichte Orangenhaut, der Boden nadelstichig. Orangenhaut, stellenweise nadelstichig. Schälchen G 2848 in 11 Scherben zerbrochen und gekittet. G 2874 in sechs Teile zersprungen, teilweise Absplitterungen der Bruchkanten; Kittung mit Epoxidharz.

BESCHRIFTUNGEN: Schloss Favorite, Inventar [1893], S. 83, O.-No. 243-247. Auf G 2849 mit Tesafilm angebrachter Kontrollabriß Nr. 04764.

GESCHICHTE: Inv. Fav. 1893, S. 83, Nr. 243-247, I. Stock, Raum 14, Staatsküche; Eintrag: „243/7: Von Porzellan, weiß & blau, 5 runde, glatte Unterplättchen mit chinesischen Figuren à 30 Pf = 1,50 M."

BEMERKUNG: Die Teller sind besonders fein. Es ist nicht klar, ob in der Sammlung die Becher Kat. Nr. 89 hinzugerechnet wurden. Ihre Ikonographie und Größe fügen sich jedoch nicht ganz passend zu den Schalen.

BEZUG: Vgl. einen passenden Becher in Arnstadt, Schloßmuseum.

89. VIER BECHER

Abb. 120
Inv. Nr.: G 2969-2972
Qing, Regierungsperiode Kangxi, 1680-1710
H 8,2-3; D 8,0-3; DS 3,1-5; G 51,1-75,7 g
Porzellan; glatter, weißer Scherben von hoher Transparenz. Hellgrau-türkisstichige, glänzende Glasur. Malerei in kräftigem Unterglasurblau. Durch die geringe Dicke des Scherbens schlägt stellenweise die Malerei durch.
MARKE: Doppelkreis

BESCHREIBUNG: Hohe schlanke Glockenform über niedrigem, unten ausgestellten Standring. Wandung in steilem Karnies zur ausgestellten Lippe aufgehend. Auf der Wandung im unteren Teil Kreislinie mit nach unten gerichteten Blättern. Auf der nach oben gebildeten Standfläche vier riesenhafte Blütensträucher (darunter Malve, Päonie, Rose und andere). Zwei davon werden von jeweils zwei überlängten Chinesinnen, je-weils einen kleinen Zweig haltend, betrachtet. Unter der weißen Lippe Wellenfries über einfacher Kreislinie. Innen lediglich mit der Wiederholung des Frieses unter der Lippe dekoriert.

ERHALTUNG: Körper im Brand leicht verzogen. Glasurabroller um den Standring. Fond leicht wellig; wenige Nadelstiche. An G 2972 zungenförmiger 5,0 cm tiefer Ausbruch der Wandung, gekittet.

BESCHRIFTUNGEN: Schloss Favorite, Inventar [1893], S. 85, O.-No. 366-396

GESCHICHTE: Inv. Fav. 1893, S. 85, Nr. 366-396, I. Stock, Raum 14, Staatsküche; Eintrag: „366/69: Von Porzellan, weiß & blau, 4 desgleichen [Becher], mit blauen chinesischen Figuren à 30 Pf = 1,20 M."

BEMERKUNG: Diese Art der Chinesinnen im zeitgenössischen Sprachgebrauch als „Lange Lijzen" bezeichnet. – Der Becher G 2969 ist von den vier in der Sammlung erhaltenen der massivste. – Von diesen Bechern existiert auch eine zweite Variante, der die Lijzen mit Musikinstrumenten zeigt (vgl. Arnstadt). Zu dieser Variante gehören auch die fünf Teller G 2846-

2849, 2874 (Kat. Nr. 88). Das passende Unterschälchen zum vorstehenden Stück bei Reichel 1987, Abb. 20. Es wäre jedoch durchaus zu denken, daß die Becher mit den vorhandenen Tellern unterlegt wurden.

Bezug: Vgl. vier gleiche Becher in Arnstadt, Schloßmuseum, Inv. Nr. P/O 620-624. (Der Gruppe ein weiterer Becher zugestellt, der die Chinesinnen mit Instrumenten zeigt.) Vgl. in Dresden, Porzellansammlung, zwei Becher Inv. Nr. PO 7269a, 7272a mit passenden Unterschalen. (Beide im Inventar von 1721 notiert als 1722, bzw. 1723 [Slg. Raschke] in die Sammlung gelangt); siehe Reichel 1987, Abb. 20. Daneben in Dresden auch Exemplare mit Variationen des Dekors.

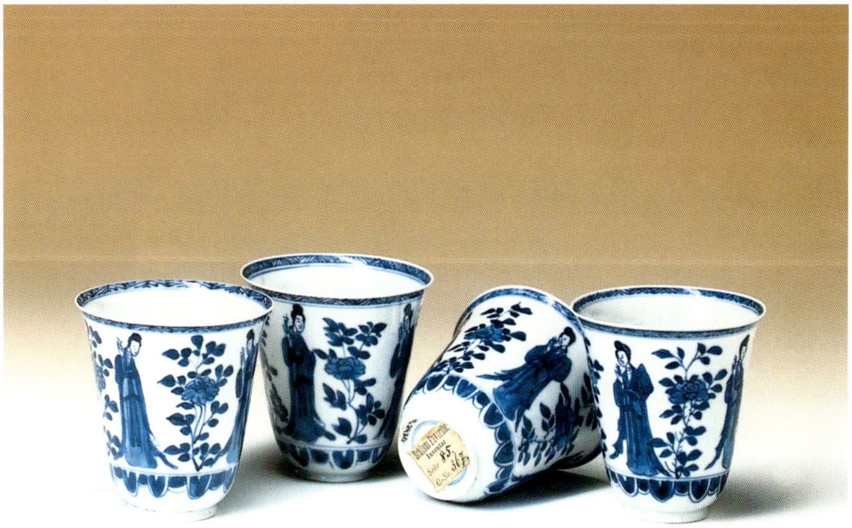

Abb. 120 (oben)
Kat. Nr. 89
Abb. 121 (unten)
Kat. Nr. 88

90. DREI BECHER

Abb. 122, 123
Inv. Nr.: G 2939-2941
Qing, Regierungsperiode Kangxi, 1680-1710
H 7,5-8,1; D 8,0-2; DS 2,9-3,2; G 57,8-64,9 g
Porzellan; dünnwandiger, feiner Scherben. Leicht türkisstichige Glasur; G 2939 innen etwas warmtoniger. Unterglasurmalerei außen in leuchtendem, innen kräftigerem Kobaltblau.
Marke: Muschelhorn in Doppelkreis; G 2940: Kranich in Doppelkreis

Beschreibung: Wandung über geradem Standring in steilem Karnies hoch zur leicht ausgestellten Lippe aufsteigend. Umlaufende Bemalung der äußeren Wandung, unten von einem Lotosblattfries, oben von einer Doppelkreislinie und gegen den Uhrzeigersinn wachsenden Blätterstab begrenzt. Dazwischen flankiert von Büschen ein auf einer Terrasse stehendes Haus mit Schiebetüren und rauchendem Schornstein. Auf der plattierten Terrasse eine schraffierte Stelle. Die Rückseite zeigt eine riesige Nelkenstaude mit drei Blüten, welche aus einer nach unten zeigenden riesigen Blüte erwächst. Das ganze von zwei Vögeln (vgl. Kat. Nr. 12) flankiert. Im Fond des Bechers Päonie, Wandung weiß, darauf gegen den Uhrzeigersinn schwimmende Fische (Karpfen und Wels?). Unter dem Rand Doppelkreislinie und gegen den Uhrzeigersinn wachsender Blätterstab.

Erhaltung: An der sehr dünnwandigen Lippe zahlreiche winzige Absplitterungen. Die Außenseite des Standrings sowie die innere Wandung von feinem, vertikal verlaufenden Craquelée überzogen. An G 2939 aufstehende Blase des Scherbens am Standring. Der Standring hier auf der Außenseite entlang der Stoßkante aufgerissen und von transparentem Glasurfluß geheilt.

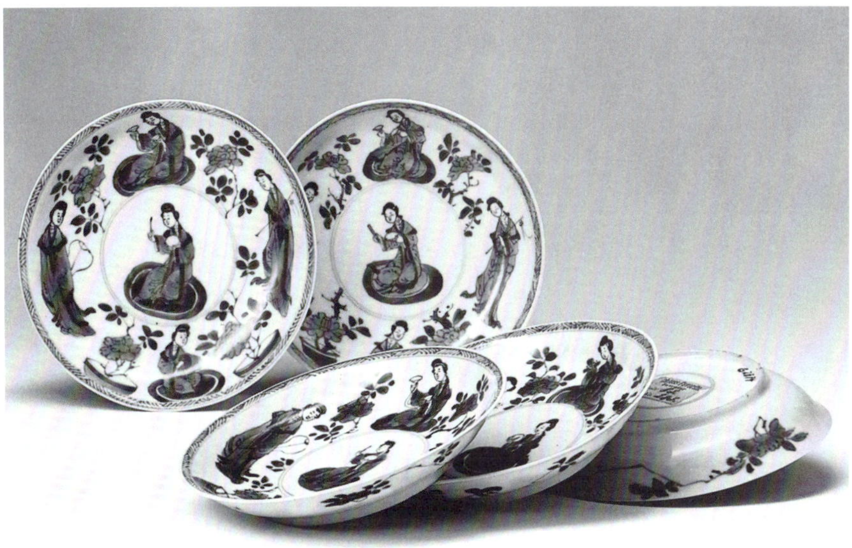

Beschriftungen: Schloss Favorite, Inventar [1893], S. 85, O.-No. 370-372

Geschichte: Inv. Fav. 1893, S. 85, Nr. 370-372, I. Stock, Raum 14, Staatsküche; Eintrag: „370/72: Von Porzellan, weiß & blau, 3 desgleichen [Becher], innen mit Fischen bemalt à 25 Pf = -,75 M."

Bemerkung: Zur Stelenikonographie siehe Kat. Ausst. New York 1995, Kat. Nr. 47.

Bezug: In Arnstadt, Schloßmuseum vier passende Unterschalen, Inv. Nr. P/O 920-921, 921 a-b (sowie zwei niedrigere Koppchen mit dem gleichen Motiv auf der Außenwandung, Inv. Nr. P/O 918-919). Eine Unterschale in: Donhoff 1984, S. 34. Vgl. auch fünf etwas kleinere Unterschalen im Topkapi Saray Museum, Istanbul: Kat. Mus. Istanbul 1986, Kat. Nr. 2374.

91. PAAR KOPPCHEN

Abb. 125
Inv. Nr.: G 3471, 3472
Qing, Regierungsperiode Kangxi, 1662-1722
H 3,6-7; D 6,3-7; DS 2,7; G 24,7-26,3 g
Porzellan; dünnwandiger glatter Scherben. Hellgrau-türkisstichige Glasur mit Neigung zu Bläschenschleiern. Malerei in tintigem partiell graustichigem Unterglasurblau.

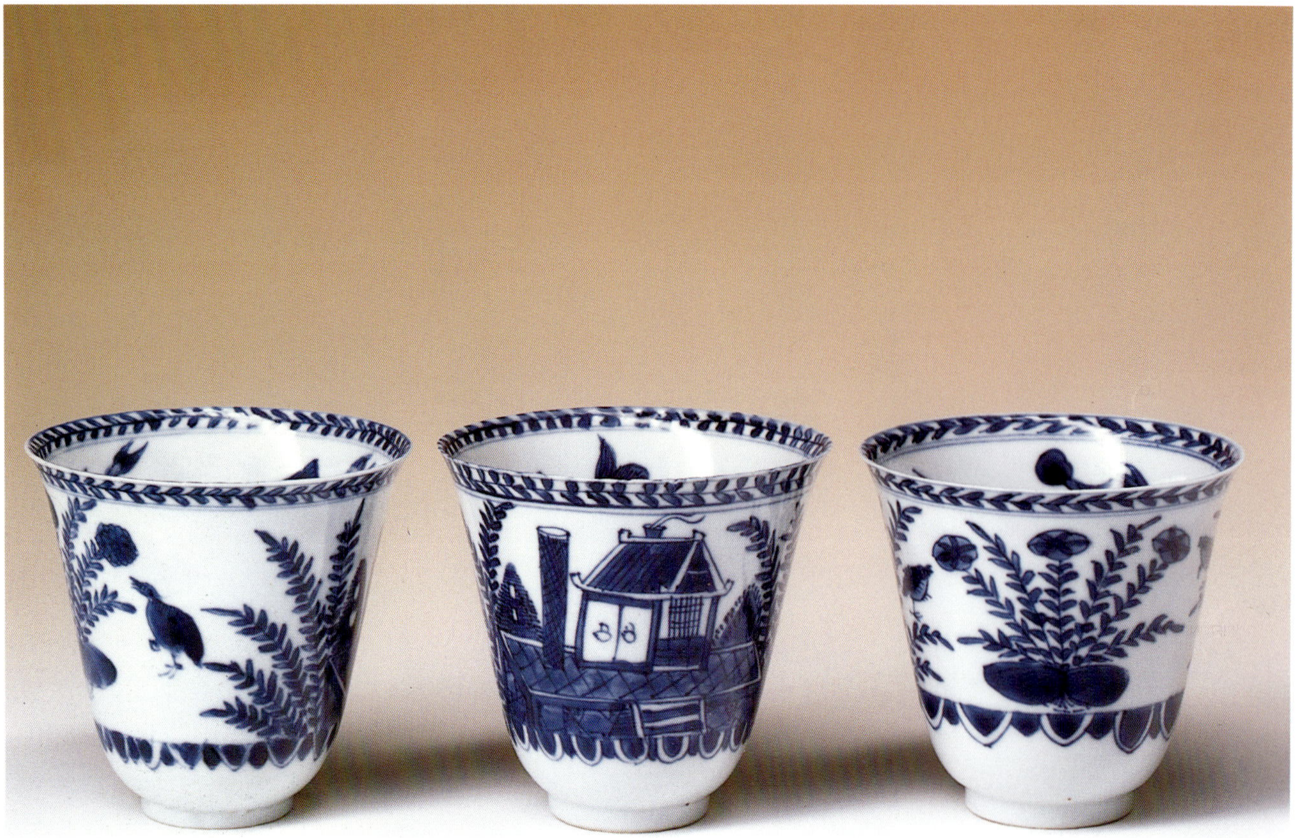

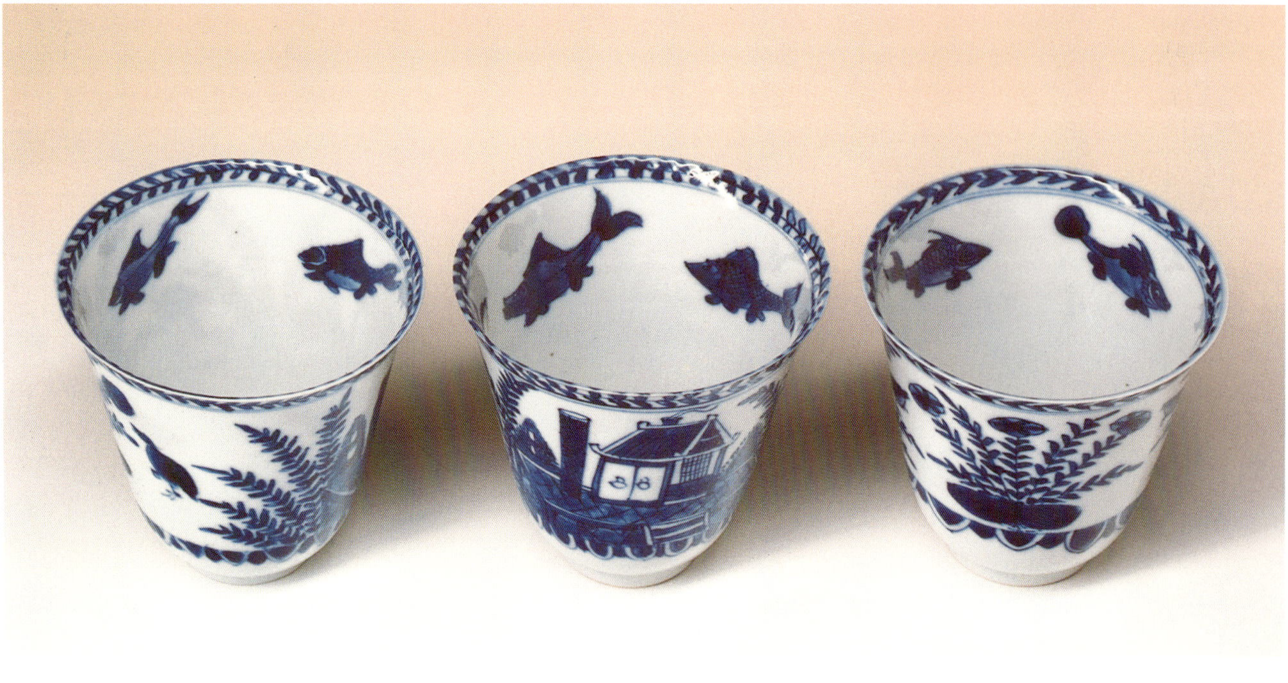

Abb. 122, 123
Kat. Nr. 90

BESCHREIBUNG: Runde Form über geradem, niedrigen Standring. Wandung karniesförmig zur leicht ausgestellten Lippe aufgehend. Um den Standring Kreislinie, auf der Wandung Landschaft mit vier Personen. Rechts vor einem Zaun stehen zwei Männer mit Hüten, von denen der kleinere einen Schirm/Baldachin trägt. Ihnen gegenüber auf einer Wolke eine stehende Frau mit Kind auf dem Arm (Chang E oder Guanyin mit Longnü?). Darüber scheint der Mond. Der obere Rand von Kreislinie markiert. Lippe weiß. In kreisförmig markiertem Fond isoliert stehender Glückspilz. Wandung undekoriert bis auf den Wellenfries unter dem Rand.

ERHALTUNG: Im Fond eingebrannter Befall. Um den Standring Bläschenschleier. Vor der Bemalung entlang dem Standring von G 3472 entstandener Riß von Glasur völlig geschlossen. Dasselbe Koppchen in elf Scherben zerbrochen, gekittet.

BESCHRIFTUNGEN: Schloss Favorite, Inventar [1893], S. 87, O.-No. 454, 460

GESCHICHTE: Inv. Fav. 1893, S. 87, Nr. 454, 460, I. Stock, Raum 14, Staatsküche; Eintrag: „448/464: Von Porzellan, weiß & blau, 17 verschiedene Schalen desgleichen [groß und klein], à 10 Pf = 1,70 M."

92. SATZ VON FÜNF MONTIERTEN FUSSSCHALEN

Abb. 124
Inv. Nr.: G 3496-3499, G 7953
Porzellan China; Montierung Niederlande(?)
Qing, Regierungsperiode Kangxi, 1680-1722; Montierung um 1720

Fußschale Typ A
H 5,1; D 11,5, DS 6,5; DFuß 4,3; G 93,7 g (Mont. 26,6 g)
Schale Porzellan; weißer, glatter Scherben. Glasur grau-gelbstichig. Tintiges Unterglasurblau. Der Boden aufgebohrt, messingvergoldeter (18 Kt) Fuß mit einer flachen Schraube montiert. Der Fuß gedreht und in Form gedrückt.
MARKE: Ein Zeichen in Zhuanshu-Schrift: fu (Glück), Marke teilweise beschädigt (an G 7953 nicht erhalten)

BESCHREIBUNG: Unterschale auf schlichtem Metallfuß, Schale in runder Form über konischem Standring, gerippte Wandung in flacher Parabel aufsteigend. Außen je zwei gegenüberliegende kostbare Dinge (Juwel, Bildrolle). Innen über Spiegel und Wandung gleichermaßen Symbole der hundert Altertümer: eine große Vase (huaping) mit Pfauenfedern (ling) und Ast. Dahinter Bronzetopf, Bücher (shu) und Bildrollen (fu), daneben die Rhinozeroshorn-Becher (xijue) und drei weitere Symbole. Unter dem Rand Doppellinie.

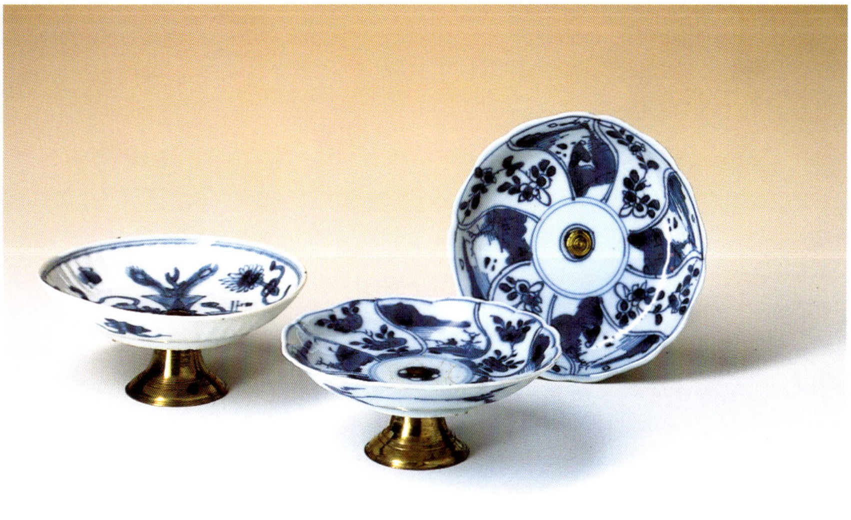

ERHALTUNG: Schale im Brand leicht verzogen. Am Standring Brennsandspuren und zahlreiche kleine Ausbrüche. Nadelstichig. Zahlreiche kleine Fehlstellen der Vergoldung. G 7953 nur fragmentarisch überliefert, Schale in zahlreiche Scherben zerbrochen (davon 6 erhalten). Fuß fehlt.

BESCHRIFTUNGEN: Schloss Favorite, Inventar [1893], S.83, O.-No. 209, 210

GESCHICHTE: Inv. Fav. 1893, S. 83, Nr. 209, 210, I. Stock, Raum 14, Staatsküche; Eintrag: „207/11: Von Porzellan, weiß & blau, 5 Zuckerschälchen, m. Messingfuß à 80 Pf = 4,- M."; Inv. Fav. 1855, S. 56, Nr. 60; Inv. Fav. 1833, fol. 46r; Inv. Fav. 1820, S. 97; Inv. Fav. 1817, S. 28; Inv. Fav. 1803, S. 119; Inv. Fav. 1772, fol. 83r; Inv. Fav. 1762, fol. 6v, Kasten 3.

BEMERKUNG: Die Fußschale G 7953 in mehrere Teile zerbrochen. Fragmente hiervon finden sich am Kaminschirm Kat. Nr. 44C zu einer Plakette verarbeitet.

Fußschale Typ B
H 4,8-5,2; D 11,3-5; DS 5,6; DFuß 4,3; G 91,0-92,6 g (Mont. 17,5-26,9 g)
Schale Porzellan; weißer Scherben mit kleineren Massefehlern. Glasur leicht türkisstichig. Kräftiges, aber stellenweise verlaufenes Unterglasurblau. Der Boden aufgebohrt, messingvergoldeter (18 Kt) Fuß mit einer flachen Schraube montiert. Der Fuß gedreht und in Form gedrückt.
MARKE: G 3498: Zeichen, durchbohrt, unleserlich

BESCHREIBUNG: Über dem niedrigen Standring Wandung in flachem Karnies aufsteigend. Lippe leicht ausgezogen. Die Wandung in Form einer linksdrehenden achtblättrigen Blüte gedrückt, der Rand der Blattform fol-

Abb. 124 (oben)
Kat. Nr. 92
Abb. 125 (unten)
Kat. Nr. 91

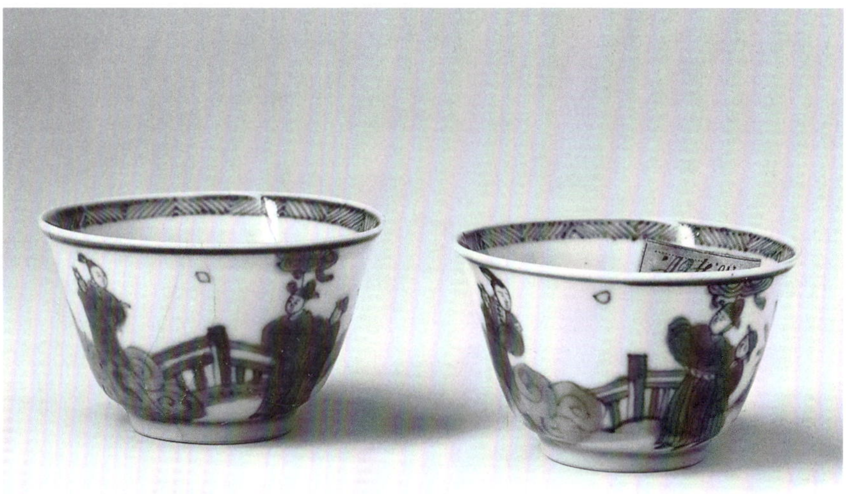

gend geschweift (sog. Magnolienform). Malerei der Unterseite: zwei Bambuszweige. Im Spiegel Doppelkreis mit sechsblättriger Blüte. Von dort ausgehend, den gedrückten Blättern folgend, je ein Feld von Blütenzweigen und Landschaftsszenen an einem nächtlichen See.

Erhaltung: Zahlreiche kleine Fehlstellen der Vergoldung. Nadelstichig, vor allem auf dem Boden. Bei G 3498 auf der Unterseite um den Standring Masse löcherig und transparent mit Glasur gefüllt sowie Brennsandreste am Standring.

Beschriftungen: Schloss Favorite, Inventar [1893], S. 83, O.-No. 207, 208, 211

Geschichte: Inv. Fav. 1893, S. 83, Nr. 207, 208, 211, I. Stock, Raum 14, Staatsküche; Eintrag: „207/11: Von Porzellan, weiß & blau, 5 Zuckerschälchen, m. Messingfuß à 80 Pf = 4,- M."; Inv. Fav. 1855, S. 56, Nr. 60; Inv. Fav. 1833, fol. 46r; Inv. Fav. 1820, S. 97; Inv. Fav. 1817, S. 28; Inv. Fav. 1803, S. 119; Inv. Fav. 1772, fol. 83r; Inv. Fav. 1762, fol. 6v, Kasten 3

Bemerkung: G 3499 verschollen. Auftrag und Farbe der Glasur sehr ähnlich der Gruppe von Tellern und Koppchen mit den Blütendreiecken Kat. Nr. 94.

Bezug: Typ A: Vgl. die Unterschale in Dresden, Porzellansammlung, Inv. Nr. PO 7332b mit zugehörigem Koppchen; diese als N: 262^^^ im Inv. 1721, S. 431. Typ B: Vgl. die Gruppe von fünf Unterschälchen in Dresden, Porzellansammlung, Inv. Nr. PO 860-861, PO 7313b, 7314b, 7315. Diese mit etwas größerer Blume im Spiegel. Zugehörig zwei Koppchen PO 7313a, 7314a. (Die ganze Gruppe als N: 708^^^ im Inventar von 1779, Bd. V, fol. 91.) Zur Montierung: In Dresden, Porzellansammlung existiert eine (Rest-)Gruppe von über 20 solcher Fußschalen. Diese jedoch mit verschieden großen Füßen (ca. 26-27g oder ca. 46-47g schwer). Keiner der dort verwendeten Teller mit denen in der Favorite vergleichbar. Inv. Nr. PO 2572 als N: 214^^^ bereits im Inventar von 1721, S. 468/469 nachgewiesen. – Fußschale mit gleichem Fuß (jedoch völlig anderem Tellerdekor) in Arnstadt, Schloßmuseum, Inv. Nr. P/O 1164.

93. DREI KOPPCHEN MIT UNTERSCHALEN

Abb. 127
Inv. Nr.: G 3409-3411, G 3454-3456
Qing, Regierungsperiode Kangxi, 1680-1722

Koppchen

H 3,4-5, D 6,4-5; DS 2,7-8; G 32,5-37,5 g
Porzellan; weißer Scherben. Chrysanthemenform mit Stäbchen modelliert oder in eine Form gedrückt. Dicke, hellgrau-türkisstichige Glasur mit Neigung zu Transparenz und

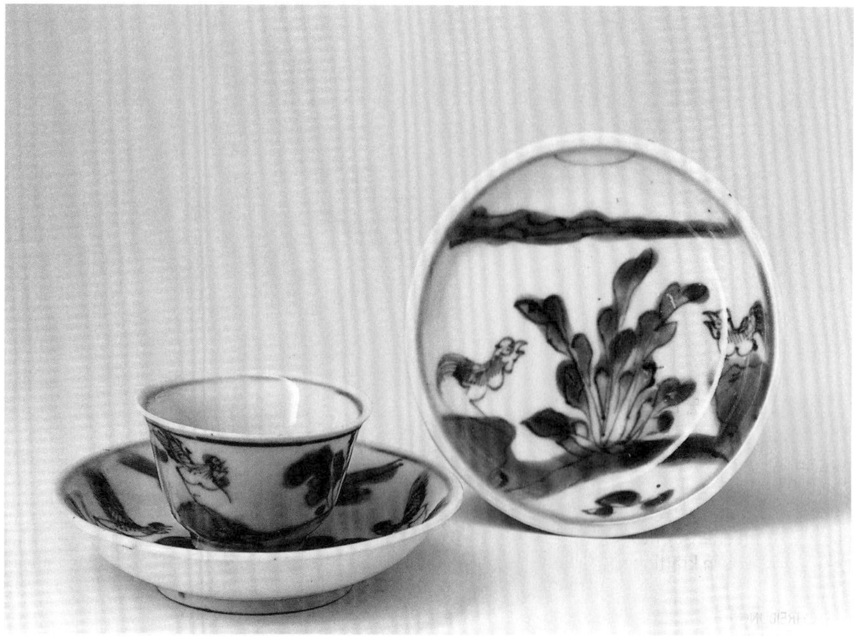

Abb. 126
Kat. Nr. 95

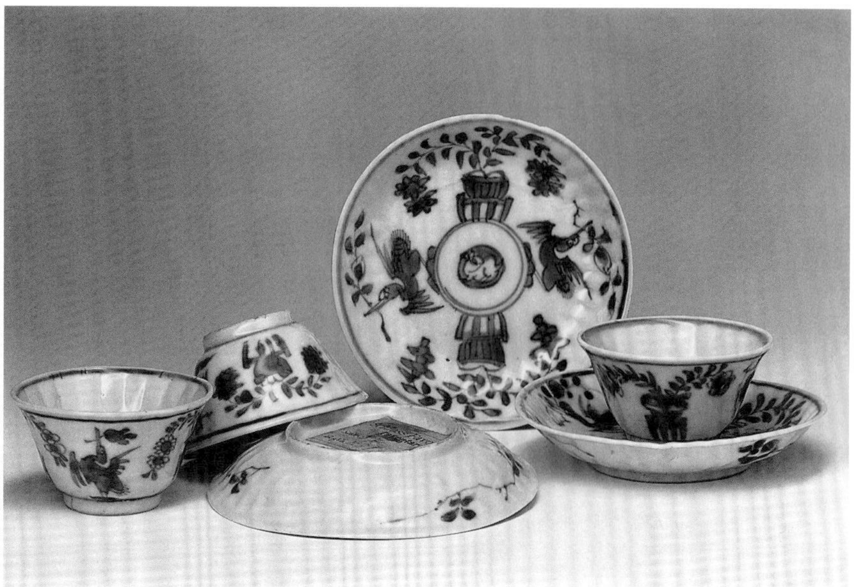

Abb. 127
Kat. Nr. 93

Bläschenbildung. Unterglasurblaue Malerei in dunkel-tintigem Kobaltblau.

Beschreibung: Runde Chrysanthemenform über geradem Standring. Wandung in steilem Karnies zur leicht ausgestellten Lippe aufgehend. Die Wandung zweireihig in Form einer Chrysanthemenblüte von außen nach innen gedrückt (innen 22, außen 23, G 3411 23:24 Blätter). Über dem Standring und unter dem Rand einfache Kreislinie. Auf der Wandung sich gegenüberliegend zwei Tischchen mit Pflanzenkübeln und zwei Kraniche auf Felsen stehend, einen Zweig im Schnabel haltend. Der Fond von Doppelkreislinie umgeben, im Zentrum ein sich umwendender Hase. Wandung weiß, die Chrysanthemenblüten-Struktur gut lesbar. Unter dem Rand Kreislinie.

Erhaltung: Sehr unterschiedliche Zustände und vor dem Brand angelegte Fehler in Scherben und Glasur. G 3410: Am Rand kleine, vor der Bemalung entstandene Risse mit Farbe verlaufen. Hier auf der Innenwand zwischen den herausgedrückten Blättern stellenweise Glasurabroller. Fond nadelstichig. Die blaue Linie unter dem Innenrand partiell von Bläschenschleiern getrübt. G 3411: Im Fond schlecht vernarbte kleine Risse des Scherbens. Am Standring auf 3-4 Uhr vor dem Brand entstandene Absplitterung vom Glasurfluß zugelaufen. Malerei mit der Glasur teilweise heruntergelaufen und verwischt. Im Inneren beginnendes, noch großmaschiges Craquelée der Glasur.

BESCHRIFTUNGEN: Schloss Favorite, Inventar [1893], S. 87, O.-No. 451, 458, 462

GESCHICHTE: Inv. Fav. 1893, S. 87, Nr. 451, 458, 462, I. Stock, Raum 14, Staatsküche; Eintrag: „448/464: Von Porzellan, weiß & blau, 17 verschiedene Schalen desgleichen [groß und klein], à 10 Pf = 1,70 M."

Unterschalen
H 2,0-1; D 10,3-5; DS 5,1-2; G 52,6-54,5 g
Porzellan; weißer Scherben. Chrysanthemenform mit Stäbchen gedrückt oder in Formen gepreßt. Dicke, hellgrau-türkisstichige Glasur mit Neigung zu Transparenz und Bläschenbildung, Oberseite warmtoniger; Unterglasurblaue Malerei in kräftigmattem Kobaltblau.

BESCHREIBUNG: Runde Chrysanthemenform über geradem, eingetieften Standring. Wandung in leicht steigendem Karnies zur ausgestellten Lippe aufgehend. Die Wandung in zwei Reihen in Form einer Chrysanthemenblüte von außen nach innen gedrückt (Blätter außen 38, innen 37). Außen zwei gegenüberliegende kleine Zweige. Innen um einen im Fond sitzenden Hasen auf einer Doppelkreislinie jeweils gegenüberliegend Kraniche mit Zweigen im Schnabel und zwei Tischchen mit Blumenkübeln. Unter dem Rand einfache Kreislinie.

ERHALTUNG: Zahlreiche kleine Glasurabroller, Nadelstiche und Absplitterungen.

BESCHRIFTUNGEN: Schloss Favorite, Inventar [1893], S. 87, O.-No. 478, 502. Auf G 3456 O.-No. 487 (Kopierstift auf Möbelzettel) sowie mit Tesafilm angebrachter Kontrollabriß Nr. 02107.

GESCHICHTE: Inv. Fav. 1893, S. 87, Nr. 478, 487, 502, I. Stock, Raum 14, Staatsküche; Eintrag: „465/506 Von Porzellan, weiß & blau: 42 verschiedene Unterplättchen, rund, oval & eckig à 10 Pf = 4,20 M."

94. DREI KOPPCHEN MIT SECHS UNTERSCHALEN

Abb. 128
Inv. Nr.: G 3397-3405
Qing, Regierungsperiode Kangxi, 1680-1720

Koppchen
H 3,8-9; D 6,9-7,0; DS 2,9; G 36,1-37,1 g
Porzellan; weißer, glatter, transparenter Scherben. Grau-türkisstichige, stellenweise etwas opak wirkende Glasur. Malerei in kräftigem Unterglasurblau.

BESCHREIBUNG: Runde Form über geradem Standring. Wandung zunächst flach, dann steil aufgehend. Lippe leicht ausgestellt. Außen drei Dreiecke aus fünfblättrigen Blüten. Diese an der Außenseite blau gefüllt, die inneren weiß belassen. Unter der Lippe blauer Ring. Der Fond begrenzt durch einfache Linie, darin eine Blüte. Unter dem Rand Welle-Fels-Fries von vier Blüten unterbrochen.

ERHALTUNG: Auf dem Boden Reste von Schellack

BESCHRIFTUNGEN: Schloss Favorite, Inventar [1893], S. 84, O.-No. 309, 311, 312

GESCHICHTE: Inv. Fav. 1893, S. 84, Nr. 309, 311, 312, I. Stock, Raum 14, Staatsküche; Eintrag: „309/312: 4 kleine Schälchen, mit dreieckiger, blauer Malerei, à 25 Pf = 1,- M."; Inv. Fav. 1855, S. 57, Nr. 65; Inv. Fav. 1833, fol 46v; Inv. Fav. 1820, S. 98; Inv. Fav. 1817, S. 28; Inv. Fav. 1803, S. 119; Inv. Fav. 1772, fol. 83v

Unterschalen
H 1,8-2,1; D 11,1-4; DS 6,1-3; G 60,8-79,3 g
Porzellan; weißer, glatter, transparenter Scherben. (Grau-)türkisstichige, stellenweise etwas opak wirkende Glasur. Malerei in kräftigem Unterglasurblau.

BESCHREIBUNG: Runde Form auf Standring in flachem Karnies zur ausgestellten Lippe aufgehend. Außen zwei Zweige aufgemalt. Innen um eine zentrale Blüte in drei Richtungen gehender Stern fünfblättriger Blüten. Die äußeren Blüten blau, die innenliegenden weiß belassen. Bei G 3398 eine innere Blüte blau. Unter dem Rand Welle-Fels-Fries geteilt von Blüten.

ERHALTUNG: „Chattermarks", auf Boden und Standring. Am Standring auch Ausbrüche und Nadelstiche. Lippe an G 3397 vor dem Brand stellenweise auf einer Länge von etwa 5 cm abgebrochen. Auf dem Schalenboden sowie im Spiegel Reste von Schellack.

BESCHRIFTUNGEN: Schloss Favorite, Inventar [1893], S. 84, O.-No. 313-318. Zettel auf G 3399 verschollen.

GESCHICHTE: Inv. Fav. 1893, S. 84, Nr. 313-318, I. Stock, Raum 14, Staatsküche; Eintrag: „313/318: Von Porzellan, weiß & blau, 6 Unterplättchen dazu passend [mit dreieckiger, blauer Malerei], à 25 Pf = 1,50 M."; Inv. Fav. 1855, S. 57, Nr. 65/66; Inv. Fav. 1833, fol 46v; Inv. Fav. 1820, S. 98; Inv. Fav. 1817, S. 28; Inv. Fav. 1803, S. 119/120; Inv. Fav. 1772, fol. 83v

BEZUG: Auch in Japan wurde dieser Dekor gepflegt. Vgl. ein entsprechendes Set in Dresden, Porzellansammlung, um Inv. Nr. PO 7623, alle unter der alten Johanneumsnr. N: 240^^^ im Inventar von 1721, S. 426 vermerkt.

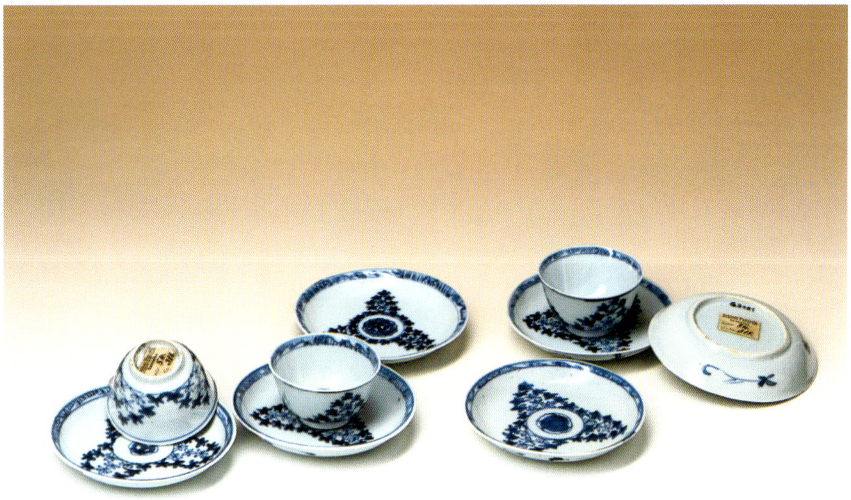

Abb. 128
Kat. Nr. 94

95. KOPPCHEN MIT ZWEI UNTERSCHALEN

Abb. 126
Inv. Nr.: G 3428, 3486, 3487
Qing, Regierungsperiode Kangxi, 1680-1722

Koppchen
H 2,9; D 4,9; DS 2,1; G 17,2 g
Porzellan; dünner, transparenter Scherben. Glatte, blaustichige Glasur. Malerei in kräftigem Unterglasurblau.

BESCHREIBUNG: Runde Glockenform auf niedrigem Standring, Wölbung steil, Lippe ausgestellt. Außen gefaßt von zwei Linien über dem Standring und unter der Lippe nächtliche Szene: zwei Hähne auf Felsen krähen sich über eine lappige Pflanze an. Auf der gegenüberliegenden Seite Wolkenband und angeschnittener Mond. Im Spiegel drei kleine Farbkleckse; die Wandung gefaßt von zwei einfachen Kreisen.

ERHALTUNG: Im Boden „Chattermarks", Standring grob abgedreht. Kleinere Unebenheiten an der Lippe von der Glasur überlaufen.

BESCHRIFTUNGEN: Schloss Favorite, Inventar [1893], S. 87, O.-No. 463

GESCHICHTE: Inv. Fav. 1893, S. 87, Nr. 463, I. Stock, Raum 14, Staatsküche; Eintrag: „448/464: Von Porzellan, weiß & blau, 17 verschiedene Schalen desgleichen [groß und klein], à 10 Pf = 1,70 M."

Unterschalen
H 1,9; D 8,5-6; DS 3,7-8; G 36,3-42,9 g
Porzellan; massiver und dennoch leicht transparenter Scherben. Dicke, blaustichige Glasur. Malerei in tintigem Unterglasurblau.

BESCHREIBUNG: Runde Form über niedrigem Standring in flachem Bogen ansteigend, Lippe leicht ausgestellt. Außen unbemalt, innen nächtliche Szene: zwei Hähne auf Felsen krähen sich über eine in der Mitte wachsende Pflanze mit lappigen Blättern an, darüber Wolkenband und angeschnittener Mond. Gefaßt von einfacher Linie unter der Lippe.

ERHALTUNG: Leicht nadelstichig. Auf der Unterseite von G 3487 weitgehend mit Glasur zugelaufener Trocknungsriß.

BESCHRIFTUNGEN: Schloss Favorite, Inventar [1893], S. 87, O.-No. 491, 493

GESCHICHTE: Inv. Fav. 1893, S. 87, Nr. 491, 493, I. Stock, Raum 14, Staatsküche; Eintrag: „465/506 Von Porzellan, weiß & blau: 42 verschiedene Unterplättchen, rund, oval & eckig à 10 Pf = 4,20 M."

96. FÜNF UNTERSCHALEN

Abb. 130
Inv. Nr.: G 3449-3453
Qing, Regierungsperiode Kangxi, 1680-1722
H 2,1-2; D 10,3-5; DS 5,1-4; G 43,9-54,1 g
Porzellan; glatter, weißer Scherben. Dicke, türkisstichige Glasur mit Neigung zu Transparenz und Bläschenbildung. Unterglasurblaue Malerei in unterschiedlich intensivem Kobaltblau.

BESCHREIBUNG: Niedriger, durch Glasurfluß konisch wirkender Standring. Wandung in flachem Karnies zur ausgestellten Lippe aufgehend. Außen zwei flüchtig, aber treffend gemalte Bambuszweige. Innen über die ganze Fläche gehendes Motiv zweier Hähne, die einander vor einem Zaun mit hochgeschossenen Blumen begegnen. Unter der Lippe Wellenfries.

ERHALTUNG: Zahlreiche Sprünge und Absplitterungen an Standring und Wandung. Durchgehend nadelstichig.

BESCHRIFTUNGEN: Schloss Favorite, Inventar [1893], S. 87, O.-No. 472, 473, 475, 500, 501

GESCHICHTE: Inv. Fav. 1893, S. 87, Nr. 472, 473, 475, 500, 501, I. Stock, Raum 14, Staatsküche; Eintrag: „465/506 Von Porzellan, weiß & blau: 42 verschiedene Unterplättchen, rund, oval & eckig à 10 Pf = 4,20 M."

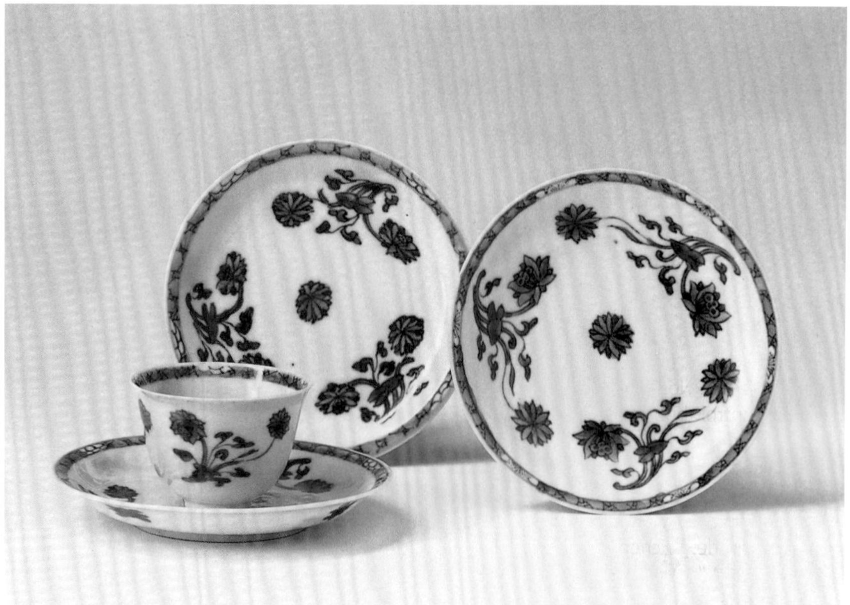

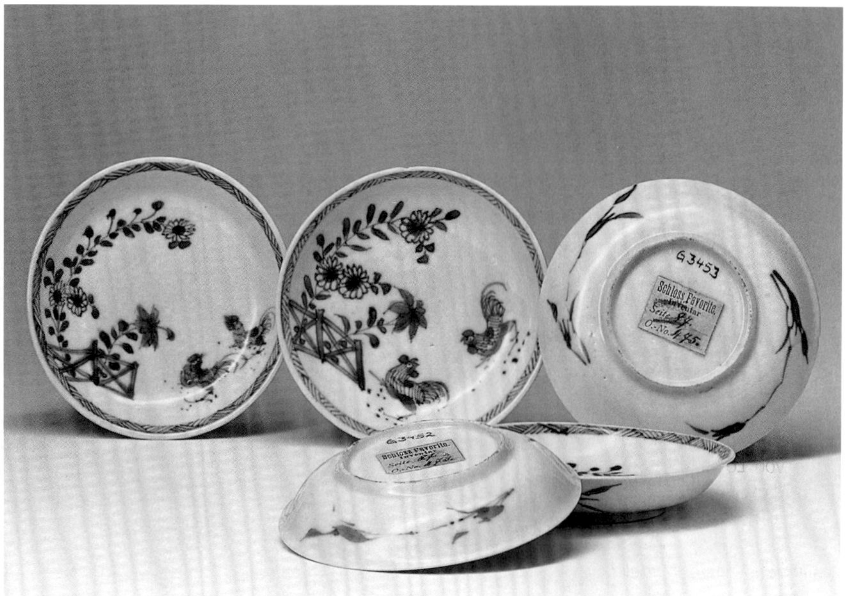

Abb. 129
Kat. Nr. 97
Abb. 130
Kat. Nr. 96

97. KOPPCHEN MIT DREI UNTERSCHALEN

Abb. 129
Inv. Nr.: G 3412-3414, 3427
Qing, Regierungsperiode Kangxi, 1680-1700

Koppchen
H 3,4; D 5,1; DS 1,7; G 16,2 g
Porzellan; glatter, weißer, transparenter

Scherben. Kaltweiße Glasur, innen leichter Gelbstich. Malerei in kräftigem Unterglasurblau.
MARKE: Zeichen in Doppekreis: lu ([Beamten-] Gehalt)

BESCHREIBUNG: Runde Glockenform über winzigem Standring. Wandung steil aufsteigend, zur Lippe leicht ausgestellt. Außen drei Gebinde von Lotos und Chrysanthemen. Innen auf dem Boden kleine Chrysantheme. Unter der Lippe Eisfries.

BESCHRIFTUNGEN: Schloss Favorite, Inventar [1893], S. 87, O.-No. 461. Mit Tesafilm angebrachter Kontrollabriß Nr. 03737.

GESCHICHTE: Inv. Fav. 1893, S. 87, Nr. 461, I. Stock, Raum 14, Staatsküche; Eintrag: „448/464: Von Porzellan, weiß & blau, 17 verschiedene Schalen desgleichen [groß und klein], à 10 Pf = 1,70 M."

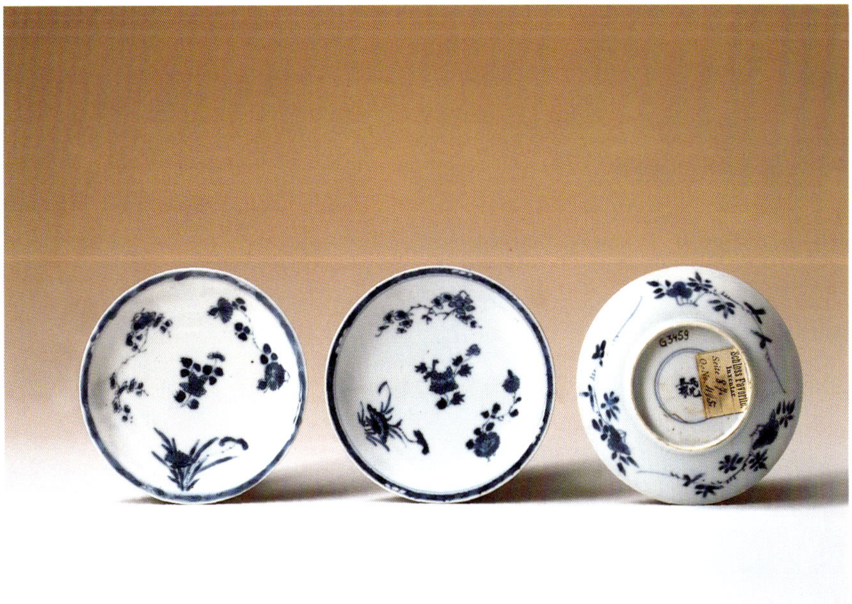

Abb. 131
Kat. Nr. 98

Unterschalen
H 1,5; D 9,4-5; DS 4,7-5,1; G 26,5-30,0 g
Porzellan; glatter, weißer, transparenter Scherben. Kaltweiße Glasur mit leichtem Gelbstich, unterglasurblaue Malerei außen sehr dunkel verlaufen, innen kräftig differenziert.
MARKE: Zeichen in Doppelkreis: lu ([Beamten-] Gehalt)

BESCHREIBUNG: Runde Form über niedrigem Standring. Wandung in flach aufsteigendem Karnies, Lippe leicht ausgezogen. Außen drei Kostbarkeiten und buddhistische Zeichen: Juwel (Spiegel), Gemälde, Artemisiablatt, Muschel. Im Spiegel kleine Chrysantheme, von der Wandung her zum Spiegel drei Blumengebinde von Lotos und Chrysanthemen. Unter der Lippe durch sechs Pflaumen(?)blüten unterbrochener Eisfries.

ERHALTUNG: Wenige Nadelstiche, intakt.

BESCHRIFTUNGEN: Schloss Favorite, Inventar [1893], S. 87, O.-No. 490, 492, 494

GESCHICHTE: Inv. Fav. 1893, S. 87, Nr. 490, 492, 494, I. Stock, Raum 14, Staatsküche; Eintrag: „465/506 Von Porzellan, weiß & blau: 42 verschiedene Unterplättchen, rund, oval & eckig à 10 Pf = 4,20 M."

BEZUG: Vgl. die Teller Kat. Nr. 98 mit variiertem Muster.

98. DREI UNTERSCHÄLCHEN

Abb. 131
Inv. Nr.: G 3457-3459
Qing, Regierungsperiode Kangxi, 1680-1700
H 1,6-7; D 9,8-10,0; DS 5,0-1; G 31,6-40,1 g
Porzellan; weißer dünnwandiger Scherben. Glatte, hellgrau-elfenbeinstichige Glasur. Malerei in gräulich-tintigem Unterglasurblau.
MARKE: Vier Zeichen in Doppelkreis: Chenghua nian zhi (Während der Regierung Chenghua gefertigt)

BESCHREIBUNG: Runde Form über geradem Standring, Wandung in flachem Karnies zur ausgestellten Lippe aufgehend. Außen drei aufgemalte Zweige: Pfirsich, Päonie, Rose(?). Im Spiegel um eine zentrale Päonie drei weitere Blüten: Chrysantheme, Lotos und Pflaume. Unter der Lippe vier Blüten auf verwaschenem Eisfries.

ERHALTUNG: Leicht nadelstichig

BESCHRIFTUNGEN: Schloss Favorite, Inventar [1893], S. 87, O.-No. 495-497

GESCHICHTE: Inv. Fav. 1893, S. 87, Nr. 495-497, I. Stock, Raum 14, Staatsküche; Eintrag: „465/506 Von Porzellan, weiß & blau: 42 verschiedene Unterplättchen, rund, oval & eckig à 10 Pf = 4,20 M."

BEMERKUNG: Scherben stellenweise so dünn, daß die Malerei auf der anderen Seite Schatten wirft.

BEZUG: Vgl. die Teller G 3412-3414 mit variiertem Muster. Vgl. auch die beiden Teller in Istanbul, Topkapi Saray Museum: Kat. Mus. Istanbul 1986, Bd. III, Kat. Nr. 2367 (beide mit jeweils anderen Randmustern.)

99. KOPPCHEN MIT ZWEI UNTERSCHALEN

Abb. 133
Inv. Nr.: G 2408, 3447, 3484
Qing, ca. 1680-1740

Koppchen
H 4,8; D 8,7; DS 3,5; G 65,5 g
Porzellan; feiner, transparenter Scherben. Hellgrau-türkisstichige Glasur mit Neigung zu feiner Bläschenbildung. Bemalung in leicht violettstichigem Unterglasurblau, brauner Rand.
MARKE: Lingzhi-Pilz in Doppelkreis

BESCHREIBUNG: Gerader, eingetiefter Standring. Steil aufsteigende Wandung zur Lippe in kaum wahrnehmbarer Karniesform auslaufend. Auf dem Standring umlaufende Doppelkreislinie. Darüber Ruyifries und drei verschiedene Blütenzweige auf weißem Grund. Unter dem braunglasierten Rand blaugrundiger Stoffmusterfries von Blüten in achteckiger Felderung. Im Fond Blume von feinem Doppelkreis umgeben; unter der braunglasierten Lippe leichte Doppellinie.

ERHALTUNG: Kleiner Riß, kleine Glasurblase. Innenseite nadelstichig.

BESCHRIFTUNGEN: Schloss Favorite, Inventar [1893], S. 87, O.-No. 457

GESCHICHTE: Inv. Fav. 1893, S. 87, Nr. 457, I. Stock, Raum 14, Staatsküche; Eintrag: „448/464: Von Porzellan, weiß & blau, 17 verschiedene Schalen desgleichen [groß und klein], à 10 Pf = 1,70 M."

Unterschalen
H 2,5-6; D 13,4-5; DS 7,2-7; G 88,7-90,7 g
Porzellan; feiner, transparenter Scherben. Hellgrau-türkisstichige Glasur mit Neigung zu feiner Bläschenbildung. Bemalung in leicht

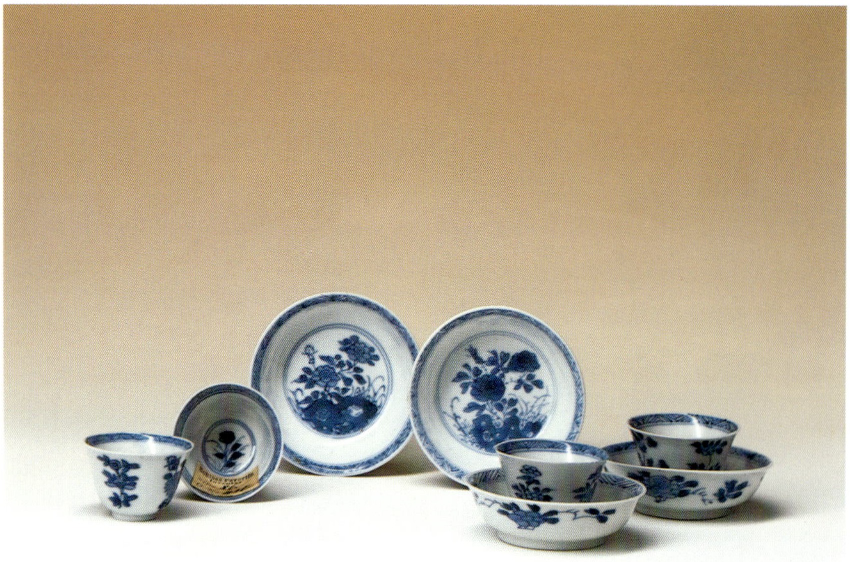

ERHALTUNG: Schalenkörper im Brand leicht verzogen. Glasur mit Orangenhaut. Feine Glasurrisse und Nadelstiche im Spiegel. Auf der Wandung um den Standring starke Kratzspuren.

BESCHRIFTUNGEN: G 2408: Schloss Favorite, Inventar [1893], S. 87, O.-No. 476 (Zettel verschollen). G 3447: Inventarzettel Favorite von 1855 (oval gerippt) unleserlich; 1893, Schloss Favorite, Inventar, S. 87, O.-No. 479

GESCHICHTE: Inv. Fav. 1893, S. 87, Nr. 476, 479, I. Stock, Raum 14, Staatsküche; Eintrag: „465/506 Von Porzellan, weiß & blau: 42 verschiedene Unterplättchen, rund, oval & eckig à 10 Pf = 4,20 M."

BEZUG: Vgl. das Koppchen (ohne Unterschalen) in Istanbul, Topkapi Saray Museum, Inv. Nr. TKS 15/4278: Kat. Mus. Istanbul 1986, Bd. III, Kat. Nr. 2346 (hier der Fond ohne Blume).

100. VIER KOPPCHEN MIT UNTERSCHALEN

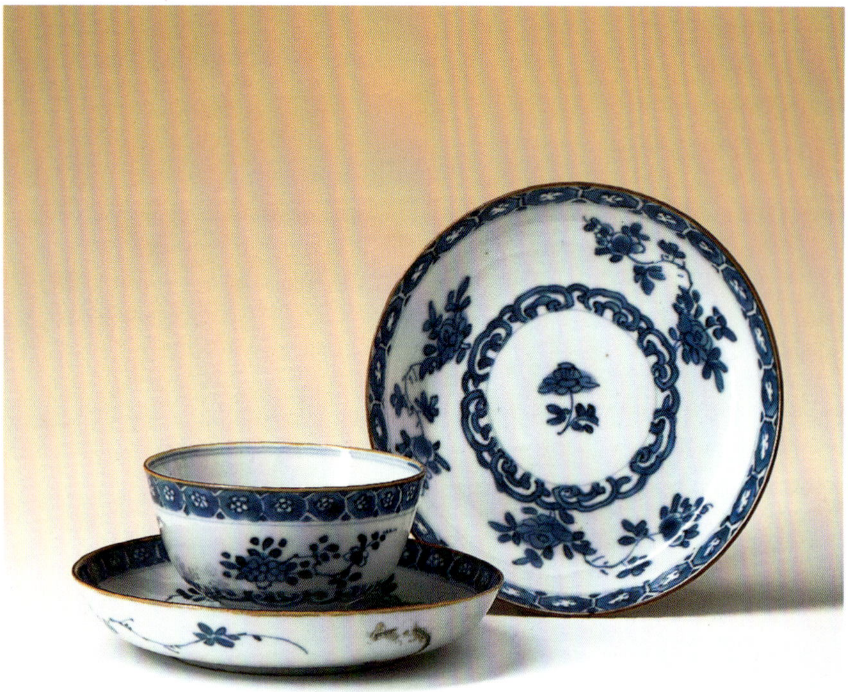

Abb. 132 (oben)
Kart. Nr. 100
Abb. 133 (unten)
Kat. Nr. 99
Abb. 134 (gegenüberliegende Seite)
Kat. Nr. 101

violettstichigem Unterglasurblau. Brauner Rand.
MARKE: Lingzhi-Pilz in Doppelkreis

BESCHREIBUNG: Leicht konischer Standring, Wandung in einfacher Kehlung aufsteigend. Außen zwei Pfirsichzweige. Innen im Spiegel eine Päonie umgeben von einem Ruyifries. In der aufsteigenden Wandung drei verschiedene Blütenzweige. Unter dem braunglasierten Rand blaugrundiger Stoffmusterfries von Blüten in achteckiger Felderung.

Abb. 132
Inv. Nr.: G 3025-3026, 3389-3391, 3394-3396
Qing, Regierungsperiode Kangxi, um 1680-1722

Koppchen
H 2,6-7; D 4,1-3; DS 14-,5; G 7,2-8,5 g
Porzellan; glatter, weißer, transparenter Scherben. Gleichmäßige grau-gelbstichige Glasur. Malerei in hellem Unterglasurblau.
MARKE: Zeichen in Doppelkreis: fu (Glück)

BESCHREIBUNG: Über winzigem Standring steil aufgeführte Glockenform. Außen vier verschiedene Pflanzen (Chrysantheme, Lotos, Päonie, u.a.), im Fond Blume in Doppelkreis, unter dem Rand einfache Linie und Wellenfries.

ERHALTUNG: Gelegentlich kleine Absplitterung der Lippe. Unter den Koppchen Reste von Schellack.

BESCHRIFTUNGEN: Schloss Favorite, Inventar [1893], S.86, O.-No. 413-415, 420

GESCHICHTE: Inv. Fav. 1893, S. 86, Nr. 413-415, 420, I. Stock, Raum 14, Staatsküche; Eintrag: „410/421: Von Porzellan, weiß & blau, ohne Messingbeschläg, 12 verschiedene, ganz kleine Schälchen à 10 Pf = 1,20 M."

BEMERKUNG: Das Porzellan an der Lippe stellenweise so dünn, daß die Malerei auf der Rückseite durchschlägt.

BEZUG: Vgl. in Dresden, Porzellansammlung, Koppchen Inv. Nr. PO 7417a (mit Zeichenmarke), Unterschälchen Inv. Nr. PO 7417b (mit Blumenmarke). Johanneumsnr. N: 719^^^, N: 718^^^.

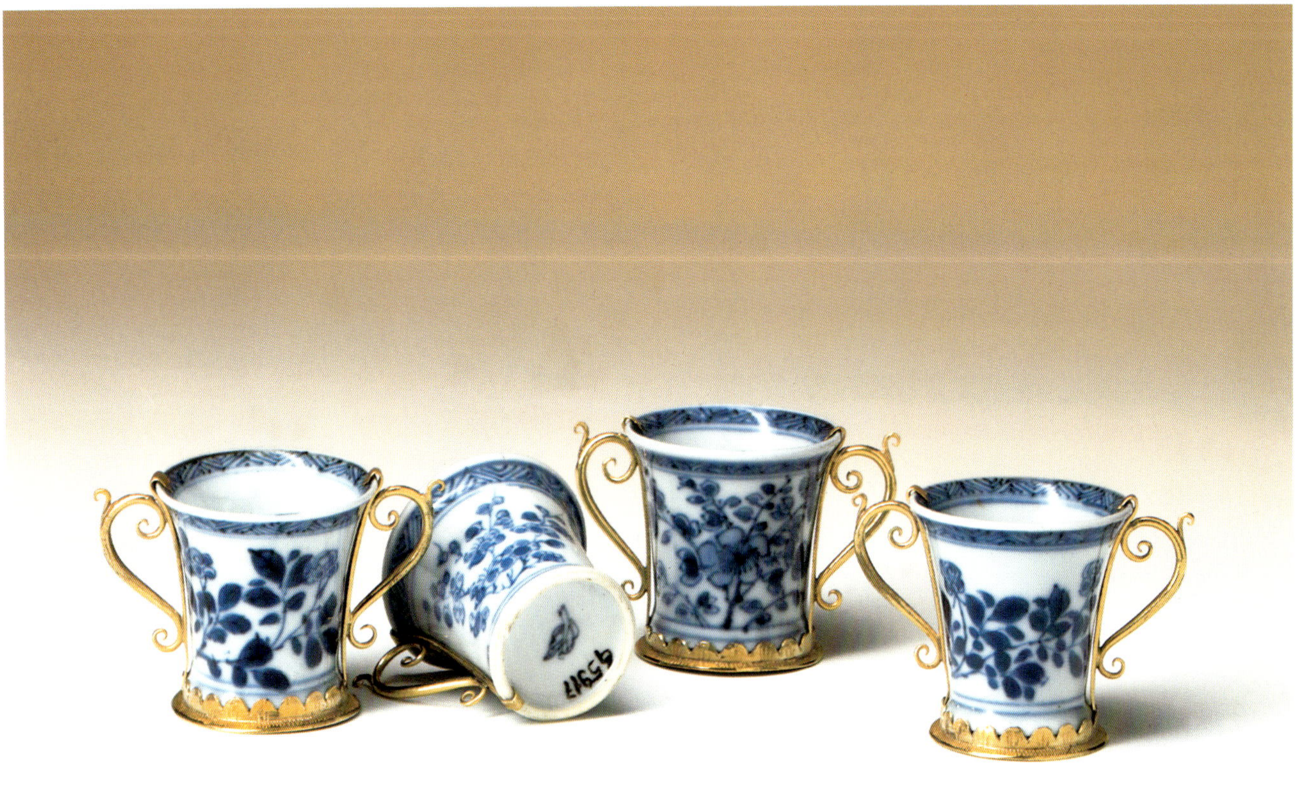

Unterschalen
H 2,0-1; D 6,7-9; DS 3,3-6; G 14,1-17,4 g
Porzellan; glatter, weißer, transparenter Scherben. Gleichmäßige leicht blaustichige Glasur. Helles Unterglasurblau.
Marke: G 3394, 3395: Zeichen in Doppelkreis: fu (Glück). G 3025, 3396: Blume in Doppelkreis

Beschreibung: Runde Form über geradem Standring, Wandung in steilem Karnies, Lippe ausgestellt. Außen drei Blütenzweige. In dem von Doppelkreis gefaßten Spiegel Fels mit blühender Rose. Unter der Lippe Wellenfries.

Erhaltung: An G 3025 2 cm langer Sprung auf 10 Uhr. Auf den Schalenböden Reste von Schellack.

Beschriftungen: Rest des Inventarzettels von 1893, S. 86 (unleserlich), O.-No. 422-424, 427

Geschichte: Inv. Fav. 1893, S. 86, Nr. 422-424, 427, I. Stock, Raum 14, Staatsküche; Eintrag: „422/430: Von Porzellan, weiß & blau, ohne Messingbeschläg, 9 desgleichen [verschiedene, ganz kleine] Unterplättchen, à 10 Pf = -,90 M."

Bezug: Vgl. in Dresden, Porzellansammlung, Unterschälchen Inv. Nr. PO 7417b (mit Blumenmarke) sowie Koppchen PO 7417a (mit Zeichenmarke). Johanneumsnr. N: 718^^^, N: 719^^^. Vgl. das Schälchen in Schloß Arnstadt, Puppenstadt „Mon Plaisir", Inv. Nr. 9-78/13. Abb. in: Roselt 1959, hier S. 356, Abb. 3 (auf dem Tisch unter dem Spiegel).

101. VIER BECHER, MONTIERT

Abb. 134
Inv. Nr.: G 3005-3007, 5917
Porzellan China; Montierung europäisch.
Qing, Regierungsperiode Kangxi, 1680-1710
G 3005-3007: Hmax 4,4-5; Bmax 6,5-8; DM 4,3-4; DFuß 3,5-8; G 32,4 g, 35,4 g, 30,7 g (Mont. 7,3 g, 8,7 g, 8,1 g)
G 5917: H 4,0; Bmax 5,6; DS 2,8; DM 4,4; G 24,4 g (Mont. 2,0 g)
Porzellan; weißer, feiner Scherben. Cremefarben-türkisstichige Glasur mit Neigung zu Bläschenschleiern. Malerei in kräftigem Unterglasurblau, unter der Lippe grünstichig.
Montierung aus 20 Kt. vergoldetem Messing.
Marke: Artemisia- oder Palmblatt. Die Montierungen graviert mit den Ziffern „I", „XVI", „XX".

Beschreibung: Sehr schmal abgedrehter Standring mit eingetieftem Boden. Wandung konisch geschweift zur geraden, leicht ausgestellten Lippe aufgehend. Auf der Wandung über Doppelkreislinie zwei Rosenstöcke oder Prunusblütenzweige. Unter dem Rand Wellenfries, der sich auch auf der Innenseite wiederholt. Fond und Innenwandung sonst undekoriert. Die Montierung bestehend aus drei Teilen: Fußring sowie zwei Henkel. Der Fußring aus zwei ausgesägten Blechen zusammengelötet und graviert. Die rankenartig gedrehten Henkel mit einer Spange die Lippe umklammernd.

Erhaltung: Unter der Lippe leichte Bläschenschleier. G 5917 in drei Teile zerbrochen. Zwei Teile erhalten und gekittet, ein drittes ergänzt. Von der Montierung nur ein Henkel erhalten.

Beschriftungen: Schloss Favorite, Inventar [1893], S. 86, O.-No. 385-387 (Zettel Nr. 388 auf G 5917 verschollen)

Geschichte: Inv. Fav. 1893, S. 86, Nr. 385-388, I. Stock, Raum 14, Staatsküche; Eintrag: „385/88: Von Porzellan, weiß & blau, mit Messingbeschläg, 4 kleine Becher, à 30 Pf = 1,20 M."; Inv. Fav. 1855, S. 58, Nr. 79; Inv. Fav. 1833, fol. 47r; Inv. Fav. 1820, S. 99 S. 29; Inv. Fav. 1803, S. 121; Inv. Fav. 1772, fol. 84r; Inv. Fav. 1762, fol. 4v, Kasten 2 – Der eingravierten Ziffer XX bei G 3005 zufolge, könnte es sich ursprünglich um einen Satz von mindestens 20 solcher Becher gehandelt haben. In Favorite aber bis 1762 nur vier Stück nachgewiesen.

Literatur: Kat. Ausst. Karlsruhe 1955, Kat. Nr. 330; Kat. Ausst. Berlin 1973, Kat. Nr. J 23 (mit vertauschter Beschreibung)

Bezug: Vom Typ her gleiche Montierungen an Koppchen aus Blanc de Chine in der Dresdner Porzellansammlung (Donnelly 1969, S. 56, Taf. 5a). Donnelly datiert diese um 1675.

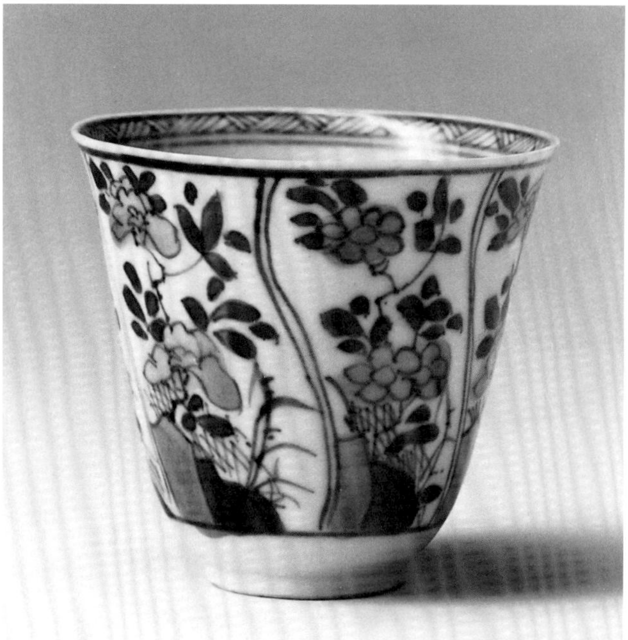

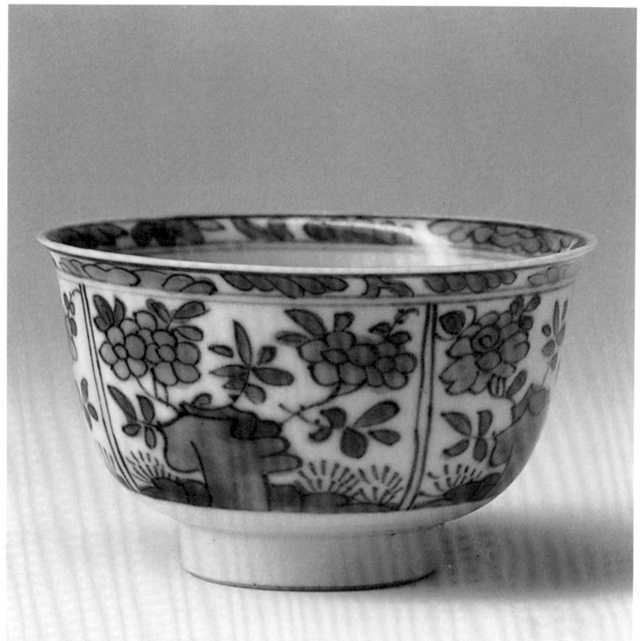

102. PAAR FUSSSCHÄLCHEN

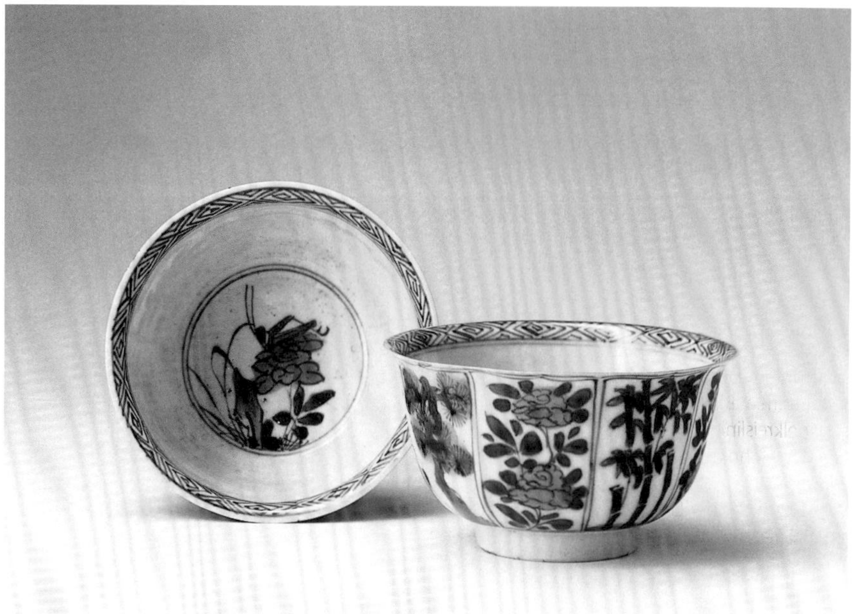

Abb. 110, 139
Inv. Nr.: G 3034, 3035
Qing, Regierungsperiode Kangxi,um 1680-1710
H 6,1; Dmax 7,8-8,1; DS 6,5-8; G 124,5 g, 127,4 g
Porzellan; weißer Scherben. Hellgraue leicht türkisstichige Glasur in dünnem Auftrag. Neigung zu Bläschenschleiern. Malerei in leuchtendem Unterglasurblau.

BESCHREIBUNG: Flaches Schälchen über taillierter Wandung ohne Standring. Unterflächen glasiert. Außen über umlaufender Doppelkreislinie drei Blütenzweige. Zwischen zwei Zweigen auf 5 Uhr kleines Insekt. Unter der Lippe Wellenfries und Doppelkreislinie. Im Fond Blütenzweig umgeben von Kreislinie und Wellenfries. Auf der Lippe Doppelkreislinie.

ERHALTUNG: Absplitterungen an Lippe und Standring. Mottenfraß entlang der Verbindungslinie der Wandung mit dem Schalenkörper. Letzterer rauh und nadelstichig.

BESCHRIFTUNGEN: Schloss Favorite, Inventar [1893], S. 89, O.-No. 569, 570

GESCHICHTE: Inv. Fav. 1893, S. 89, Nr. 569, 570, I. Stock, Raum 14, Staatsküche; Eintrag: „569 /570: Ein Servis von weißem Porzellan, blau bemalt, 2 Salznäpfchen à 50 Pf = 1,- M."; Inv. Fav. 1855, S. 53, Nr. 29,5 (?); Inv. Fav. 1833, S. 31v (?)

BEMERKUNG: Es ist unklar ob die Fußschälchen als Salzschälchen oder als Sockel zur Heraushebung anderer Porzellane gefertigt wurden. Beide Möglichkeiten sind gegeben. Jedenfalls folgt die Form europäischen Vorbildern wie sie gerade bei den silbernen Salieren anzutreffen sind.

103. KOPPCHEN

Abb. 136
Inv. Nr.: G 2923
Qing, Regierungsperiode Kangxi, 1662-90
H 5,2; D 9,1; DS 3,8; G 53,4 g
Porzellan; dünner, glatter Scherben. Hellgraue, türkisstichige Glasur. Tintiges, leicht violettstichiges Unterglasurblau.
MARKE: Lingzhi-Pilz in Doppelkreis

Abb. 135 (oben links)
Kat. Nr. 104
Abb. 136 (oben rechts)
Kat. Nr. 103
Abb. 137 (unten)
Kat. Nr. 105
Abb. 138 (gegenüberliegende Seite oben)
Kat. Nr. 106
Abb. 139 (gegenüberliegende Seite unten)
Kat. Nr. 102

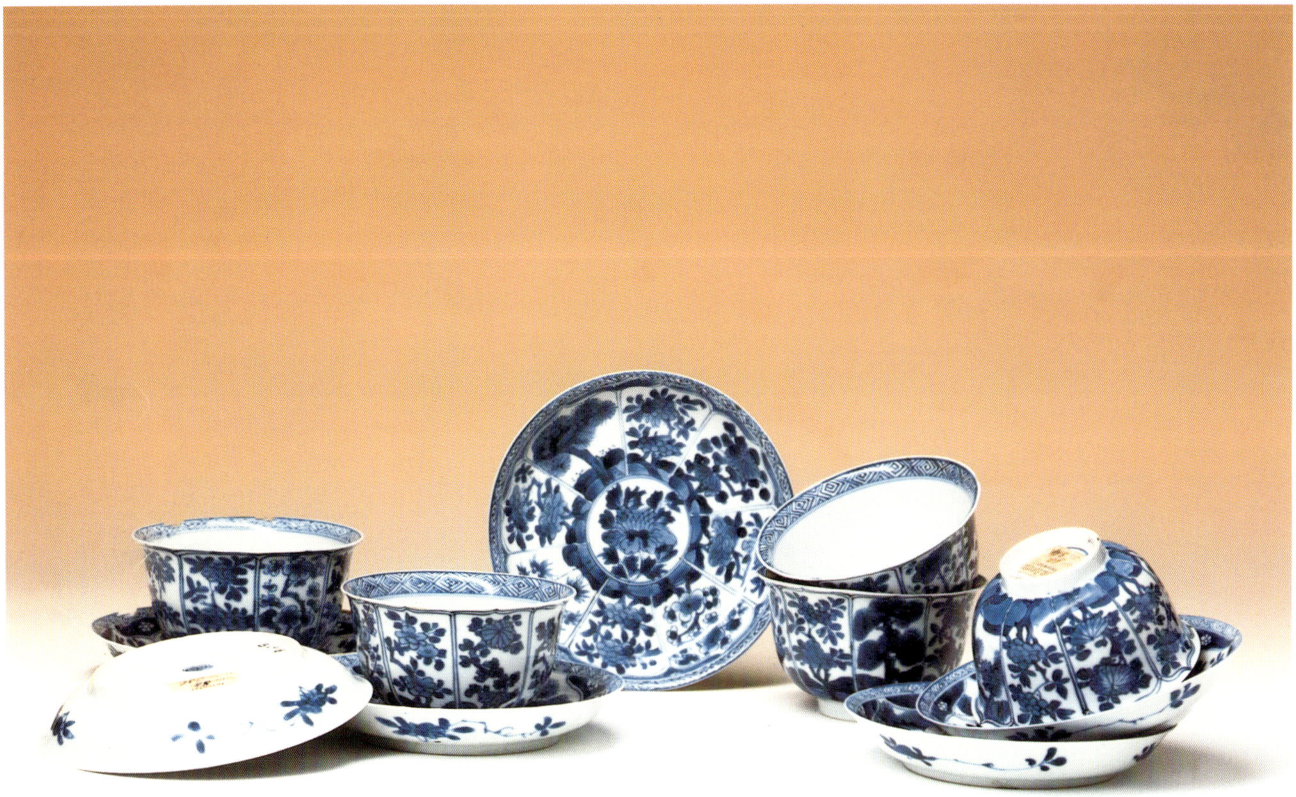

Beschreibung: Über hohem, geraden Standring Wandung in steilem Karnies aufsteigend, Lippe ausgestellt. Außen getrennt von Doppellinien vier Felder mit vier blühenden Bäumchen auf Felsen. Unter der Lippe Fries von angeschnittenen Blüten. Im Fond umgeben von Doppelkreislinie Päonie, unter der Lippe Fries von angeschnittenen Blüten.

Erhaltung: An der Lippe kleiner Ausbruch und zwei Sprünge. Um den Standring stellenweise Glasurabroller. Leicht nadelstichig.

Beschriftungen: Schloss Favorite, Inventar [1893], S. 90, O.-No. 589

Geschichte: Inv. Fav. 1893, S. 90, Nr. 589, I. Stock, Raum 14, Staatsküche; Eintrag: „584/591: Servis von weißem Porzellan, blau bemalt, 8 Schälchen à 40 Pf = 3,20 M."

104. BECHER

Abb. 135
Inv. Nr.: G 3424
Qing, Regierungsperiode Kangxi, 1680-1710
H 6,1; D 6,8; DS 2,6; G 39,7 g
Porzellan; weißer, dünner Scherben. Hellgrautürkisstichige Glasur. Malerei in hell-dunklem Unterglasurblau.
Marke: Lingzhi-Pilz in Doppelkreis

Beschreibung: Hohe, runde Glockenform auf kleinem, geraden Standring. Wandung sehr steil zur ausgestellten Lippe aufsteigend. Außen von geschwungenen Doppellinien getrennte Felder mit verschiedenen Bäumchen auf Felsterrain.

Erhaltung: Am Standring Abschieferung. Absplitterungen der Lippe.

Beschriftungen: Schloss Favorite, Inventar [1893], S. 85, O.-No. 373

Geschichte: Inv. Fav. 1893, S. 85, Nr. 373, I. Stock, Raum 14, Staatsküche; Eintrag: „373: Von Porzellan, weiß & blau, 1 kleiner Becher = -,20 M."

105. PAAR KOPPCHEN

Abb. 137
Inv. Nr.: G 2913, 2915
Qing, Regierungsperiode Kangxi, 1680-1710
H 5,1; D 9,0-1; DS 3,7; G 54,4 g, 48,5 g
Porzellan; weißer, äußerst dünnwandiger Scherben. Warme, türkisgraustichige Glasur. Unterglasurblaue Malerei in stellenweise kräftigem, G 2915 silbrigen Kobaltton.
Marke: G 2913: Artemisiablatt in Doppelkreis; G 2915: Lotosblüte in Doppelkreis

Beschreibung: Runde Form über hohem, geradem Standring, Wandung in sehr steilem Karnies zur ausgestellten Lippe aufgehend. Außen acht Lotosblattfelder mit verschiedenen Bäumchen auf Terrain. Im Fond ein Fels mit Grille auf (Päonien-)blüte, gerahmt von Doppelkreis, Wandung weiß. Unter der Lippe Rautenfries.

Erhaltung: G 2913: Mehrere kleine Absplitterungen am Standring. Wandung außen leicht nadelstichig. Zwei kleine Absplitterungen der Lippe auf 10 Uhr. G 2915: Starke Gebrauchsspuren(?) an der aufgehenden Wandung (ehemals montiert?). Im Fond tremolierstichartige Kratzer sowie zahlreiche gelbe Flecken und eingebrannter Befall.

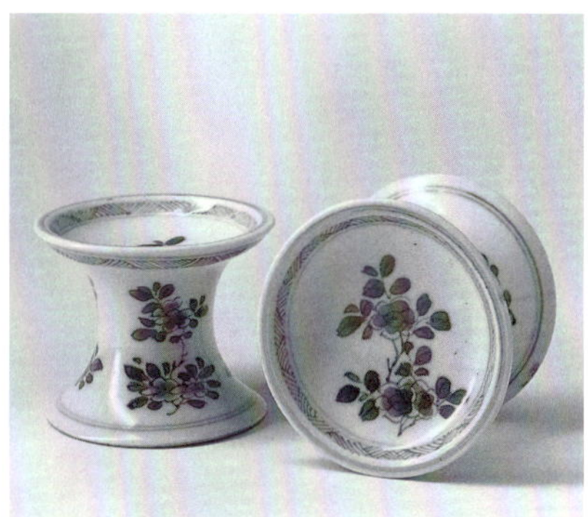

Beschriftungen: Schloss Favorite, Inventar [1893], S. 90, O.-No. 586, 590

Geschichte: Inv. Fav. 1893, S. 90, Nr. 586, 590, I. Stock, Raum 14, Staatsküche; Eintrag: „584/591: Servis von weißem Porzellan, blau bemalt, 8 Schälchen à 40 Pf = 3,20 M."

Bezug: Vgl. die Koppchen Kat. Nr. 106, die jedoch eine Päonienblüte im Fond tragen.

106. FÜNF KOPPCHEN MIT SECHS UNTERSCHALEN

Abb. 138, 142
Inv. Nr.: G 2911, 2914, 2916-2922, 3429, 5064
Qing, Regierungsperiode Kangxi, 1680-1710

Koppchen

H 5,1-5; D 9,1-3; DS 3,6-8; G 47,0-78,6 g
Porzellan; weißer, äußerst dünnwandiger Scherben. Türkisgraustichige Glasur. Malerei in stellenweise kräftigem Unterglasurblau.
Marke: Ruyikopf in Doppelkreis

Beschreibung: Runde Form über hohem, geraden Standring, Wandung in sehr steilem Karnies aufgehend zur ausgestellten Lippe. Außen Lotosblattfelder mit acht verschiedenen Bäumchen in dunkel gemalter Landschaft. Im Fond Päonienblüte in Doppelkreis, Wandung weiß. Unter der Lippe Rautenfries.

Erhaltung: Zahlreiche kleine Herstellungsfehler. Im Fond kleine Glasurfehlstellen, geringer Glasurauftrag, Orangenhaut oder Befall. An G 2911 waagrechter Riß in der Wandung von etwa 3,5 cm im Brand stellenweise geheilt. G 2916 mit 3,7 cm tiefem, zungenförmigen Ausbruch der Wandung. G 5064 in drei große Scherben gebrochen, gekittet.

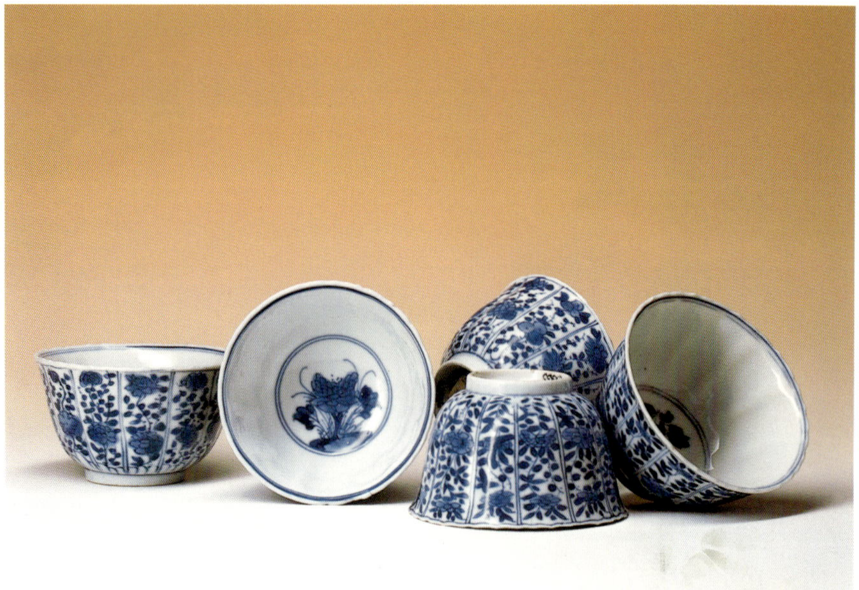

Beschriftungen: Schloss Favorite, Inventar [1893], S. 90, O.-No. 584, 585, 587, 588, 591

Geschichte: Inv. Fav. 1893, S. 90, Nr. 584, 585, 587, 588, 591, I. Stock, Raum 14, Staatsküche; Eintrag: „584/591: Servis von weißem Porzellan, blau bemalt, 8 Schälchen à 40 Pf = 3,20 M."

Literatur: Kat. Ausst. Rastatt 1983, Kat. Nr. 102

Unterschalen

H 2,1-3; D 12,6-8; DS 7,4-8; G 48,2 g, 53,-72,9 g
Porzellan; weißer, dünnwandiger Scherben. Glatte, hellelfenbeinfarbene oder grautürkisstichige Glasur. Unterglasurmalerei in kräftig leuchtendem bis blaß-grauem Blau.
Marke: Ruyikopf in Doppelkreis

Abb. 140 (oben)
Kat. Nr. 109
Abb. 141 (links unten)
Kat. Nr. 107
Abb. 142 (rechts unten)
Kat. Nr. 106
Inv. Nr. G 2921

Beschreibung: Runde Form über niedrigem, leicht konischen Standring. Wandung in flach steigendem Karnies, Lippe ausgezogen. Außen drei verschieden blühende oder drei Pfirsichzweige. Im Spiegel Päonienblüte in Doppelkreis; davon ausgehend acht Lotosblattfelder mit je verschiedenen Blumen und Bäumchen (Kiefer, Kirsche, Chrysantheme, Päonie, Rose, Bambus u.a.) auf Erdengrund, die blau gemalten Zwickel zum Rautenfries unter der Lippe mit je einer Blüte gefüllt.

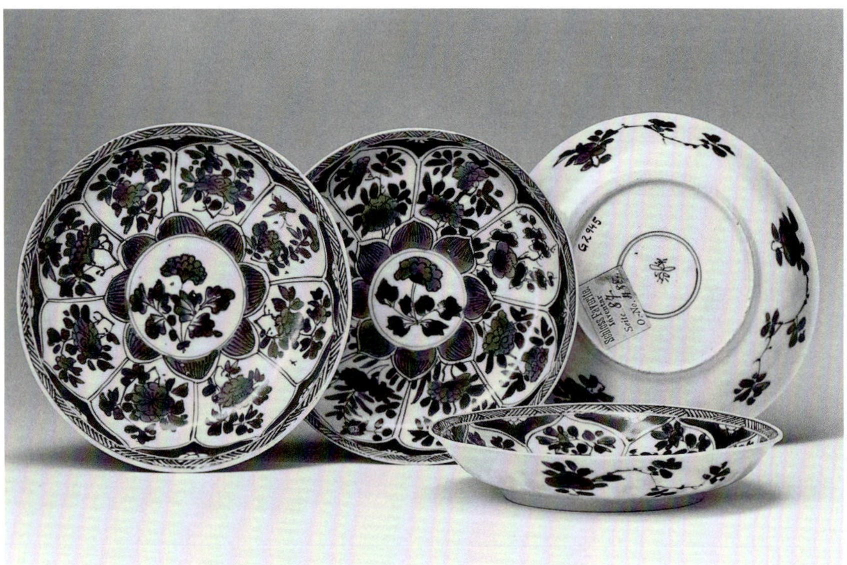

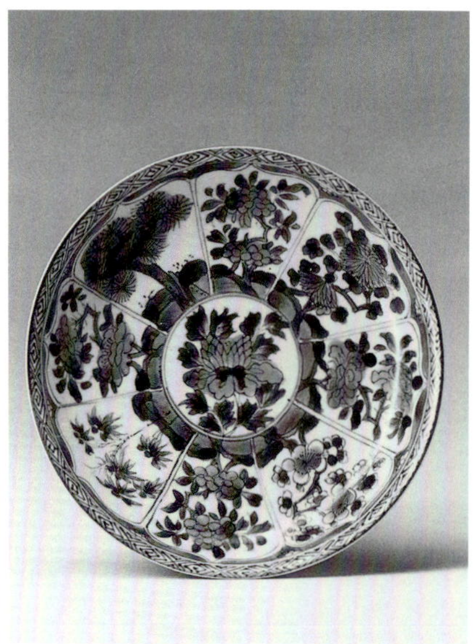

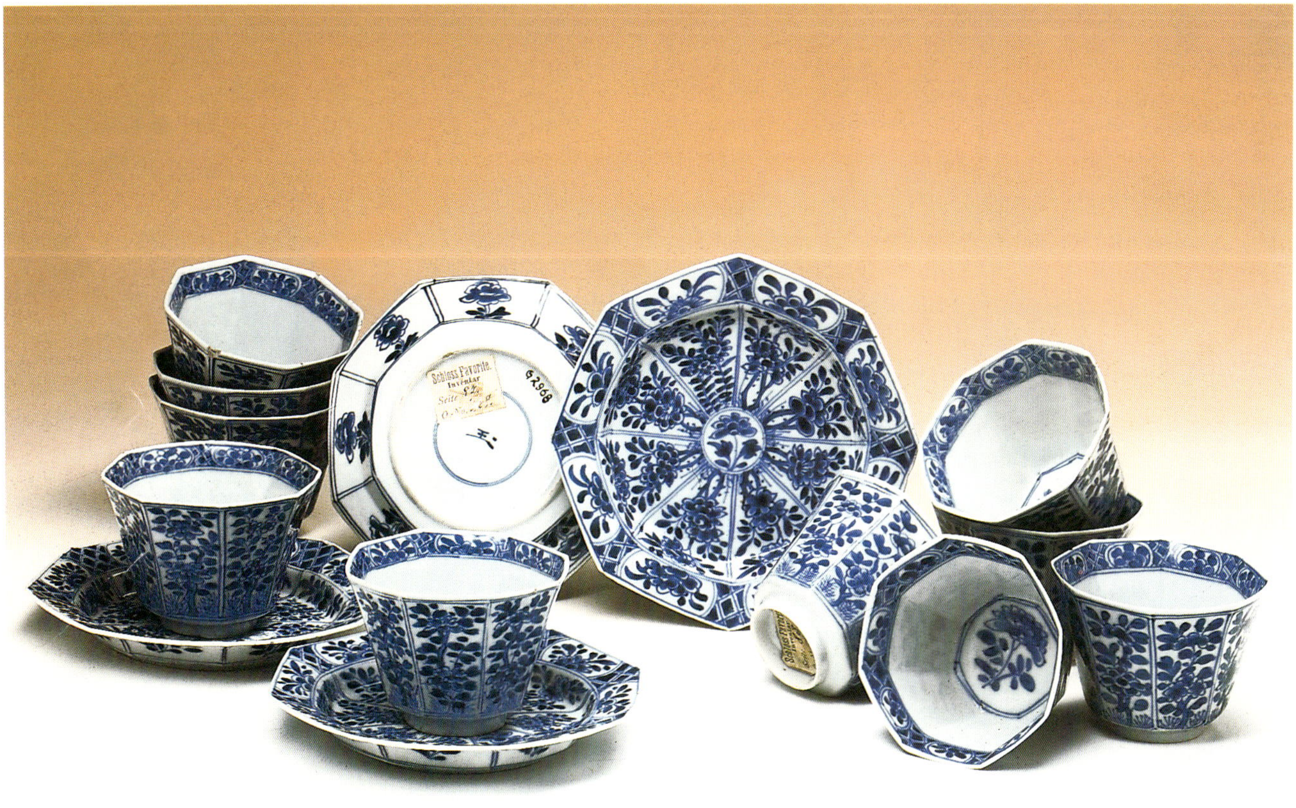

Abb. 143
Kat. Nr. 108

ERHALTUNG: Alle Schalen nadelstichig. An G 2920 Sprünge. G 2917 in zwei Scherben gebrochen und gekittet. G 2918: 2,0 cm tiefer, zungenförmiger Ausbruch von 0-1 Uhr, gekittet.

BESCHRIFTUNGEN: Schloss Favorite, Inventar [1893], S. 84, O.-No. 329-334

GESCHICHTE: Inv. Fav. 1893, S. 84, Nr. 329-334, I. Stock, Raum 14, Staatsküche; Eintrag: „329/334: Von Porzellan, weiß & blau, 6 runde Unterplättchen à 30 Pf = 1,80 M."

BEZUG: Vgl. die etwas kleineren Variationen (D 10 cm) in Istanbul, Topkapi Saray Museum: Kat. Mus. Istanbul 1986, Bd. III, Kat. Nr. 2357-2359.

107. VIER UNTERSCHALEN

Abb. 141
Inv. Nr.: G 2942-2945
Qing, Regierungsperiode Kangxi, 1680-1710
H 2,4-5; D 12,7-13,0; DS 6,9-7,3; G 68,5 g, 59,7 g, G 60,8 g, 60,6 g
Porzellan; dünnwandiger, feiner Scherben. Leicht türkisstichige Glasur. Auf der Oberseite etwas wärmer; Unterglasurmalerei außen in kräftig bis dunklem Kobaltblau. Die Bemalung partiell durch den Scherben geschlagen.
MARKE: (Gestreiftes) Insekt in Doppelkreis

BESCHREIBUNG: Runde Form über außen konisch angelegtem Standring. Wandung in weichem Karnies zur ausgestellten Lippe aufgehend. Auf der Unterseite drei Blütenzweige und ein gekleckstes Vögelchen(?). Im Spiegel Päonie auf weißem Grund. Darum ein Kranz von acht kleinen Lotosblättern, hinter dem sich weitere acht Lotosblattfelder bis zum Rand hin staffeln; hierin jeweils verschieden blühende Blumen. Die Zwickel zum Rand in Dunkelblau mit halben Blüten gefüllt. Unter der weißen Lippe ein Wellenfries.

ERHALTUNG: Zahlreiche Sprünge und Glasurrisse. Der Fond meist nadelstichig. Gelegentliche Glasurläufer.

BESCHRIFTUNGEN: Schloss Favorite, Inventar [1893], S. 87, O.-No. 471, 474, 486, 488

GESCHICHTE: Inv. Fav. 1893, S. 87, Nr. 471, 474, 486, 488, I. Stock, Raum 14, Staatsküche; Eintrag: „465/506 Von Porzellan, weiß & blau: 42 verschiedene Unterplättchen, rund, oval & eckig à 10 Pf = 4,20 M."

LITERATUR: Kat. Ausst. Rastatt 1983, Kat. Nr. 102

BEMERKUNG: Die Teller zeigen im Dekor sehr intensives Blau. Ihre Erscheinung wirkt „schwer", von fast samtiger Tiefe.

BEZUG: Vgl. den sehr ähnlichen Dekor auf G 2916-2922 (Kat. Nr. 106). Vgl. auch die drei etwas kleineren Variationen (D 10 cm) in Istanbul, Topkapi Saray Museum: Kat. Mus. Istanbul 1986, Bd. III, Kat. Nr. 2357-2359.

108. ZEHN BECHER MIT VIER UNTERSCHALEN

Abb. 143
Inv. Nr.: G 1857-1858; 2818-2819, 2959-2968
Qing, Regierungsperiode Kangxi, 1680-1710

Becher
H 5,7-8; D 8,1-3, DS 3,3-6; G 62,4 g-70,3 g
Porzellan; weißer Scherben. Hell- bis elfenbeingraue, türkisstichige Glasur. Malerei in unterschiedlich intensivem Unterglasurblau, teilweise tintig.
MARKE: Doppelkreis

BESCHREIBUNG: Oktogonale Form über eingetieftem, geraden Standring. Wandung in acht leicht konkav geschwungenen Feldern zur glatten Lippe aufsteigend. Die Felder außen

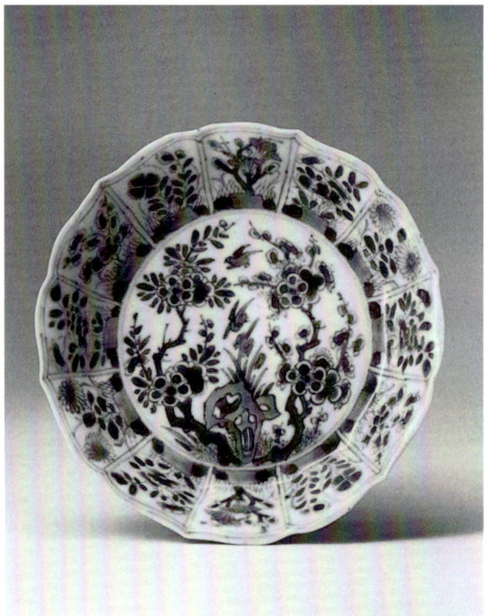

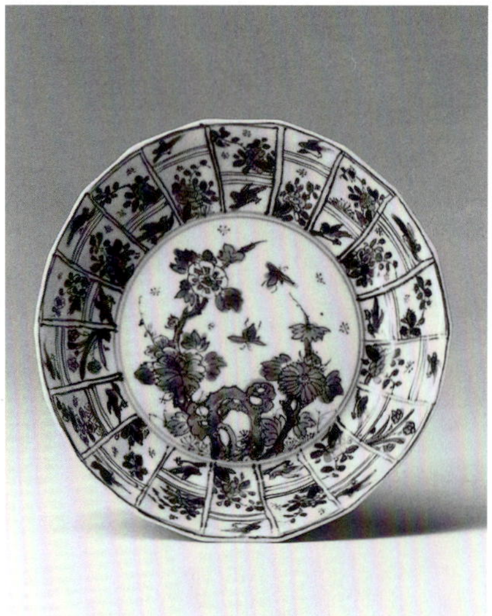

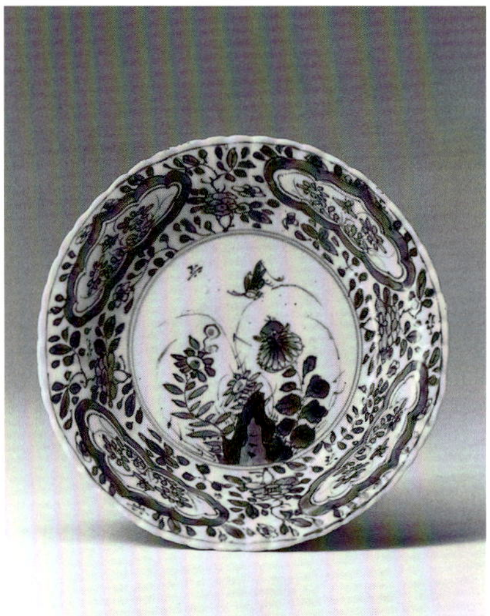

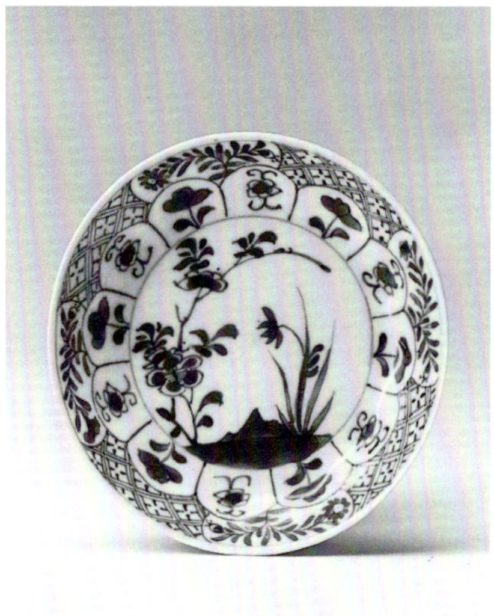

Abb. 144 (links oben)
Kat. Nr. 110, Inv. Nr. G 2859
Abb. 145 (rechts oben)
Kat. Nr. 111, Inv. Nr. G 2930
Abb. 146 (links unten)
Kat. Nr. 113, Inv. Nr. G 2904
Abb. 147 (rechts unten)
Kat. Nr. 112, Inv. Nr. G 2856

mit verschiedenen blühenden Bäumchen auf Gras bemalt. Im Fond doppelliniges Oktogon mit Blüte. Unter dem Rand acht Blütenreserven auf Rautenmusterfries.

Erhaltung: Zahlreiche kleine Sprünge, Absplitterungen der Lippe sowie partiell „Mottenfraß". Gelegentliche von Glasur geheilte Trocknungsrisse oder Sprünge. Fast alle leicht nadelstichig.

Beschriftungen: Schloss Favorite, Inventar [1893], S. 83, O.-No. 248-257

Geschichte: Inv. Fav. 1893, S. 83, Nr. 248-257, I. Stock, Raum 14, Staatsküche; Eintrag: „248/57: Von Porzellan weiß & blau: 10 achteckige Schalen à 30 Pf = 3,--."

Unterschalen

H 1,9; D 12,8-14,0; DS 6,7-7,7; G 74,1-104,5 g
Porzellan; weißer Scherben, aufgedreht, dann in Form gepreßt und schließlich oktogonal beschnitten (vgl. G 1858, 2968). Hellgraue bis hellelfenbeingraue, leicht türkisstichige Glasur. Malerei in unterschiedlich intensivem Unterglasurblau, stellenweise tintig. G 1858 zeigt an der Fahne deutliche Drehspuren.
Marke: Zeichen yu (Jade) in Doppelkreis

Beschreibung: Oktogonale Form über rundem Standring, Wandung zunächst flach, dann kurz steil aufwärts strebend, um in die flachere Fahne überzugehen. Außen acht von Doppellinien gerahmte Felder mit Lotosblüten. Innen um ein zentrales Lotosblütenmedaillon in Spiegel und Wandung acht doppellinig gerahmte Felder mit je einer blühenden Pflanze. Auf der Fahne acht Blütenreserven auf Rautenmustergrund.

Erhaltung: An der Lippe „Mottenfraß" und/oder Nadelstiche. Befall von Schamottekörnchen. An G 2967 3,5 cm langer, vernarbter Riß neben dem Standring von 9-11 Uhr. Hier auch lange Glasurrisse über den Boden, sowie entlang der Standringlinie im Spiegel. „Chattermarks" auf Boden und Fahne von G 2968.

Beschriftungen: Schloss Favorite, Inventar [1893], S. 84, O.-No. 272-274 (Zettel zerkratzt oder verschollen); S. 87, O.-No. 468

Geschichte: Inv. Fav. 1893, S. 84, Nr. 272-274, I. Stock, Raum 14, Staatsküche; Eintrag: „272/74: Von Porzellan, weiß & blau: 3 achteckige Unterplättchen à 30 Pf = -,90."; S. 87, Nr. 468, I. Stock, Raum 14, Staatsküche; Eintrag: „465/506 Von Porzellan, weiß & blau: 42 verschiedene Unterplättchen, rund, oval & eckig à 10 Pf = 4,20 M."

Literatur: Kat. Ausst. Karlsruhe 1968, Kat. Nr. 54

Bezug: Vgl. ein Koppchen in Dresden, Porzellansammlung, Inv. Nr. PO 2860, als N: 443^^^ im Inventar von 1721, S. 804, 812. Erworben im Juni 1722 von der Händlerin Bassetouche. Vgl. auch einen Satz von 5 Koppchen/Tellern in Leeuwarden, Museum het Princessehof. – Zum vorstehenden Satz existieren zahlreiche Form- und Dekorvarianten: Vgl. ein ähnliches Gedeck in der Slg. Mottahedeh, Kat. Priv. London/New York 1978, Kat. Nr. 24. Eine Variation des Dekors in Arnstadt, Schloßmuseum Inv. Nr. P/O 127a, 160-161, 901-908, 909-916 (die gleiche Art wie Dresden, Porzellansammlung, 2 Koppchen PO 7233a, 7234a, Teller 7233b. Abb. in: Porzellansammlung 1982, Abb. S. 17). In Dresden weitere Variante des Bechers, Inv. Nr. PO 7365a, 7366 sowie Variante der Tellerform ohne Fahne Inv. Nr. PO 7365b. Vgl. auch Christie's Amsterdam, 07.-08.04.1992, Los Nr. 801, 811 (um 1690).

109. FÜNF KOPPCHEN

Abb. 140
Inv. Nr.: G 2934-2938
Qing, Regierungsperiode Kangxi, 1680-1710
H 5,1-4; D 8,6-8; DS 3,4-4,0; G 66,0-78,4 g
Porzellan; feiner, weißer Scherben. Warme, hellgrau-türkisstichige Glasur. Unterglasurblaue Malerei in silbrigem Kobaltblau.
Marke: Fliege in Doppelkreis

Beschreibung: Gefäß über geradem Standring karniesförmig zur geschweiften Lippe aufgehend. In der Wandung der äußeren Felderung folgend, zwölf Rippen herausmodelliert. In den Feldern Folge von langstieligen Blumen. Die weiße Wandung oben und unten von Doppellinie gefaßt. Der Fond zeigt eine Päonie.

ERHALTUNG: Über dem Standring sowie im Fond Gebrauchsspuren. Nadelstiche, gelegentlich Glasurnarben und -abroller.

BESCHRIFTUNGEN: Schloss Favorite, Inventar [1893], S. 84, O.-No. 324-328

GESCHICHTE: Inv. Fav. 1893, S. 84, Nr. 324-328, I. Stock, Raum 14, Staatsküche; Eintrag: „319/328: Von Porzellan, weiß & blau, 10 runde, etwas gezackte Schalen, à 30 Pf = 3,- M."

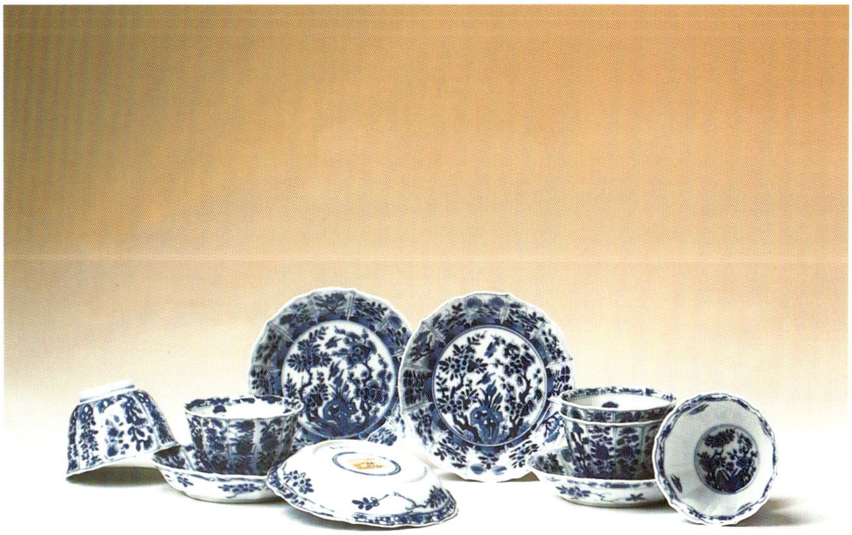

110. FÜNF KOPPCHEN MIT UNTERSCHALEN

Abb. 144, 148
Inv. Nr.: G 2851-2855, 2924-2928
Qing, Regierungsperiode Kangxi, 1680-1722

Koppchen

H 5,3-5; D 8,8-9; DS 3,5-6; G 61,3-62,6 g, 77,3 g
Porzellan; brillantweißer, durchschimmernder Scherben. Leicht graustichige Glasur. Malerei außen in kräftigem gelegentlich leuchtenden Unterglasurblau, innen meist etwas tintig.
MARKE: Zeichen yu (Jade) in Doppelkreis

BESCHREIBUNG: Gerader Standring mit Doppellinie. Wandung in steilem Karnies aufsteigend, Übergang in leicht ausgestellte, sechspassige Lippe. Wandung zwölffach gedrückt. Außen zwölf von Doppellinien getrennte Felder mit sechs verschiedenen Pflanzen auf Felsen. Im dem von Doppelkreis umgebenen Spiegel von zwei Pflaumenbäumchen flankierter Felsen mit fliegendem Insekt oder Vogel. Die Wandung sparsam mit vier Blumen besetzt. Unter der Lippe Pflaumenzweigfries.

ERHALTUNG: An der Lippe leichter „Mottenfraß". Stellenweise nadelstichig.

BESCHRIFTUNGEN: Schloss Favorite, Inventar [1893], S. 84, O.-No. 319-323

GESCHICHTE: Inv. Favorite 1893, S. 84, Nr. 319-323, I. Stock, Raum 14, Staatsküche; Eintrag: „319/328: Von Porzellan, weiß & blau, 10 runde, etwas gezackte Schalen, à 30 Pf = 3,- M."

BEMERKUNG: Die Form des Koppchens eine Blüte imitierend. Kaum sichtbar ist die zwölffach gedrückte Form jeweils unterbrochen von sechs sehr schmalen Stegen, wodurch je zwei Flächen zusammengefaßt werden (besonders deutlich bei G 2926).

Unterschalen

H 2,4-5; D 13,1-3; DS 7,5-9; G 100,6 g, 82,3-84,9 g
Porzellan; brillantweißer glatter Scherben. Glasur leicht blaustichig. An dick aufgetragenen Stellen auch leicht grau-gelbstichig. Malerei in hellem bis kräftigen Unterglasurblau.
MARKE: Doppelkreis

BESCHREIBUNG: Über niedrigem Standring in flachem Karnies ansteigende Wandung, welche, der Form der sechspassigen Lippe folgend, zwölffach gebuckelt ist. Außen vier Pfirsichzweige, unter dem Rand Pflanzenfries. Im Spiegel von Pflaumenbäumen umstandener Fels, über dem zwei Vögel flattern. Auf Wandung und Fahne zwölf Felder mit sechs verschiedenen Pflanzen, durch Doppellinie getrennt; unter der Lippe Doppellinie.

ERHALTUNG: Wenige, leichte Absplitterungen an der Lippe. Partiell Brennsandreste.

BESCHRIFTUNGEN: Schloss Favorite, Inventar [1893], S. 84, O.-No. 258-262

GESCHICHTE: Inv. Fav. 1893, S. 84, Nr. 258- 262, I. Stock, Raum 14, Staatsküche; Eintrag: „258 /68: Von Porzellan, weiß & blau, 11 Unterplättchen dazu passend [vorher: 248/57: 10 achteckige Schalen] à 30 Pf = 3,30 M."

BEZUG: Vgl. ein Set von drei Paar Koppchen/Unterschalen, etwas schlichter gemalt: Sotheby's London, 16.05.1995, Los Nr. 18. Eine Gruppe von Tellern in Amsterdam, Rijksmuseum, Inv. Nr. RBK 15179a-d, mit Variation des Dekors.

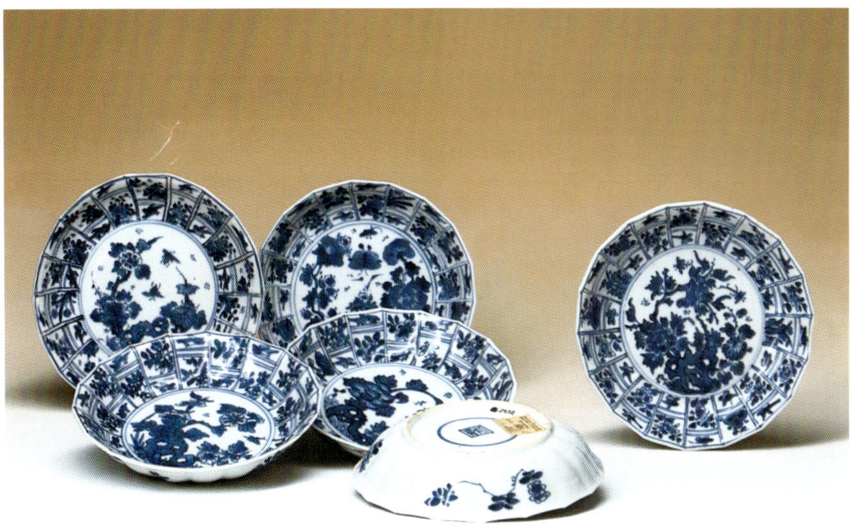

Abb. 148 (oben)
Kat. Nr. 110
Abb. 149 (unten)
Kat. Nr. 111

111. SECHS UNTERSCHALEN

Abb. 145, 149
Inv. Nr.: G 2850, 2929-2933
Qing, Regierungsperiode Kangxi, 1680-1722
H 2,6-7; D 13,1-6; DS 7,1-8,1; G 88,8-110,7 g
Porzellan; dickwandiger, weißer Scherben. Dicke, hellgrau-elfenbeinfarbene Glasur. Innenseite bei G 2930, 2933 warmtoniger. Malerei in unterschiedlich kräftigem, stellenweise tintigen Unterglasurblau; bei G 2929 leuchtend blau.
MARKE: Zeichen in Doppelkreis: zhi ([Für den Handel] gefertigt)

BESCHREIBUNG: 18eckige Form über rundem Standring, Wandung in relativ steilem Karnies zur leicht ausgestellten Lippe aufgeführt, Wandung 18fach in trapezförmige Segmente gepreßt. Außen drei verschiedene Blütenzweige; Spiegel völlig gefüllt von einer asymmetrisch angeordneten, frisch sprießenden Päonie über Felsen, rechts ein weiterer Trieb oder Chrysantheme. In den Zwischenräumen Libellen, Schmetterlinge oder andere Insekten. Auf den Feldern der Wandung in alternierender Anordnung übereinanderliegende, doppelt gerahmte Felder mit einer Blüte und einem Vogel. Die Vögel gleich, die Blumen in unregelmäßiger Folge verschieden.

ERHALTUNG: In den Schalenböden und Wandungen teilweise schlecht zugelaufene Risse sowie Nadelstiche. Lippen fast „mottenfraß"-frei. Am Standring meist Reste von Brennsand.

BESCHRIFTUNGEN: Schloss Favorite, Inventar [1893], S. 84, O.-No. 263-64, 266-68 (Nr. 265 auf G 2931 verschollen)

GESCHICHTE: Inv. Fav. 1893, S. 84, Nr. 263-268, I. Stock, Raum 14, Staatsküche; Eintrag: „258/68: Von Porzellan, weiß & blau, 11 Unterplättchen dazu passend [vorher: 248/57: 10 achteckige Schalen] à 30 Pf = 3,30 M."

BEZUG: Vgl. einen größeren Teller mit 24 Randfeldern in Frankfurt, Museum für Kunsthandwerk, Inv. Nr. 10756. Abb. in: Kat. Mus. Frankfurt 1992, Kat. Nr. 154. – Eine zu dieser Gruppe von Tellern passende kleine Kumme in Dresden, Porzellansammlung, Inv. Nr. PO 1841 mit derselben Marke. Diese im Inventar von 1721 als bereits vorhanden vermerkt, S. 400, Inv. Nr. N: 62^^^.

112. 17 KOPPCHEN MIT UNTERSCHALEN

Abb. 8, 147
Inv. Nr.: G 2856-2860, 2875-2882, 2976-2992, 3442-3445
Qing, Regierungsperiode Kangxi, 1690-1710

Koppchen
H 3,9-4,0; D 6,5-6,8; DS 2,9-3,1; G 33,4-40,6 g
Porzellan; relativ dicker, doch durchscheinender Scherben. In Formen gepreßt. Türkisgraustichige, leicht transparente Glasur. Auf der Unterseite etwas verlaufen. Hier auch gelegentlich kleisterartige Bläschen und Verglasung. Malerei in kräftigem Unterglasurblau.

BESCHREIBUNG: Niedrige Glockenform, über geradem Standring Wandung in steilem Karnies aufgehend, die untere Hälfte in neun Lotosblattfelder gebuckelt. Die Felder mit Blüten bemalt, darüber auf Rautengrund mit Kreuzblümchen drei Reserven mit Blütenranken. Fond von Kreislinie umgeben. Darin Gartenfelsen flankiert von blühendem Pflaumenbäumchen und Lotos oder ein von Prunus und Lotos bewachsenes, horizontales Terrain. Unter der Lippe einfache Kreislinie.

ERHALTUNG: Zahlreiche vor dem Brand entstandene Risse mit Glasur zugelaufen. Kleinere Ausbrüche, Sprünge und Nadelstiche. An den Lippen gelegentlich „Mottenfraß". G 2982 in fünf Scherben zersprungen, gekittet, ein fehlender Scherben neutral ergänzt. Auf der Unterseite meist Reste von Schellack.

BESCHRIFTUNGEN: Schloss Favorite, Inventar [1893], S. 84, O.-No. 275-291

GESCHICHTE: Inv. Fav. 1893, S. 84, Nr. 275-291, I. Stock, Raum 14, Staatsküche; Eintrag: „275/91: Von Porzellan, weiß & blau, 17 kleine, runde Schälchen à 25 Pf = 4,25 M."

Unterschalen
H 2,1-3; D 11,0-2; DS 5,1-2; G 62,5-73,1 g
Porzellan; relativ dicker, doch durchscheinender Scherben. In Formen gepreßt (vgl. die Preßspuren im Boden von G 3442). Türkisgraustichige, oft transparente Glasur. Auf der Unterseite etwas verlaufen. Malerei in kräftigem bis sehr dunklem Unterglasurblau.

BESCHREIBUNG: Gerader Standring, durch Glasurfluß konisch zugelaufen. Wandung in flacher Wölbung aufsteigend, im unteren Bereich zwölffach in Lotosblattfelder gebuckelt. Außen zwei gemalte Bambuszweige. Im Spiegel, von Kreislinie umzogen, Felsboden mit blühendem Pflaumenbäumchen und Lotos. In der Wandung zwölf Lotosblattfelder mit Blüten, darüber Rautengrund mit Kreuzblümchen sowie vier Reserven mit Blumenranken.

ERHALTUNG: „Chattermarks" am Standring. Lippen zeigen gelegentlich „Mottenfraß". Zahlreiche Glasurabroller um die Standringe. Oft nadelstichig. Im Spiegel und auf dem Schalenboden meist Schellackreste.

BESCHRIFTUNGEN: Schloss Favorite, Inventar [1893], S. 84, O.-No. 292-303 (Nr. 303: Möbelzettel mit Bleistift).

GESCHICHTE: Inv. Fav. 1893, S. 84, Nr. 292-308, I. Stock, Raum 14, Staatsküche; Eintrag: „292/308: Von Porzellan, weiss & blau, 17 Unterplättchen à 25 Pf = 4,25 M."

LITERATUR: Kat. Ausst. Rastatt 1983, Kat. Nr. 102

BEZUG: Von den vorstehenden Koppchen/Tellern existieren verschiedene Dekorvarianten. Vgl. auch Dresden, Porzellansammlung, Teller Inv. Nr. PO 7334b, Koppchen Inv. Nr. PO 7621 (beide Johanneumsnr. N: 711^^^ im Inventar von 1779, Bd. V, fol 91). Stärker geschweifter Rand. Im Zentrum mehrere Blütenstengel in das Zentrum wachsend.

113. VIER KOPPCHEN MIT SECHS UNTERSCHALEN

Abb. 34, 146
Inv. Nr.: G 2898-2907
Qing, Regierungsperiode Kangxi, 1680-1722

Koppchen
H 6,0-2; D 8,4-5; DS 3,4; G 69,3-71,5g
Porzellan; weißer, glatter (G 2898-2990) oder körniger (G 2901-2902) Scherben.
Bei G 2900 unter der Lippe karamelfarben scheinend. Glasur türkis-elfenbeinstichig.
Malerei in unterschiedlich intensivem Unterglasurblau.
MARKE: Lotosblüte in Doppelkreis

BESCHREIBUNG: Gerader, hoher Standring. Wandung in steilem Karnies, bis auf vier Reserven, in Form einer Chrysantheme, 32fach senkrecht gerippt. Standring mit drei Kreisen bemalt. Darüber auf der Wandung vier mehrpassige Reserven mit je einer Blume. Die übrige Fläche im Horror-vacui-Prinzip mit Blumen und Insekten gefüllt. Im von Doppelkreis begrenzten Fond eine Blume von Gräsern umgeben, die Wandung nur im Bereich der Reserven von je einer Blume dekoriert. Unter dem Rand Wellenfries.

ERHALTUNG: Um den Standring teilweise „Chattermarks". An der Lippe kleinere Absplitterungen sowie „Mottenfraß". Außer bei G 2901 über die gesamten inneren Wandungen feinstrukturiertes Craquelée. Nadelstichig. G 2900 Orangenhaut.

BESCHRIFTUNGEN: Schloss Favorite, Inventar [1893], S. 83, O.-No. 226-228 (G 2900, Zettel Nr. 229 verschollen)

GESCHICHTE: Inv. Fav. 1893, S. 83, Nr. 226-229, I. Stock, Raum 14, Staatsküche; Eintrag: „226/29: Von Porzellan, weiß & blau, 4 gerippte Schälchen à 30 Pf = 1,20 M."; Inv. Fav. 1855, S. 56, Nr. 55; Inv. Fav. 1833, fol. 43v; Inv. Fav. 1820, S. 97; Inv. Fav. 1817, S. 28; Inv. Fav. 1803, S. 118; Inv. Fav. 1772, fol. 82v

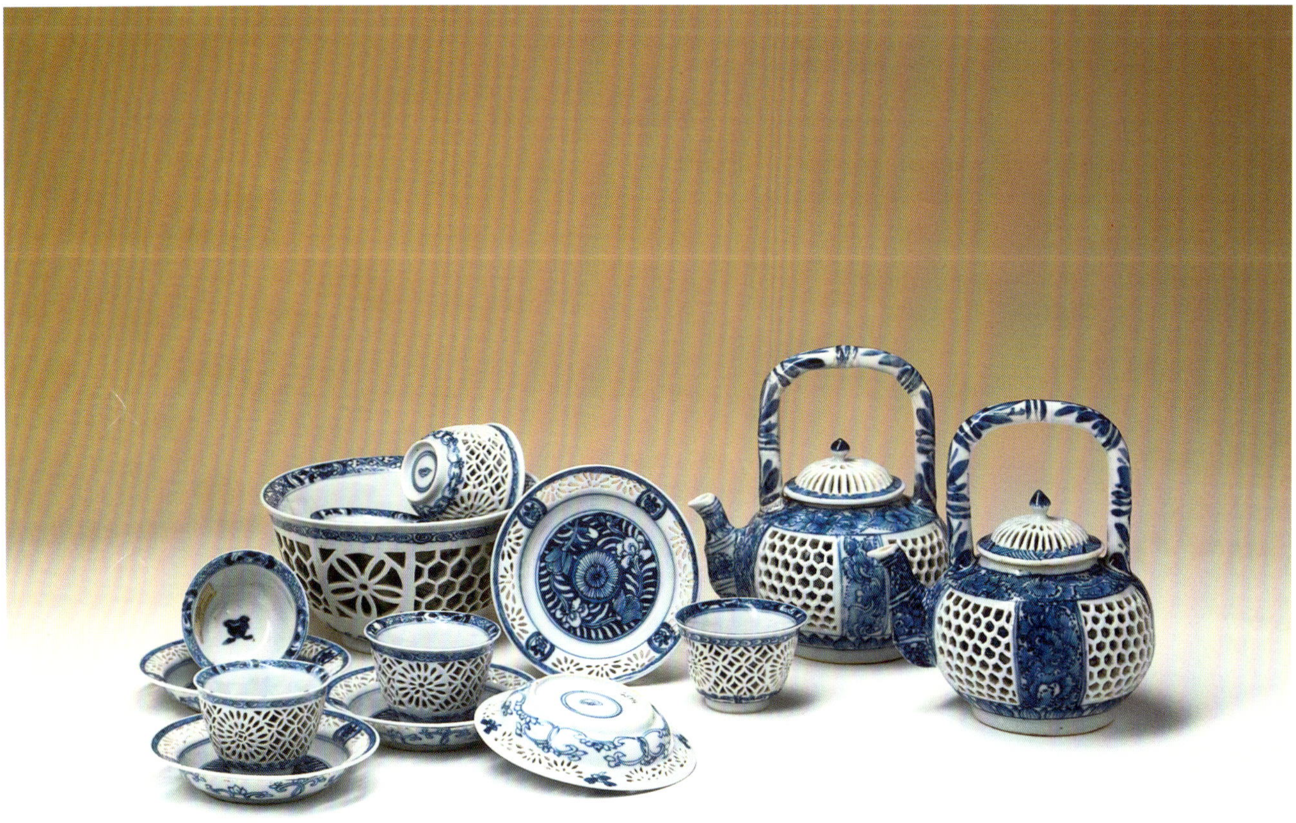

Unterschalen
H 2,5-6; D 13,2-4; DS 6,2-5; G 89,5-120,3 g
Porzellan; brillantweißer körniger Scherben. Glasur leicht graustichig, stellenweise mattkörnig bis rauh. Malerei in dunklem Unterglasurblau.
MARKE: Lotosblüte in Doppelkreis

BESCHREIBUNG: Über niedrigem, konischen Standring langsam steigende, karniesförmige Wandung mit angedeuteter Fahne. Wandung bis auf vier Reserven linksdrehend 48fach in Chrysanthemenform gerippt. Außen drei Blütenzweige; innen im Spiegel in hellerem Doppelkreis ein von Blumen flankierter Felsen der von hohem Gras bewachsen ist. Darauf eine Grille und meist weitere Insekten. Wandung und Fahne von vier Reserven belegt, darin Blumen und Insekten. Die Zwischenräume vollkommen mit Pflanzen belegt.

ERHALTUNG: Kleinere Glasurfehler. Über den ganzen Rand verteilt „Mottenfraß".

BESCHRIFTUNGEN: Schloss Favorite, Inventar [1893], S. 83, O.-No. 230-235 (Nr. 235 Bleistift auf Möbelzettel)

GESCHICHTE: Inv. Fav. 1893, S. 83, Nr. 230-235, I. Stock, Raum 14, Staatsküche; Eintrag: „230/235: Von Porzellan, weiß & blau, 6 gerippte Unterplättchen à 30 Pf = 1,80 M."; Inv. Fav. 1855, S. 56, Nr. 55/56; Inv. Fav. 1833, fol. 43v; Inv. Fav. 1820, S. 97; Inv. Fav. 1817, S. 28; Inv. Fav. 1803, S. 118; Inv. Fav. 1772, fol. 82v

LITERATUR: Kat. Ausst. Rastatt 1983, Kat. Nr. 102

114. TEESERVICE IN LOUKONG-TECHNIK

A) Paar Teekannen

Abb. 150
Inv. Nr.: G 2813, 2894
Qing, Regierungsperiode Kangxi, 1690-1710
H 15,7, 15,6; Bmax 14,0, 14,5; D 10,7, 11,7; DS 6,9, 6,9; DM 5,1; DD 6,6, 6,5; G 614,0 g, 622,8 g (Deckel 56,8 g, 50,1 g)
Porzellan; weißer, glatter Scherben. Aufgedreht, Muster ausgestochen (Loukong-Technik). Der innere Körper sehr starkwandig gearbeitet. Hellgrau-türkisstichige Glasur mit Neigung zu Bläschenschleiern. Unterglasurblaue Malerei an G 2813 in silbrigem Kobaltton. G 2894 kräftiger, auf der Wandung partiell violettstichig (von Bläschenschleiern getrübt); der Henkel mit anderem etwas grünlicherem Blau bemalt.
MARKE: Im Boden ausgestochene Münze

BESCHREIBUNG: Kanne mit zweischaligem Körper; Boden glasiert, Zentrum in Münzform durchstochen. Breiter, grob abgearbeiteter Standring, über dem sich die Wandung in gedrückter Kugelform bis zum sehr kurzen Hals erhebt. Bügelhenkel und Tülle in Bambusform. In der Wandung vier Felder mit ausgestochenem Wabendekor. Dieser gibt den Blick frei auf den außen glasierten und mit Blütenstauden bemalten Innenkörper. Innen bis auf die Mündung glasiert. Der Deckel in gedrücktem Karnies, Kugelknauf mit pointierter Spitze; gerader unglasierter Sitz, Boden geschlossen, Unterseite glasiert. Auf der Oberseite Chrysanthemenblüte ausgestochen; am Rand Wellenfries, Knauf blau. Deckel innen mit Chrysanthemenmuster bemalt. An der äuße-

Abb. 150
Kat. Nr. 114 A – C

ren Schale über dem Standring Lotosblattfries zwischen Kreislinien. Zwischen den ausgestochenen Wabenfeldern vier Bänder mit lappigen Ranken ohne Blüten. Auf der Schulter Fries von gleicher Art und zwei Chrysanthemenblüten. Die gedrungene Tülle mit Bambuseinteilung, der Ansatz mit Wolkenfries markiert. Der Henkel mit Bambuslaub bemalt. Auf dem Kannenkörper Maltechnik von gestrichelter Binnenzeichnung mit linearem oder gepunktetem Umriß.

Erhaltung: G 2813: Auf dem Boden Glasurabroller mit ockerfarbenem Hof. Der Henkel fünfmal gebrochen und gekittet (der Bruch bereits im Inventar von 1762 vermerkt, fol. 1v). An G 2894 kleine Glasurnarben um den kurzen Hals. Im Inneren Glasur von der Wand herabgelaufen. Kräftige Abroller im Fond. Am Standring beider Kannen Reste von Schellack.

Beschriftungen: Schloss Favorite, Inventar [1893], S. 90, O.-No. 605, 606

Geschichte: Inv. Fav. 1893, S. 90, Nr. 605, 606, I. Stock, Raum 14, Staatsküche; Eintrag: „605/6: Ein Servis von Porzellan, weiß und blau, außen durchbrochen, 2 Theekännchen mit Deckel à 1 M = 2,- M.“; Inv. Fav. 1855, S. 56, Nr. 51; Inv. Fav. 1833, fol. 45v; Inv. Fav. 1820, S. 96; Inv. Fav. 1817, S. 31; Inv. Fav. 1803, S. 117; Inv. Fav. 1772, fol. 82v; Inv. Fav. 1762, fol. 1v, Kast. 1. – Auch bei G 2813, 2894 finden sich im Deckel noch Reste von Tannen- und Birkenreisig, die früher – als es noch kein Packpapier u.ä. gab – für den Transport benutzt wurden. Vgl. auch die Spülkumme G 3431, wo ebenfalls Reste von Tannen-, Kiefern- oder Birkenreisig zu finden sind.

B) Kumme

Abb. 150
Inv. Nr.: G 3431
Qing, Regierungsperiode Kangxi, 1690-1710
H 8,0; D 15,3; DS 6,1; G 380,9 g
Porzellan; feiner, weißer Scherben. Cremefarbene Glasur. Malerei in kräftigem, partiell grünstichigen Unterglasurblau. Die Kumme aus zwei Schalen zusammengesetzt und unter dem Rand durch Glasurfluß miteinander verschmolzen. Die äußere Schale mit ausgestochenem Dekor (Loukong-Technik).
Marke: Ruyikopf in Doppelkreis

Beschreibung: Kumme aus zwei unterschiedlich dekorierten Wandungen zusammengesetzt. Über geradem Standring äußeres Gefäß parabelförmig zum geraden Rand aufgehend. Unten ein doppelliniger Lotosrankenfries; unter dem Rand Wolkenfries. In der Wandung ausgestochenes Muster dreier Blüten auf einem Ornamentgrund mit sechseckigen Waben. Das innere Gefäß mit karniesförmiger Wandung und ausgestelltem Rand. Im Fond zwischen Doppelkreislinie eine große Blüte. Unter dem Rand auf Kreuzblümchenfries vier Reserven mit verschiedenen Blüten. Durch den äußeren Gittergrund der florale Dekor des inneren Gefäßes sichtbar.

Erhaltung: Ausbruch der inneren Schale auf 5 Uhr, gekittet, kleine Fehlstelle mit alter Ergänzung. Der Bruch nach unten als Sprung weitergehend. Der Ausbruch in der Außenschale ohne Verlust gekittet. L-förmiger Sprung der Innenwand auf 11 Uhr (7,1 cm). Absplitterung der Lippe auf 1 Uhr. Fond und Wandung nadelstichig. Unter dem Standring Schellackreste.

Beschriftungen: Schloss Favorite, Inventar [1893], S. 90, O.-No. 607

Geschichte: Inv. Fav. 1893, S. 90, Nr. 607, I. Stock, Raum 14, Staatsküche; Eintrag: „607: ein Servis von Porzellan, weiß und blau, außen durchbrochen, 1 Spülgumpen = 1,- M.“ ; Inv. Fav. 1855, S. 56, Nr. 53; Inv. Fav. 1833, fol. 46r; Inv. Fav. 1820, S. 97; Inv. Fav. 1817, S. 28; Inv. Fav. 1803, S. 117; Inv. Fav. 1772, fol. 82v; Inv. Fav. 1762, fol. 1v, Kasten 1 – Beschädigung vor 1855. – Auch bei G 3431 finden sich noch Reste von Tannen- und Kiefernreisig. Vgl. auch die Kannen G 2813, 2894, sowie die Koppchen, bei denen ebenfalls Reste von Tannen-, Kiefern- oder Birkenreisig zu finden sind.

C) Sechs Koppchen mit fünf Unterschalen

Abb. 150, 151, 152
Inv. Nr.: G 2814-2817, 2895-2896, 2908-2910, 4660, 5114
Qing, Regierungsperiode Kangxi, 1690-1710

Koppchen
H 4,4-6; D 6,8-9; DS 2,8-3,1; G 49,6-56,6 g
Porzellan; feiner, weißer Scherben. Hellgrautürkisstichige Glasur (G 2896, 2909 etwas wärmer). Malerei in kräftigem, partiell grün- oder violettstichigen Unterglasurblau. Das Koppchen aus zwei Schalen zusammengesetzt und unter dem Rand durch Glasurfluß miteinander verschmolzen. Die äußere Schale mit ausgestochenem Dekor (Loukong-Technik)..
Marke: Ruyikopf in Doppelkreis. Auf dem unglasierten Fond im Inneren je drei Zeichen erkennbar, aber nur bei dem zerbrochenen Stück G 4660 zu lesen: shisan kui (wörtl. dreizehn kui; mögl. Bedeutung: [Für] die 13. Prüfungshalle)

Beschreibung: Koppchen aus zwei unterschiedlich dekorierten Wandungen zusammengesetzt. Über geradem Standring äußeres Gefäß in steiler Parabel zum geraden Rand aufgehend. Unten ein doppelliniger Lotosrankenfries; unter dem Rand Wolkenfries. In der Wandung ausgestochenes Muster von drei Chrysanthemen auf einem Ornamentgrund mit den Alten Münzen. Bei 2896 im Zentrum der Chrysanthemen Münzmotiv. Das innere Gefäß mit karniesförmiger Wandung und ausgestelltem Rand. Im Fond das Glücksjuwel, unter dem Rand auf Kreuzblümchenfries vier Reserven mit verschiedenen Blüten. Durch den äußeren Gittergrund der florale Dekor des inneren Gefäßes sichtbar.

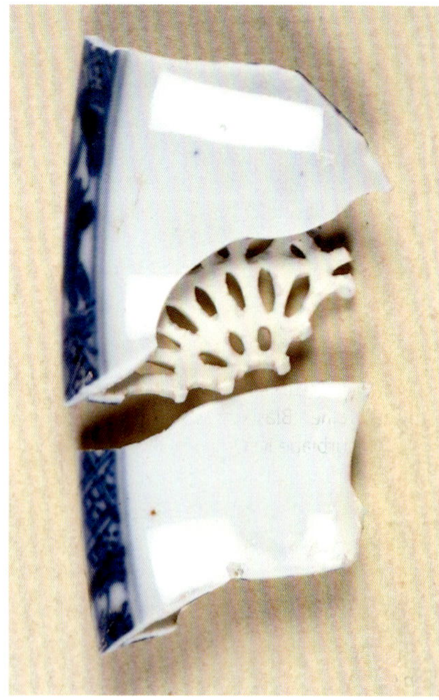

Abb. 151
Kat. Nr. 114 C
Detail von Inv. Nr. G 4660

Erhaltung: Unter dem Rand innen und außen Bläschenschleier. Innen leicht nadelstichig. Gelegentliche Absplitterungen oder kleine Sprünge. Teilweise zwischen den Wandungen Reste von Tannenreisig. Bei G 2817 die blaue Höhenmarke zum Abdrehen des Standrings z. T. noch vorhanden. G 4660 in zahlreiche Teile zerbrochen und gekittet. Der Fond der inneren Schale sowie Teile der Wandung abgängig. Von der äußeren Schale Teile des Gitters sowie die Münze im Zentrum einer Chrysantheme.

Beschriftungen: Schloss Favorite, Inventar [1893], S. 90, O.-No. 608, 610, 611, 613 (die Inventarzettel von 1893 auf G 2816, 4660 – Nr. 609, 613 – verschollen)

Geschichte: Inv. Fav. 1893, S. 90, Nr. 608-613, I. Stock, Raum 14, Staatsküche; Eintrag: „608/13: Ein Servis von Porzellan, weiß & blau, außen durchbrochen, 6 Schälchen à 50 Pf = 3,- M.“; Inv. Fav. 1855, S. 56, Nr. 52; Inv. Fav. 1833, fol. 46r; Inv. Fav. 1820, S. 97; Inv. Fav. 1817, S. 28; Inv. Fav. 1803, S. 117; Inv. Fav. 1772, fol. 82v; Inv. Fav. 1762, fol. 1v, Kast. 1

Bemerkung: Die durchbrochenen Gefäße bieten neben der rätselhaften Bemalung und Glasur zwischen den Wänden den Eindruck von hoher Virtuosität der Bearbeitung. Ihren besonderen Reiz entfalten diese Gefäße jedoch erst im Durchlicht: Durch die hauchdünne Innenwandung schimmert die florale Bemalung vor dem Gitter der äußeren Wandung, die nochmals einen ungewöhnlichen Lichteffekt hinzusteuert.

Unterschalen
H 2,0-3; D 11,1-2; DS 5,8-6,1; G 48,5-62,4 g
Porzellan; weißer, glatter Scherben. Aufgedreht, Muster ausgestochen (Loukong-Technik). Hellgrau-türkisstichige Glasur mit Neigung zu feinen Bläschenschleiern.
Unterglasurblaue Malerei in kräftigem, gelegentlich violettstichigem Kobaltton.
MARKE: Ruyikopf in Doppelkreis

BESCHREIBUNG: Über geradem Standring Wandung gekehlt aufgehend und in die leicht aufgestellte Fahne übergehend, glatter Rand. Aus der Fahne ein Grundornament von je drei halben Chrysanthemen herausgestochen (G 2814 mit den alten Münzen). Die Kehle auf der Unterseite mit doppellinigen Lotosranken belegt. Auf der Fahne vier Blüten. Im Spiegel eine Chrysantheme und gegen den Uhrzeigersinn drehende Blütenranken auf blauem Grund. Die weiße Kehle begrenzt von Doppelkreislinien. In der Fahne vier Reserven mit Blüten; darüber unter der weißen Lippe Wellenfries.

ERHALTUNG: Am Standring feiner Brennsand. Boden nadelstichig. Die Stichkanten in der Fahne nicht überall von Glasur geglättet. Oben unter dem Rand leichte Bläschenschleier. An G 2895 gekitteter Ausbruch in der Fahne, dabei kleine Fehlstelle in einer der ausgestochenen Chrysanthemen.

BESCHRIFTUNGEN: Schloss Favorite, Inventar [1893], S. 91, O.-No. 614, 615, 617 (die Inventarzettel von 1893 auf G 2815, 5114 – Nr. 616, 618 – verschollen)

GESCHICHTE: Inv. Fav. 1893, S. 91, Nr. 614-618, I. Stock, Raum 14, Staatsküche; Eintrag: „614/18: Servis von Porzellan, weiß und blau, außen durchbrochen, 5 Unterplättchen à 30 Pf = 1,50 M."; Inv. Fav. 1855, S. 56, Nr. 52; Inv. Fav. 1833, fol. 46r; Inv. Fav. 1820, S. 97; Inv. Fav. 1817, S. 28; Inv. Fav. 1803, S. 117; Inv. Fav. 1772, fol. 82v; Inv. Fav. 1762, fol. 1v, Kast. 1

LITERATUR: Teekannen: Kat. Ausst. Karlsruhe 1968, Kat. Nr. 53; G 2894: Kat. Ausst. Berlin 1973, Kat. Nr. K 48; Koppchen/Unterschalen: Kat. Ausst. Karlsruhe 1968, Kat. Nr. 53

BEMERKUNG: G 2814 weicht von den übrigen Tellern im Dekor der Fahne leicht ab: Statt dem sonst zu beobachtenden Chrysanthemenmuster finden sich hier die alten Münzen ausgestochen.

BEZUG: Teekannen: Kanne mit Durchbruchsarbeit in Wabenmuster in Dresden, Porzellansammlung: Zimmermann 1923, Bd. II, Taf. 84a; diese jedoch mit weniger reich gemaltem Dekor. In Dresden auch Kanne mit gleichem Dekor, doch seitlich angebrachtem Ohrenhenkel, Inv. Nr. PO 2687.
Kumme: Vgl. die in Baden-Baden versteigerte Kumme aus Los 5347, Sotheby's Baden-Baden, 05.-21.10.1995, ohne Abb. In Dresden, Porzellansammlung, eine Gruppe von fünf Loukong-Kummen, die alle im Schildkrötmuster durchbrochen sind; Inv. Nr. PO 1803-1807.
Koppchen: Vgl. dem Typ nach ähnliche Koppchen in Dresden, Porzellansammlung, Inv. Nr. PO 3261 (Abb. in: Porzellansammlung 1982, Abb. S. 17), PO 7351a, 7352a, 7353a. Alle mit etwas höherem Standring und feinerem Scherben, auch der Dekor feiner ausgestochen. Auf der Lippe Rankendekor. Mit Schriftzeichen gemarkt. Unter N: 649^^^ im Inventar von 1779, Bd. V, fol 86 verzeichnet. Siehe auch Zimmermann 1923, Bd. II, Taf. 84a.
Unterschalen: Vgl. Sotheby's Baden-Baden, 05.-21.10.1995, Bd. VI, Los Nr. 5347, Taf. X. Drei Teller mit variiertem Dekor in Dresden, Porzellansammlung, Inv. Nr. PO 7351b, 7352b, 7353b (mit Koppchen). Als N: 649^^^ im Inventar von 1779, Bd. V, fol 86 verzeichnet. Abb.: Zimmermann 1923, Bd. II, Taf. 84a.

115. PAAR UNTERSCHÄLCHEN

Abb. 155
Inv. Nr.: G 3420, 3421
Qing, Regierungsperiode Kangxi, 1680-1720
H 2,0; D 7,4-6; DS 3,2; G 26,6 g, 30,9 g
Porzellan; heller, reiner Scherben. Bläulich-graustichige Glasur, teilweise leicht über der Malerei verlaufen. Unterglasurblaue Kobaltmalerei: mittleres, leicht gräuliches Blau.

Abb. 152
Kat. Nr. 114 C

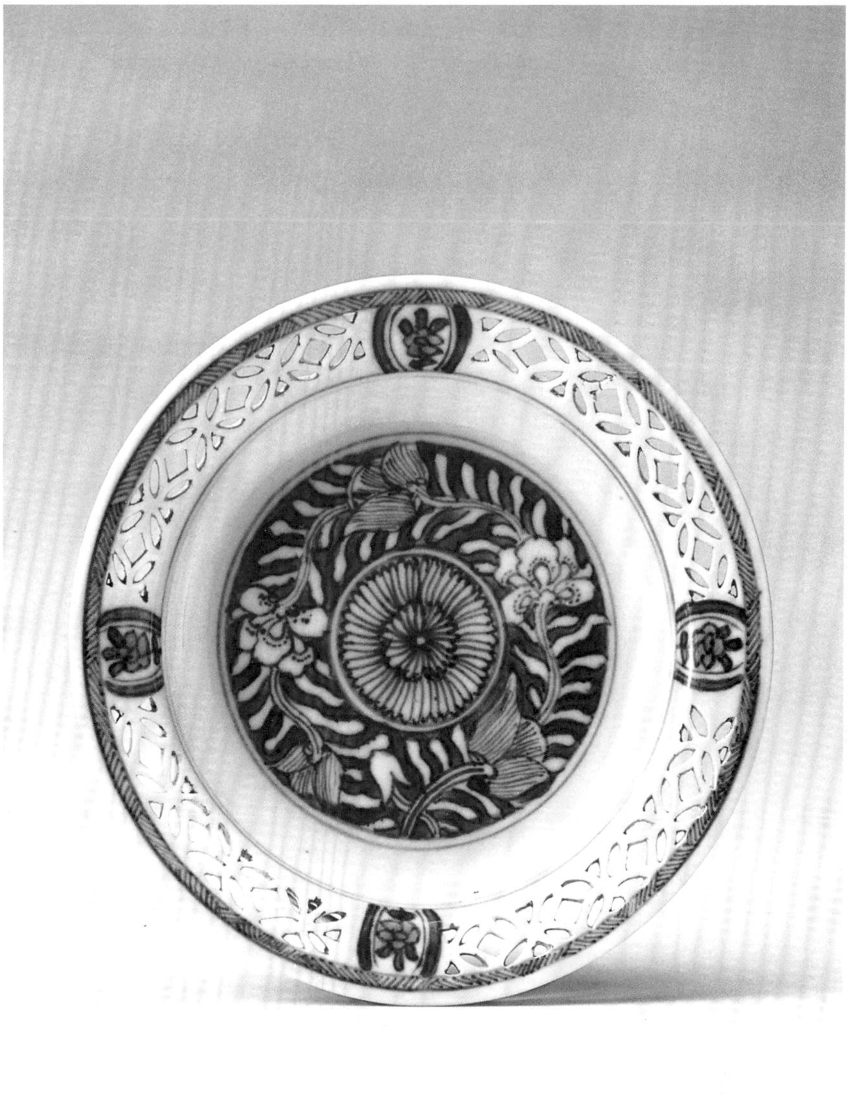

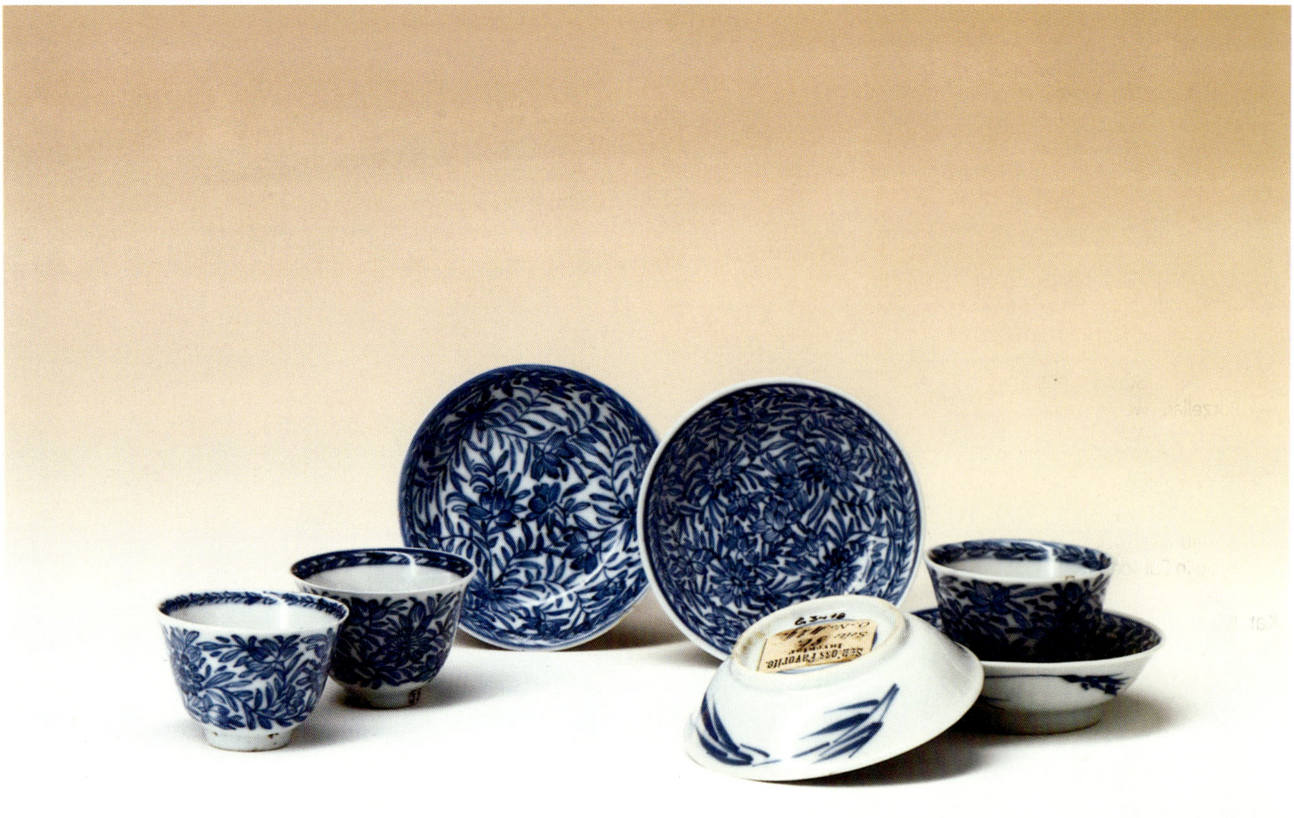

Abb. 153
Kat. Nr. 116

Beschreibung: Wandung aus niedrigem Standring in flachem Bogen karniesförmig aufsteigend. Außenwandung unbemalt; im Spiegel um eine stilisierte zentrale Windenblüte alternierend vier Winden- und vier sonstige stilisierte Blüten in Rankenwerk. Unter der weißen Lippe rechtsdrehendes Fischgrätmuster.

Erhaltung: Kleinere Ausbrüche und Sprünge der Lippe. Innen kleine Brandflecken.
Beschriftungen: Schloss Favorite, Inventar [1893], S. 87, O.-No. 505, 503

Geschichte: Inv. Fav. 1893, S. 87, Nr. 505, 503, I. Stock, Raum 14, Staatsküche; Eintrag: „465/506 Von Porzellan, weiß & blau: 42 verschiedene Unterplättchen, rund, oval & eckig à 10 Pf = 4,20 M."

116. DREI KOPPCHEN MIT VIER UNTERSCHALEN

Abb. 153
Inv. Nr.: G 3415-3419, 5119, 5120
Qing, Regierungsperiode Kangxi, 1680-1710

Koppchen
H 2,9-3,0; D 4,5-6; DS 1,7; G 9,9-13,0 g
Porzellan; weißer, sehr dünnwandiger Scherben. Glatte, außen leicht blaustichige, innen gelbliche Glasur. Kräftiges, partiell leicht grünstichiges Unterglasurblau.
Marke: Lingzhi-Pilz in einfachem Kreis

Beschreibung: Glockenform über geradem Standring, Lippe leicht ausgestellt. Außenwand völlig von Blütenranken überzogen. Im Fond stehender Blütenstengel, Wandung weiß. Unter der Lippe nach links laufender Blätterstab.

Erhaltung: Standring von G 3415 vor dem Brand verdrückt, nur teilweise durch die Glasur geheilt.

Beschriftungen: Schloss Favorite, Inventar [1893], S. 86, O.-No. 417, 419, 421

Geschichte: Inv. Fav. 1893, S. 86, Nr. 417, 419, 421, I. Stock, Raum 14, Staatsküche; Eintrag: „410/421: Von Porzellan, weiß & blau, ohne Messingbeschläg, 12 verschiedene, ganz kleine Schälchen à 10 Pf = 1,20 M."

Unterschälchen
H 1,8-9; D 6,8-9; DS 3,5-8; G 17,0-23,8 g
Porzellan; weißer, dünnwandiger Scherben. Leicht türkisstichige Glasur. Kräftiges, partiell leicht grünstichiges Unterglasurblau.
Marke: Linghzi-Pilz in Doppelkreis (Inventarzettel an G 3417, 5119 nicht lösbar)

Beschreibung: Runde Form über relativ hohem Standring; Wandung karniesförmig, leicht ausgestellte Lippe. Außen zwei rechtsdrehende Bambuszweige, innen unter der Lippe umlaufender Blätterstab. Die übrige Fläche im Horror-vacui-Prinzip gefüllt mit Blütenranken.

Erhaltung: Zahlreiche Sprünge, wenige Nadelstiche.

Beschriftungen: Schloss Favorite, Inventar [1893], S. 86, O.-No. 425, 426, 429, 430

Geschichte: Inv. Fav. 1893, S. 86, Nr. 425, 426, 429, 430, I. Stock, Raum 14, Staatsküche; Eintrag: „422/430: Von Porzellan, weiß & blau, ohne Messingbeschläg, 9 desgleichen [verschiedene, ganz kleine] Unterplättchen, à 10 Pf = -,90 M."

117. PAAR HAUSMALERBECHER

Abb. 154
Inv. Nr.: G 2957, 2958
Qing, Regierungsperiode Kangxi, 1690-1722
H 6,7-8; D 6,8-8,0; DS 3,8; G 50,6-59,8 g
Porzellan; glatter, durchscheinender Scherben (deutliche Spuren langsamen Aufdrehens); Glasur hellgrau-türkisstichig. Malerei in kräftigem Unterglasurblau.
Marke: Bildrolle in Doppelkreis

Beschreibung: Über konisch geweitetem Standring, hohe Wandung zur ausgestellten Lippe karniesförmig aufsteigend. Außen über dem Standring und unter dem Rand Rautenfries. Im Fond eine Blüte; unter dem Innenrand ein Rautenfries.

Erhaltung: Gelegentliche Glasurabroller und Absplitterungen. Nadelstichig.

Beschriftungen: Schloss Favorite, Inventar [1893], S. 85, O.-No. 364-365

Geschichte: Inv. Fav. 1893, S. 85, Nr. 364-365, I. Stock, Raum 14, Staatsküche; Eintrag: „364/65: Von Porzellan, weiß & blau, 2 Becher, weiß, blau gerändert, à 20 Pf = -,40 M."

Bemerkung: Da die Wandungen der beiden Becher völlig undekoriert sind, darf man vermuten, daß die Stücke für eine nachträgliche Bemalung in Europa gedacht waren. Zum Vergleich bieten sich die Becher mit Unterteller (Kat. Nr. 118) an, die in ähnlicher Weise freie Flächen vorgaben, und Bauernszenen in Rokoko-Ornamenten zeigen.

Bezug: Vgl. das Koppchen in Dresden, Porzellansammlung, Inv. Nr. PO 2846 (etwas schwererer Scherben: 66,5 g; im Fond eine Chrysantheme); erwähnt im Inventar 1721, S. 442, Nr. N: 352^^^. Hierzu drei passende Unterschalen. Vgl. die sonst übliche Art, die weißen Flächen mit gravierten Mustern zu versehen, an dem großen Teller in Leeuwarden, Museum het Princessehof, Inv. Nr. GRV 1950/150. Weitere Teller Istanbul, Topkapi Saray Museum, Kat. Mus. Istanbul 1986, Kat. Nr. 2109-2111, sowie die Koppchen und Unterschalen, Kat. Nr. 2400-2423.

Abb. 154 (oben rechts)
Kat. Nr. 117
Abb. 155 (unten links)
Kat. Nr. 115

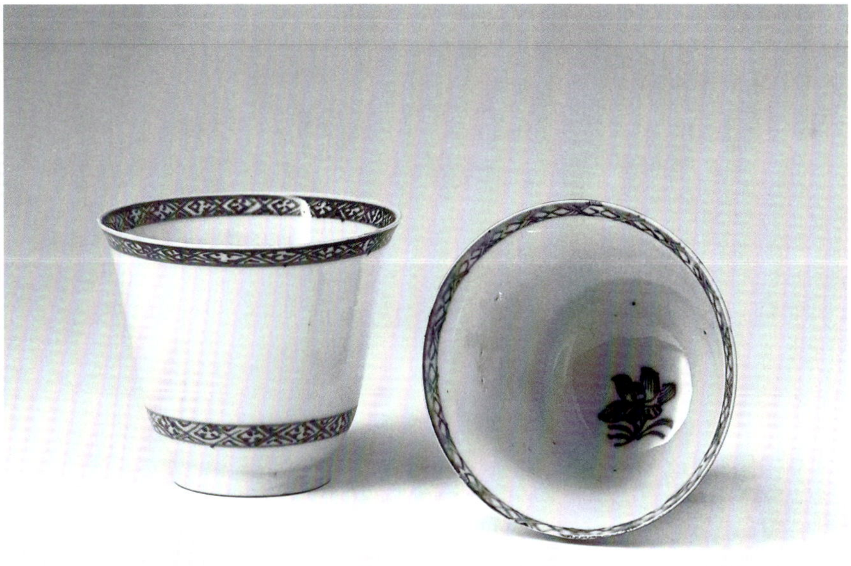

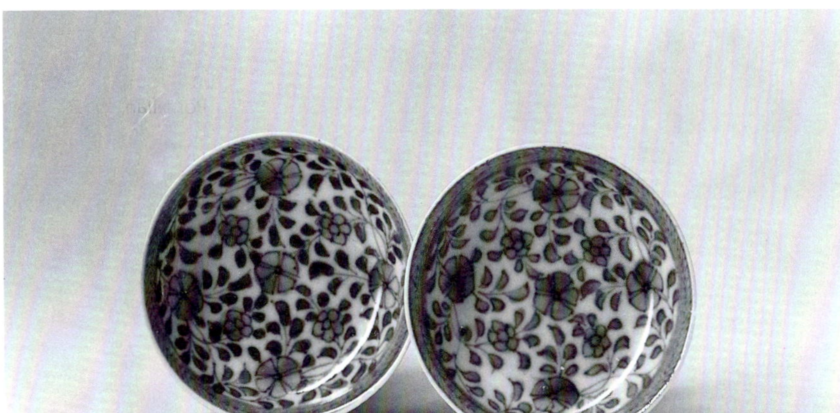

118. ZWEI HAUSMALERBECHER MIT UNTERSCHALEN

Abb. 39
Inv. Nr.: G 2410-2413
Porzellan China; Schwarzlotmalerei und vermutlich die Vergoldung Breslau.
Schwarzlotmalerei vermutlich vom Hausmaler Ignatz Preissler (1676-1741), Breslau/Kronstadt
Porzellan Qing, Regierungsperiode Kangxi, 1690-1722; Schwarzlotmalerei 1725-1735

Koppchen

H 6,2-3; D 6,0; DS 2,8; G 54,2-56,8 g
Porzellan; glatter, weißer Scherben. Dicke, türkisgraue Glasur mit Neigung zu feiner Bläschenbildung (innen wärmer). Kobaltblaue Unterglasurmalerei durch die Bläschenbildung silbriggrau getrübt. Auf der Wandung sehr feine europäische Schwarzlotmalerei sowie Ölvergoldungen.

Beschreibung: Schlichte, hohe Grundform. Glasierter Boden, Wandung über dem hohen, geraden Standring in steiler Parabel zur geraden Lippe aufgehend. Der kobaltblaue Dekor begrenzt in Form von Ruyifriesen die Wandung unten und unter dem Rand. Auf der freien Wandung umlaufende Bauerntanzszene in Schwarzlot.
G 2410: Vor einer Landschaft mit Straußwirtschaft spielen rechts zwei Musiker auf Gambe und Laute drei Männern und zwei Frauen zu einem Reigen auf. Die Wirtschaft links mit rauchendem Kamin; dahinter ein weiterer Hof.
G 2411: Vor einer Landschaft mit Straußwirtschaft spielen rechts zwei Musiker auf Gambe und Dudelsack, letzterer auf einem Faß sitzend. Hierzu tanzen zwei Paare nach links schreitend in Richtung eines Hofs und der Wirtschaft mit rauchendem Kamin.
Die Vergoldungen fassen Standring und Lippe und folgen den chinesischen Ruyifriesen.

Erhaltung: An der Lippe Nadelstiche, „Mottenfraß" und kleinere Absplitterungen. Reste einer roten Mixtion und der Randvergoldung. Der Fond nadelstichig. Schwarzlotmalerei völlig intakt, jedoch die Vergoldung stark berieben. Vergoldung der Lippe fast völlig aufgelöst.

Beschriftungen: Schloss Favorite, Inventar [1893], S. 99, O.-No. 926, 927 (Zettel verschollen)

Geschichte: Inv. Fav. 1893, S. 99, Nr. 926, 927, I. Stock, Raum 14, Staatsküche; Eintrag: „926/27 Verschiedenes Porzellan: 2 hohe Schälchen, v. weißem Porzellan, mit schwarzen Figuren,

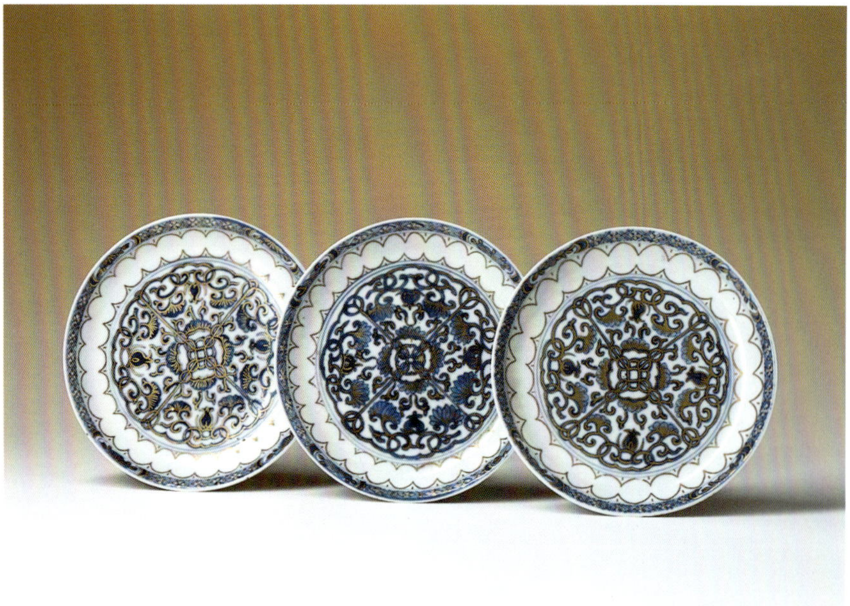

blauem Rand u. Vergoldung à 40 Pf = -,80 Pf."; Inv. Fav. 1855, S. 56, Nr. 57; Inv. Fav. 1833, fol. 46r; Inv. Fav. 1820, S. 97; Inv. Fav. 1817, S. 31; Inv. Fav. 1803, S. 118; Inv. Fav. 1772, fol. 83r

Bemerkung: Die Koppchen zeigen die Vollendung eines chinesischen Exportporzellantyps wie er in Favorite auch in den Koppchen Kat. Nr. 117 vorhanden ist. Hier jedoch wurde die freie Wandung nicht weiter dekoriert. Solche Rohlinge wurden in der Frühzeit auch von der Meißner Manufaktur für die Bemalung in Breslau oder Augsburg gefertigt. Vgl. hierzu die reichen Bestände der Augsburger weiß-goldenen Porzellane in Favorite und Rastatt. – Die Ikonographie der preisslerschen Malereien entstammt für G 2410 Hans Sebald Behams Bauernfest in der Form von Monatsdarstellungen: Hollstein o.J., S. 98f. G 2411 scheint nach veränderter Vorlage eines Ringelreigens von Jacques Callot gearbeitet zu sein. In der Umarbeitung wurden auch die beiden Musikanten hinzugefügt wie sie auch auf einem Nürnberger Hausmalerglas aus dem letzten Viertel des 17. Jhds. zu sehen sind (vgl. Bosch 1981, Kat. Nr. 380). Der vorstehende Becher variiert diese Szene in dem er den Reigen linear laufen läßt und ihn in die Landschaft mit Wirtshaus versetzt.

Unterschalen

H 2,0; D 11,7; DS 6,5; G 58,3 g, 60,5 g
Porzellan; glatter, weißer Scherben. Dicke, hellelfenbeinfarbene (G 2412 türkisgraue) Glasur mit Neigung zu feiner Bläschenbildung. Preußischblaue (G 2412 kobaltblaue) Unterglasurmalerei teilweise durch Bläschenbildung silbriggrau getrübt. Auf der Wandung sehr feine europäische Schwarzlotmalerei sowie Ölvergoldungen.

Beschreibung: Über geradem Standring Wandung in flachem Karnies zur ausgestellten Lippe aufgehend. Unterseite undekoriert. Die chinesische Blaumalerei der Oberseite zeigt im Spiegel ein kleines Medaillon von 8 Ruyiköpfen um einen Doppelkreis. Unter dem Rand ebenfalls umlaufender Doppelkreis mit Ruyifries. In dem in Schwarzlot ausgemalten Medaillon ein sitzender und ein stehender Raucher vor Straußwirtschaft. Die weitere Fläche bis zum Rand gefüllt von einem Capriccio riesiger Rocaillen mit zwei tanzenden Paaren links und rechts sowie Musikern und Sängern oben und unten. Am unteren Rand ein schlafender Hund. G 2413: Im zentralen Medaillon drei Männer trinkend und rauchend in einer schlichten Wirts(?)-stube. Auf der weiteren Fläche ebenfalls Rocaille-Capriccio mit zwei dem Zentrum hinzutanzenden Paaren links und rechts. Oben ein Dudelsackspieler, unten ein Mann mit Flöte und ein Trinker. Unten links ein nagendes Eichhörnchen. Die Enden der Rocaillen teilweise in grotesken Tierköpfen und Laubwerk endend. Die Vergoldung faßt die Lippe sowie die chinesischen Ruyifriese.

Erhaltung: Boden leicht nadelstichig; Standring mit Resten von Brennsand und Schellack. Schwarzlotmalerei völlig intakt. Vergoldung an der Lippe und besonders im Spiegel berieben, aber sehr gut lesbar. Unter der Malerei von G 2413 partiell feines Craquelée.

Beschriftungen: Schloss Favorite, Inventar [1893], S. 99, O.-No. 928, 929 (Zettel verschollen)

Geschichte: Inv. Fav. 1893, S. 99, Nr. 928, 929, I. Stock, Raum 14, Staatsküche; Eintrag: „928/ 29 Verschiedenes Porzellan: 2 dergleichen Unterplättchen [v. weißem Porzellan, mit schwarzen Figuren, blauem Rand & Vergoldung] à 40 Pf = -,80 Pf."; Inv. Fav. 1855, S. 56, Nr. 57; Inv. Fav. 1833, fol. 46r; Inv. Fav. 1820, S. 97; Inv. Fav. 1817, S. 31; Inv. Fav. 1803, S. 118; Inv. Fav. 1772, fol. 83r

Bezug: In der Preissler-Werkstatt wurden zahlreiche chinesische blau-weiße Porzellane mit Schwarzlot- oder Eisenrotdekor versehen. Vgl. Müller-Hofstede 1983, S. 3-50, hier Abb. 11, 33, 34, 50. Zur Masse der auf diese Art bemalten Stücke vgl. den Aktenkomplex ebd. S. 44-50. Ein chinesischer Teller in London, British Museum, Franks Coll. Inv. Nr. 124 zeigt sehr ähnliche Tänzer wie auf den beiden vorstehenden Bechern: Cassidy-Geiger 1987, S. 35-52, hier Fig. 7. Zwei ähnliche Teller in eisenroter Bemalung Dresden, Porzellansammlung.

119. DREI TELLER

Abb. 156
Inv. Nr.: G 3271, 3480, 3481
Porzellan China; Goldmalerei europäisch
Qing, Regierungsperiode Kangxi, 1700-22, Vergoldung 1720-40
H 2,3-5; D 15,7-8; DS 9,6; G 110,6-127,4 g
Porzellan; glatter, weißer Scherben von hoher Transparenz. Unterseite hellgrau-türkisstichige Glasur, Oberseite warmtoniger. Unterglasurblaue Malerei in etwas tintig-grauem Ton (bei G 3271 stellenweise grünlich verfärbt). Vergoldungen.
Marke: Sechs Zeichen in Doppelkreis: da Ming Chenghua nian zhi (In der großen Ming-Dynastie während der Regierung Chenghua gefertigt)

Beschreibung: Runde Form über geradem Standring von weitem Durchmesser. Boden glasiert. Wandung in flachem Karnies zur ausgestellten Lippe aufgehend. Wandung begrenzt von umlaufenden Doppelkreislinien, Lippe weiß. Auf der Wandung je sechs Symbole (Bücher, Gemälde, Klangstein, Bildrolle, Muschelhorn, Juwel, u. a.). Im Spiegel Lotosranken, die sich in der Mitte speichenartig überkreuzen. In jedem der vier hierdurch entstehenden Felder eine Lotosknospe. Der Spiegel umrahmt von Doppelkreislinie. Die Kehlung ohne Blaumalerei. Unter dem Rand Kreuzblumenfries mit vier Blütenreserven. Die blauen Ranken und floralen Strukturen im Fries vergoldet. In der Kehle gegenüberliegende Bänder von goldenen Halbkreisen, in deren Zwickel jeweils ein Pünktchen gesetzt wurde.

Erhaltung: Auf der Unterseite von G 3271, der spiralförmigen Form des Aufdrehprozesses folgend, im Scherben feiner Riß. Dieser von Glasur geheilt, doch stellenweise kleine Narben. Spiegel bei allen nadelstichig. Vergoldung partiell berieben, aber sehr gut ablesbar. Im Spiegel Schellackreste.

Beschriftungen: G 3271: Schloss Favorite, Inventar [1893], S. 85, O.-No. 336. Mit Tesafilm angebrachter Kontrollabriß Nr. 04094. G 3480: Schloss Favorite, Inventar [1893], S. 85, O.-No. 335; im Zentrum des Spiegels kleiner Rest eines weiteren Inventarzettels von 1855. G 3481: Schloss Favorite, Inventar [1893], S. 85, O.-No. 337 (Zettel verschollen, jedoch Umrisse eines Möbelzettels auf dem Boden erkennbar). Im Bodenzentrum Reste eines weiteren, kleineren Zettels.

Geschichte: Inv. Fav. 1893, S. 85, Nr. 335-337, I. Stock, Raum 14, Staatsküche; Eintrag: „335/337: Von Porzellan, weiß & blau, 3 Unterplättchen, blau mit Gold, à 30 Pf = -,90 M."; Inv. Fav. 1855, S. 58, Nr. 84 – offenbar waren hier einmal Tassen aufgeklebt oder die Terrinen Kat. Nr. 70; mit diesen bis 1996 zusammen aufgestellt.

120. UNTERSCHALE

Abb. 157
Inv. Nr.: G 2888
Qing, um 1700-1730
H 2,4; D 11,5; DS 6,5; G 91,1 g
Porzellan; brillantweißer Scherben. Dicke, im Farbton kühle, türkisstichige Glasur mit Bildung relativ großer Bläschen. Malerei in einem von Bläschen getrübten, leicht violettstichigen Unterglasurblau.
Marke: Einfache Kreislinie

Beschreibung: Kurzer Standring, Wandung in weich ansteigender Karniesform, Lippe leicht ausgestellt. Am Standring zwei umlaufende Linien, darüber auf der Außenwandung eine weitere. Auf der Innenfläche asymmetrische Anordnung zweier Freunde des Winters (blühender Prunus, Pinie), deren Ballen zu Kübeln gebunden sind. Darüber zwei Vögel.

Erhaltung: Auf der Unterseite einige kleine Glasurfehler, Brandriß im Boden.

Beschriftungen: Schloss Favorite, Inventar [1893], S. 87, O.-No. 480

Geschichte: Inv. Fav. 1893, S. 87, Nr. 480, I. Stock, Raum 14, Staatsküche; Eintrag: „465/506 Von Porzellan, weiß & blau: 42 verschiedene Unterplättchen, rund, oval & eckig à 10 Pf = 4,20 M."

Bemerkung: Das Motiv ist eines der am häufigsten verwendeten auf japanischen Porzellanen. Vgl. Jenyns 1965, S. 54, 125, Taf. 77a. Erfolgreiche japanische Dekore wurden auch in Jingdezhen kopiert.

Bezug: Vgl. einen Teller mit gleichem Dekor, aber mit kleiner Fahne in Dresden, Porzellansammlung, Inv. Nr. PO 4730. – Vgl. bei Sheaf/Kilburn 1988, Pl. 94, den zweiten (chinesischen) Teller der dritten Spalte (1643-46). Dieser jedoch etwas kleiner und über die Mitte bemalt. Die Bemalung über die ganze Fläche auch bei einem leicht größeren Teller aus dem Wrack der „Geldermalsen" (1752), Sheaf/Kilburn 1988, Pl. 145, jedoch auch asymmetrische Mittenbetonung.

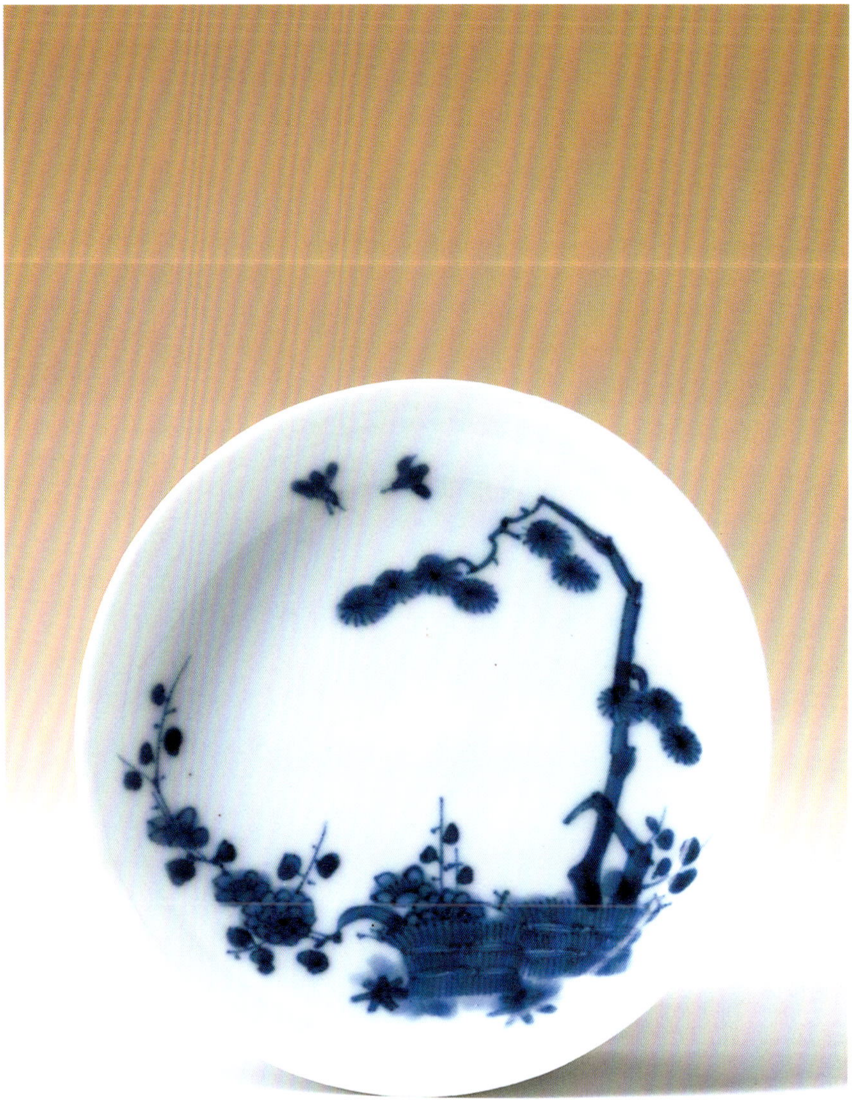

Abb. 156 (gegenüberliegende Seite)
Kat. Nr. 119
Abb. 157
Kat. Nr. 120

PORZELLANE DER QINGZEIT MIT MONOCHROMEN FLÄCHEN

121. KOPPCHEN

Abb. 158
Inv. Nr.: G 2423
Qing, ca. 1680-1740
H 4,8; D 9,0; DS 4,0; G 86,4 g
Porzellan; weißer Scherben. Hellgrau-blaustichige Glasur mit Neigung zu Bläschenbildung. Die Wandung auf der Unterseite in lüsterglänzendem Kapuzinerbraun. Unterglasurmalerei in tintigem Preußischblau.
MARKE: Ungedeutetes Siegelschriftzeichen in Doppelrahmen

BESCHREIBUNG: Runde Glockenform über eingetieftem, ausgestellten Standring. Wandung karniesförmig zur ausgestellten Lippe aufgehend. Der Fond waagerecht ohne Wölbung. Außen bis unter die Lippe braunlüstrierend glasiert. In der Taille von Standring und Wandung umlaufende blaue Kreislinie durchscheinend. Lippe weiß. Im Fond Blume. Wandung oben und unten von Doppelkreislinien begrenzt, dazwischen drei Blütenzweige.

ERHALTUNG: Die Lippe geprägt von rings umlaufendem „Mottenfraß“; Absplitterungen, größerer Ausbruch. Unter der Glasur der Außenseite zahlreiche nicht aufgegangene Bläschen; wenige Nadelstiche. Braune Glasur unter der Lippe partiell abgerollt.

BESCHRIFTUNGEN: Schloss Favorite, Inventar [1893], S. 52, O.-No. 73

GESCHICHTE: Inv. Fav. 1893, S. 52, Nr. 73, Raum 13 Fayence-Zimmer; Eintrag: „67/83: 17 Schälchen von Porzellan, außen braun, innen bemalt à 50 Pf = 8,50 M.“; Inv. Fav. 1855, S. 43, Nr. 72

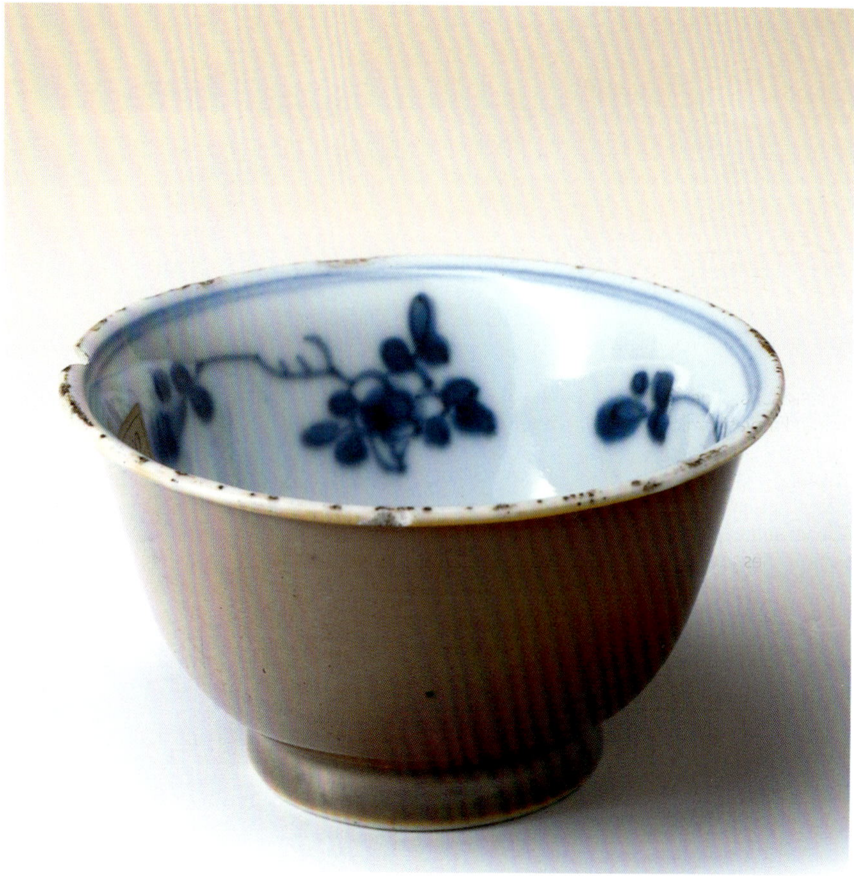

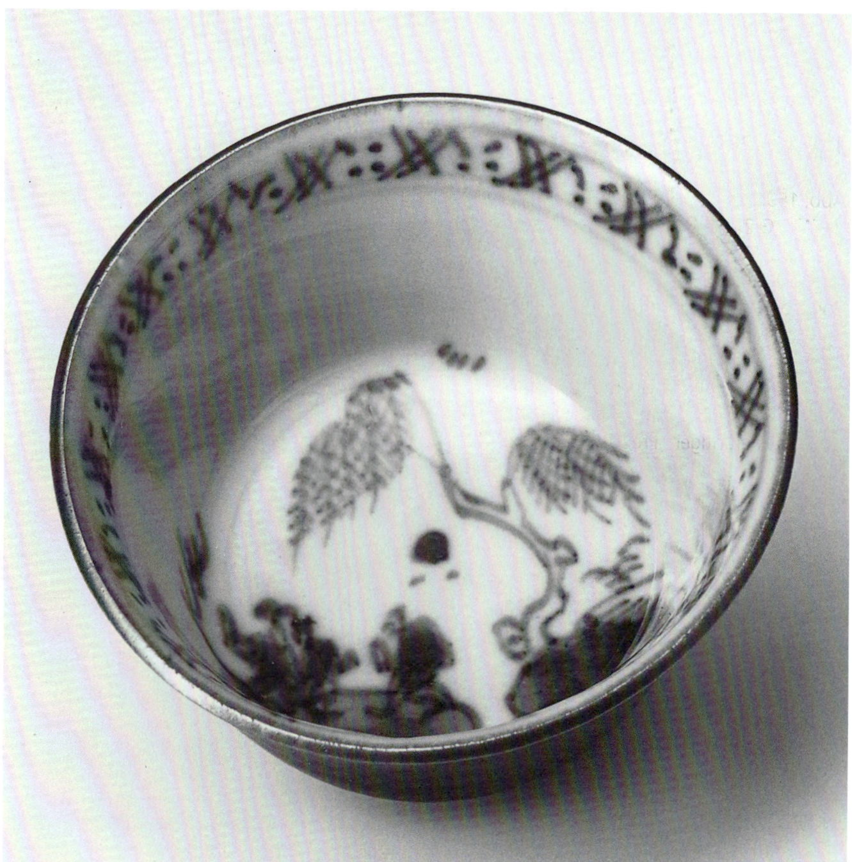

Abb. 158 (oben)
Kat. Nr. 121
Abb. 159 (unten)
Kat. Nr. 123
Abb. 160 (gegenüberliegende Seite oben)
Kat. Nr. 124
Abb. 161(gegenüberliegende Seite unten)
Kat. Nr. 122

122. DREI KOPPCHEN

Abb. 161
Inv. Nr.: G 2420-2422
Qing, ca. 1680-1740
H 4,5; D 8,4-6; DS 3,7-9; G 67,6-70,2 g
Porzellan; weißer Scherben. Hellgrau- blaustichige (G 2420 elfenbeinfarbene, türkisstichige) Glasur mit Neigung zu Bläschenbildung. Die Wandung auf der Unterseite sowie die Lippe in mattlüstriertem Kapuzinerbraun. Unterglasurmalerei in dunkel-tintigem Kobaltblau (G 2420 in Preußischblau).

Beschreibung: Über geradem Standring Wandung karniesförmig zur ausgestellten Lippe aufsteigend. Im Fond eine einzelne Blume. Auf der Innenwandung über Doppelkreislinie acht Lotosblattfelder, die abwechselnd Blüten oder Gewässerlandschaften zeigen. Unter der Lippe Rankenfries.

Erhaltung: Lange, senkrechte Glasursprünge der Innenwandung. Boden und Fond nadelstichig. Partielle Abroller der braunen Glasur unter der Lippe. Starke Gebrauchsspuren.

Beschriftungen: Schloss Favorite, Inventar [1893], S. 52, O.-No. 67, 70, 78 (G 2420, 2421 Zettel verschollen)

Geschichte: Inv. Fav. 1893, S. 52, Nr. 67, 70, 78, Raum 13 Fayence-Zimmer; Eintrag: „67/83: 17 Schälchen von Porzellan, außen braun, innen bemalt à 50 Pf = 8,50 M."; Inv. Fav. 1855, S. 43, Nr. 72

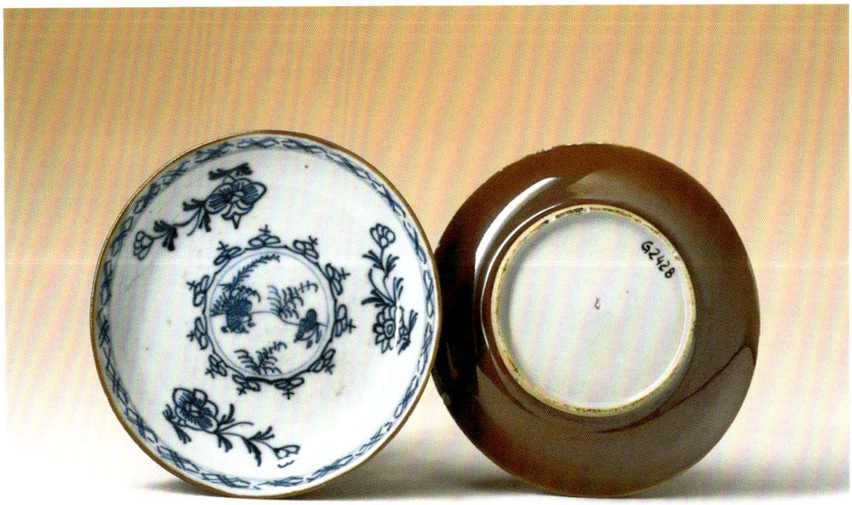

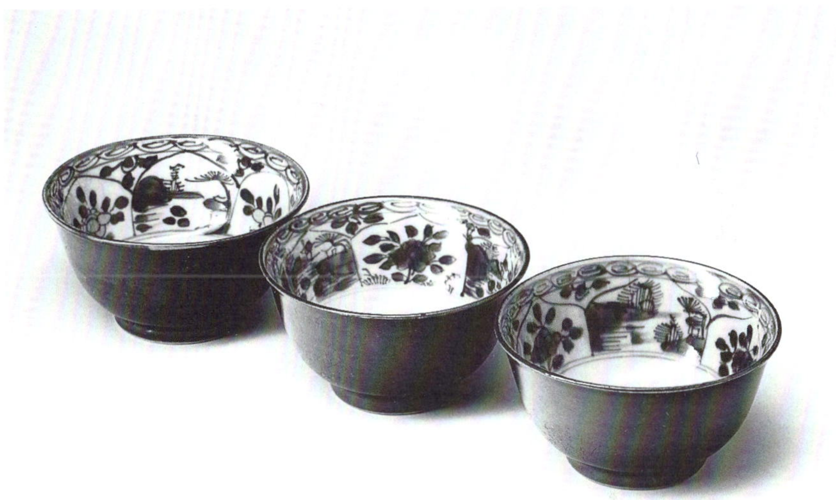

123. KOPPCHEN

Abb. 159
Inv. Nr.: G 2424
Qing, ca. 1680-1760
H 3,9; D 7,4; DS 3,6; G 60,3 g
Porzellan; weißer Scherben. Hellelfenbeinfarbene, türkisstichige Glasur mit Neigung zu Bläschenbildung. Die Wandung auf der Außenseite sowie die Lippe in matt schimmerndem Kapuzinerbraun. Unterglasurmalerei in dunkeltintigem Preußischblau.

Beschreibung: Über geradem, konisch abgedrehten Standring Wandung in wenig schwungvollem Karnies zur ausgestellten Lippe aufgehend. Boden glasiert. Innen leicht über den Fond hinausgemalte Landschaft von sich teilenden Felsen: Auf dem rechten eine Weide mit vier darüberfliegenden Vögeln; auf dem linken ein älterer und ein jüngerer Chinese sich begegnend. Unter dem Rand, über blasser Doppelkreislinie flüchtig gemalter Kreuzblümchenfries.

Erhaltung: Im Fond und auf der Wandung partiell kleine Glasursprünge. Hier auf 4 Uhr kleiner Spritzer der braunen Glasur.

Beschriftungen: Schloss Favorite, Inventar [1893], S. 87, O.-No. 450 (Zettel verschollen)

Geschichte: Inv. Fav. 1893, S. 87, Nr. 450, I. Stock, Raum 14, Staatsküche; Eintrag: „448/464: Von Porzellan, weiß & blau, 17 verschiedene Schalen desgleichen [groß und klein], à 10 Pf = 1,70 M."; Inv. Fav. 1855, S. 43, Nr. 73

124. PAAR UNTERSCHALEN

Abb. 160
Inv. Nr.: G 2427, 2428
Qing, ca. 1700-1760
H 2,4-5; D 13,5-6; DS 7,3-5; G 108,8-111,4 g
Porzellan; glatter, weißer Scherben. Hellgraublaustichige Glasur mit Neigung zu starker Transparenz. Die Tellerwandung auf der Unterseite in etwas mattem Kapuzinerbraun mit leichtem Lüsterton. Klare Unterglasurmalerei in Preußischblau.

Beschreibung: Über kurzem Standring Wandung in flachem Karnies zur leicht ausgestellten Lippe aufgehend. Im Fond von elf (G 2428 acht) stilisierten Blüten (?) umgebene Szene zweier sich zwischen Hirsebüscheln begegnender Wachteln. In der Kehle drei Blumen, unter dem Rand über Doppellinie Kreuzblümchenfries.

Erhaltung: Zahlreiche Absplitterungen der Lippe. Die braune Glasur unter der Lippe partiell abgerollt. Glasur im Fond von G 2427 stellenweise von kurzen Sprüngen gekennzeichnet. Starke Gebrauchsspuren durch häufiges Stapeln.

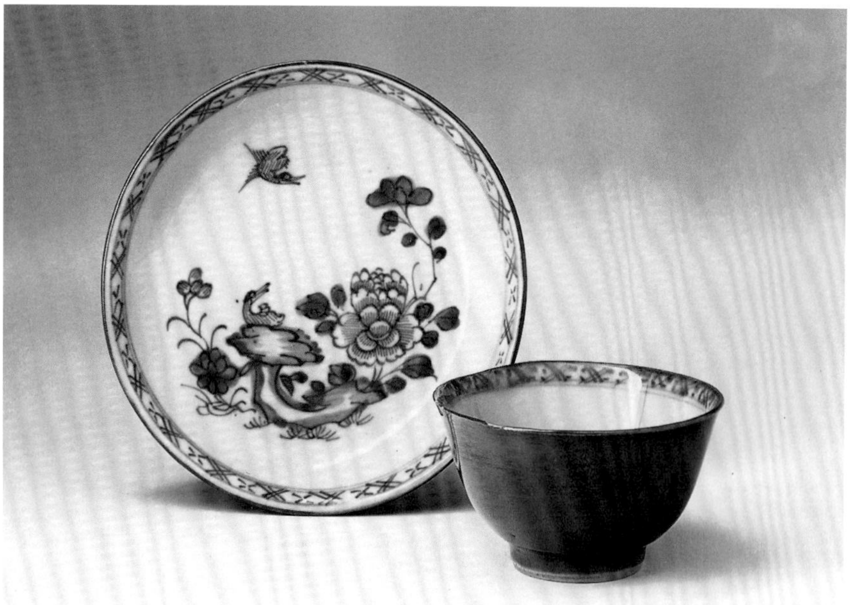

Abb. 162
Kat. Nr. 125

BESCHRIFTUNGEN: Schloss Favorite, Inventar [1893], S. 52, O.-No. 92, 94 (Zettel verschollen)

GESCHICHTE: Inv. Fav. 1893, S. 52, Nr. 92, 94, Raum 13, Fayence-Zimmer; Eintrag: „Von Porzellan, weiß & blau: 84/98: 15 Unterplättchen, ebenso [von Porzellan, außen braun, innen bemalt], à 50 Pf = 7,50 M."; Inv. Fav. 1855, S. 43, Nr. 72

BEMERKUNG: Zum Thema „Wachteln und Hirse" siehe Jenyns 1965, S. 54, 130 sowie Kat. Ausst. London 1990, S. 297.

125. KOPPCHEN MIT UNTERSCHALE

Abb. 162
Inv. Nr.: G 2418, 2425
Qing, ca. 1700-1760

Koppchen

H 5,8; D 8,8; DS 3,6; G 84,0 g
Porzellan; glatter, weißer Scherben. Hellblau-türkisstichige Glasur. Auf dem Außenrand in matt-lüstrierendem Kapuzinerbraun. Malerei der Innenseite in leuchtendem aber verwaschenen Unterglasurblau.

BESCHREIBUNG: Über geradem Standring Wandung in weichem Karnies aufsteigend. Lippe ausgestellt. Wandung außen glatt braun glasiert. In dem von Kreislinie bezeichneten Fond blühende Päonie und Prunus. Der Rand markiert durch Kreuzchenfries über Doppelkreislinie.

ERHALTUNG: Auf der Innenseite drei Risse von 3,3-6 cm. Mehrere kleine Glasurrisse im Fond. Abschläge der Lippe.

BESCHRIFTUNGEN: Schloss Favorite, Inventar [1893], S. 52, O.-No. 82 (Zettel verschollen)

GESCHICHTE: Inv. Fav. 1893, S. 52, Nr. 82, Raum 13 Fayence-Zimmer; Eintrag: „67/83: 17 Schälchen von Porzellan, außen braun, innen bemalt à 50 Pf = 8,50 M."; Inv. Fav. 1855, S. 43, Nr. 72

Unterschale

H 2,4; D 13,6; DS 7,5; G 115,0 g
Porzellan; dicker Scherben. Hellblau-türkisfarbene Glasur, auf dem Außenrand in mattem Kapuzinerbraun. Malerei der Oberseite in etwas verwaschenem Blau.

BESCHREIBUNG: Über niedrigem Standring flach emporgehende Wandung mit leicht ausgestellter Lippe. Im Spiegel und über die Wandung gehend Landschaft mit nistender Ente auf einem Gartenfelsen, darüber eine weitere fliegende Ente. Zur rechten eine Päonie mit riesiger Blüte. Unter dem Rand Kreuzblümchenfries.

ERHALTUNG: Unterseite stark nadelstichig, zum Standring hin stellenweise in Riß übergehend. Braune Glasur stellenweise ungleichmäßig.

BESCHRIFTUNGEN: Schloss Favorite, Inventar [1893], S. 52, O.-No. 97 (Zettel verschollen)

GESCHICHTE: Inv. Fav. 1893, S. 52, Nr. 97, Raum 13, Fayence-Zimmer; Eintrag: „Von Porzellan, weiß & blau: 84/98: 15 Unterplättchen, ebenso [von Porzellan, außen braun, innen bemalt], à 50 Pf = 7,50 M."; Inv. Fav. 1855, S. 43, Nr. 72

126. UNTERSCHALE

Abb. 163
Inv. Nr.: G 3422
Qing, ca., 1700-1760
H 2,3; D 11,9; DS 6,6; G 75,4 g
Porzellan; weißer, dünnwandiger, glatter Scherben. Transparente grau-türkisstichige Glasur; Lippe braun. Malerei in z.T. kräftigem Unterglasurblau.

BESCHREIBUNG: Runde Form über geradem Standring. Wandung in einfacher Kehle flach aufsteigend. Außenseite unbemalt. Innen auf geradem Terrain Magnolie, Baumpäonie und Kirsche wachsend. Unter dem Rand Kreuzblümchenfries. Lippe braun glasiert.

ERHALTUNG: 8 cm langer, durchgehender Riß im Spiegel. 2 cm langer Sprung der Wandung sowie mehrere kleine Abschläge der Lippe. Im Spiegel Gebrauchsspuren.

BESCHRIFTUNGEN: Schloss Favorite, Inventar [1893], S. 87, O.-No. 483 (Kopierstift auf Möbelzettel, von gleicher Hand wie die übrigen Zettel)

GESCHICHTE: Inv. Fav. 1893, S. 87, Nr. 483, I. Stock, Raum 14, Staatsküche; Eintrag: „465/506 Von Porzellan, weiß & blau: 42 verschiedene Unterplättchen, rund, oval & eckig à 10 Pf = 4,20 M."

127. UNTERSCHALE

Abb. 165
Inv. Nr.: G 2426
Qing, ca. 1700-1760
H 2,7; D 13,6; DS 7,4; G 116,8 g
Porzellan; weißer Scherben. Hellgrau-blaustichige Glasur mit starker Bläschenbildung. Die Tellerwandung auf der Unterseite in Kapuzinerbraun. Unterglasurmalerei in violettstichigem Kobaltblau.

BESCHREIBUNG: Über kurzem Standring Wandung in flachem Karnies zur leicht ausgestellten Lippe aufgehend. In dem von einer Doppelkreislinie bezeichneten Spiegel auf einem Felsen wachsender Bambus sowie eine große blühende Blume. Auf dem Rand, quasi zur Tellermitte wachsend, Gräser und Blumen zwischen vier Felsen.

ERHALTUNG: Der gesamte Körper geprägt von vor Erreichen der Oberfläche erkalteten, weißen Bläschen, nadelstichig. Unter dem Rand stärkere Bläschenbildung in der Glasur. Starke Gebrauchsspuren durch häufiges Stapeln.

GESCHICHTE: Vermutlich identisch mit Inv. Fav. 1893, S. 52, Nr. nn, Raum 13, Fayence-Zimmer; Eintrag: „Von Porzellan, weiß & blau: 84/98: 15 Unterplättchen, ebenso [von Porzellan, außen braun, innen bemalt], à 50 Pf = 7,50 M."; Inv. Fav. 1855, S. 43, Nr. 72

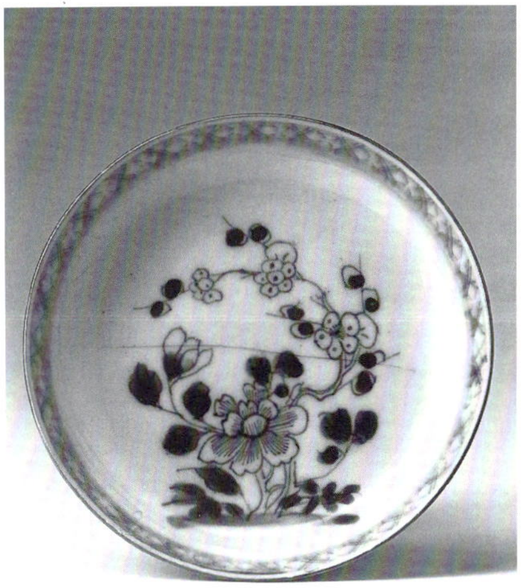
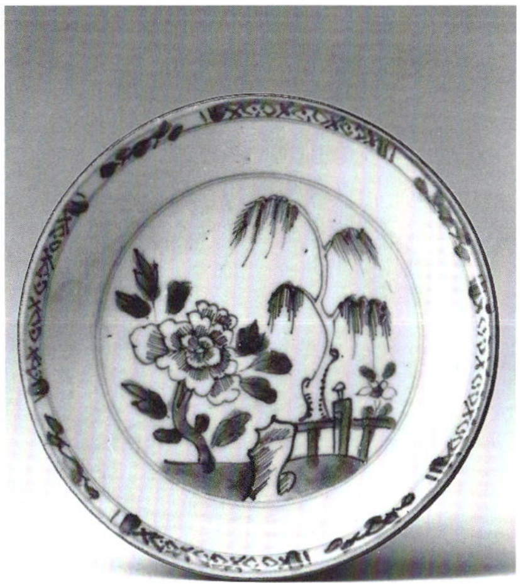
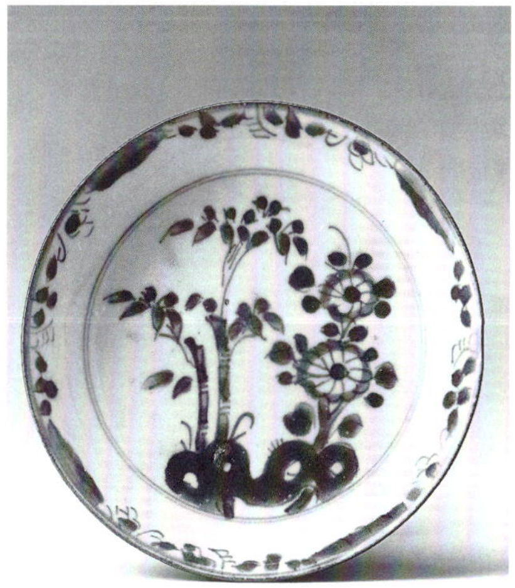

Abb. 163 (links), Kat. Nr. 126
Abb. 164 (Mitte), Kat. Nr. 128
Abb. 165 (rechts), Kat. Nr. 127
Abb. 166 (unten), Kat. Nat. 129

128. UNTERSCHALE

Abb. 164
Inv. Nr.: G 2432
Qing, ca. 1700-1760
H 2,4; D 13,2; DS 7,6; G 104,1 g
Porzellan; glatter, weißer Scherben. Hellgraublaustichige Glasur mit Neigung zu Transparenz und Bläschenbildung. Die Tellerwandung auf der Unterseite kapuzinerbraun. Unterglasurmalerei in violettstichigem Kobaltblau.

BESCHREIBUNG: Über kurzem Standring Wandung in flachem Karnies zur leicht ausgestellten Lippe aufgehend. In dem von einer Doppelkreislinie bezeichneten Spiegel Päonie und Weide auf Terrain; davor ein Zaun sowie im Vordergrund ein kleiner Fels. Unter dem Rand vier verlaufene Blütenreserven auf Kreuzblümchengrund.

ERHALTUNG: Boden und Fond nadelstichig. Auf der Oberseite zahlreiche, vor Erreichen der Oberfläche erkaltete, weiße Bläschen. Auf 11 Uhr unter der Lippe Abroller der braunen Schicht. Gebrauchsspuren durch häufiges Stapeln.

BESCHRIFTUNGEN: Schloss Favorite, Inventar [1893], S. 52, O.-No. 93 (Zettel verschollen)

GESCHICHTE: Inv. Fav. 1893, S. 52, Nr. 93, Raum 13, Fayence-Zimmer; Eintrag: „Von Porzellan, weiß & blau: 84/98: 15 Unterplättchen, ebenso [von Porzellan, außen braun, innen bemalt], à 50 Pf = 7,50 M."; Inv. Fav. 1855, S. 43, Nr. 72

129. DREI UNTERSCHALEN

Abb. 166
Inv. Nr.: G 2429-2431
Qing, ca. 1700-1760
H 2,9-3,1; D 13,5-7; DS 7,4-9; G 116,0-139,0 g
Porzellan; glatter, weißer Scherben. Hellgraublaustichige Glasur mit Neigung zu Transparenz und Bläschenbildung. Die Tellerwandung auf der Unterseite in mattem Kapuzinerbraun. Unterglasurmalerei in tintigem Kobaltblau (G 2430 violett-, G 2431 grünstichig).

BESCHREIBUNG: Über kurzem, spitz abgedrehten Standring Wandung in einfacher Kehlung aufsteigend (G 2430 in kaum merklichem Karnies). Die Malerei des Fonds in der Fläche von einem Kreuzchenfries über Doppelkreislinie unter dem Rand begrenzt: Auf der Horizontlinie rechts ein Bäumchen auf Felsen, daneben ein Zaun mit Swastikamotiv sowie eine Päonie.

ERHALTUNG: Auf Boden und Fond nadelstichig. Glasurabroller um den Standring. An G 2429 Scherben um dem gesamten Standring orangeockerfarben scheinend. Am gleichen Stück die braune Glasur im Auftrag sehr dünn, dadurch Pinselduktus auf 2 Uhr gut erkennbar. Durchgehend Gebrauchsspuren durch häufiges Stapeln.

BESCHRIFTUNGEN: Schloss Favorite, Inventar [1893], S. 52, O.-No. 87, 89 (Zettel verschollen). Für G 2431 kein Zettel überliefert.

GESCHICHTE: Inv. Fav. 1893, S. 52, Nr. 87, 89, Raum 13, Fayence-Zimmer; Eintrag: „Von Porzellan, weiß & blau: 84/98: 15 Unterplättchen, ebenso [von Porzellan, außen braun, innen bemalt], à 50 Pf = 7,50 M."; Inv. Fav. 1855, S. 43, Nr. 72. G 2431 vermutlich ebenfalls identisch mit dieser Gruppe.

BEZUG: Vgl. die Teller der Geldermalsen um 1750, Jörg 1986.

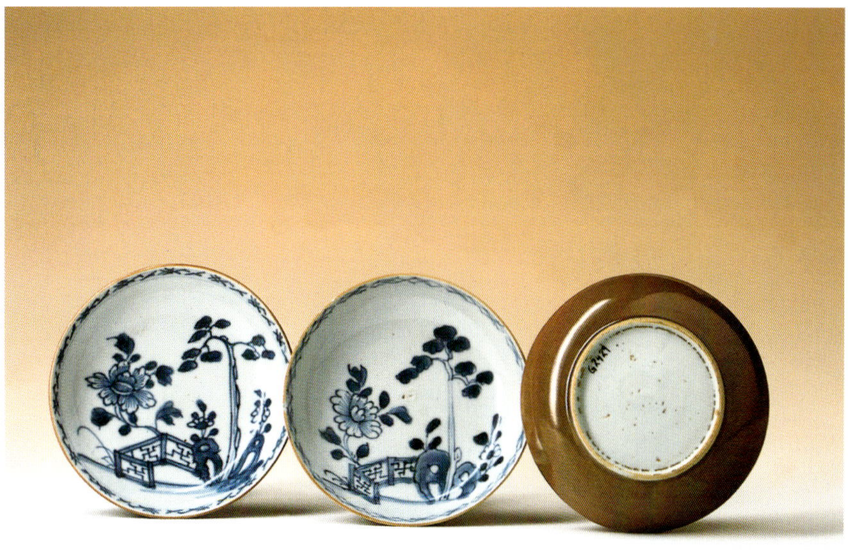

130. VIER KOPPCHEN

Abb. 167
Inv. Nr.: G 2414-2417
Qing, ca. 1700-1760
H 4,3-6; D 8,8-9; DS 3,6-9; G 65,0-80,8 g
Porzellan; weißer Scherben. Hellgrau-türkisstichige Glasur mit Neigung zu Bläschenbildung (G 2414 kühler, blaustichig). Die Wandung auf der Außenseite kapuzinerbraun. Unterglasurmalerei in etwas tintigem Kobalt- oder Preußischblau.

Beschreibung: Über geradem Standring Wandung in weichem Karnies aufsteigend. Lippe ausgestellt. Wandung außen glatt braun glasiert. In dem von Kreislinie bezeichneten Fond blühende Päonie und Prunus. Der Rand markiert durch Kreuzchenfries über Doppelkreislinie.

Erhaltung: Auf Boden und im Fond nicht aufgegangene weiße Bläschen und Nadelstiche. An G 2414 schlecht geheilte y-förmige Narbe der Außenwandung.

Beschriftungen: Schloss Favorite, Inventar [1893], S. 52, O.-No. 68, 71, 76, 83 (Zettel verschollen)

Geschichte: Inv. Fav. 1893, S. 52, Nr. 68, 71, 76, 83, Raum 13 Fayence-Zimmer; Eintrag: „67/83: 17 Schälchen von Porzellan, außen braun, innen bemalt à 50 Pf = 8,50 M."; Inv. Fav. 1855, S. 43, Nr. 72

131. KOPPCHEN

Ohne Abb.
Inv. Nr.: G 2419
Gem. altem Inventarblatt: Regierungsperiode Kangxi, Anf. 18. Jh.
H ca. 4,5; DM ca. 8,7
Porzellan. Innen blau-graustichige Glasur. Außenseite kapuzinerbraun. Unterglasurblaue Malerei.

Beschreibung: Gem. altem Inventarblatt: „Weite Tasse mit ausschwingender Wandung auf kleinem Standring, ohne Henkel. Kleisterblaue Glasur im Innern, die Außenseite kapuzinerbraun. Innen Bemalung in Blau: Ornamentband an der Lippe, bestehend aus flott gezeichneten Blüten. Im Fond innerhalb eines Doppelrings auf einem Felsen zwei Stauden, links mit Bambusstämmen, rechts mit zwei großen Blüten."

Erhaltung: Gem. altem Inventarblatt: „Das Braun unten aufgekocht. Die Lippe viermal leicht bestoßen."

Beschriftungen: Schloss Favorite, Inventar [1893], S. 52, O.-No. 74

Geschichte: Inv. Fav. 1893, S. 52, Nr. 74, Raum 13 Fayence-Zimmer; Eintrag: „67/83: 17 Schälchen von Porzellan, außen braun, innen bemalt à 50 Pf = 8,50 M."; Inv. Fav. 1855, S. 43, Nr. 72. Zuletzt in Favorite, 2. OG., Raum 40. Verschollen.

132. PAAR TRICHTER

Abb. 168
Inv. Nr.: G 3049, 3448
Qing, Regierungsperiode Kangxi, 1690-1720
H 9,6-7; Dmax 10,7-8; Dmin 1,0-3; G 154,6-156,5 g
Porzellan; glatter, wenig transparenter Scherben. Graue, leicht türkisstichige Glasur.
G 3448 mit starker Bläschenbildung und poriger Oberfläche. Das verdickte Rohr in feinporig oder matt glänzendem Kapuzinerbraun.
Malerei in graublauem Unterglasurblau, partiell grünstichig.

Beschreibung: Abgedrehter oberer Rand. Das Gefäß in weit geöffneter Parabelform aufgehend. Unten gebauchter Rohransatz. Außen unter dem Rand lambrequinartiger Ruyifries, Wandung sonst undekoriert. Rohr braun glasiert. Unter dem Rand innen umlaufende Doppelkreislinie. Hiervon an einer Stelle zwischen Gräsern nach rechts ausrankende Blumenstaude.

Erhaltung: Scherben im Brand polyoval verzogen. An der Taille von Schale zu Rohr die braune Glasur leicht in die helle gelaufen. Die helle

Abb. 167
Kat. Nr. 130

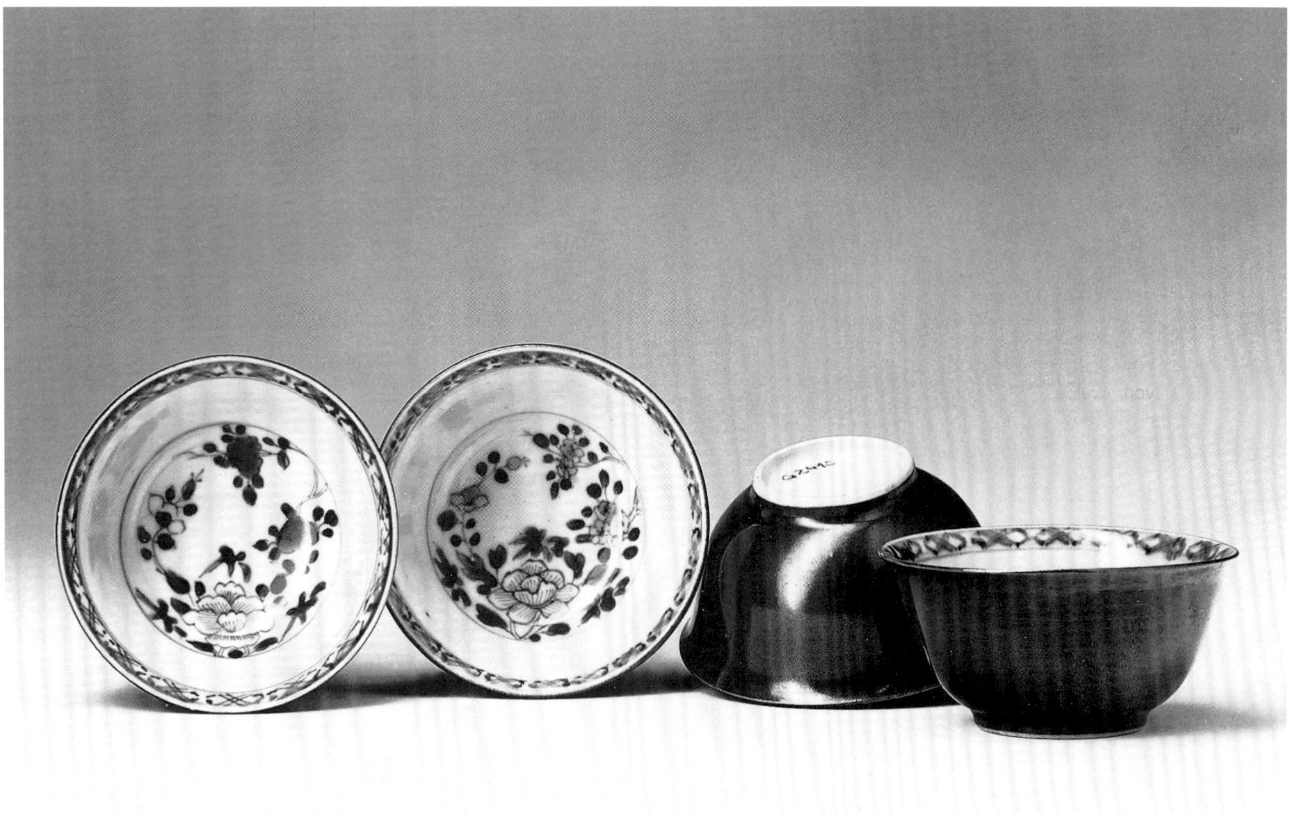

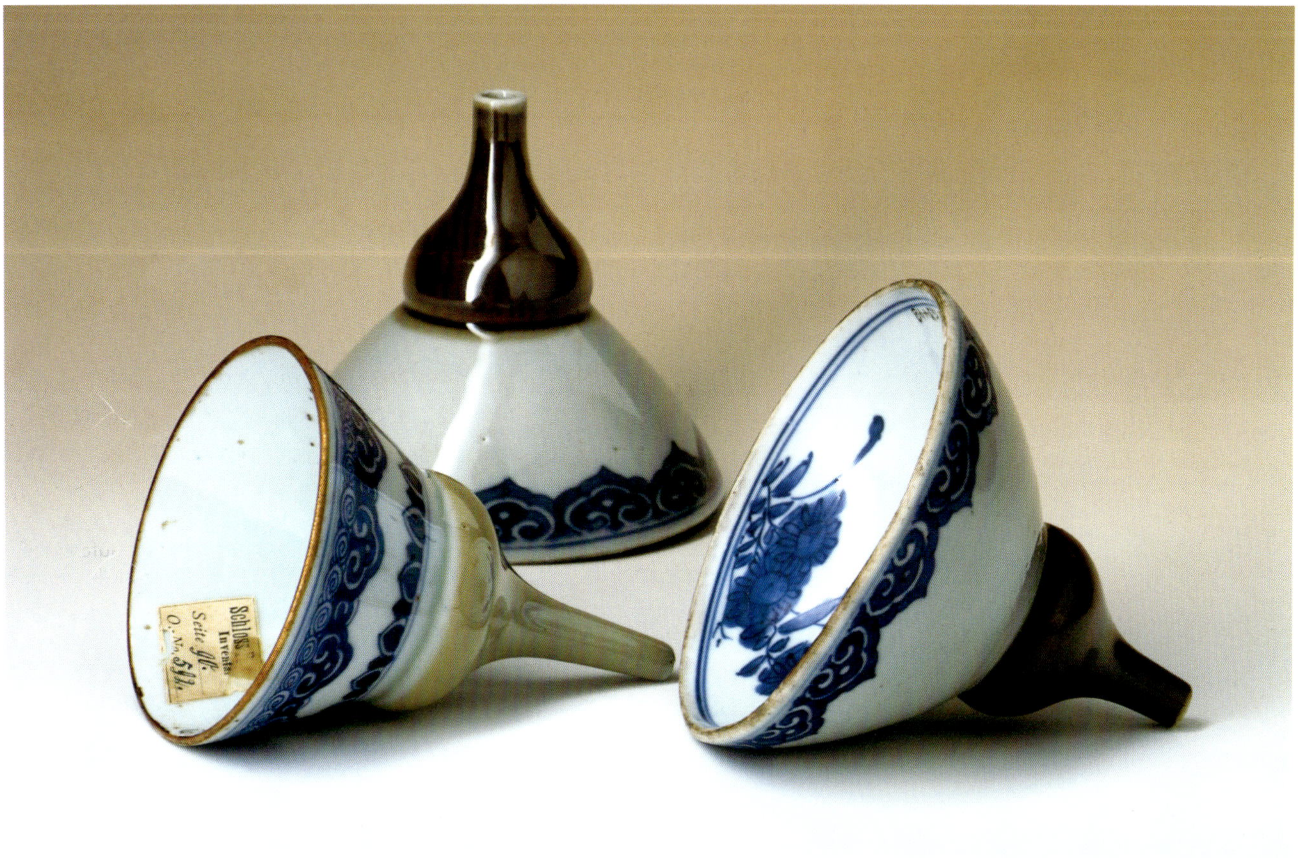

Abb. 168
Kat. Nr. 132, 133

Glasur hier dicker, türkisstichiger und von leichtem Craquelée durchzogen. Braune Glasur an G 3049 um die Trichterspitze abgerollt.

Beschriftungen: Schloss Favorite, Inventar [1893], S. 90, O.-No. 593, 594. Auf G 3448 mit Tesafilm angebrachter Kontrollabriß Nr. 04218.

Geschichte: Inv. Fav. 1893, S. 90, Nr. 593, 594, I. Stock, Raum 14, Staatsküche; Eintrag: „592/594: Servis von weißem Porzellan, blau bemalt, 3 Trichter à 30 Pf = -,90 M."; Inv. Fav. 1855, S. 57, Nr. 71; Inv. Fav. 1833, fol. 47r; Inv. Fav. 1820, S. 99; Inv. Fav. 1817, S. 31; Inv. Fav. 1803, S. 122; Inv. Fav. 1772, fol. 84v; Inv. Fav. 1762, fol. 8v, Kasten 4

Literatur: Fichtner 1939/40, S. 141, Anm. 34

Bemerkung: Trichter kommen in den Sammlungen eher selten vor. (Vgl. weitere Typen in Kat. Mus. Amsterdam 1997, Kat. Nr. 297, sowie unpubliziert Inv. Nr. RBK 15829). Sie dürften jedoch für die Einrichtung von Schauküchen und die Handhabung bei „Teezeremonien" von Bedeutung gewesen sein.

Bezug: Vgl. eine Gruppe vier gleicher Trichter in Dresden, Porzellansammlung, Inv. Nr. PO 2412-2415. Diese bereits im Inventar von 1721, S. 445, S. 485, 488 als N: 11^^^ und N: 365^^^ erwähnt. (PO 2414-2415: 1722 als Ankauf aus der Sammlung des Kriegsrats Raschke in die Porzellansammlung geraten).

133. TRICHTER

Abb. 168
Inv. Nr.: G 3494
Qing, Regierungsperiode Kangxi, 1690-1720
H 11,0; Dmax 8,6; Dmin 0,9; G 107,3 g
Porzellan; aus zwei getrennt gearbeiteten Teilen zusammengesetzt. Dicker, glatter Scherben. Kühle, hellgrau-türkisstichige Glasur. Das gebauchte Ausgußrohr ockergelb-cremefarben glasiert mit leicht grünem Schimmer. Malerei in kräftigem Unterglasurblau. Die Lippe auf einem rotbraunen Anlegemittel matt vergoldet.

Beschreibung: Abgedrehter oberer Rand. Das Füllgefäß in Parabelform aufgehend. Unten sehr weit gebauchter Rohransatz. Außen unter dem Rand gestaffelt: Doppelkreislinie, Rankenfries und lambrequinartiger Ruyifries. Nach unten abschließend mit Doppelkreisline und Lotosblattfries. Rohr ockergelb-cremefarben glasiert. Die Lippe vergoldet. Innen völlig undekoriert.

Erhaltung: Vergoldung völlig intakt. Die weiße Glasur außen um die Taille dick verlaufen und hellgrün schimmernd. Kleine Glasurnarbe entlang der Taille. Innen und außen nadelstichig. Innen auch kleine Brandflecken sowie Schellackreste. – Der Trichter weist als einziges der drei Stücke Gebrauchsspuren im schwer zu reinigenden Ausflußrohr auf.

Beschriftungen: Schloss Favorite, Inventar [1893], S. 90, O.-No. 592. Mit Tesafilm angebrachter Kontrollabriß Nr. 04217.

Geschichte: Inv. Fav. 1893, S. 90, Nr. 592, I. Stock, Raum 14, Staatsküche; Eintrag: „592/594: Servis von weißem Porzellan, blau bemalt, 3 Trichter à 30 Pf = -,90 M."; Inv. Fav. 1855, S. 53, Nr. 34; Inv. Fav. 1833, fol. 31v

Literatur: Fichtner 1939/40, S. 141, Anm. 34

Bemerkung: Der Trichter ist das einzige blauweiße Stück der Sammlung, an dem sich die alte Randvergoldung erhalten hat. Vgl. die Stücke mit braunem Rand wie den großen Ming-Teller Kat. Nr. 1.

Bezug: Vgl. Amsterdam, Rijksmuseum, Inv. Nr. MAK 677 (unpubliziert).

NICHT CHINESISCHE KERAMIK

134. DECKELDOSE

Abb. 41, 47
Inv. Nr.: G 2993
Japan, Arita
Letztes Drittel 17. Jh.
Hmax 7,4; H Schale 4,7; B 19,8; T 11,3; G 882,8 g (Deckel 382,3)
Porzellan; sehr dicker, kristalliner Scherben mit winzigen braunen Einschlüssen. An den Glasurkanten lachsfarbener Hof. Dicke, hellgrau-türkisstichige, sehr transparente Glasur. Innen dünnerer, warmgrau wirkender Auftrag. Im Glasurkörper Bildung größerer Bläschen, feinporig glänzender Oberfläche. Höchst qualitätvolle, Unterglasurmalerei, in, durch die Bläschenbildung silbrigem, leicht violettstichigen Kobaltblau. Lineare Umrisse mit vollendet getuschter Binnenmalerei.

BESCHREIBUNG: Deckeldose in länglicher Vierpaßform, die Längsseite leicht konvex eingezogen, Deckel in flacher Mugelform. Glasierter Boden mit hohem, leicht konischen Standring in Ochsenmaulform. Die in flacher Parabel aufsteigende Wandung in den Ecken paßförmig eingezogen. Die Innenflächen von Schale und Deckel bis auf Rand und Deckelrast glasiert und unbemalt. Beide Teile sind so gut gearbeitet und gebrannt, daß der Deckel in beiden Richtungen perfekten Sitz erhält. Auf dem Standring nach links geneigter Donnerfries und umlaufende Doppellinie. Darüber auf der Wandung ein durch Wolkenband geteilter Fries; die untere Hälfte mit halben Blüten auf weißem Grund, darüber die gleichen Blüten auf blauem Grund. Nach einer umlaufenden Doppellinie folgt ein Fries von Fächern(?), der, unterbrochen durch einen weiteren Donnerfries am Deckelrand, in den Grund des Deckelmusters übergeht. Auf dem Deckelrücken rhombische, eingezackte Reserve mit Ausblick auf eine Landschaft im Mondlicht. Über dem am unteren Bildrand stehenden Gewässer, mit vier liegenden Segelbooten, erhebt sich linkerhand ein Bergmassiv mit Bäumen und drei Häusern oder Pavillons. Im Vordergrund rechts ein Fels mit Weidenbaum; in der Ferne ein großer baumbestandener Berg, über dem der Mond steht.

ERHALTUNG: Im Standring zwei senkrechte Sprünge. Der Deckelsitz der Schale an zwei Stellen mit Ausbrüchen. Um den Standring herum Glasurcraquelée in unterschiedlichem Stadium; desgleichen im Fond der Schale. Hier wie im Deckel auch zahlreiche Nadelstiche. Auf dem Deckel auf 8 Uhr kleiner, ovaler Glasurabroller. Kleine Abschieferung des inneren Deckelrandes auf 5 Uhr. Außen leichte Gebrauchsspuren.

BESCHRIFTUNGEN: Schloss Favorite, Inventar [1893], S. 90, O.-No. 577

Abb. 169 (unten)
Kat. Nr. 135
Abb. 170 (gegenüberliegende Seite)
Kat. Nr. 135

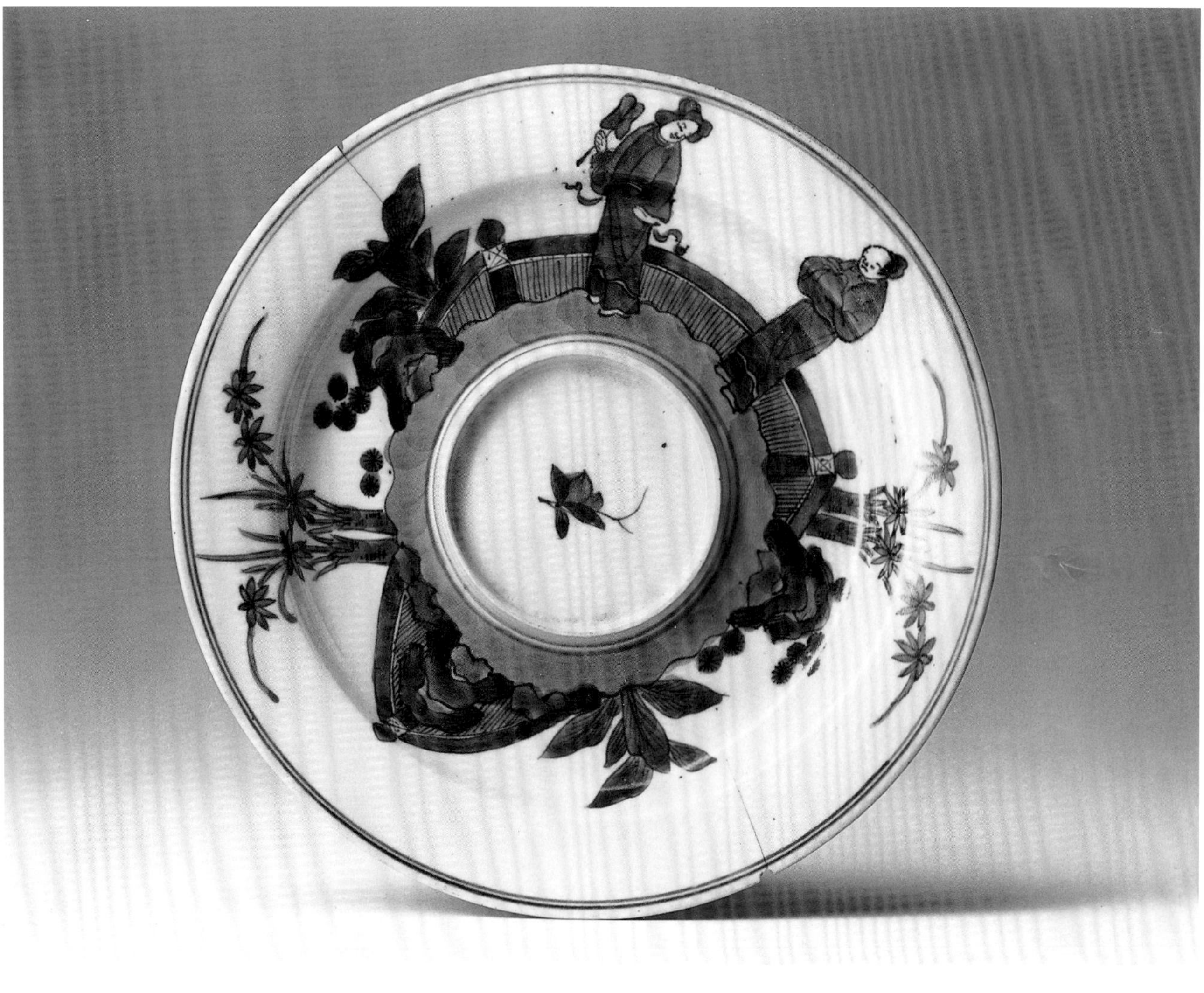

GESCHICHTE: Inv. Fav. 1893, S. 90, Nr. 577, I. Stock, Raum 14, Staatsküche; Eintrag: „577: Servis von weißem Porzellan, blau bemalt, 1 längliche Butterdose m. Deckel = 1,20 M."; Inv. Fav. 1855, S. 53, Nr. 30,4; Inv. Fav. 1833, fol. 31v (?)

BEMERKUNG: Es handelt sich beim vorstehenden Typ um eine Pinseldose. Die Präzision und Sauberkeit der Verarbeitung innen und außen macht diese Dose zu einem außergewöhnlichen Stück, dem auch die Qualität der Malerei voll entspricht.

BEZUG: Zwei formgleiche Dosen mit Blattdekoren in der Deckelreserve, Residenzmuseum München, Inv. Nr. KVc. 383-384, vgl. Brunner 1966, Abb. 13-15. Die untere Schale eines gleichen Formstücks in Kassel, Landesmuseum, Inv. Nr. 86, (Deckel fehlt); Kat. Ausst. Kassel 1990, Kat. Nr. 239, mit Abb. Gleicher Formtyp: Kat. Ausst. Leeuwarden 1981, Kat. Nr. 127 oder Ottema 1946, Abb. 295.

135. STANDTELLER

Abb. 169, 170
Inv. Nr.: G 3432
Japan, Arita
Ca. 1680-1710
H 3,5; D 21,5; DS 11,1; D Halterung 6,8; G 339,3 g
Porzellan; dicker, weißer Scherben ohne Transparenz. Dicke, graue, türkisstichige Glasur von glasklarem, bläschendurchzogenen Körper und feinporig glänzender Oberfläche. Malerei in kräftigem grau-violettstichigen Unterglasurblau. Auf dem Boden drei abgebrochene Brennstützen.

BESCHREIBUNG: Runder Teller auf geradem Standring. Wandung mit flacher Wölbung und aufgestellter Fahne, im Fond gerader, 0,7 cm hoher Einsatzring. Auf dem Boden drei Ansätze abgebrochener Brennstützen. Auf der Unterseite über dem Standring umlaufende Kreislinie. Auf der Wölbung drei Pfirsichzweige. Der Rand von Doppelkreislinie markiert. Im Fond ebenfalls kleiner Fruchtzweig. Der sonstige Dekor über Kehle und Fahne gleichmäßig hinweggehend. Begrenzung durch Doppelkreislinien zum Einsatzring und dem Rand. Lippe weiß. Die Malerei zeigt inmitten einer Landschaft eine Frau mit Fächer, die sich nach einem Mann mit gesenktem Blick und verschränkten Armen umsieht. Hinter den beiden ein von Felsen und großen Bananenstauden begrenzter Zaun. Gegenüberliegend ein weiterer kleiner, von den Bananen begrenzter Zaun, der einen Taihu-Felsen einschließt. Malerei der Unter- und Oberseite sorgfältig und mit guten Pinseln ausgeführt (Farbe der umlaufenden Kreislinien verblaßt nie). Die als Umrißzeichnung angelegten Personen und Dinge sind in malerisch differenzierter Struktur ausgeführt.

ERHALTUNG: Zwei Ausbrüche der Lippe mit anschließenden alten Sprüngen bis fast zum Standring. Am Standring Reste von Brennsand. Glasurrand am Standring von orangerosafarbenem Hof begleitet. Unter- und Oberseite leicht nadelstichig. Die Standfläche im Zentrum vom einzusetzenden Gefäß partiell berieben.

BESCHRIFTUNGEN: Schloss Favorite, Inventar [1893], S. 81, O.-No. 115

GESCHICHTE: Inv. Fav. 1893, S. 81, Nr. 115, I. Stock, Raum 14, Staatsküche; Eintrag: „Von Fayence, weiß & blau: 107/115: 9 kleinere Teller à 50 Pf = 4,50 M." Die zugehörige Terrine bereits vor 1893 verschollen.

BEZUG: Der Typus dieses Tellers fand sowohl von China als auch von Japan aus weite Verbreitung. Dabei scheint unklar, von wo der Dekor ursprünglich stammt. Japanische Stücke: Eine passende Terrine in, Tokyo, Idemitsu Collection: Kat. Mus. Tokyo 1990, Kat. Nr. 450. Jenyns 1965, Taf. 21a.(ii), zeigt eine passende Terrine (Deckel fehlt). Vgl. auch die Terrine: Sotheby's Amsterdam, 18./19.05.1995, Los Nr. 708 (der gleiche Dekor hier auch auf zwei Kannen, Los Nr. 710-711). Weiteres Paar Terrinen: Christie's London, 07.04.1997, Los Nr. 195. – Chinesische Stücke: Ein ähnlicher Teller (D 20,3) in der Slg. Mottahedeh, der Einsatzring erscheint hier jedoch etwas wulstiger und flacher: Kat. Priv. London/New York 1978, Kat. Nr. 22. Vgl. ein Paar Teller mit Terrinen in Amsterdam, Rijksmuseum, Inv. Nr. AK-RBK-14952 a,b; Kat. Mus. Amsterdam 1997, Kat. Nr. 303, mit versilberten Griffen. Weiteres Paar in: Kat. Priv. New York 1996, Kat. Nr. 26; Weiteres Exempl. mit Standteller Sotheby's Amsterdam, 25.10.1994, Los Nr. 99.

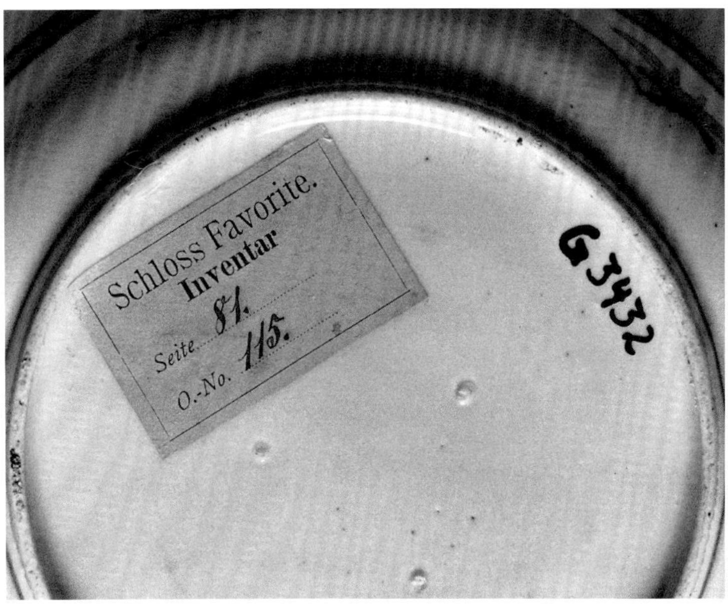

136. RÄUCHERGEFÄSS

Abb. 171
Inv. Nr.: G 3246
Osmanisch, Kütahya
17. Jh. (vor 1690)
H 23,0; Bmax 12,6; D 9,5; DS 9,9; D Brennschale 6,4; G 461,5 g
Fayence; weißer, leicht körniger Scherben. Dicke, hellelfenbeingraue, glasartige Glasur mit winzigen bräunlichen Einschlüssen, partiell cadmiumgelb gefärbt. Im Fuß deutlich türkisstichig. Formal etwas erstarrte Malerei in leuchtendem Unterglasurblau. Montierung Silber vergoldet.

Beschreibung: Pokalförmiges Räuchergefäß mit Handhabe und Deckel. Der konkav eingezogene, fünffach gestufte Fuß innen gehöhlt und glasiert. Die Stufen außen durch feine Wülste gekennzeichnet. Kuppa von halbkugelförmiger Parabel mit unglasierter, spitz abgedrehter Lippe. Großer s-förmiger Henkel seitlich angebracht. Im unglasierten Inneren halbkugelförmiges Schälchen mit Brandspuren. Karniesförmig pointierter Deckel gerippt mit durchbrochenen Arabesken, obenauf eine Palmette. Die Malerei am Fuß als Folge von fünf Blütenfriesen und Rapporten gegenläufiger Dreiecke. Auf der Kuppa drei ungerahmte Blütenmedaillons (vgl. Kat. Nr. 5); der Henkel mit aufgehendem Blätterstab. Die durchbrochenen Arabesken des Deckels und die Palmette blau abgesetzt. Montierung bestehend aus zwei auf den Rand genieteten Bändern von Messing, verbunden durch ein Scharnier über dem Griff. Der Rand palmettenartig ausgeschnitten, die Blätter graviert und nielliert.

ERHALTUNG: Ausbruch am Standring. Von der Lippe des unteren Gefäßes ein 9,0 cm langer L-förmiger Sprung abgehend; ein weiterer senkrechter Sprung von 1,7 cm. Kleine Glasurabstoßung an der Spitze. Die blaue Farbe partiell mit der Glasur herabgeflossen. Herabgelaufene Glasur teilweise neongelb gestaut. Der untere Ring der Montierung links neben dem Scharnier gebrochen; glasfaserarmiert und gekittet.

BESCHRIFTUNGEN: Schloss Favorite, Inventar [1893], S. 86, O.-No. 390. Mit Tesafilm angebrachter Kontrollabriß Nr. 04060.

GESCHICHTE: Inv. Fav. 1893, S. 86, Nr. 390, I. Stock, Raum 14, Staatsküche; Eintrag: „390: Von Porzellan, weiß & blau, mit Messingbeschläg, 1 Räuchergefäß, eiförmig = 1,- M."; Inv. Fav. 1855, S. 54, Nr. 38 ; Inv. Fav. 1803, S. 122; Inv. Fav. 1772, fol. 84v; Inv. Fav. 1762, fol. 9v üb. Kasten 4; Bad.-Sachsen. Best.-Inv. (1691), fol. 64r

LITERATUR: Sillib 1914, S. 94; Kat. Ausst. Berlin 1973, Kat. Nr. 336; Kat. Ausst. Bruchsal 1981, Kat. Nr, H 18

BEMERKUNG: Der Typus folgt vermutl. Vorbildern aus Metall. Vgl. Kat. Ausst. Frankfurt 1985, Bd. 2, Kat. Nr. 6/7. – Räuchergeräte gehörten zur Grundausstattung von Schloß Favorite. Das Inventar von 1734 weist im Verschlag Nr. 6 gleich „10 Rauchpfändel" auf. Auch wenn das vorstehende Räuchergefäß heute durch seine nahöstliche Herkunft in der Sammlung auffällt, wurde im 17./18. Jahrhundert in der Herkunft kaum ein Unterschied gemacht. Vermutl. Türkenbeute.

BEZUG: Vgl. ähnliche, aus chinesischen Porzellanen zusammenmontierte Räuchergefäße in Istanbul, Topkapi Saray Museum, Inv. Nr. TKS 15/2773, 15/2758, 15/2771: Kat. Mus. Istanbul 1986, Kat. Nr. 1742-1744.

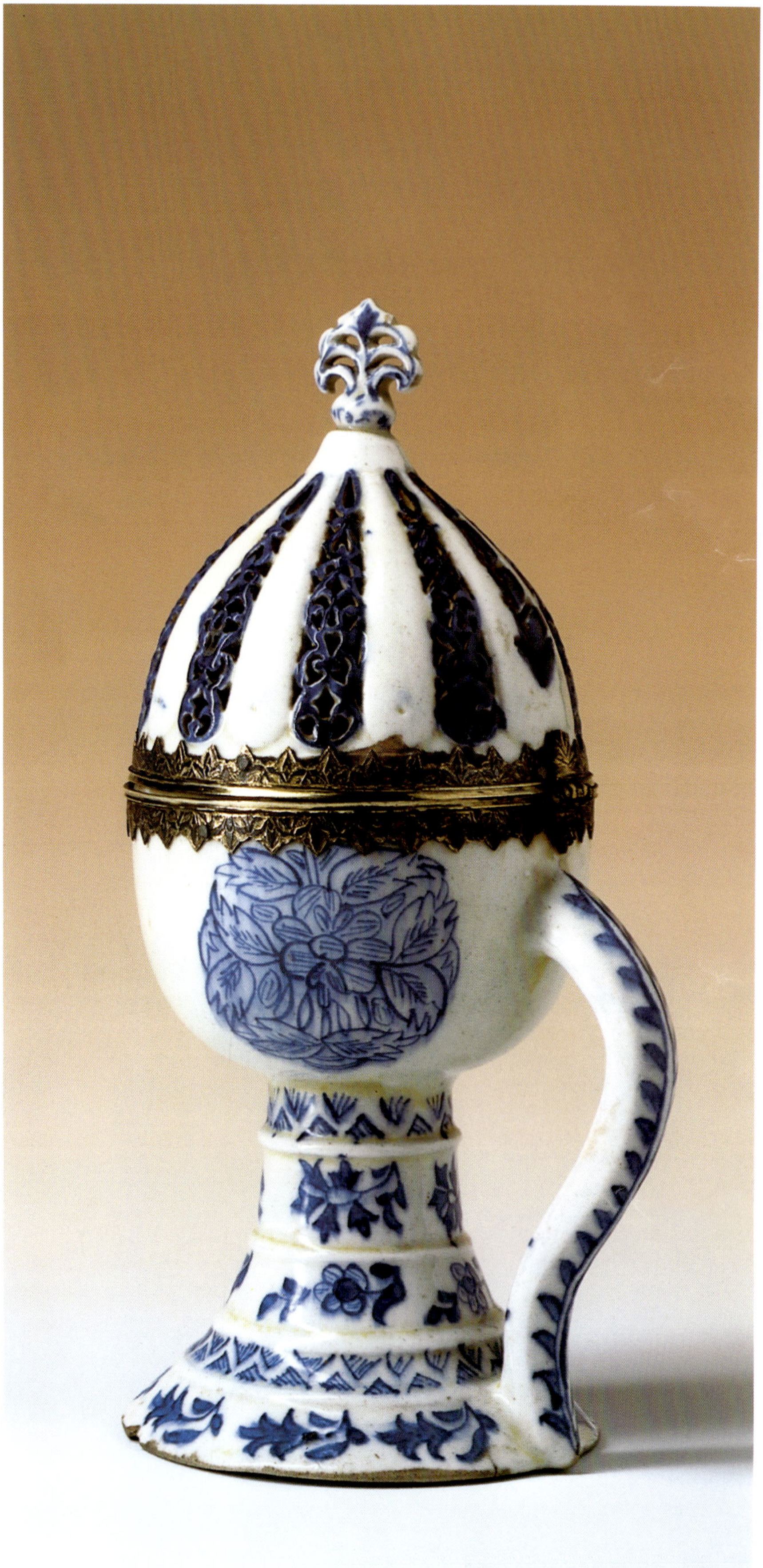

Abb. 171
Kat. Nr. 136

Anhang

Stammtafel des Hauses Baden

Linie Baden-Baden

Wilhelm
Reg. Markgraf von Baden-Baden
* 30.07.1593 † 22.05.1677
X 1. 1624 Katharina Ursula
Herzogin von Hohenzollern-Hechingen
† 02.06.1640
X 2. 1650 Maria Magdalene
Gräfin von Oettingen-Katzenstein
* 1619 † 31.08.1688

1. Ferdinand Maximilian ⇨
Reg. Markgraf von Baden-Baden
* 23.09.1625 † 04.11.1669
X 15.03.1653 Louise
Herzogin von Savoyen-Carignan
* 01.08.1627 † 07.07.1689

1. Leopold Wilhelm I.
Reg. Markgraf von Baden-Baden
* 16.09.1626 † 01.03.1671
X 1. 1659 Anna Silvia Carretto
Gräfin von Millesimo
† 1664
X 2. 23.02.1666 Maria Franziska
Gräfin von Fürstenberg-Heiligenberg
* 18.05.1633 † 07.03.1702

1. Philipp Siegmund
Malteserritter
* 25.08.1627 gefallen 1647

1. Wilhelm Christoph
Domherr in Köln
* 12.10.1628 † 25.08.1652

1. Hermann
Präsident des österreichischen Hofkriegsrates, Kaiserlicher Prinzipal-Kommissar beim Immerwährenden Reichstag in Regensburg
*12.10.1628 † 02.10.1691
(Vererbte Porzellane an Lud. Wilh.)

1. Bernhard
* 22.10.1629 † 1649

1. Katharina Franziska Henriette
Nonne
* 19.11.1631 † 08.1691

(acht weitere jung verst. Kinder)

2. Maria Anna Wilhelmine
* 08.09.1655 † 22.08.1701
X 17.07.1680 Ferdinand August
Fürst von Lobkowitz
* 07.09.1655 † 03.10.1715

2. Karl Bernhard
* 14.01.1657 gefallen 06.07.1678

Linie Sachsen-Lauenburg

Julius Franz
Herzog von Sachsen-Lauenburg
* 1641 †1689
X Maria Hedwig Augusta
Pfalzgräfin, Herzogin von Pfalz-Sulzbach
* 1641 † 1681
⇩
Franziska Sibylla Augusta
Herzogin von Sachsen-Lauenburg
* 21.01.1675 † 10.07.1733
(Als Porzellansammlerin bekannt)
X 27.03.1690

Ludwig Wilhelm, gen. Türkenlouis ⇨
Reg. Markgraf von Baden-Baden
Generalleutnant der kaiserl. Armee
* 18.04.1655 † 04.01.1707

Leopold Wilhelm
* 28.11.1695 † 19.05.1696

Charlotte
07.08.1696 † 16.01.1700

Karl Joseph
30.09.1697 † 09.03.1703

Wilhelmine
14.08.1700 † 16.05.1702

Luise
08.05.1701 † 23.09.1707

Ludwig Georg, gen. „Jägerlouis" ⇨
Reg. Markgraf von Baden-Baden
*07.06.1702 † 22.10.1761
X 1. 18.03.1721 Maria Anna
Reichsgräfin zu Schwarzenberg
* 25.12.1706 † 12.01.1755
X 2. 20.07.1755 Maria Josepha
Herzogin von Bayern
* 07.08.1734 † 07.05.1776

Wilhelm Georg Simpert
* 05.09.1703 † 16.02.1709

Augusta Maria Johanna
Markgräfin von Baden-Baden,
Herzogin von Orléans
* 10.11.1704 † 08.08.1726
X 13.07.1724 Ludwig I. von Orléans
* 04.08.1703 † 04.02.1726

August Georg ⇨
Reg. Markgraf von Baden-Baden
* 14.01.1706 † 21.10.1771
X 07.12.1735 Maria Viktoria Pauline
Herzogin von Arenberg
* 26.10.1714 † 13.04.1793

Linie Baden-Durlach

Carl III. Wilhelm
Reg. Markgraf von Baden-Durlach
* 17.01.1679 † 12.05.1738
X 27.06.1697 Magdalena Wilhelmine
Herzogin von Württemberg
* 07.11.1677 † 30.10.1742
(Als Porzellansammlerin bekannt)

⇨ Karl Magnus
* 21.01.1701 † 12.01.1712

Friedrich VIII.
Erbprinz von Baden-Durlach
* 07.10.1703 † 26.03.1738
X 03.07.1727 Anna Charlotte Amalie
Prinzessin von Nassau-Dietz-Oranien
* 13.10.1710 † 17.09.1777

Augusta Magdalene
* 13.11.1706 † 25.08.1709

⇨ Carl Friedrich
Reg. Markgraf von Baden-Durlach
* 22.11.1728 † 10.06.1811
1803 Kurfürst, 1806 Großherzog
X 1. 28.01.1751 Caroline Louise
Landgräfin von Hessen-Darmstadt
* 11.07.1723 † 08.04.1783
X 2. 24.11.1787 Louise Caroline
Freiin Geyer von Geyersberg, Reichsgräfin von Hochberg
* 26.05.1768 † 23.07.1820

Wilhelm Ludwig
* 14.01.1732 † 17.12.1788

(Linie wird fortgeführt)

1. Elisabeth
* 16.03.1726 † 07.01.1789
X 02.02.1755 Michael Graf Althann
* 22.07.1743 † (?)

1. Karl Ludwig Damian
* 25.08.1728 † 06.07.1734

1. Ludwig Georg
* 11.08.1736 † 11.03.1737

Ende der Linie Baden-Baden,
Erbschaft an die Linie Baden-Durlach
(Carl Friedrich)

Glossar

Chinesische Umschriften folgen in der Regel dem Pinyin-System. Zur Aussprache gelten folgende Regeln:

Vokale

ai	wie ai in Saite
ei	wie englisch eight
e	sehr offenes o, zwischen ö und e
i	(nach c, sh, z, zh) wie e in Halle; sonst wie i in Liebe
o	in der Silbe wie kurzes u in Hummel; als Endlaut wie o in Sommer
ou	wird als Diphtong gesprochen
u	(nach j, q, x, y) wie ü in trübe, sonst wie u in gut

Konsonanten

c	wie z in Zunge
ch	etwa wie tsch in Peitsche
h	wie ch in Buch
q	wie ch in Chili
r	etwa wie das englische r
sh	wie sch in schön
x	etwa wie ch in Richter
y	wie j in Jahr
z	wie im englischen zero
zh	wie im englischen Job

Altertümer: Hundert A., eine unbestimmte Anzahl von emblematischen Gegenständen aus dem Gelehrtenleben. Auf Porzellan häufig zur Dekoration herangezogen.

Anflug: Im Brand emporgewirbelte Aschenpartikel, welche in die fließende Glasur eingeschmolzen werden und zu Verfärbungen führen.

Befall: Kleine auf das Porzellan gefallene und verschmolzene Brennsandkörnchen oder Körnchen der Brennkapseln (Muffel).

Bläschenbildung: Beim Brand entstehen im Scherben oder in der Glasur durch chemische Reaktionen Gase, die durch die fließende Glasur entweichen können. Haben die Gase bis zum Erstarren der Glasur keine Gelegenheit zur Freisetzung, bleiben sie oft als winzige Bläschen erhalten. Sind besonders viele Bläschen vorhanden, erscheinen sie als weiße oder silbergraue Schleier, welche das Kobaltblau der Malerei trüben.

Chakra: Sanskrit, eigentl. Fries, auf Kraakporzellanen als „Sonnenchakra" um ein zentrales Medaillon im Fond stehend.

Chang E: Auf dem Mond lebende Göttin, Mondmutter.

Chattermarks: Radiale Riefel auf der Unterseite des Scherbens. C. entstehen beim Abschneiden des Werkstücks von der Töpferscheibe durch Verkanten des Messers. Den chinesischen Töpfern war der Draht zum Schneiden unbekannt.

Chrysantheme: Herbstsymbol, Zeichen der Dauer sowie des zurückgezogenen, ruhigen Lebens.

Craquelée: Franz. Begriff für (Glasur)risse. Diese entstehen nach Erkalten des Porzellans durch ungleichmäßige Spannung von Scherben und Glasur. Das C. bildet in der Glasur meist regelmäßige Strukturen und ist daher von zufälligen Glasurrissen oder -sprüngen nach mechanischer Beschädigung zu unterscheiden.

Drache: Stärkstes der vier mythologischen Zauberwesen (siehe Fenghuang, Qilin, Schildkröte). Er regiert die geschuppten Lebewesen. Tier und Symbol des Kaisers. Wird mit verschiedener Zahl von Zehen (Krallen) dargestellt.

Drei Freunde des Winters: Zwei immergrüne Pflanzen, Bambus und Pinie sowie der Spätwinterblüher Prunus. Vielfältige Symbolik: 1. Symbole des langen Lebens. 2. Symbole der Charaktereigenschaften gebildeter Personen. 3. Symbol der drei großen Religionen Chinas: Daoismus, Buddhismus und Konfuzianismus.

Elster: Oftmals auch als Krähe dargestellt. Ambivalentes Symbol der Sonne oder Symbol des bösen Omens. Im positiven Sinne auch Zeichen der ehelichen Treue. Häufiges Motiv auf Kraakporzellanen.

Fenghuang: Eines der vier Zauberwesen der chin. Mythologie (siehe Drache, Qilin, Schildkröte), regiert die gefiederten Tiere. Wird meist als Kombination von Pfau und Fasan dargestellt. Emblem der chin. Kaiserin, Symbol für Weiblichkeit, Schönheit, Wärme, Sonne und reiche Ernten. Auch als Phönix bezeichnet.

Fledermaus: Chin. fu, gleichlautend mit dem Zeichen für Glück.

Fo-Hund: Die den Thron Buddhas bewachenden Löwen.

Glasurabroller: Flächen des Scherbens, die keine Glasur angenommen haben. Zur Aufnahme der Glasur muß der Scherben völlig fettfrei sein. Bereits Fingerabdrücke einer verschwitzten Hand reichen, um die Haftung zu vermindern.

Gu: Formtypus eines archaischen Bronzegefäßes (vgl. Kat. Nr. 27, 30).

Hase: Nach der chinesischen Mythologie zerstampft der weiße Mondhase die Kräuter, aus denen das Elixier des Lebens bereitet wird.

Hirsch: Symbol des langen Lebens. Als einziges Tier in der Lage, den heiligen Pilz (Lingzhi) der Unsterblichkeit zu finden.

Hu: Formtypus eines archaischen Bronzegefäßes (vgl. Kat. Nr. 59).

Kassia: Cassia lignea, Holzzimt. Nach der chinesischen Mythologie ist ein auf dem Mond wachsendes, 500 Klafter hohes Exemplar dieser Art der Göttin Chang E zugeordnet. Kassiazweige wurden zur bestandenen Beamtenprüfung vergeben.

Klapmutse: Ndl. Ausdruck für einen Schalentyp der Kraakporzellane. Das besondere Merkmal ist der weitausgestellte Rand.

Kostbarkeiten: Acht Kostbarkeiten, als Glückwunschembleme bestehend aus Artemisiablatt, Bücher, gekreuzte Hörner, Klangstein, Münze, Perle, offener und geschlossener Raute. Die einzelnen K. können aber auch ausgewechselt werden.

Kraakporzellan: Von portug. carracas, einem Schiffstyp, der den Namen für dieses mingzeitliche Exportporzellan gab (ca. 1590-1645). Der bei dieser Gruppe ausgebildete Formenkanon ist auf bestimmte Typen begrenzt. Die Dekore verzeichnen eine Entwicklung, die eine Datierung innerhalb dieser Formgruppen ermöglichen.

Kranich: Chin. he, Symbol der Langlebigkeit, Vogel und Reittier der Unsterblichen. Höchstes Tier in der Hierarchie der Vögel.

Laichkraut: Chin. cao, Wasserpflanze, Zeichen für die Geister des Wassers.

Lange Lijzen: Lange Lieschen, ndl. Begriff für die überlängt gemalten Chinesinnen auf Porzellan.

Linglong: Chin. Klang der Jade, eine Technik, bei der der Scherben in feinsten Gittermustern durchstochen wird. Objekte mit weiteren Gittern werden Loukong genannt.

Lingzhi: Heiliger Pilz, Zeichen für Glück, langes Leben oder Unsterblichkeit.

Lochfelsen: Chin. taihu; Felsen, Steine von bizarr verwitterter Form und oft mit Löchern. Sehr verbreitetes Element des chin. Gartens.

Lotos: Form der Seerose, Symbol der Reinheit und des Sommers.

Loukong: Siehe Linglong.

Mandarinente: Symbol ehelicher Treue.

Meiping: Chin. Pflaumenblütenvase, Vasentyp zur Aufstellung eines einzigen Zweiges (siehe Kat. Nr. 63C).

MING-DYNASTIE: Chin. Kaiserdynastie 1368-1644.

MOTTENFRASS: Jap. mushikui, meist als kleine (schwarzgeränderte) Ausbrüche der Lippe zu sehen. M. wird durch eine (partiell) schlecht sitzende, spannungsreiche Glasur hervorgerufen.

MUFFEL: Brennkapseln aus Schamotteton. Schützt das Brenngut vor den Niederschlägen der im Ofen umherfliegenden Aschenpartikel und sorgt für eine gleichmäßigere Hitzezufuhr.

MUSCHELHORN: Chin. le, buddhistisches Emblem der Stimme Buddhas.

NADELSTICHE: Kleine schwarze Pünktchen in der Glasur. Es handelt sich meist um entwichene Gasbläschen, die im Erkalten der Glasur nicht mehr zulaufen konnten und an der Oberfläche winzige Krater bilden.

NIANHAO: Regierungsdevise des jeweilig regierenden chin. Kaisers. Wurde oft als Porzellanmarke verwendet.

PÄONIE: Pfingstrose, Symbol für Frühling, für Reichtum, Liebe und weibliche Schönheit. P. kommen in zahllosen Züchtungen vor und in entsprechend vielen Formen in der Porzellandekoration.

PFIRSICH: Symbol des Frühlings, des langen Lebens, der Hochzeit und der Ehe.

PHÖNIX: Siehe Fenghuang.

PINIE: Kiefer, durch das immergrüne Nadelkleid Zeichen des langen Lebens. Siehe auch „Drei Freunde des Winters".

PRUNUS: Pflaume, als ganzer Baum oder als Blüte Element der Dekorationen. Siehe auch „Drei Freunde des Winters".

QILIN: Neben Drache, Fenghuang und Schildkröte eines der vier Zauberwesen der antiken chin. Mythologie. Wird als Huftier mit dem Körper eines Hirsches, dem Schuppenkleid des Fisches, mit buschigem (Ochsen-)Schweif sowie einem Horn gedacht. Sanftmütiges Fabeltier, Symbol für Kindersegen

QIN: Die chin. Laute/Zither, neben Malerei, Schach und Büchern eines der Attribute des Gelehrten.

QING-DYNASTIE: Chin. Kaiserdynastie 1644-1911.

RUYI: Zepter oder Würdezeichen von Beamten. Sein oberer Teil (Kopf) wird vom heiligen Pilz (Linghzi) gebildet. Es bedeutet: „Wie du es wünschst".

SCHILDKRÖTE: Eines der vier Zauberwesen der chin. Mythologie. Ihr Panzer bildete das Urmodell bei der Erschaffung der Erde. Symbol für langes Leben, Kraft und Ausdauer.

SONNENCHAKRA: Siehe Chakra.

SWASTIKA: Hakenkreuz, eines der Zeichen Buddhas.

TAIHU: Siehe Lochfelsen.

WAWA: Kinder, auch hundert Kinder. Symbol für Reichtum und Glück. Darstellung meist beim übermütigen Spiel.

Regierungsdevisen der Ming- und Qing-Dynastie

Die chinesischen Kaiser wählten nach ihrem Regierungsantritt eine Devise, die ihre Herrschaft charakterisieren sollte. So wählte der Qing-Kaiser Xuanye (1662-1722) die Devise „Kangxi", also „Freude des Friedens". Da die Devise der Kaiser ihre Herrschaft repräsentierte, werden die Kaiser im Katalog nach dieser Devise benannt.

Ming	(1368-1644)
Hongwu	1368-1398
Jianwen	1399-1402
Yongle	1403-1425
Hongkang	1425-1425
Xuande	1426-1435
Zhengtong	1436-1449
Jingtai	1450-1456
Tianshun	1457-1464
Chenghua	1465-1487
Hongzhi	1488-1505
Zhengde	1506-1521
Jiaging	1522-1566
Longqing	1567-1572
Wanli	1573-1619
Taichang	1620-1620
Tianqi	1621-1627
Chongzhen	1628-1644

Qing	(1644-1911)
Shunzhi	1644-1661
Kangxi	1662-1722
Yongzheng	1723-1735
Qianlong	1736-1795
Jiaqing	1796-1820
Daoguang	1821-1850
Xianfeng	1851-1861
Tongzhi	1862-1874
Guangxu	1875-1908
Xuantong	1909-1911

Markentafel

Zeichen in regulärer Schrift (Kaishu)

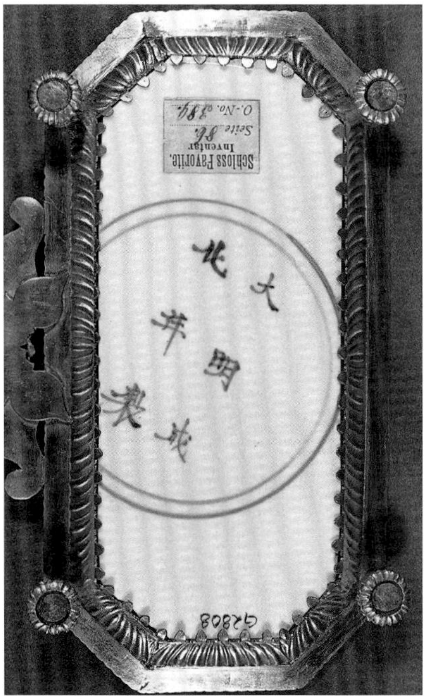

da Ming Chenghua nian zhi (In der großen Ming-Dynastie während der Regierung Chenghua gefertigt)

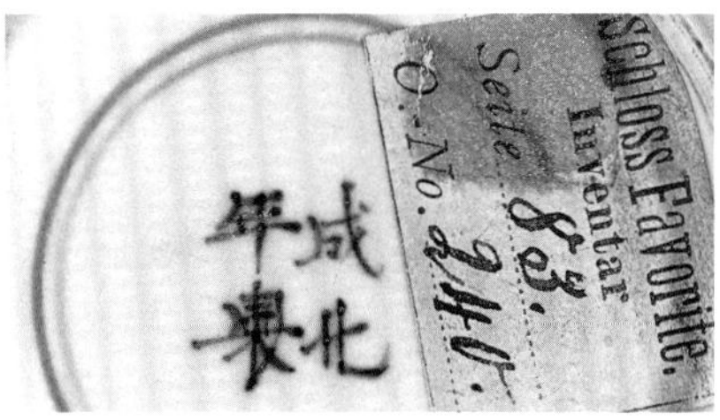

Chenghua nian zhi (Während der Regierung Chenghua gefertigt)

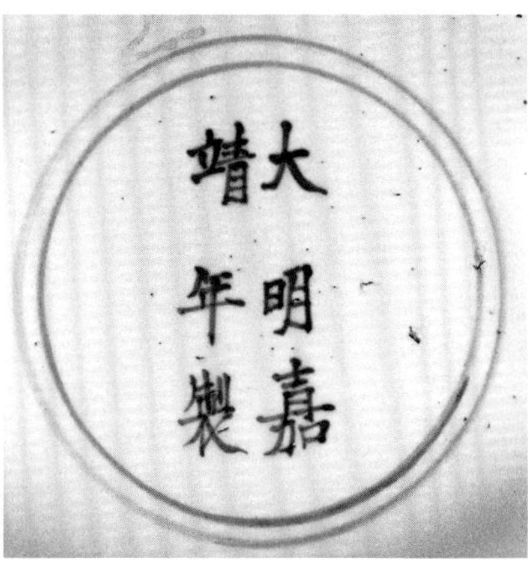

da Ming Jiajing nian zhi (In der großen Ming-Dynastie während der Regierung Jiajing gefertigt)

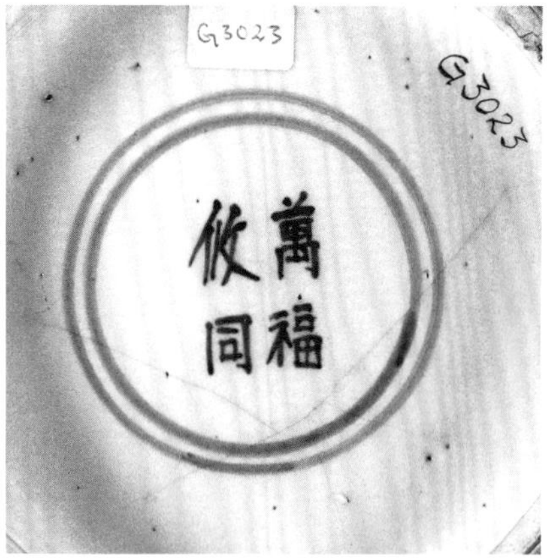

wan fu you tong (Zehntausendfaches Glück sei mit all Deinem Tun.)

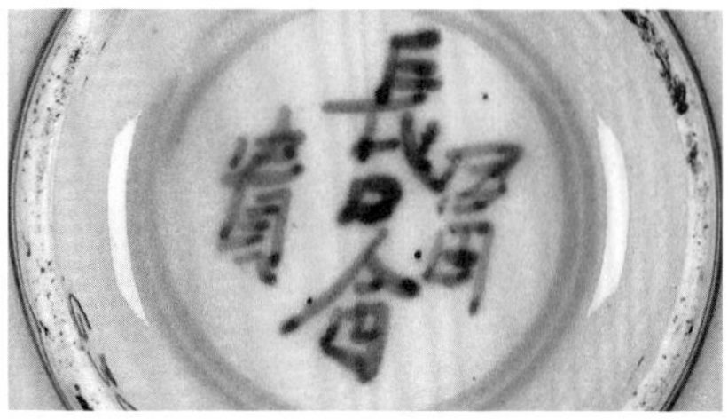

changming fu gui (Langes Leben, Wohlstand und Ehre)

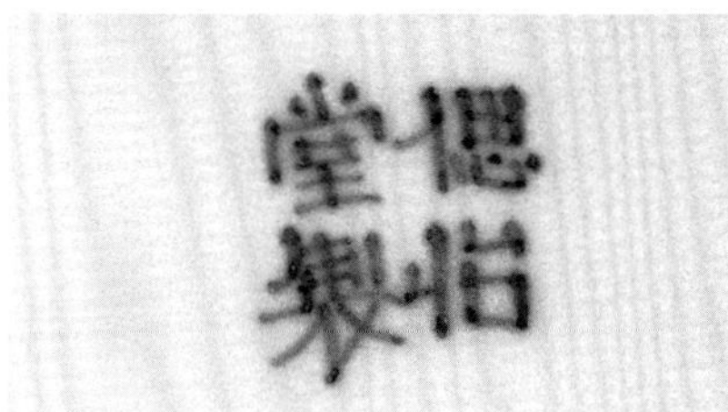

cai yi tang zhi oder si yi tang zhi (Von der [Manu faktur] Caiyi'tang oder Siyi'tang hergestellt.)

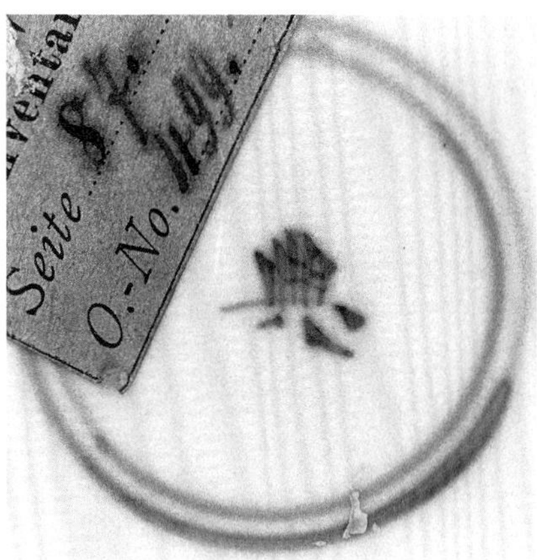

xing (Freude)

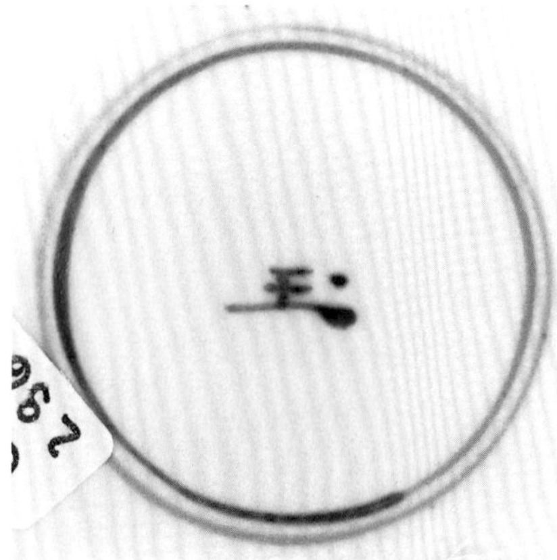

yu (Jade)

fu (Glück)

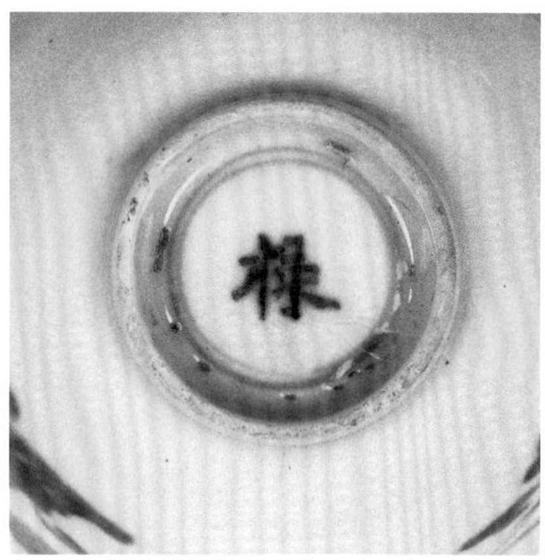

lu ([Beamten-]Gehalt, Lohn)

Zeichen in Siegelschrift (Zuanshu)

fu gui jia qi (Edles Gefäß für den Reichen und Ehrenwerten)

Nicht gedeutete Zeichen in Siegelschrift

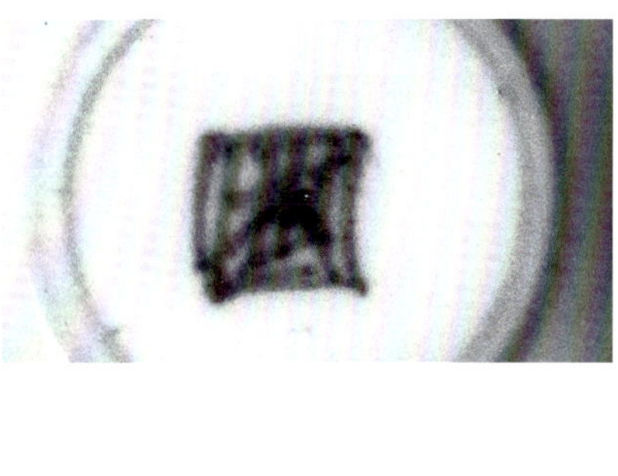

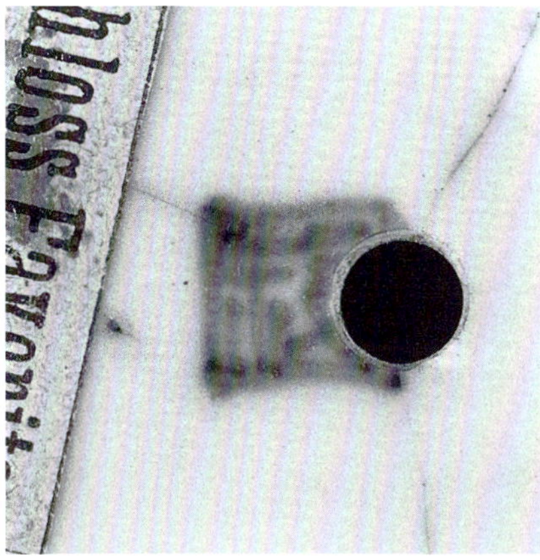

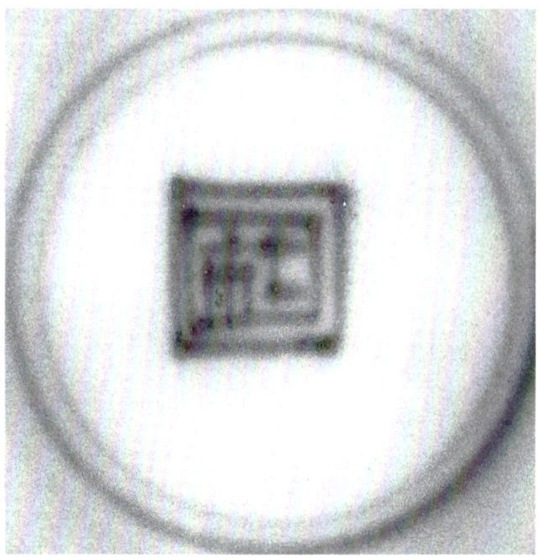

Symbole

Lingzhi

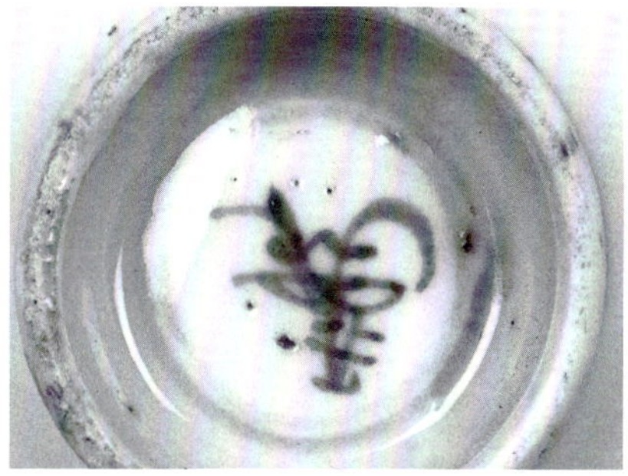

Lingzhi

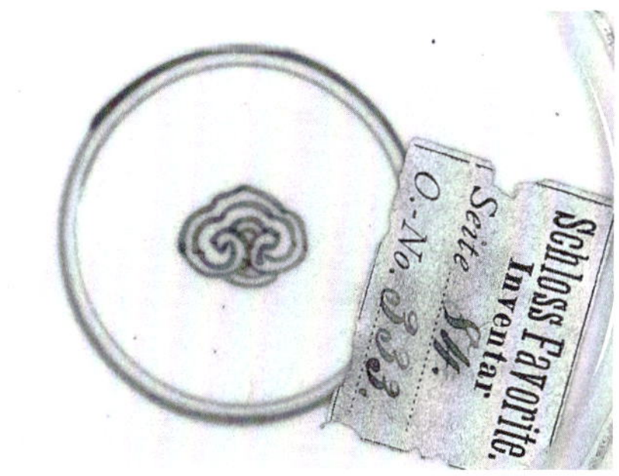

Ruyi-Kopf

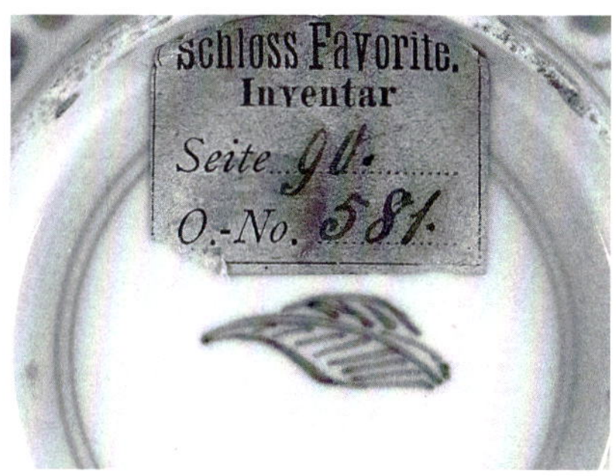

Artemisiablatt

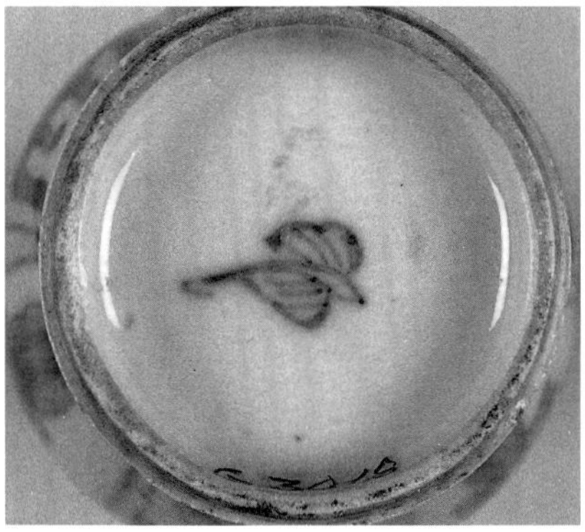

Artemisiablatt

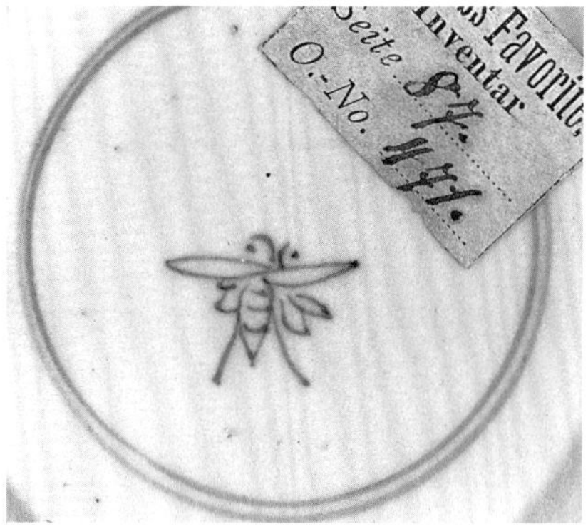

Gestreiftes Insekt

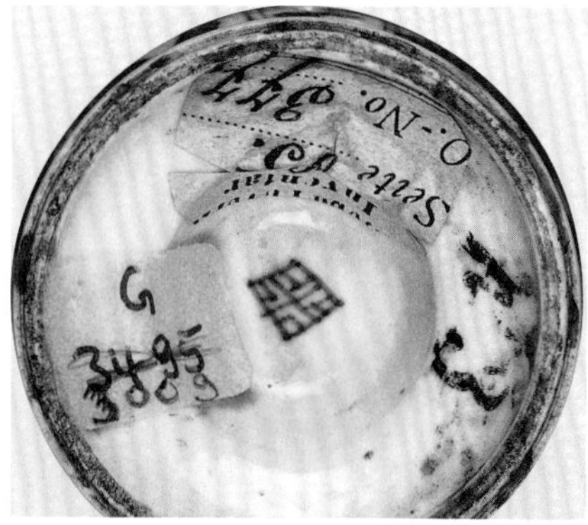

Raute

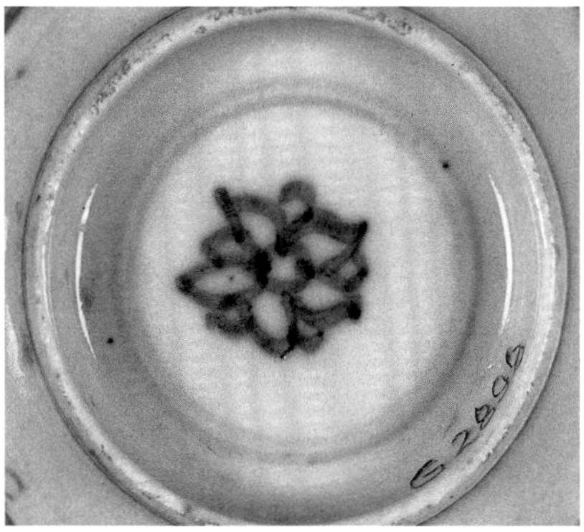

Lotosblüte

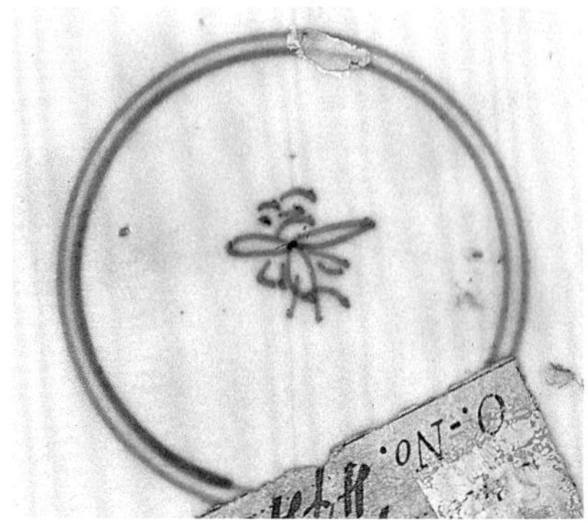

Insekt

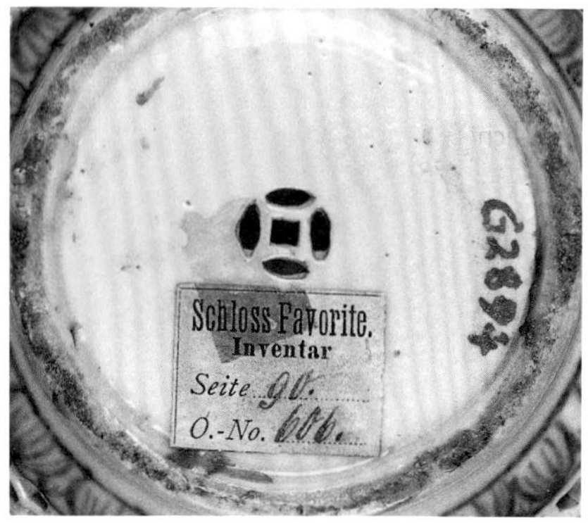

Münze (ausgestochen)

Blume

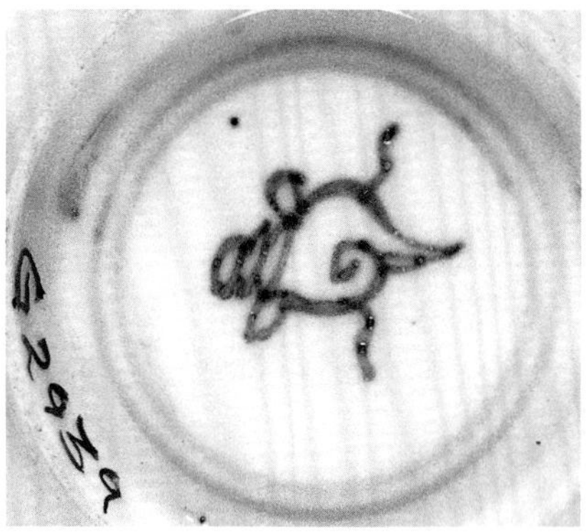

Muschelhorn

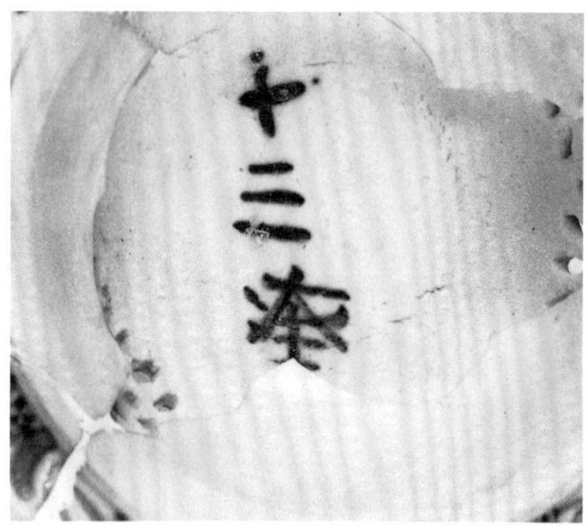

zu G 4660

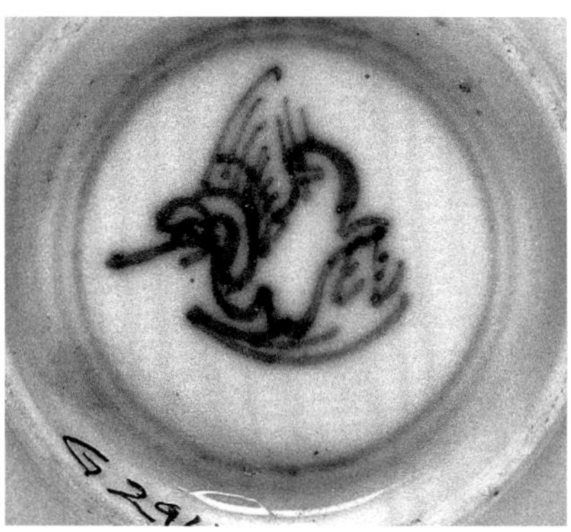

Kranich

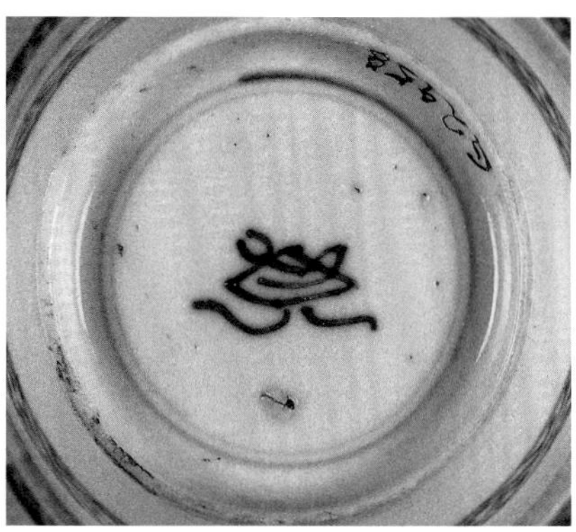

Bildrolle (?)

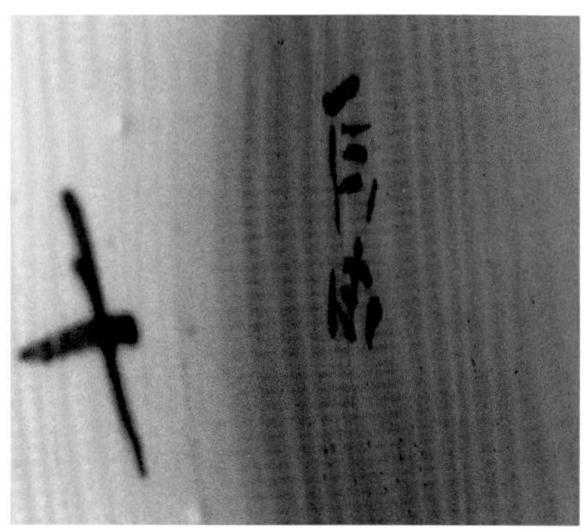

zu G 3247

Abgekürzt zitierte Quellen

GLA = Badisches Generallandesarchiv Karlsruhe
OFD-KA = Oberfinanzdirektion Karlsruhe

Inventare Schloß Favorite

Inventar Schloß Favorite 1733
Inventarium über Die in der Hochfürstln. Favoritten in denen oberen Zimmern Befindlichen Mobilien.
GLA 46/4102/8
(Abdruck bei Sillib 1914, S. 85-88)

Inventar Schloß Favorite 1734
Inventar über die aus den Schlössern Rastatt und Favorite nach dem Schlosse zu Baden gebrachten Mobilien, Gemälde usw.
06.März 1734
GLA 47/688
(Abdruck bei Sillib 1914, S. 88-90)

Inventar Schloß Favorite 1762
Inventarium über die in der Hochfürstlichen Favorite sich befindlichen Meubles, MCDDLXII.
(= Übergabeinventar Ludwig-Georg an August-Georg von Baden-Baden, 1762)
GLA 47/691
(Teilabdruck bei Sillib 1914, S. 91-104)

Inventar Schloß Favorite 1772
Favorite. Inventarium über das Fürstliche Landhauß alda. 1772
GLA 46/4464/31
(Teilabdruck bei Sillib 1914, S. 104-108)

Inventar Schloß Favorite 1803
Copia, Favoritte Particular Inventarium über alle daselbst befindliche herrschaftliche Meubles, 1803
GLA 69, Baden, Markgräfl. Verwaltung/B 33

Inventar Schloß Favorite 1817
Verzeichnis der im Schlosse zum Favorite befindlichen herrschaftlichen Effekten, wie solche bei dem 27ten, 28ten Februar und 1ten März 1817 vorgenommenen Aufzeichnung vorhanden waren.
GLA 69/Baden, Markgräfl. Verwaltung/B 37

Inventar Schloß Favorite 1820
Favorite, Inventarium über die im Grosherzoglichen Schlosse und deßen Neben Gebäude befindliche Herrschaftliche Meubles, de Anno 1820
GLA 69/Baden, Markgräfl. Verwaltung/B 34

Inventar Schloß Favorite 1833
Favoritte, Inventarium über die in den Grosherzoglichen Schloss und dessen Nebengebaeuden daselbst befindlichen herrschaftlichen Meubles. Errichtet im Oktober 1833
GLA 69/Baden, Markgräfl. Verwaltung/B 35

Inventar Schloß Favorite 1855
Großherzogliches Oberhofmarschall=Amt, Inventarium der Meubles etc. im Grossherzoglichen Schlosse zu Favorite. Aufgestellt im Jahr 1855, Geführt durch die Geschwister Hacker vom Jahr 1855 bis ~. (Exemplar der Hofrechnungs Control = Kammer)
GLA 69/Markgräfl. Verwaltung/B 36

Inventar Schloß Favorite 1893
Inventar des Großherzoglichen Schlosses Favorite, Exemplar Großh. Hausmeisterei OFD KA, ohne Signatur. Identisch mit: GLA 69/Markgräfl. Verwaltung/B 39
(Exemplar der Generalintendanz der Civilliste)

Markgrafschaft Baden-Baden

Inventar Schloß Rastatt, 1772
Rastatt, Inventarium Über die in dem fürstlichen Schloß befindliche Meubles.
GLA 46/4464/14

Badisch-Sachsenlauenburgisches Bestandsinventar 1691
Inventarium über Daß jenige gold, kleinodien, und silbergeschmeid, auch schildereyen, kunstwerckh und andere mobilia, welche nach beschehener abtheylung in denen beeden schlössern Schlackenwerth und Reichsstatt vermög der vorhandenen theylungs zetulen auf ihro dhlt: s. tit./ frauen margräfin zue Baaden Francisca Sybilla Augusta geborener herzogin zue Sachsen, Engern, und Westphalen, antheil kommen, und nebst anderen baadischen mobilien, so von Regensburg gebracht, dem hausmeister Johan Philipp Riedel übergeben, und zuegezehlet worden.
(Undatiert)
GLA 46/4044/1
(Unvollständiger Abdruck bei Renner 1941, Kunstinventare S. 180-212)
Bis auf leichte Unterschiede in der Foliierung identisch mit: Pilsen, Staatsarchiv, Badenská tajná dvorská kanceár v Rastatt 1588-1771 (= Badische Geheime Hofkanzlei zu Rastatt 1588-1771)
Inv. Nr. 9, Signatur 8, Karton 2

Transportinventar zur Prager Reise 1721
Inventarium über die fürstl. verschläg und mobilien, welche nach gdst. hochfürstl. befelch, nacher Prag überführt worden. München, Geheimes Hausarchiv, Akten Fasz. 83, Sachsen-Lauenburg (1944 verbrannt) (Teilabdruck bei Renner 1941, Kunstinventare, S. 96-106)

Verlassenschaftsinventar Ludwig Wilhelm 1707
Inventar über die Verlassenschaft Markgraf Ludwig Wilhelms von Baden-Baden. Beiliegend: Consignation der Verschläg undt Kästen Welche aus Philippsburg auf daß Schiff gebracht worden den 19. May 1707
GLA 46/3961

Herzogtum Sachsen-Lauenburg

Inventar Schloß Schlackenwerth 1685
Inventarium des Schlosses Schlackenwerth Was von Zimmern zu Zimmern an allerhand Haußgeräth, Kunstgemahlwerck und andern Sachen im fürstl. Schloß, sowohl auch in Lustgarttengebäuten befunden dem Hausmeister Johann Philipp Riedln übergeben und von neuen beschriben worden am Tag Georgij Ao 1685.
München, Geheimes Hausarchiv, Akten Sachsen-Lauenburg LXII/2.1944 verbrannt.
(Abdruck bei Renner 1941, Schloß Schlackenwerth, S. 532-572)

Markgrafschaft Baden-Durlach

Inventar von Gegenständen der Markgräfin Magdalena Wilhelmine aus den Räumen in Carolsburg, Juni 1717
GLA 51/Großherzogliches Familienarchiv/33

Inventar der Verlassenschaft der Markgräfin Magdalena Wilhelmine, 1733
GLA 51/Großherzogliches Familienarchiv/33

Carlsruhe, Hof Meubles Verwaltung Particular Inventarium enthaltend Diejenige Herrschaftliche Meubles und Gerathschaften, welche bei fürstl. Confect Cammer befindlich seyend, gefertigt 1763
GLA 56/4103

Literaturverzeichnis

Kat. Ausst.	Katalog Ausstellung
Kat. Mus.	Katalog Museum
Kat. Privat	Katalog Privat
TOCS	Transactions of the Oriental Ceramic Society

Kataloge

Kat. Ausst. Apeldoorn 1996: Delffs Porcelijn' van konigin Mary II: Ceramiek op Het Loo uit de tijd van Willem III en Mary II. Bearb. A.M.L.E. Erkelens, Hg. Palais Het Loo Apeldoorn, Zwolle 1996

Kat. Ausst. Berlin 1973: China und Europa: Chinaverständnis und Chinamode im 17. und 18. Jahrhundert. Hg. Verwaltung der Staatlichen Schlösser und Gärten, Berlin 1973

Kat. Ausst. Berlin 1985: Europa und die Kaiser von China 1240-1816. Hg. Berliner Festspiele GmbH, Berlin/Frankfurt a.M. 1985

Kat. Ausst. Berlin 1997: Die Schätze der San Diego. Hg. Jean-Paul Desroches u.a., Berlin 1997 [= Veröffentlichungen des Museums für Völkerkunde, NF 64]

Kat. Ausst. Berlin/Hamburg 1997: Chinesische Porzellane des 17. Jahrhunderts für Japan. Sammlung Georg Weishaupt, Berlin. Bearb: Herbert Butz, Kawahara Masahiko, Hg. Museum für Ostasiatische Kunst Berlin, Berlin 1996

Kat. Ausst. Bruchsal 1981: Barock in Baden-Württemberg. Ausst. in Schloß Bruchsal, Hg. Badisches Landesmuseum Karlsruhe, 2 Bde., Karlsruhe 1981

Kat. Ausst. Brühl 1961: Kurfürst Clemens August: Landesherr und Mäzen des 18. Jahrhunderts. Ausst. in Schloß Augustusburg zu Brühl, Köln 1961

Kat. Ausst. Brüssel 1989: Chinese Export Porcelain: Chine de Commande from the Royal Museums of Art and History in Brussels. Bearb. Christiaan. J.A. Jörg, Brüssel 1989

Kat. Ausst. Chicago 1985: Blue and white: Chinese porcelain and its impact on the western world. Bearb. John Carswell, Hg. David and Alfred Smart Gallery, University of Chicago. Chicago 1985

Kat. Ausst. Dresden 1987: Chinesisches Porzellan der Mingdynastie, 14. bis 17. Jahrhundert. Bearb. Friedrich Reichel, Hg. Porzellansammlung im Zwinger, Dresden 1987

Kat. Ausst. Frankfurt 1985: Türkische Kunst und Kultur aus osmanischer Zeit. Hg. Museum für Kunsthandwerk Frankfurt/M., 2 Bde., 2. erw. Aufl., Recklinghausen 1985

Kat. Ausst. Groningen 1982: Oosterse keramiek uit Groninger kollekties. Bearb. Christiaan J.A. Jörg, Hg. Groninger Museum, Groningen 1982

Kat. Ausst. Hamburg 1974: Tausend Jahre chinesische Keramik aus Privatbesitz. Bearb. Rose Hempel, Hg. Museum für Kunst und Gewerbe, Hamburg 1974

Kat. Ausst. Hannover 1980: Sophie Kurfürstin von Hannover 1630-1714. Hannover 1980

Kat. Ausst. Heidelberg 1990: Blau: Farbe der Ferne. Hg. Hans Gercke, Heidelberg 1990

Kat. Ausst. Hong Kong 1981: Transitional wares and their forerunners. Hg. The Oriental Ceramic Society of Hong Kong at the Hong Kong Museum of Art, Hong Kong 1981

Kat. Ausst. Hong Kong 1989: Qing porcelain of Kangxi, Yongzheng and Qianlong periods from the Palace Museum Collection. Hg. Cheung Ying Lau, Hong Kong 1989

Kat. Ausst. Hong Kong 1993: A legacy of Chenghua: Imperial porcelain of the Chenghua reign excavated from Zhushan, Jingdezhen. Hg. The Tsui Museum of Art, Hong Kong 1993

Kat. Ausst. Karlsruhe 1955: Der Türkenlouis. Hg. Badisches Landesmuseum Karlsruhe, Karlsruhe 1955

Kat. Ausst Karlsruhe 1968: Kunstschätze aus Badischen Schlössern. Hg. Badisches Landesmuseum Karlsruhe, Karlsruhe 1968

Kat. Ausst. Kassel 1990: Porzellan aus China und Japan: Die Porzellangalerie der Landgrafen von Hessen-Kassel/Staatliche Kunstsammlungen Kassel. Hg. Staatliche Kunstsammlungen Kassel, Ulrich Schmidt, Berlin 1990

Kat. Ausst. Köln/Zürich 1983: Seladon, Swatow, Blauweiss: Chinesische Keramik aus der Sammlung Ignazio Vok. Bearb. Ulrich Wiesner, Köln/Zürich 1983/1984, Köln 1983

Kat. Ausst. Leeuwarden 1981: Catalogus tentonstelling Japans blauw en wit porcelein op Hollandse bestelling in de Japanse smaak. Bearb. H.A. Daendels, Gementelijk Museum het Princessehof 1981 [= Mededelingenblad nederlandse vereniging van vrienden van de ceramiek 101/102, 1981]

Kat. Ausst. London 1957: The arts of the Ming dynasty. Hg. The Oriental Ceramic Society. In: TOCS 1955-57

Kat. Ausst. London 1990: Porcelain for Palaces: The fashion for Japan in Europe, 1650-1750. Hg. British Museum, New Japanese Galleries, Bearb. John Ayers, Oliver Impey, J.V.G. Mallet, London 1990

Kat. Ausst. London/New York 1992: Andrea Mantegna. Hg. Jane Martineau, London/ New York 1992

Kat. Ausst. New York 1984: Chinese ceramics of the transitional period: 1620-1683. Bearb. Stephen Little, Hg. China House Gallery, China Institute in America, New York 1984

Kat. Ausst. New York 1995: Chinese porcelains of the seventeenth century; Landscapes, scholars' motifs and narratives. Bearb. Julia B. Curtis. Hg. China Institute Gallery, China Gallery, New York City. Seattle/London 1995

Kat. Ausst. Rastatt 1983: Leben und Werk der Markgräfin Sibylla Augusta. Bearb. Saskia Esser, Rastatt 1983

Kat. Ausst. Singapur 1978: Chinese blue & white ceramics. Bearb. S.F. Yeo/J. Martin, Hg. National Museum, Singapore 1978

Kat. Ausst. Stuttgart 1987: Exotische Welten – Europäische Phantasien. Hg. Institut für Auslandsbeziehungen Stuttgart 1987

Kat. Ausst. Warschau 1990: Porcelana chinska epoki Qing (1644-1911) ze zbiorow Muzeum Narodowego w Warzawie. Hg. Tadeuz Madja, Warszawa 1990

Kat. Mus. Amsterdam 1982: The Ceramic load of the „Witte Leeuw". Hg. Christine L. van der Pijl-Ketel, Amsterdam 1982

Kat. Mus. Amsterdam 1997: Chinese ceramics in the Rijksmuseum Amsterdam; Ming and Qing Dynasties. Bearb. Christiaan J.A. Jörg, London 1997

Kat. Mus. Drottningholm 1974: The Chinese Pavilion at Drottningholm. Hg. Ake Setterwall, Stig Fogelmarck, Bo Gyllensvärd, Malmö 1974

Kat. Mus. Genf 1969: The Baur-Collection Geneva: Chinese ceramics, vol. II, Ming porcelains and other wares. Genf 1969

Kat. Mus. Frankfurt 1992: Chinesisches Porzellan aus Beständen des Museums für Kunsthandwerk Frankfurt am Main. Bearb. Gunhild Aviabile, Stephan Graf von der Schulenburg, Frankfurt/M. 1992

Kat. Mus. Istanbul 1986: Chinese ceramics in the Topkapi Saray Museum, a complete catalogue. Bearb. Regina Krahl, Hg. John Ayers, 3 Bde. London 1986

Kat. Mus. Karlsruhe 1991: Die Karlsruher Türkenbeute. Bearb. Ernst Petrasch u.a., Hg. Badisches Landesmuseum Karlsruhe, München 1991

Kat. Mus. Krakau 1975: Die Sammlungen des Königsschlosses auf dem Wawel [Krakau]. Hg. Jerzy Szablowski, Warschau 1975

Kat. Mus. Leningrad 1977: Arapova, T.B.: Chinese Porcelains in the Hermitage Collection: Late 14th – first third of the 18. century. Leningrad 1977

Kat. Mus. Leeuwarden 1979: Swatow in het Princessehof: The analysis of a Museum collection of Chinese trade wares from Indonesia. Bearb. Barbara Harrisson, Leeuwarden 1979

Kat. Mus. Lissabon 1996: Chinese Export Porcelain from the Museum of Ansastácio Gonçalves, Lisbon. Bearb von Jean-Paul Desroches u.a., London/Lissabon 1996

Kat. Mus. London 1963: Illustrated catalogue of porcelains decorated in underglaze blue and copper red in the Percival David Foundation of Chinese art. Bearb: Margaret Medley, London 1963

Kat. Mus. Neapel 1986: Catalogo della porcellana cinese di tipo bianco e blu. Bestandskatalog Museo Nazionale della Ceramica „Duca di Martina" di Napoli. Bearb. Lucia Caterina, Hg. Istituto Centrale per il catalogo e la Documentazione, Libreria dello stato, Roma 1986

Kat. Mus. Taipai 1991: Ch'ing official and popular wares. Bearb. Liu Liang-yu, Taipai 1991 [= A Survey of Chinese Ceramics, Bd.5]

Kat. Mus. Tokyo 1987: Chinese ceramics in the Idemitsu Collection. Bearb. von Chugoku toji, Hg. Idemitsu bijtsukan, Tokyo 1987

Kat. Mus. Tokyo 1990: Japanese Ceramics in the Idemitsu Collection. Bearb. von Nihon toji, Hg. Idemitsu bijtsukan. Tokyo 1990

Kat. Priv. London/New York 1978: Howard, David/John Ayers: China for the west. Chinese porcelain and other decorative arts for the export illustrated from the Mottahedeh Collection. 2 Bde, London/ New York 1978

Kat. Priv. Medan 1979: Selected pieces of Chinese porcelain from the collection of Mr. ChanNam-san and Mme. Mao Ngei-ing Indonesia/USA. O.O. o.J. (Vorwort: Medan, Indonesien 1979)

Kat. Priv. New York 1996: Chinese glass paintings and export porcelain. Verkaufskatalog The Chinese Porcelain Company, New York 1996

Darstellungen

Addis, John M.: Chinese ceramics from datable tombs and some other dated material: A handbook. London/New York 1978

Arts, P.W.L.: Japanese porcelain; a collector's guide to general aspects and decorative motifs. Lochem 1983

Amaranthes [= Corvinus, Gottlieb Siegmund]: Nutzbares, galantes und curiöses Frauenzimmer-Lexicon etc. Leipzig 1715, ND Frankfurt/Leipzig 1980

Bandmann, Günther: Das Exotische in der europäischen Kunst. In: Der Mensch und die Künste. Festschrift Heinrich Lützeler, Düsseldorf 1962, S. 337-354

Bender, Beate: Color coelestis: Anmerkungen zur Farbe Blau im Mittelalter. In: Kat. Ausst. Heidelberg 1990, S. 82-103

Berendsen, Anne u.a.: Fliesen: Eine Geschichte der Wand- und Bodenfliesen. München 1964

Beust, Carl von: Das Großherzogliche Schloß Favorite bei Rastatt. Rastatt 1856, ND Rastatt 1985

Bluett, Edgar E.: The nien hao and period identification. In: TOCS 13, 1935/36, S. 51-63

Bluett, Edgar E.: Second thoughts on the dating of early ming porcelains. In: TOCS 19, 1942/43, S. 37-45

Boeck, Wilhelm: Oranienburg: Geschichte eines preußischen Königsschlosses. Berlin 1938

Bondy, Walter: Kang-Hsi: Eine Blüte-Epoche der chinesischen Porzellankunst. München 1923

Born, Erwin: Die Kunst zu Drechseln. München 1983

Bosch, Helmut: Die Nürnberger Hausmaler. München 1981

Brunner, Herbert: Chinesisches Porzellan im Residenzmuseum München. München 1966

Carswell, John: Blue-and-white porcelain in China. In: Kat. Ausst. Chicago 1985, S. 13-26

Cassidy-Geiger, Maureen: Two pieces of porcelain decorated by Ignaz Preissler in the J. Paul Getty Museum. In: The J. Paul Getty Museum Journal 15, 1987, S. 35-52

Chen WenPeng: Underglaze blue porcelain from the end of Ming to the beginning of Qing. In: Underglaze blue and red: elegant decoration on porcelain of Yuan, Ming and Qing. Hg. Wang Qingzheng u.a., Hong Kong 1993

Clunas, Craig: The west chamber: A literary theme in Chinese porcelain decoration. In: TOCS 46, 1981-82, S. 69-86

Corbin, Alain: Pesthauch und Blütenduft: Eine Geschichte des Geruchs. Berlin 1984

Curtis, Julia B.: 17th- and 18th-century chinese export ware in southeastern Virginia. In: TOCS 53, 1988-89, S. 47-64

Davison, Gerald: The handbook of marks on Chinese ceramics. 2. Aufl. London 1994
Desroches, Jean-Paul: Porzellan. In: Kat. Ausst. Berlin 1997, S. 300-317

Diarium Über die in der Hochfürstlichen Residenz-Stadt Rastatt ... begangener großer Feierlichkeiten Bei der Vermählungs-Fest etc. Rastatt 1755

Donelly, P.J.: Blanc de chine. London 1969
Donhoff, Manfred u.a.: Museen der Stadt Arnstadt. Arnstadt 1984 (= Veröffentlichungen der Museen der Stadt Arnstadt 9/1984)

Drey, Rudolf E.A.: Apothekengefäße: Eine Geschichte der pharmazeutischen Keramik. München 1980

Dürer, Albrecht: Schriften und Briefe. Hg. Ernst Ullmann, 5. Aufl. Leipzig 1989 (1. Aufl. 1978)

Earle, Joe: Genji meets Yang guifei: A group of japanese export lacquers. In: TOCS 47, 1982-83, S. 45-75

D'Entrecolles, Pere: Auszug des Briefs Patris d'Entrecolles, der Gesellschafft Jesu Missionarii in Sina. An Patrem Orry, besagter Societät Priestern, und so wol der Sinischen als Indischen Missionen Procuratorem. Geschrieben zu Schao-tschéu den 1. Sept. An. 1712. Innhalt: Die Kunst Porzellan zu machen. Von den Sinesischen Mauren, so inwendig hohl seyn, auswendig aber aussehen, als wären sie von Quaderstücken gebaut. Merckwürdiger Gedancken und Spuhr Patris d'Entrecolles, wie man die nunmehro verlohrne Kunst das Glas zu färben wiederum erfinden könte. In: Allerhand so lehr als geistreiche Schrifften und Reis-Beschreibungen, welche von denen Missionariis der Gesellschaft Jesu aus beyden Indien, und anderen über Meer gelegenen Länderen, seit 1642. biß auf das Jahr 1726. in Europa angelangt seynd... Hg. Joseph Stöcklein, 4 Bde. Augsburg 1728, Band 1, Teil VI, S. 9-21

Erdmann, Kurt: Arabische Schriftzeichen als Ornamente in der abendländischen Kunst des Mittelalters. Wiesbaden 1954 [= Akademie der Wissenschaften und der Literatur in

Mainz, Abhandlungen der geistes und sozialwissenschaftlichen Klassen 1953, 9]

Fehring, Günther/Anton Ress/Wilhelm Schwemmer: Die Stadt Nürnberg. München 1982 [= Bayerische Kunstdenkmale, Kurzinventar; 10]

Fichtner, Fritz: Der alte Bestand ostasiatischer Keramik im Schloß Favorite bei Rastatt. In: Ostasiatische Zeitschrift N.F. 15/16, 1939/40, S. 129-147

Fichtner, Fritz: Das Schicksal der Dresdner Porzellanschätze. Von der kurfürstlichen Kunstkammer zur Porzellangalerie im Zwinger. Teil 1 in: Berichte der Deutschen Keramischen Gesellschaft 20, 1939; Teil 2: ebd. 21, 1940, S. 236 - 263; Teil 3: ebd. 21, 1941, S. 330ff

Fichtner, Fritz: Das Schloß Favorite bei Rastatt. In: Sprechsaal für Keramik, Glas, Email 86, 1953, S. 411-414

Fuchs, R.: Die Baugeschichte des Markgräflich Baden-Badischen Jagdschlosses Scheibenhardt. Diss. TH Karlsruhe 1923

Funk, W.: Über die technische Herstellung des chinesischen Porzellans. Teil 1 in: Berichte der Deutschen Keramischen Gesellschaft 22, 1941, S. 163-193, 205-226; Teil 2: ebd. 23, 1942, S. 197-237

Grimm, Ulrike: Frühe Meißen-Porzellane der Markgräfin Sibylla Augusta in Favorite. In: Weltkunst 66, 1996, S. 1858-1861

Hansford, Sir Howard: A glossary of Chinese art and archaeology. 2. Aufl. London 1961 (1. Aufl. 1954)

Hannover, Emil: Pottery and porcelain. London 1925

Harksen, Julie: Die Porzellankabinette des 17. und 18. Jahrhunderts. In: Anhaltische Geschichtsblätter, Dessau 1940, S. 47-57

Hausmann, S.: Schloß Favorite bei Baden-Baden. Straßburg 1900

Hellier, Chris/Francesco Venturi: Villen und Paläste am Bosporus. München 1994

Heikamp, Detlef: Mexikanische Altertümer aus süddeutschen Kunstkammern. In: Pantheon 28, 1970, S. 205-220

Hermann, A.: Artikel Farbe. In: Reallexikon für Antike und Christentum. Bd. 7, Stuttgart 1969, Sp. 431f

Hobson, Robert Lockhart/Hetherington, Arthur Lonsdale: The art of the Chinese potter from the Han dynasty to the end of Ming. London 1923, ND New York 1982

Hofmann, Friedrich H.: Das Porzellan der europäischen Manufakturen. 2. Aufl. Berlin 1980 [= Propyläen Kunstgeschichte, Supplementband 1] (1. Aufl. 1932)

Hollstein, F.W.H. (Hg.): German engravings, etchings and woodcuts ca. 1400-1700. Bd. III, Hans Sebald Beham, Amsterdam o.J.

Horn, Erna: Bayern tafelt: Vom Essen und Trinken in Altbayern, Franken und Schwaben. 2. Aufl. Augsburg 1994 (1. Aufl. München 1980)

Hoyer, Eva Maria: Sächsischer Serpentin: Ein Stein und seine Verwendung. Leipzig 1995

Hsu Wen-chin: Fictional scenes on Chinese transitional porcelain (1620-ca. 1683) and their sources of decoration. In: The Museum of Far Eastern Antiquities, Stockholm, Bulletin 58, 1986, S. 1-146

Jarry, Madeleine: China und Europa: Der Einfluß Chinas auf die angewandten Künste Europas. Stuttgart 1981

Jenyns, Soame: Japanese porcelain. London/Boston 1965

Jörg, Christiaan Jan Adrian: The Geldermalsen history and porcelain. Groningen 1986

Jörg, Christiaan Jan Adrian: Porcelain and the dutch china trade. Den Haag 1982

Keyßler, Johann Georg: Johann Georg Keyßlers Neueste Reise durch Teütschland, Böhmen, Ungarn, die Schweitz, Italien, und Lothringen etc. Hannover 1740

Kiby, Ulrika: Die Exotismen des Kurfürsten Max Emanuel in Nymphenburg. Hildesheim u.a.O. 1990

Kiby, Ulrika: Die Küche der Amalienburg im Schloßgarten von Nymphenburg zu München. In: Keramos 108, 1985, S. 19-98

Kobler, Friedrich: Farbe, Liturgisch (kath.). In: Reallexikon der deutschen Kunstgeschichte. Bd. VII, München 1981, Sp. 101-103

Köllmann, Erich: Artikel „Chinoiserie". In: Reallexikon zur Deutschen Kunstgeschichte, Bd. III, Stuttgart 1954, Sp. 439-482

Krahl, Regina: Plant motifs of Chinese porcelain: Examples from the Topkapi Saray identified through the Bencao gangmu. In: Orientations, the monthly magazine for collectors and connaisseurs of Oriental art, Part I. 1987, Heft 5, S. 52-65; Part II. 1987, Heft 6, S. 24-37

Krause, Katharina: Die Maison de Plaisance: Die Landhäuser in der Ile-de-France (1660-1730). München/Berlin 1996 [= Kunstwissenschaftliche Studien; 68]

Kreisel, Heinrich/Georg Himmelheber: Die Kunst des deutschen Möbels. 3 Bde., 2. neubearb. Aufl. München 1983

Kühn, Margarete: Schloss Charlottenburg. Berlin 1955

Die Kunstdenkmale des Landes Anhalt. Bd. 2, Teil 1, Landkreis Dessau-Köthen/Stadt Köthen und der Landkreis außer Wörlitz. Bearb. Ernst Haetge, Marie-Luise Harksen, Burg b.M. 1943

Lane, Arthur: Queen Mary II's porcellain collection at Hampton Court. In: TOCS 25, 1949/50, S. 21-31

Lechner, Gregor Martin: Zur Symbolik der Majolika-Vasen auf mittelalterlichen Verkündigungen. In: Mitteilungen des Kremser Stadtarchivs 17/18, Krems 1978, S. 89-104

Lederle, Carl Friedrich: Schloß Favorite bei Baden-Baden: Ein Führer durch das Schloß und seine nächste Umgebung. Rastatt 1896

Le Guérer, Annik: Die Macht der Gerüche: Eine Philosophie der Nase. Stuttgart 1992

Lion-Goldschmidt, Daisy: Ming Porzellan. Stuttgart/Zürich 1978

Little, Stephen: Chinese porcelains of the Chongzhen period: 1628-1644. In: Oriental Art, Vol. XXIX, no. 2, 1983

Lohneis, Hans Dieter: Die deutschen Spiegelkabinette. München 1985

Lunsingh Scheurleer, Daniel F.: Chinese export porcelain: Chine de Commande. London 1974

Lunsingh Scheurleer, Daniel F.: Chinesisches und japanisches Porzellan in europäischen Fassungen. Braunschweig 1980

Lunsingh Scheurleer, Daniel F.: Delft: niederländische Fayence. München 1984

Lunsingh Scheurleer, Daniel F.: Japons porselein met blauwe decoraties uit tweede helft van de zeventiende en de eerste helft van de achtiende eeuw. In: Mededelingenblad Nederlandse Vereniging van Vrienden van de Ceramiek 64/65, 1971/2-3

Macintosh, Duncan: Chinese blue and white porcelain. 1. Aufl., Newton Abbot/London/Vancouver 1977

Maier, Christel: Gemma spiritalis. München 1977

Maser, Edward A.: The European imitators and their wares. In: Kat. Ausst. Chicago 1985, S. 37-42

McClure Mudge, Jean: Chinese export porcelain in North America. New York 1986

Moss, Paul: The literati mode, chinese scholar paintings, calligraphy and desk objects. London 1986

Müller, Hella: Natur-Illusion in der Innenraumkunst des späten 18. Jahrhunderts. Phil.-Diss. Göttingen 1957

Müller-Hofstede, Annedore: Der schlesisch-böhmische Hausmaler Ignaz Preissler. In: Keramos 100, 1983, S. 3-50

Ottema, Nanne: Chineesche Ceramiek Handboek. Geschreven naar Anleiding van de Verzameling in het Museum Het Princessehof te Leeuwarden. 2. Aufl. Amsterdam 1946

Petrasch, Ernst: Das älteste deutsche "Porzellanschloß". Die Keramiksammlung im Schloß Favorite der Markgräfin Sibylla Augusta von Baden. In: Baden-Württemberg, Heft 6, 1967, S. 6-17

Petrasch, Ernst: Schloß Favorite, Amtlicher Führer. 5. Aufl. Karlsruhe 1978 (1. Aufl.1960)

Petrasch, Ernst: Schloß Favorite bei Rastatt: Lustschloß der Markgräfin Sibylla Augusta von Baden-Baden. 2. Aufl. Tübingen 1988 (1. Aufl. 1983)

Pope, John Alexander: Chinese porcelain from the Ardebil shrine. 2. Aufl. London 1981 (1. Aufl. Washington D.C. 1956)

Porzellansammlung im Zwinger. Hg. Staatliche Kunstsammlungen Dresden. Dresden 1982 (Amtl. Führer)

Reichel, Friedrich: Die Chinoiserie in Sachsen. Diss. Masch. Halle 1972

Reichel, Friedrich: Eine bürgerliche Porzellansammlung im augusteischen Dresden. In: Jahrbuch der Staatlichen Kunstsammlungen Dresden, 1987, S. 119-130

Reidemeister, Leopold: Die Porzellankabinette der Brandenburgisch-Preußischen Schlösser. In: Jahrbuch der preußischen Kunstsammmlungen 54, 1933, S. 262-272; 55, 1934, S. 42-56

Renner, Anna Maria: Die Kunstinventare der Markgrafen von Baden-Baden. Bühl 1941 [= Beiträge zur Geschichte des Oberrheins; 1]

Renner, Anna Maria: Schloß Schlackenwerth, die Heimat der Markgräfin Sibylla Augusta von Baden; nach dem Schloßinventar von 1685. In: Zeitschrift für die Geschichte des Oberrheins, N.F. 54, 1941, S. 503-572

Rentsch, Dietrich: Kunstschätze aus badischen Schlössern. Karlsruhe 1972

Riemann-Wöhlbrandt, Gabriele: Der Porzellanbesitz der Landgräfin Maria Amalia: Zur Rolle der Damen beim Entstehen der landgräflichen Porzellansammlung. In: Kat. Ausst. Kassel 1990, S. 51-63

Rinaldi, Maura: Kraak porcelain: A moment in the history of trade. London 1989

Rohr, Julius Bernhard von: Einleitung zur Ceremoniel-Wissenschaft der Privat-Personen. Berlin 1728, (ND Leipzig 1990)

Rohr, Julius Bernhard von: Einleitung zur Ceremoniel-Wissenschaft der großen Herren. Berlin 1733 (ND Leipzig 1990)

Roselt, Annemarie: Chinaporzellan im Schloß zu Arnstadt: Eine alte fürstliche Sammlung des 18. Jahrhunderts. In: Berichte der Deutschen Keramischen Gesellschaft e.V. Bd. 36, 1959, S. 353-364

Ryoichi Fujioka u.a. Bearb: Sekai toji zenshu (Keramische Kunst der Welt), Bd. 14 (Ming), Tokyo 1977

Schmidberger, Ekkehard: Porzellan aus China und Japan in Kassel. In: Kat. Ausst. Kassel 1990, S. 10-40

Schiedlausky, Günther: Essen und Trinken: Tafelsitten bis zum Ausgang des Mittelalters. München 1956

Schiedlausky, Günther: Tee, Kaffee und Schokolade: Ihr Eintritt in die europäische Gesellschaft. München 1961

Schiedlausky, Günther: Über einen barocken Scherzpokal „insgemein der Hansel im Keller genandt". In: Anzeiger des Germanischen Nationalmuseums 1963, S. 132-143

Schott, Anselm OSB: Das Messbuch der heiligen Kirche. Freiburg u.a.O. 1966

Schulz, Georg Wilhelm: Augsburger Chinesereien und ihre Verwendung in der Keramik. Teil III: Die Chinesereien des Verlages Johann Christian Leopold. In: Das Schwäbische Museum, Zeitschrift für Kultur, Kunst und Geschichte Schwabens, 1929, S. 77-88

Sebald, E.: Artikel Farben. In: Marienlexikon. Bd. 2, Hg. Remigius Bäumer, Leo Scheffczyk, St. Ottilien 1989, S. 442

Sheaf, Colin/Kilburn, Richard: The Hatcher porcelain cargoes: The complete record. Oxford 1988

Sillib, Rudolf: Schloß Favorite und die Eremitagen der Markgräfin Sibylla Augusta von Baden-Baden. Heidelberg 1929 [= Neujahrsblätter der Badischen Historischen Kommission, N.F. 17] (1. Aufl. 1914)

Stratmann, Rosemarie: Wohnkultur im 18. Jahrhundert und ihr Wandel, dargestellt am Beispiel des baden-durlachischen Hofes. In: Kat. Ausst. Bruchsal 1981, Bd. 2, S. 277- 291

Strauss, Konrad: Keramikgefäße, insbesondere Fayencegefäße auf Tafelbildern der deutschen und niederländischen Schulen des 15. und 16. Jahrhunderts. In: Keramikfreunde der Schweiz 84, 1972, S. 3-41

Thornton, Peter: Authentic decor: The domestic interior. New York 1984

Underglaze blue and red: elegant decoration on porcelain of Yuan, Ming and Qing. Hg. Wang Qingzheng u.a., Hong Kong 1993

Tichane, Robert: Ching-te-chen: Views of a porcelain city. New York 1983

Valenstein, Suzanne G.: A handbook of Chinese ceramics. New York 1975

Volker, Tijs: Porcelain and the Dutch East India Company as recorded in the Dagh-Registers of Batavia Castle, those of Hirado and Deshima and other contemporary papers 1602-1682. Leiden 1954 [= Mededelingen van het Rijksmuseum vor Volkenkunde, Leiden; 11]

Wilckens, Leonie von: Tageslauf im Puppenhaus: Bürgerliches Leben vor dreihundert Jahren. München 1956

Zimmermann, Ernst: Chinesisches Porzellan und die übrigen keramischen Erzeugnisse Chinas. 2 Bde, 2. Aufl., Leipzig 1923

Zollner, Hans Leopold: Badischer Barbier auf morgenländischer Fahrt: Aus der „Persianischen und Ostindischen Reis' 1699-1702" des Ettlingers Franz Caspar Schillinger, Bürger in Rastatt. In: Heimatbuch Landkreis Rastatt 11, 1984, S. 145-157

Versteigerungskataloge

Christie's

Christie's Amsterdam, 14.03.1984

Christie's Amsterdam, 07.-08.04.1992, The Vung Tau Cargo, Chinese export porcelain
Christie's London, 23.04.1990, Fine chinese ceramics and works of art.

Christie's London, 29.10.1990, Fine chinese ceramics and works of art.

Christie's London, 11.05.1992, Fine chinese export porcelain and works of art.

Christie's London, 07.04.1997, Fine chinese ceramics and works of art.

Christie's New York, 10.12.1987, Fine chinese export porcelain and works of art.

Christie's New York, 02.06.1994, Fine chinese export porcelain and works of art.

Christie's South Kensington, 03.05.1990, Oriental ceramics, works of art, Indian miniatures and manuscripts.

Christie's South Kensington, 14.06.1990, Oriental ceramics, works of art.

Lempertz

Lempertz Köln, 26./27.11.1982, Ostasiatische Kunst, Verst. Kat. 592

Lempertz Köln, 13./14.06.1986, Ostasiatische Kunst, Verst. Kat. 614

Lempertz Köln, 29./30.11.1996, Ostasiatische Kunst, Verst. Kat. 736

Sotheby's

Sotheby's Amsterdam, 25.10.1994, Chinese and japanese ceramics and works of art. Verst. Kat. 604

Sotheby's Amsterdam, 18./19.05.1995, Chinese and japanese ceramics and works of art. Verst. Kat. 618

Sotheby's Baden-Baden, 05.-21.10.1995, Die Sammlung der Markgrafen und Grossherzöge von Baden.

Sotheby's London, 12.05.1992, Chinese export porcelain and works of art.

Sotheby's London, 16.05.1995, Chinese export porcelain and works of art.

Sotheby's London, 12.11.1996, Chinese export porcelain and works of art.

Sotheby's New York, 28./29.11.1994, Fine chinese ceramics, furniture and works of art.

Sotheby's New York, 22.03.1995, Fine chinese ceramics, furniture and works of art.

Konkordanz
Katalog und Inventarnummern

Kat. Nr.	Inv. Nr.	Kat. Nr.	Inv. Nr.	Kat. Nr.	Inv. Nr.	Kat. Nr.	Inv. Nr.	Kat. Nr.	Inv. Nr.	Kat. Nr.	Inv. Nr.
1	G 2843	45B	G 2624	79	G 3008	96	G 3453	109	G 2938	114A	G 2894
2	G 2771	45B	G 2625	79	G 3009	97	G 3412	110	G 2851	114B	G 3431
3	G 3023	45B	G 2626	80	G 3015	97	G 3413	110	G 2852	114C	G 2814
4	G 3021	46	G 3491	81	G 3013	97	G 3414	110	G 2853	114C	G 2815
5	G 3022	46	G 3492	81	G 3014	97	G 3427	110	G 2854	114C	G 2816
6	G 3251	47	G 2995	82	G 5121	98	G 3457	110	G 2855	114C	G 2817
7	G 5904	47	G 2996	83	G 3046	98	G 3458	110	G 2924	114C	G 2895
8	G 3020	47	G 2997	84	G 3039	98	G 3459	110	G 2925	114C	G 2896
9	G 2886	48	G 3012	84	G 3040	99	G 2408	110	G 2926	114C	G 2908
10	G 3248	49	G 3490	84	G 3392	99	G 3447	110	G 2927	114C	G 2909
11	G 3439	50	G 3001	84	G 3393	99	G 3484	110	G 2928	114C	G 2910
12	G 2844	51	G 3002	85	G 5115	100	G 3025	111	G 2850	114C	G 4660
13	G 2845	51	G 3003	85	G 5118	100	G 3026	111	G 2929	114C	G 5114
14	G 2804	52	G 2998	86	G 3500	100	G 3389	111	G 2930	115	G 3420
15	G 2772	52	G 2999	87	G 2861	100	G 3390	111	G 2931	115	G 3421
16	G 2805	53	G 3000	87	G 2862	100	G 3391	111	G 2932	116	G 3415
17	G 2891	54	G 3016	87	G 2863	100	G 3394	111	G 2933	116	G 3416
18	G 3249	54	G 3017	87	G 2864	100	G 3395	112	G 2856	116	G 3417
19	G 3004	55	G 3018	87	G 2865	100	G 3396	112	G 2857	116	G 3419
20	G 4652	55	G 3019	87	G 2883	101	G 3005	112	G 2858	116	G 5119
21	G 5000	56	G 4962	87	G 2884	101	G 3006	112	G 2859	116	G 5120
22	G 3483	57	G 2810	88	G 2846	101	G 3007	112	G 2860	117	G 2957
23	G 4999	57	G 3247	88	G 2847	101	G 5917	112	G 2875	117	G 2958
24	G 4998	58	G 2868	88	G 2848	102	G 3034	112	G 2876	118	G 2410
25	G 3050	58	G 2869	88	G 2849	102	G 3035	112	G 2877	118	G 2411
26	G 2892	59	G 2870	88	G 2874	103	G 2923	112	G 2878	118	G 2412
27	G 210	59	G 2871	89	G 2969	104	G 3424	112	G 2879	118	G 2413
28	G 2887	60	G 3047	89	G 2970	105	G 2913	112	G 2880	119	G 3271
29	G 3430	60	G 3048	89	G 2971	105	G 2915	112	G 2881	119	G 3480
30	G 2872	61	G 3024	89	G 2972	106	G 2911	112	G 2882	119	G 3481
30	G 2873	62	G 3245	90	G 2939	106	G 2914	112	G 2976	120	G 2888
31	G 2994	62	G 3478	90	G 2940	106	G 2916	112	G 2977	121	G 2423
32	G 3501	63A	G 5811	90	G 2941	106	G 2917	112	G 2978	122	G 3418
33	G 2890	63A	G 5812	91	G 3471	106	G 2918	112	G 2979	122	G 2420
34	G 2973	63A	G 5898	91	G 3472	106	G 2919	112	G 2980	122	G 2421
34	G 2974	63B	G 5900	92	G 3496	106	G 2920	112	G 2981	122	G 2422
34	G 2975	63C	G 5899	92	G 3497	106	G 2921	112	G 2982	123	G 2424
35	G 3460	64	G 3274	92	G 3498	106	G 2922	112	G 2983	124	G 2427
35	G 3461	64	G 3275	92	G 3499	106	G 3429	112	G 2984	124	G 2428
35	G 3462	65	G 3437	92	G 7953	106	G 5064	112	G 2985	125	G 2418
35	G 3463	66	G 3433	93	G 3409	107	G 2942	112	G 2986	125	G 2425
35	G 3464	66	G 3434	93	G 3410	107	G 2943	112	G 2987	126	G 3422
36	G 3465	66	G 3435	93	G 3411	107	G 2944	112	G 2988	127	G 2426
36	G 3466	66	G 3436	93	G 3454	107	G 2945	112	G 2989	128	G 2432
36	G 3467	67	G 2885	93	G 3455	108	G 1857	112	G 2990	129	G 2429
36	G 3468	68	G 3438	93	G 3456	108	G 1858	112	G 2991	129	G 2430
37	G 3469	69	G 3272	94	G 3397	108	G 2818	112	G 2992	129	G 2431
37	G 3470	70	G 3270	94	G 3398	108	G 2819	112	G 3442	130	G 2414
38	G 3037	70	G 3479	94	G 3399	108	G 2959	112	G 3443	130	G 2415
39	G 3489	71	G 3441	94	G 3400	108	G 2960	112	G 3444	130	G 2416
40	G 3488	71	G 3473	94	G 3401	108	G 2961	112	G 3445	130	G 2417
41	G 3426	72	G 5048	94	G 3402	108	G 2962	113	G 2898	131	G 2419
42	G 3425	73	G 5782	94	G 3403	108	G 2963	113	G 2899	132	G 3049
43	G 3406	74	G 3493	94	G 3404	108	G 2964	113	G 2900	132	G 3448
43	G 3407	75	G 2773	94	G 3405	108	G 2965	113	G 2901	133	G 3494
43	G 3408	76	G 3036	95	G 3428	108	G 2966	113	G 2902	134	G 2993
44A	G 1890	76	G 3474	95	G 3486	108	G 2967	113	G 2903	135	G 3432
44B	G 1891	76	G 3475	95	G 3487	108	G 2968	113	G 2904	136	G 3246
44B	G 1892	76	G 3476	96	G 3449	109	G 2934	113	G 2905		
44C	G 1893	76	G 3477	96	G 3450	109	G 2935	113	G 2906		
45A	G 2808	77	G 3011	96	G 3451	109	G 2936	113	G 2907		
45B	G 2623	78	G 3010	96	G 3452	109	G 2937	114A	G 2813		

Inv. Nr.	Kat. Nr.	Inv. Nr.	Kat. Nr.	Inv. Nr.	Kat. Nr.	Inv. Nr.	Kat. Nr.	Inv. Nr.	Kat. Nr.	Inv. Nr.	Kat. Nr.
G 210	27	G 2856	112	G 2924	110	G 2997	47	G 3399	94	G 3464	35
G 1857	108	G 2857	112	G 2925	110	G 2998	52	G 3400	94	G 3465	36
G 1858	108	G 2858	112	G 2926	110	G 2999	52	G 3401	94	G 3466	36
G 1890	44A	G 2859	112	G 2927	110	G 3000	53	G 3402	94	G 3467	36
G 1891	44B	G 2860	112	G 2928	110	G 3001	50	G 3403	94	G 3468	36
G 1892	44B	G 2861	87	G 2929	111	G 3002	51	G 3404	94	G 3469	37
G 1893	44C	G 2862	87	G 2930	111	G 3003	51	G 3405	94	G 3470	37
G 2408	99	G 2863	87	G 2931	111	G 3004	19	G 3406	43	G 3471	91
G 2410	118	G 2864	87	G 2932	111	G 3005	101	G 3407	43	G 3472	91
G 2411	118	G 2865	87	G 2933	111	G 3006	101	G 3408	43	G 3473	71
G 2412	118	G 2868	58	G 2934	109	G 3007	101	G 3409	93	G 3474	76
G 2413	118	G 2869	58	G 2935	109	G 3008	79	G 3410	93	G 3475	76
G 2414	130	G 2870	59	G 2936	109	G 3009	79	G 3411	93	G 3476	76
G 2415	130	G 2871	59	G 2937	109	G 3010	78	G 3412	97	G 3477	76
G 2416	130	G 2872	30	G 2938	109	G 3011	77	G 3413	97	G 3478	62
G 2417	130	G 2873	30	G 2939	90	G 3012	48	G 3414	97	G 3479	70
G 2418	125	G 2874	88	G 2940	90	G 3013	81	G 3415	116	G 3480	119
G 2419	131	G 2875	112	G 2941	90	G 3014	81	G 3416	116	G 3481	119
G 2420	122	G 2876	112	G 2942	107	G 3015	80	G 3417	116	G 3483	22
G 2421	122	G 2877	112	G 2943	107	G 3016	54	G 3418	122	G 3484	99
G 2422	122	G 2878	112	G 2944	107	G 3017	54	G 3419	116	G 3486	95
G 2423	121	G 2879	112	G 2945	107	G 3018	55	G 3420	115	G 3487	95
G 2424	123	G 2880	112	G 2957	117	G 3019	55	G 3421	115	G 3488	40
G 2425	125	G 2881	112	G 2958	117	G 3020	8	G 3422	126	G 3489	39
G 2426	127	G 2882	112	G 2959	108	G 3021	4	G 3424	104	G 3490	49
G 2427	124	G 2883	87	G 2960	108	G 3022	5	G 3425	42	G 3491	46
G 2428	124	G 2884	87	G 2961	108	G 3023	3	G 3426	41	G 3492	46
G 2429	129	G 2885	67	G 2962	108	G 3024	61	G 3427	97	G 3493	74
G 2430	129	G 2886	9	G 2963	108	G 3025	100	G 3428	95	G 3494	133
G 2431	129	G 2887	28	G 2964	108	G 3026	100	G 3429	106	G 3496	92
G 2432	128	G 2888	120	G 2965	108	G 3034	102	G 3430	29	G 3497	92
G 2623	45B	G 2890	33	G 2966	108	G 3035	102	G 3431	114B	G 3498	92
G 2624	45B	G 2891	17	G 2967	108	G 3036	76	G 3432	135	G 3499	92
G 2625	45B	G 2892	26	G 2968	108	G 3037	38	G 3433	66	G 3500	86
G 2626	45B	G 2894	114A	G 2969	89	G 3039	84	G 3434	66	G 3501	32
G 2771	2	G 2895	114C	G 2970	89	G 3040	84	G 3435	66	G 4652	20
G 2772	15	G 2896	114C	G 2971	89	G 3046	83	G 3436	66	G 4660	114C
G 2773	75	G 2898	113	G 2972	89	G 3047	60	G 3437	65	G 4962	56
G 2804	14	G 2899	113	G 2973	34	G 3048	60	G 3438	68	G 4998	24
G 2805	16	G 2900	113	G 2974	34	G 3049	132	G 3439	11	G 4999	23
G 2808	45A	G 2901	113	G 2975	34	G 3050	25	G 3441	71	G 5000	21
G 2810	57	G 2902	113	G 2976	112	G 3245	62	G 3442	112	G 5048	72
G 2813	114A	G 2903	113	G 2977	112	G 3246	136	G 3443	112	G 5064	106
G 2814	114C	G 2904	113	G 2978	112	G 3247	57	G 3444	112	G 5114	114C
G 2815	114C	G 2905	113	G 2979	112	G 3248	10	G 3445	112	G 5115	85
G 2816	114C	G 2906	113	G 2980	112	G 3249	18	G 3447	99	G 5118	85
G 2817	114C	G 2907	113	G 2981	112	G 3251	6	G 3448	132	G 5119	116
G 2818	108	G 2908	114C	G 2982	112	G 3270	70	G 3449	96	G 5120	116
G 2819	108	G 2909	114C	G 2983	112	G 3271	119	G 3450	96	G 5121	82
G 2843	1	G 2910	114C	G 2984	112	G 3272	69	G 3451	96	G 5782	73
G 2844	12	G 2911	106	G 2985	112	G 3274	64	G 3452	96	G 5811	63A
G 2845	13	G 2913	105	G 2986	112	G 3275	64	G 3453	96	G 5812	63A
G 2846	88	G 2914	106	G 2987	112	G 3389	100	G 3454	93	G 5898	63A
G 2847	88	G 2915	105	G 2988	112	G 3390	100	G 3455	93	G 5899	63C
G 2848	88	G 2916	106	G 2989	112	G 3391	100	G 3456	93	G 5900	63B
G 2849	88	G 2917	106	G 2990	112	G 3392	84	G 3457	98	G 5904	7
G 2850	111	G 2918	106	G 2991	112	G 3393	84	G 3458	98	G 5917	101
G 2851	110	G 2919	106	G 2992	112	G 3394	100	G 3459	98	G 7953	92
G 2852	110	G 2920	106	G 2993	134	G 3395	100	G 3460	35		
G 2853	110	G 2921	106	G 2994	31	G 3396	100	G 3461	35		
G 2854	110	G 2922	106	G 2995	47	G 3397	94	G 3462	35		
G 2855	110	G 2923	103	G 2996	47	G 3398	94	G 3463	35		